Manual Informativo sobre
MEDICAMENTOS PSICOTRÓPICOS

Matthew A. Fuller,
Doctor en Farmacéutica, BCPS, BCPP, FASHP
Especialista en Clínica Farmacéutica, Psiquiatría
Centro Médico del Departamento de Veteranos de Cleveland
Brecksville, Ohio
Profesor Adjunto Clínico de Psiquiatría
Instructor Clínico de Psicología
Universidad Case Western Reserve
Cleveland, Ohio
Profesor Adjunto de Farmacia Clínica
Universidad de Toledo
Toledo, Ohio

Martha Sajatovic, Doctora en Medicina
Profesora Adjunta de Psiquiatría
Universidad Case Western Reserve
Cleveland, Ohio
Jefa de Clínica
Unidad de Cuidado del Comportamiento de North Coast
Cleveland Campus, Cleveland, Ohio

María José Mancini, TP
Traductora

Anthony L. La Bruzza, MD
Consultor Editorial Médico

RoseMarie Pérez Foster, PhD
Editora de la Serie para América Latina

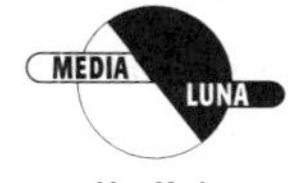

New York

El presente manual tiene por objeto brindar al usuario una rápida información práctica y no pretende ser una fuente completa de datos sobre medicamentos. No contiene información sobre todos y cada uno de los agentes terapéuticos disponibles. Esta publicación abarca las drogas más comúnmente usadas y está diseñada con el fin específico de presentar ciertos datos relevantes sobre medicamentos en una forma más concisa de la que generalmente se encuentra en la literatura médica o de la que puede ofrecer el fabricante de un producto.

La información sobre medicamentos es de una naturaleza tal que evoluciona constantemente con el desarrollo de las investigaciones y la experiencia clínica y, frecuentemente, está sujeta a interpretación. Si bien se ha tenido especial cuidado en presentar información exacta, se advierte a los lectores que los autores, editores, traductores, revisores, colaboradores, y encargados de su publicación no son responsables de la continua corriente de información como así tampoco de ningún eventual error, omisión o aplicación que se dé a esta información, ni de las consecuencias que pudieran derivar de la misma. Es por ello que el/los autor/es, el/los traductores, el/los revisores y/o sus editores no serán responsables ante ninguna persona o entidad por reclamos, pérdidas o daños causados o que se le adjudiquen, directa o indirectamente, por el uso de la presente información. Dada la naturaleza dinámica de la información sobre medicamentos, se aconseja a los lectores que las decisiones que se adopten al decidir una terapia con medicamentos se basen en la opinión independiente del médico clínico, en la más reciente reseña sobre el medicamento (por ejemplo, la que brinda la literatura y la información más actualizada sobre un producto a cargo de su fabricante) y en las prácticas médicas en constante cambio. Los editores no se responsabilizan por ningún error de cita ni por ninguna implicancia falsa o inte pretación errónea que pudiere surgir de las fórmulas tal como se utilizan, ni por la cita de revisiones que ya no fueren oficiales.

Los editores, autores y colaboradores han confeccionado este manual en forma privada, sin pretender adjudicarse respaldo alguno de entidades oficiales ni de empresas farmacéuticas.

Los editores de la presente publicación han hecho cuanto ha estado a su alcance para localizar a los titulares del derecho de propiedad sobre el material utilizado. Si inadvertidamente se hubiera omitido algún nombre, con sumo agrado se harán los ajustes necesarios a la brevedad.

Copyright © 2001 Media Luna, Ltd.

Publicado por acuerdo con Lexi-Comp Inc, EE.UU.

Copyright © 2000 Lexi-Comp, Inc. Todos los derechos reservados.

Esta es una traducción de Psychotropic Drug Information Handbook.

Todos los derechos reservados, incluyendo el derecho de reproducir este libro, o partes de este libro, por cualquier medio, sin autorización escrita de Media Luna, Ltd., excepto en el caso de citas breves en críticas para ser incluidas en una revista, un periódico o una transmisión. Impreso en los Estados Unidos de América en papel libre de ácido. Para obtener más información, escribir a Media Luna, Ltd., 14 Cowdin Lane, Chappaqua, New York 10514.

Se encuentra disponible un CIP en la Biblioteca del Congreso de los EE.UU.

ISBN 0-9708009-0-8

ÍNDICE

ACERCA DE LOS AUTORES

Matthew A. Fuller, Doctor en Farmacia

El Dr. Fuller egresó con el título de Licenciado en Farmacia de la Universidad Ohio Northern, para obtener luego su Doctorado en Farmacia de la Universidad de Cincinnati. Completó su residencia en Farmacia Hospitalaria en el Hospital Bethesda en Zanesville, Ohio. Finalizado su entrenamiento el Dr. Fuller aceptó un cargo en el Centro Médico para los Veteranos en Cleveland, Ohio.

El Dr. Fuller cuenta con una experiencia de más de 15 años en psicofarmacología psiquiátrica en distintos sectores una variedad de centros clínicos que incluyen terapias intensivas y ambulatorias. El Dr. Fuller ejerce en la actualidad el cargo de Especialista en Farmacia Clínica en Psiquiatría en el Centro Médico para Veteranos de Cleveland, Ohio. Actúa, asimismo, como Profesor Adjunto en Clínica Psiquiátrica e Instructor Clínico de Psicología en la Universidad de Case Western Reserve en Cleveland, Ohio y es Profesor Asociado de Farmacia Clínica en la Universidad de Toledo, en Toledo, Ohio. En este cargo, es responsable del programa, la enseñanza y la investigación. Es, asimismo, Director del Programa de Residencia en Psicofarmacia de la Sociedad Norteamericana de Farmacéuticos del Sistema de Salud (ASHP - American Society of Health System Pharmacist).

El Dr. Fuller ha sido acreedor de distintos premios, entre otros el "Upjohn Excellence in Research" y en 1994 el Premio "OSHP Hospital Pharmacist of the Year". En 1996 recibió el premio "CSHP Evelyn Gray Scott" (Farmacéutico del Año).

El Dr. Fuller está matriculado en Farmacoterapia y Psicofarmacia en el Consejo Profesional de Especialistas en Farmacia. Ofrece frecuentes disertaciones sobre temas relacionados con el uso de psicotrópicos y ha publicado artículos y extractos sobre distintos tópicos en psicofarmacología psiquiátrica. Sus investigaciones se extienden al tratamiento psicofarmacológico de la esquizofrenia y el trastorno bipolar.

El Dr. Fuller es miembro de un gran número de organizaciones profesionales, que incluyen la Sociedad Norteamericana de Farmacéuticos del Sistema de Salud, donde recientemente fue designado miembro asociado, como así también de la Comisión de la Sección de Terapéutica y Especialidad Clínica de la Sociedad de Farmacéuticos del Sistema de Salud de Ohio (OSHP), donde fue miembro de la Comisión de Asuntos Educacionales y del Consejo Directivo); del Colegio Norteamericano de Farmacia Clínica (ACCP), del Colegio de Farmacia Clínica de Ohio, donde actualmente se desempeña como secretario / tesorero; y la Sociedad de Farmacéuticos del Sistema de Salud de Cleveland (CSHP), donde presidió la Comisión de Educación y actuó como tesorero. Es miembro de la Alianza Nacional para los Enfermos Mentales (NAMI National Alliance for the Mentally Ill) y es revisor en numerosas publicaciones de farmacia y psiquiatría.

Martha Sajatovic, Doctora en Medicina

La Dra. Sajatovic es Profesora Adjunta de Psiquiatría en la Universidad de Case Western Reserve en Cleveland, Ohio. Se diplomó en Biología en la Universidad del Estado de Ohio y completó sus estudios en medicina en la Facultad de Medicina de Toledo, Ohio. La Dra. Sajatovic completó su residencia en Psiquiatría en Hospitales de la Universidad de Cleveland, donde fue Jefe de Residentes en Investigaciones. Finalizado su entrenamiento, la Dra. Sajatovic actuó como Directora Clínica de Investigación sobre la Esquizofrenia para pacientes internados en Hospitales de la Universidad de Cleveland y, posteriormente, fue Jefa Adjunta de Psiquiatría y Jefa del Programa de Trastornos del Animo en el Centro Médico para Veteranos de Cleveland, Ohio. Cultiva un gran interés en la investigación sobre temas de psicofarmacología y servicios de la salud, especialmente en el área de enfermedades mentales graves, incluyendo la esquizofrenia y el trastorno bipolar. La Dra. Sajatovic posee una amplia experiencia en el manejo clínico de enfermedades mentales graves, a través de su labor como Jefa de Clínica de la Unidad de Cuidado del Comportamiento de North

Coast, como así también por su práctica privada de la profesión y su labor como asesora de instituciones que brindan servicios comunitarios para quienes padecen serias afecciones mentales.

La Dra. Sajatovic ha publicado gran cantidad de estudios sobre el tratamiento y resultados de tratamientos en enfermedades mentales graves, incluyendo el trabajo que realizó con pacientes especiales, tales como personas mayores, mujeres con psicosis y pacientes con trastornos evolutivos. Fue invitada a dictar conferencias en numerosos foros académicos y comunitarios, incluyendo las charlas dadas a grupos de pacientes y familiares en defensa de las personas con afecciones psiquiátricas. En 1995 recibió un premio del Instituto Nacional de Salud Mental (NIMH - National Institute of Mental Health). La Dra. Sajatovic presenta frecuentemente sus investigaciones sobre los resultados en enfermedades mentales graves en reuniones a nivel nacional. Es miembro activo de la Asociación Norteamericana de Psiquiatría (APA - American Psychiatric Association) y de la Alianza Nacional para los Enfermos Mentales (NAMI - National Alliance for the Mentally Ill).

La Dra. Sajatovic está desde hace mucho tiempo comprometida con la educación, en áreas que abarcan desde la supervisión de estudiantes y médicos residentes en psiquiatría, conferencias en la Facultad de Medicina de la Universidad de Case Western Reserve, hasta la supervisión y dictado de seminarios para residentes en psiquiatría.

PANEL CONSULTOR EDITORIAL

Andrew J. Donnelly, PharmD, MBA
Farmacéutico Clínico
Quirófano/Anestesia
Director Adjunto de Farmacia
Rush-Presbyterian-St. Luke's Medical Center
Chicago, Illinois

Mark Geraci, PharmD
Departamento de Práctica Farmacéutica
Universidad de Illinois
Chicago, Illinois

Morton P. Goldman, PharmD
Director Adjunto
Servicio de Farmacoterapia
Cleveland Clinic Foundation
Cleveland, Ohio

Harold J. Grady, PhD
Director de Química Clínica
Truman Medical Center
Kansas City, Missouri

Larry D. Gray, PhD
Laboratorio de Clínica Microbiológica TriHealth
Bethesda Oak Hospital
Cincinnati, Ohio

Martin D. Higbee, PharmD
Profesor Adjunto
Departamento de Práctica Farmacéutica
Universidad de Arizona
Tucson, Arizona

Jane Hurlburt Hodding, PharmD
Jefa, Farmacia Pediátrica
Miller Children's Hospital at Long Beach Memorial
Long Beach, California

Rebecca T. Horvat, PhD
Profesora Adjunta de Medicina Patológica y de Laboratorio
Centro Médico de la Universidad de Kansas
Ciudad de Kansas, Kansas

Carlos M. Isada, MD
Departamento de Enfermedades Infecciosas
Cleveland Clinic Foundation
Cleveland, Ohio

David S. Jacobs, MD
Presidente, Patólogos Matriculados
Overland Park, Kansas

Bernard L. Kasten, Jr., MD
Vicepresidente/Director Médico
Corning Clinical Laboratories
Teteroboro, Nueva Jersey

Polly E. Kintzel, PharmD
Especialista en Farmacia Clínica
Transplantes de Médula, Detroit Medical Center
Harper Hospital
Detroit, Michigan

Donna M. Kraus, PharmD
Profesora Adjunta de Práctica Farmacéutica
Departamentos de Práctica Farmacéutica y Pediatría
Farmacéutica Clínica
Unidad de Terapia Intensiva Pediátrica
Universidad de Illinois en Chicago
Chicago, Illinois

Charles Lacy, RPh, PharmD, FCSHP
Farmacéutico en Información Drogas
Cedars-Sinai Medical Center
Los Angeles, California

Brenda R. Lance, RN, MSN
Enfermera Coordinadora
Ritzman Infusion Services
Akron, Ohio

Leonard L. Lance, Rph, BSPharm
Farmacéutico Clínico
Lexi-Comp Inc
Hudson, Ohio

Jerrold B. Leikin, MD
Director Adjunto
Servicios de Emergencia
Rush-Presbyterian-St. Luke's Medical Center
Chicago, Illinois

Timothy F. Meiller, DDS, PhD
Profesor
Departamento de Medicina Oral y Ciencias de Diagnóstico
Facultad de Cirugía Dental de Baltimore
Profesor de Oncología
Greenebaum Cancer Center
Universidad de Maryland en Baltimore
Baltimore, Maryland

Eugene S. Olsowka, MD, PhD
Patólogo
Institute of Pathology PC
Saginaw, Michigan

Thomas E. Page, MA
Experto e Instructor en Reconocimiento de Drogas
Jefe, Unidad DRE
Departamento de Policía de Los Angeles
Los Angeles, CA

Frank P. Paloucek, PharmD
Profesor Adjunto de Clínica
Universidad de Illinois
Chicago, Illinois

Christopher J. Papasian, PhD
Director de Laboratorios de Diagnóstico, Microbiología e Inmunología
Truman Medical Center
Kansas City, Missouri

Todd P. Semla, PharmD
Departamento de Farmacia Clínica
Coordinador de Proyectos y Farmacéutico Clínico
Evanston Hospital
Evanston, Illinois

Dominic A. Solimando, Jr., MA
Gerente de Farmacia Oncológica
Lombardi Medical Center
Centro Médico de la Universidad Georgetown
Washington, DC

Carol K. Taketomo, PharmD
Gerente de Farmacia
Hospital de Niños de Los Angeles
Los Angeles, California

Lowell L. Tilzer MD
Director Médico Adjunto
Community Blood Center of Greater Kansas City
Kansas City, Missouri

Beatrice B. Turkoski, RN, PhD
Profesora de Farmacología Avanzada y Terapias Aplicadas
Escuela Universitaria de Enfermería del Estado en Kent
Kent, Ohio

Richard L. Wynn, PhD
Profesor y Presidente de Farmacología
Escuela de Cirugía Dental en Baltimore
Facultad de Odontología
Universidad de Maryland en Baltimore
Baltimore, Maryland

PREFACIO

La primera edición del Manual Informativo sobre Medicamentos Psicotrópicos fue elaborada gracias a la sugerencia de ciertas personas que revisaron nuestro Manual Informativo sobre Drogas para la Psiquiatría, quienes consideraron conveniente contar con un manual portátil de psicotrópicos para llevar como un libro amigo.

Mucho les agradecemos su experiencia y esperamos seguir contando con su apoyo para poder satisfacer las necesidades de referencia aquellas personas que actúan en el campo de la salud mental.

El Manual Informativo sobre Medicamentos Psicotrópicos fue diseñado como un libro portátil, actualizado y de uso fácil. Además de las monografías de medicamentos psicotrópicos, hemos agregado productos y hierbas naturales con efectos psiquiátricos adversos para el estado mental o bien, que se utilizan con fines psiquiátricos. Asimismo, hemos incrementado el contenido de este volumen con el rubro de información para el paciente -en dos páginas que se despliegan para facilitar el fotocopiado-, la clasificación del Manual de Diagnóstico y Estadísticas de las Enfermedades Mentales (DSM IV), y un apéndice que comprende varios cuadros comparativos, tablas y generalidades relacionados con medicamentos psicotrópicos. El apéndice contiene, además, un extenso listado de sustratos de citocromo P-450, inhibidores e inductores para colaborar con los agentes proveedores de salud mental en la evaluación de las posibles interacciones medicamentosas.

Los profesionales de la salud que deseaban un instrumento capaz de evaluar el perfil de un paciente, para medicarlo en base a los efectos de una droga sobre su estado mental, como así también alternativas para prescribir medicamentos psicotrópicos, deberían valerse del Manual Informativo sobre Drogas para la Psiquiatría, que es mucho más completo y ofrece más de 1.000 medicamentos.

Deseamos que este manual demuestre ser una herramienta eficaz para los profesionales de la salud mental. Esperamos y apreciamos sus comentarios, dado que tendremos en cuenta las sugerencias para futuras ediciones y, así podremos cubrir vuestras necesidades.

— Matthew A. Fuller

AGRADECIMIENTOS

El Manual Informativo sobre Medicamentos Psicotrópicos se debe, en su presente forma, al esfuerzo mancomunado de las siguientes personas: Robert D. Kerscher, Editor y Presidente de Lexi-Comp Inc.; Lynn D. Coppinger, Editora Ejecutiva; Barbara F. Kerscher, Gerente de Producción; David C. Marcus, Director de Sistemas de Información y Julian I. Graubart, Director de Libros y Productos Electrónicos de la Asociación Farmacéutica Norteamericana (AphA - American Pharmaceutical Association).

Entre los restantes integrantes del plantel de Lexi-Comp, cuya contribución merece una especial mención, se destacan Jeanne E. Wilson, Coordinadora de Producción/Sistemas; Leslie J. Ruggles, Ginger S. Conner, Kathleen E. Schleicher, Julie A. Katzen, Jennifer L. Rocky, Stacey L. Hurd y Linda L. Taylor, Gerentes de Proyecto; Alexandra J. Hart, Especialista en Composición; Jackie L. Mizer y Kathy Smith, Asistentes de Producción; Tracey J. Reinecke, Diseñadora Gráfica; Cynthia A. Bell, CPhT, Gerente de Imagen de Producto; Cynthia Bell, Técnica Farmacéutica; Edmund A. Harbart, Jefe de la División de Publicaciones Especiales; Jack L. Stones, Jefe de la División Publicaciones de Referencia; Jay L. Katzen, Director de Marketing y Desarrollo de Negocios; Jerry M. Reeves, Marc L. Long y Patrick T. Grubb, Gerentes Regionales de Ventas; Brad F. Bolinski, Kristin M. Thompson, Matthew C. Kerscher, Lina L. Collins y Kelene A. Gluntz, Representantes de Ventas y Marketing; Paul A. Rhine y Jason M. Buchwald, Gerentes de Cuentas Académicas; Kenneth J. Hughes, Gerente de Sistemas de Autor; Sean M. Conrad, James M. Stacey y Matthew J. Houser, Analistas de Sistemas; Thury L. O'Connor, Jefe de Tecnología; David J. Wasserbauer, Jefe de Finanzas y Administración; Elizabeth M. Conlon, Rebecca A. Dryhurst y Leslie A. Rodia, Departamento de Contabilidad; Marta Pacur, Recepcionista y Fredrick C. Kerscher, Gerente de Inventario y Ejecución.

Una gran parte del material contenido en el presente libro es el resultado de la contribución de farmacéuticos en todo el territorio de los Estados Unidos y Canadá. Lexi-Comp ha colaborado con muchas instituciones en la realización de manuales con fórmulas hospitalarias específicas que contienen información y dosis de medicamentos clínicos. El haber cooperado con estos farmacéuticos clínicos, farmacias de hospitales y comités terapéuticos, como así también con centros de información sobre medicamentos en hospitales, ha permitido a Lexi-Comp desarrollar una base de datos de medicamentos en permanente evolución, que refleja la función de la farmacia en estas instituciones de envergadura.

Un profundo agradecimiento del Dr. Fuller a sus padres, Raymond y Mary Fuller, quienes le brindaron la oportunidad de escribir este libro, y a su esposa e hijo, Jeannette y Samuel, quienes generosamente le concedieron su tiempo y apoyo.

Un especial reconocimiento les dedica la Dra. Sajatovic a sus padres, Nick y Martha Sajatovic, y a su esposo, Douglas N. Flagg, médico, por su continua paciencia y sostén.

DESCRIPCIÓN DE LAS ÁREAS Y SECCIONES EN ESTE MANUAL

El manual está dividido en cinco secciones.

La primera sección es la compilación de un texto introductorio para el correcto uso del libro.

La sección que contiene información de medicamentos, en la que todas las drogas aparecen en forma alfabética, brinda una adecuada información para cada medicamento. Se ofrece, asimismo, una amplia referencia cruzada por marca comercial y sinónimos.

La tercera sección está formada por varios capítulos con textos relativos a distintos temas y tópicos de interés para el manejo del paciente psiquiátrico.

La cuarta sección es un apéndice inestimable con cuadros, tablas, nomogramas, algorritmos, pautas para el uso e información sobre conversiones, que pueden ser de utilidad para el cuidado del paciente.

La última sección del manual incorpora dos índices en un nuevo formato a dos columnas, un índice por categoría farmacológica y un índice alfabético que incluye nombres genéricos, nombres de marcas (en EE.UU. y Canadá), sinónimos, títulos de los capítulos y un listado de apéndices.

El **Listado Alfabético de Drogas** se presenta en un práctico formato y brinda los siguientes campos de información:

Nombre del Genérico	Nombre adoptado en EE.UU.
Información Relacionada	Información cruzada con otro medicamento vinculado que se halla en otra parte del manual.
Marca Comercial en EE.UU.	Nombre del producto en EE.UU.
Marca Comercial en Canadá	Nombre del producto en Canadá.
Sinónimos	Otros nombres o abreviaturas aceptadas de la droga genérica.
Categoría Farmacológica	Clasificación sistemática única de medicamentos
Disponibilidad de Genérico	Indica si una forma genérica se encuentra disponible para medicamentos psicotrópicos.
Indicaciones	Información correspondiente a indicaciones de interés sobre el medicamento. Incluye ambas, autorizadas y no autorizadas por la Administración de Alimentos y Medicamentos (FDA).
Restricciones	Clasificación controlada de la sustancia a cargo de la Agencia de Control de Drogas (DEA - Drug Enforcement Agency). Los parámetros en EE.UU. son I-V y varían según el país y, a veces, varía según los estados (en Massachussets se utiliza I-VI).
Factor de Riesgo en el Embarazo	La FDA establece cinco categorías para indicar el potencial de un medicamento que, consumido en forma sistemática, provoca defectos en el nacimiento.
Implicancias en el Embarazo/Lactancia	Información concerniente o relacionada con el uso de medicamentos psicotrópicos, en cuanto a sus efectos sobre el feto en el amamantamiento /lactancia y sus efectos clínicos en el niño.
Contraindicaciones	Información relacionada con el uso inadecuado del medicamento.

Advertencias/Precauciones	Medidas de precaución, posibilidades de riesgo vinculadas con el uso del medicamento y estados patológicos, o pacientes en quienes el medicamento debe ser usado con cuidado.
Reacciones Adversas	Los efectos colaterales están agrupados por porcentaje de incidencia (si se conoce) y/o sistema corporal.
Sobredosis/Toxicología	Se ofrecen comentarios y/u observaciones, si las hubiere, e incluye los signos y síntomas por exceso del medicamento y sugerencias para el manejo del paciente.
Interacciones medicamentosas	Descripción acerca de la interacción entre el medicamento mencionado en la monografía y otros medicamentos o clases de medicamentos. Puede incluir posibles mecanismos y efectos de terapias combinadas, como así también una estrategia para manejar al paciente con una terapia combinada (por ejemplo, quinidina).
Estabilidad	Información relativa a la reconstitución, almacenamiento y compatibilidad.
Acción Terapéutica	Cómo actúa la droga en el cuerpo para provocar una respuesta.
Farmacodinámica/ Cinética	La magnitud del efecto de un medicamento depende de su concentración al momento de producir la acción. La farmacodinámica se expresa en términos de fijación y duración de la acción. La farmacocinética se expresa en términos de absorción, distribución (incluyendo su aparición en la lecha mamaria y su penetración de la placenta), fijación a proteínas, metabolismo, biodisponibilidad, vida media, concentración plasmática máxima y eliminación.
Posología	Cantidad del medicamento que comúnmente debe suministrarse o consumirse durante una terapia para niños y adultos. Incluye, además, el ajuste de dosis/comentarios en casos de insuficiencia renal o hepática.
Consideraciones Dietarias	De ser menester, se ofrece información relacionada con comidas, nutrición y/o alcohol.
Administración	Información concerniente a las concentraciones finales recomendadas, proporción del suministro para medicamentos afines u otras instrucciones al administrar medicamentos psicotrópicos
Parámetros de monitoreo	Análisis de laboratorio y parámetros físicos del paciente que deberían controlarse por seguridad y para lograr un resultado eficaz.
Valores de Referencia	Concentración terapéutica y plasmática tóxica, incluyendo niveles mínimos y máximos.
Interacciones en Análisis	Listado de interferencias en análisis cuando fuere necesario: (S) = Sangre; (P) = Plasma; (O) = Orina.
Información para el Paciente	Información específica de interés para el paciente.
Implicancias de Enfermería	Incluye instrucciones adicionales para el suministro del medicamento y advertencias sobre el monitoreo para tener en cuenta en enfermería.
Información Adicional	Información acerca del contenido de sodio y/o información de interés sobre marcas específicas.
Presentación	Información respecto a la presentación, nivel de concentración y disponibilidad del medicamento.

CATEGORÍAS DE EMBARAZO SEGÚN LA ADMINISTRACIÓN DE ALIMENTOS Y MEDICAMENTOS (FDA- FOOD AND DRUG ADMINISTRATION)

A lo largo del presente manual encontrará un campo denominado Factor de Riesgo en el Embarazo (FRE) e inmediatamente a continuación las letras A, B, C, D ó X, que indican una categoría. La FDA fijó estas cinco categorías para señalar la capacidad de un medicamento de producir defectos de nacimiento si es consumido en forma sistemática. La principal diferencia entre estas categorías se basa en la confiabilidad de la documentación y en el coeficiente riesgo/beneficio. La particularidad de la Categoría de Embarazo X radica en que, de existir datos que indiquen que un medicamento es teratógeno y el coeficiente riesgo/beneficio es evidentemente negativo, el medicamento se considera contraindicado durante el embarazo.

Estas categorías se sintetizan de la siguiente forma:

A   Los estudios controlados en mujeres embarazados no demuestran un riesgo al feto durante el primer trimestre, ni evidencian riesgo durante los trimestres posteriores. La posibilidad de causar un daño al feto parece remota.

B   Los estudios realizados en la reproducción de animales -de los que no existen estudios controlados en mujeres embarazadas- no han demostrado un riesgo fetal; o bien, los estudios sobre reproducción en animales que sí han evidenciado un efecto adverso (excepto disminución de fertilidad), no han sido confirmados con estudios controlados en mujeres durante el primer trimestre, y no hay evidencia de riesgo durante los trimestres posteriores.

C   Los estudios en animales han revelado efectos adversos en el feto (teratogénicos o embrionarios), pero no existen estudios controlados en mujeres, o bien no existen estudios en mujeres y animales. Se debería suministrar medicamentos sólo si los reales beneficios justifican el riesgo potencial al feto.

D   Existe una evidencia positiva de riesgo al feto humano, pero los beneficios de su uso en mujeres embarazados puede ser aceptable, no obstante el riesgo (por ejemplo, si el medicamento fuera necesario en caso de que existiera amenaza de vida, o bien se tratara de una enfermedad grave para la cual no se pudieran suministrar otros medicamentos menos riesgosos o éstos no fueran efectivos).

X   Estudios realizados en animales y seres humanos han demostrado anormalidades en el feto o existe evidencia de riesgo al feto en base a experiencias humanas, o ambos, y el riesgo de usar el medicamento en una mujer embarazada supera notoriamente cualquier posible beneficio. El medicamento está contraindicado en mujeres embarazadas o que pudieran estarlo.

DROGAS DURANTE EL EMBARAZO

Analgésicos
Aceptables: Acetaminofen, meperidina, metadona.
Controversiales: Codeína, propoxifeno.
Inaceptables: Agentes antiinflamatorios no esteroides, salicilatos, fenazopiridina.

Antimicrobiales
Aceptables: Penicilinas, cefalosporinas de 1ª y 2ª generación, eritromicina (de base y EES), clotrimazol, miconazol, nistatina, isoniazida*, lindano, aciclovir, metronidazol.
Controversiales: cefalosporinas de 3ª generación, aminoglicósidas, nitrofurantoína†.
Inaceptables: Estolato de eritromicina, cloramfenicol, sulfas, tetraciclinas.

Otorrinolaringológicos

    Aceptables: Difenhidramina*, dextrometorfano.
    Controversiales: Pseudoefedrina.
    Inaceptables: Bromfeniramina, ciproheptadina, dimenhidrinato.

GI

    Aceptables: Trimetobenzamida, antiácidos*, simeticona, otros bloqueadores H_2, psyllium, bisacodilo, docusato.
    Controversiales: Epinefrina, esteroides orales.

Neurológicas

    Controversiales: Fenitoína, fenobarbital.
    Inaceptables: Carbamazepina, ácido valproico, ergotamina.

Pulmonares

    Aceptables: Teofilina, metaproterenol, terbutalina, esteroides inhalados.
    Controversiales: Epinefrina, esteroides orales.

Psiquiátricas

    Controversiales: Hidroxicina*, litio*, tricíclicos, los ISRS, antipsicóticos, estimulantes.
    Inaceptables: Anticonvulsivantes.

Otras

    Aceptables: Heparina, insulina.
    Inaceptables: Warfarina, sulfonilureas.

* No usar durante el primer trimestre.
† No usar durante el tercer trimestre.

LISTADO DE ABREVIATURAS
POR ORDEN ALFABÉTICO

ADT: Antidepresivos Tricíclicos
BID: bis in die (Latín) 2 vaces al día
CBZ: Carbamazepina
DEA: Drug Enforcement Agency – Agencia de Narcóticos
ECG: Electrocardiograma
EEG: Electroencafalograma
EPCO: Enfermedad pulmonar crónica obstructiva
FDA: Food and Drug Administration – Administración de Alimentos y Medicamentos
GABA: Gamma Amynobutiric Acid – Ácido Gama Amino-Butírico
G-CSF: Granulocyte Colony Stimulating Factors
GM-CSF: Granulocyte-Macrophage Colony Stimulating Factors
HAD: Hormona antidiurética
HCAV: Hemoperfusión continua arterio-venosa
HCFA: Health Care Finance Administration – Administración Financiera del Sistema de Salud
HCVV: Hemoperfusión continua venosa-venosa
I.M.: Intramuscular
I.V.: Intravenoso
ICC: Insuficiencia cardiaca congestiva
IM: Infarto de miocardio
ISRS: Inhibidor selectivo de recaptación de serotonina
MAO: Mono Amino Oxidasa
MDS: Minimum Data Set – Planilla de Datos Mínimos, Planilla que se debe llenar periódicamente con la información clínica sobre el paciente en cumplimiento de normas del Departamento de Salud y Servicios Sociales de los EE.UU.
ND: nasoduodenal
NG: nasogástrica
OBRA Federal: Federal "Omnibus Budget Reconcillation Act" – Ley Federal Ómnibus de Concillación Presupuestaria
OZ: onza líquida
QD: quaque die (Latín) – cada día
QHS: quaque hora somni (Latín) – a la hora de acostarse
QID: quarter in die (Latín) – 4 veces al día
S.C.: Subcutáneo
SEP: Síntoma Extrapiramidal
SI: International System of Units – Sistema Internacional de Unidades
SNC: Sistema nervioso central
SNM: Síndrome Neuroléptico Maligno
SSHADI: Síndrome de Secreción Hormonal Antidiurética Inapropriada
TAG: Trastomo de Ansiedad Generalizada
TDAH: Trastomo de Déficit de Atención / Hiperactividad
THC: delta 9-tetrahidrocannabinol (delta-9-THC)
TID: ter in die (Latin) – 3 veces al día
TOC: Trastomo Obsesivo Compulsivo

ESCRITURA SEGURA

Los profesionales de la salud y sus colaboradores con frecuencia reproducen en forma manuscrita informes que han visto impresos; por lo tanto, es factible que esa información tenga errores o sea malinterpretada por terceros. De allí que haya que tener especial cuidado en cómo se expresan los nombres y la concentración de los medicamentos.

Se brindan a continuación algunos consejos sugeridos por el "Institute for Safe Medication Practices, Inc."*

1. Debería dejarse un espacio entre un número y su unidad, puesto que es de más fácil lectura. No debería haber puntos luego de las abreviaturas mg o mL.

Correcto	**Incorrecto**
10 mg	10mg
100 mg	100mg

2. Nunca debe colocar un decimal y un cero a continuación de un número entero (2 mg es correcto y 2.0 es **incorrecto**). Si la coma que precede un decimal no se ve porque hay un renglón o porque se trabaja sobre copias donde no se ven las comas, puede resultar que una dosis sea diez veces superior.

3. Lo opuesto es lo correcto para el caso de números inferiores a uno. Se debe colocar siempre un cero antes de un decimal (0,5 mL es correcto, ,5mL es incorrecto).

4. Nunca se debe abreviar el nombre de la unidad. La letra U ó u manuscritas se asemejan a un 0 (cero), y podría provocar el error de decuplicar la dosis.

5. UI no es una abreviatura segura, puesto que la UI manuscritas se asemejan a VI. Escriba unidades internacionales o unidades int.

6. Q.D. no es una abreviatura segura para significar una vez por día, puesto que si la Q está seguida por un punto borroso parecería QID, lo cual significa cuatro veces por día.

7. En inglés, "O.D." no es una abreviatura segura para una vez por día ("once daily"), porque su interpretación correcta es "ojo derecho", y ello ha provocado que medicamentos líquidos como una solución saturada de potasio iodado y la solución de Lugol sean suministradas incorrectamente. No hay ninguna abreviatura correcta y segura para una vez por día. Debería escribirse en forma completa.

8. No debe utilizar términos químicos como mercaptopurina 6, ó tioguanina 6, puesto que se han sextuplicado dosis cuando no se los reconoció como nombres químicos. El nombre correcto de estas drogas es mercaptopurina o tioguanina.

9. No debe abreviar el nombre de medicamentos (5FC, 6MP, 5-ASA, MTX, HCTZ, CPZ, PBZ, etc.) porque se pueden malinterpretar y provocar error.

10. No debe utilizar el sistema farmacéutico o símbolos.

11. No debe abreviar microgramo con mg; utilice en su lugar mcg, que ofrece menos posibilidades de ser malinterpretado.

12. Al extender una receta a un paciente externo, escriba la prescripción completa. Ello evitará que quien prescribe, el farmacéutico y/o el paciente cometan errores o bien tengan que solicitar ulteriores aclaraciones. Una prescripción legible debería contener:

a. nombre completo del paciente.

b. en caso de pacientes pediátricos o geriátricos: la edad (o el peso, cuando corresponda).

c. nombre del medicamento, presentación y grado de concentración; si un medicamento fuere reciente o raramente prescripto, menciónelo.

d. número o cantidad que se suministra.

e. instrucciones completas para el paciente, incluyendo la finalidad de la medicación.

f. cuando existieren contraindicaciones reconocidas de un medicamento que se prescribe, señale al farmacéutico que usted conoce el hecho (por ejemplo, cuando se prescribe una sal de potasio para un paciente que está recibiendo un inhibidor ACE, escribir "controlado el nivel plasmático K").

* Extraído de "Safe Writing" de Davis NM, Doctor en Farmacia y Cohen MR, MS, Conferenciantes y Consultores de "Safe Medication Practices", 1143 Wright Drive, Huntington Valley, PA 19006. Teléfono (215) 947-7566.

LISTADO DE DROGAS POR ORDEN ALFABÉTICO

- **Absintio** ver Ajenjo en la página 21

Ácido Valproico y derivados

Información Relacionada

Efectos Colaterales inducidos por la Clozapina en la página 419.

Compatibilidad de los Líquidos con Antipsicóticos y Estabilizadores del Animo ver página 441.

Estabilizadores del Animo ver página 442.

Información para el Paciente - Estabilizadores del Ánimo (Ácido Valproico) en la página 328.

Disponibilidad de Genérico Sí.

Marcas Comerciales en los EE. UU. Depacon®; Depakene®; Depakote®.

Marcas Comerciales en Canadá Deproic.

Sinónimos Ácido Dipropilacético; Divalproex Sódica; DPA; Ácido 2-Propilpentanoico; Ácido 2-Propilvalerico; Valproato Semisódico; Valproato Sódico; Ácido Valproico.

Categoría Farmacológica Anticonvulsivo, Misceláneas.

Indicaciones

Monoterapia o terapia adjunta en el tratamiento de pacientes con convulsiones parciales complejas que se presentan o bien de modo aislado, o bien junto con otro tipo de convulsiones (Depacon®, Depakote®).

La terapia única y adjunta de crisis de ausencia complejas (Depacon®; Depakene®; Depakote®).

De manera adjunta en pacientes con convulsiones múltiples que incluyen crisis de ausencia (Depacon®; Depakene®).

Manía (Depakote®).

Migraña (Depakote®).

Acciones secundarias: Trastornos en la conducta en pacientes que padecen la enfermedad de Alzheimer.

Factor de Riesgo en el Embarazo D

Implicancias del Embarazo/Amamantamiento

Efecto clínico en el feto: Atraviesa la placenta. Se ha informado sobre casos de defectos en tubo neural, cardíacos, faciales (característico de los síntomas faciales dismórficos) óseos, múltiples. La epilepsia misma, la cantidad de medicamentos, los factores genéticos, o el conjunto de todos probablemente influencia la teratogenicidad de la terapia anticonvulsiva. El riesgo de posibles defectos en el tubo neural con el uso durante los primeros 30 días del embarazo hace imprescindible la interrupción antes del embarazo y durante el período en que esto es posible.

Amamantamiento/Lactancia: Se transfiere a la leche materna. La Academia Norteamericana de Pediatría (American Academy of Pediatrics) la considera compatible con el amamantamiento.

Contraindicaciones Hipersensibilidad al ácido valproico o a sus derivados o a cualquier componente; disfunción hepática.

Advertencias / Precauciones Se han presentado casos de insuficiencia hepática con muerte como resultado; niños <2 años de edad se encuentran en un riesgo considerable; otros factores de riesgo incluyen enfermedad cerebral orgánica, deficiencia mental con trastornos de convulsiones severas, trastornos metabólicos congénitos, y pacientes que reciben anticonvulsivos múltiples. Se han informado casos de hepatotoxicidad después de 3 días a 6 meses de terapia. Controlar cuidadosamente si se presenta malestar, debilidad, edema facial, anorexia, ictericia, y vómitos en el paciente; puede producir trombocitopenia severa, inhibición de la agregación plaquetaria y hemorragia; los temblores pueden indicar una sobredosis; utilizar con precaución en pacientes que reciben otros anticonvulsivos.

Los anticonvulsivos no deben interrumpirse abruptamente debido a la posibilidad de aumentar la frecuencia de las convulsiones; El valproato debe ser descontinuado gradualmente para reducir el potencial de un aumento en la frecuencia de las convulsiones. A menos que por asuntos de seguridad se requiera una descontinuación más rápida. El uso concomitante con clonazepam puede inducir al estado de ausencia.

Puede producirse hiperamonemia, incluso en ausencia de anormalidades manifiestas en la función del hígado. Los aumentos asintomáticos requieren vigilancia continua; los aumentos sintomáticos deben impulsar la modificación o descontinuación de la terapia de valproato. Puede producirse depresión del SNC con el uso de valproato. Los pacientes deben ser precavidos al realizar tareas que requieran atención mental (operar maquinaria o conducir). Pueden potenciarse los efectos con otras drogas sedantes o etanol.

Reacciones Adversas
> 10 %:
Sistema nervioso central: Somnolencia, mareos, dolor de cabeza.
Gastrointestinales: Náuseas, vómitos, diarrea.
Neuromusculares y óseas: Debilidad.
Oftalmológicas: Diplopía, visión borrosa.
1 % a 10 %:
Cardiovasculares: Edema periférico.
Sistema nervioso central: Ataxia, labilidad emocional, pensamientos anormales, amnesia, insomnio, nerviosismo.
Dermatológicas: Erupción, alopecia.
Endocrinas y metabólicas: Cambios en el ciclo menstrual.
Gastrointestinales: Dolor abdominal, anorexia, dispepsia, aumento del apetito, constipación, aumento y pérdida de peso.
Hematológicas: Trombocitopenia.
Neuromusculares y óseas: Temblor.
Oftalmológicas: Nistagmo.
Óticas: Tinnitus.
Respiratorias: Gripe, rinitis.
< 1 %: Eritema polimorfo, hiperamonemia, pancreatitis, prolongación en el tiempo de coagulación, aumento transitorio en las enzimas del hígado, insuficiencia hepática.

Sobredosis / Toxicología
Signos y síntomas: Coma, sueño profundo, inquietud motora, alucinaciones visuales.
Tratamiento: Es necesario un tratamiento de apoyo; se ha utilizado la naloxona para revertir los efectos de los depresores del SNC, pero puede bloquear la acción de otros anticonvulsivos.

Interacciones Medicamentosas Sustrato de enzima CYP2C19; inhibidor de enzima CYP2C9 y 2D6, inhibidor de enzima (débil) CYP343/4.
Se han informado casos de crisis de ausencia en pacientes que reciben ácido valproico y clonazepam.
El ácido valproico puede desplazar a la clozapina de la zona de fijación a proteínas, que tiene como resultado una disminución en las concentraciones séricas de clozapina.
La carbamazepina, la lamotrigina, y la fenitoína pueden inducir el metabolismo del ácido valproico; controlar.
El ácido valproico puede aumentar, disminuir, o no producir efecto en los niveles de carbamazepina y fenitoína.
El ácido valproico puede aumentar las concentraciones plasmáticas de carbamazepina - epoxida (metabolito activo); controlar.
La colestiramina puede ligar ácido valproico en el tracto GI; controlar.
La claritromicina, la eritromicina, la troleandomicina, el felbamato, e isoniazid pueden inhibir el metabolismo del ácido valproico; controlar.
El ácido valproico inhibe el metabolismo de la lamotrigina; controlar.
El ácido valproico parece inhibir el metabolismo de la nimodipina y fenobarbital; controlar.

Estabilidad El inyectable es físicamente compatible y químicamente estable en D5W, NS, y LR durante por lo menos 24 horas cuando se lo almacena en vidrio o PVC; almacenar los viales a temperatura ambiente 15° C a 30° C (59° F a 86° F).
Acción Terapéutica Produce una aumento en la disponibilidad de ácido gamma-aminobutírico (GABA), un neurotransmisor inhibitorio, a las neuronas del cerebro o
(Continúa)

Ácido Valproico y derivados (Continuación)

puede aumentar la acción del GABA o imitar su acción en las receptoras postsinápticas.

Farmacodinámica / Cinética

Fijación a proteínas: 80% a 90% (dosis dependiente).

Metabolismo: Extensivamente en el hígado.

Vida media: (aumentada en neonatos y pacientes con enfermedades en el hígado).

Niños: 4-14 horas.

Adultos: 8-17 horas.

Concentración plasmática máxima: Dentro de 1-4 horas; 3-5 horas después del divalproex (recubierta entérica).

Eliminación: 2% a 3% excretado inalterado en la orina.

Posología Niños y Adultos:

Oral: Inicial: 10-15 mg/kg/día en 1-3 dosis divididas; aumentar en 5-10 mg/kg/día en intervalos semanales hasta que se alcancen los niveles terapéuticos; mantenimiento: 30-60 mg/kg/día en 2-3 dosis divididas. Dosis habitual en adultos: 1000-2500 mg/día.

Los niños que reciben más de 1 anticonvulsivo (por ejemplo, politerapia) pueden requerir dosis de hasta 100 mg/kg/día en 3-4 dosis divididas.

I.V.: Administrar como una infusión de 60 minutos (20 mg/min) con la misma frecuencia que con los productos orales; cambiar la medicación a oral lo antes posible.

Rectal: Diluir el jarabe 1:1 en agua para su uso como enema de retención; dosis de ataque: 17-20 mg/kg una vez; mantenimiento: 10-15 mg/kg/dosis cada 8 horas.

No dializable (0% a 5%).

Ajuste/comentarios de la dosis en insuficiencia hepática: Reducir la dosis.

Consideraciones Dietarias

Alcohol: Depresión del SNC adicional; evitar o limitar el alcohol.

Alimentos:

El ácido valproico puede producir malestar GI; administrar con gran cantidad de agua o alimento para disminuir el malestar GI. Puede requerirse la división de la dosis para evitar el malestar GI.

El alimento puede demorar pero no afecta el grado de absorción.

Las partículas revestidas de divalproex sódico pueden mezclarse con alimentos semisólidos (mermelada de manzanas o flan) en pacientes que tienen dificultad en tragar; las partículas deben tragarse y no masticarse).

La solución oral de valproato sódico generará ácido valproico en bebidas gasificadas y pueden provocar irritación en la boca y en la garganta; no mezclar la solución oral de valproato sódico con bebidas gasificadas.

Leche: No produce efecto en la absorción; puede ser suministrada con leche.

Sodio: SSIHAD e intoxicación acuosa; controlar el estado de los fluidos. Puede requerirse la restricción de fluidos.

Administración Las cápsulas con granas se pueden tragar, o bien abrirlas y espolvorear en pequeñas cantidades (1 cuchara de té) sobre una comida liviana y utilizar de inmediato (no almacenar ni masticar).

Parámetros de Monitoreo Enzimas del hígado, análisis de sangre completo con plaquetas.

Valores de Referencia Terapéuticos: 50-100 g/mL (SI: 350-690 mol/L); Tóxicos: >200 g/mL /SI: >1390 mol/L). El control de las convulsiones puede presentar mejorías a niveles por encima de 100 g/mL (SI: 690 mol/L), pero la toxicidad puede presentarse en niveles de 100-150 g/mL (SI: 690-1040 mol/L). Trastornos bipolares: 50-125 g/mL; el riesgo de toxicidad aumenta en niveles >125 g/mL.

Interacciones en Análisis Resultados falso-negativos de cetonas en orina.

Información para el Paciente Suministrar con los alimentos o con leche; no masticar, romper, o picar el comprimido ni la cápsula; no administrar con bebidas gasificadas; informar si se presenta irritación en la garganta, fiebre o fatiga, hemorragia o hematomas severos o que persisten; puede provocar somnolencia, deterioro en el juicio o coordinación.

Implicancias de Enfermería No destruir la droga entérica recubierta o las cápsulas.

Información Adicional Contenido sódico de jarabe de valproato sódico (5mL): 23 mg (1mEq).
Divalproex sódico: Depakote°.
Valproato sódico: Depakene° jarabe.
Ácido valproico: Depakene° cápsula.

Presentación
Cápsula, con granas, como divalproex sódico (Depakote,; Sprinkle,): 125 mg.
Cápsula, como ácido valproico (Depakene°): 250 mg.
Inyectable, como valproato de sodio (Depacon°): 100 mg/mL (5 mL).
Jarabe, como valproato de sodio (Depakene°): 250 mg/5 mL (5mL, 50 mL, 480 mL).
Comprimidos, difusión prolongada, como divalproex sódico (Depakote°): 125 mg, 250 mg, 500 mg.

* **Adamantanamina, Clorhidrato de** ver Amantadina en la página 24
* **Adapin° Oral** ver Doxepin en la página 101
* **Adderall°** ver Dextroanfetamina y Anfetamina en la página 88
* **Adicciones - Tratamiento** ver página 392
* **Adipex-P°** ver Fentermina en la página 118
* **Agentes Estimulantes Utilizados para el TDAH** ver página 448

Ajenjo

Sinónimos Absintio; Artemisia Absinthium, Ajenjo Extranjero.

Categoría Farmacológica Hierba.

Indicaciones Medicamento homeopático, utilizado como antihelmítico, tónico amargo, tónico para el cabello, sedante, agente aromatizante (en el vermut).
Por Comisión E: Pérdida del apetito, dispepsia, discinesia biliar.

Reacciones Adversas Vómitos, calambres estomacales, calambres intestinales, mareos, trastornos del SNC, dolor de cabeza.

Sobredosis / Toxicología
Signos y síntomas: Dolor de cabeza, vértigo, sed, vómitos, vahído, paranoia, temblores, diarrea, diaforesis, trastornos en la visión cromática, psicosis, convulsiones (ingestión >15 g), alucinaciones visuales, euforia, coma, depresión respiratoria, dermatitis de contacto (con flores), disforia, delirio, manía, anorexia, deterioro de la memoria.
Descontaminación: Lavaje (dentro de la hora)/carbón vegetal activado con catártico.
Tratamiento: Terapia de apoyo; convulsiones pueden controlarse con benzodiazepina o barbitúrico; las anormalidades psiquiátricos pueden controlarse con benzodiazepina o una agente neuroléptico.

Acción Terapéutica Contiene Thujone (un aceite volátil de estructura tenpene), que se fija a los mismos receptores neuronales que el tetrahidrocannabinol; puede inhibir la síntesis de porfirina; también contiene absintina (agente amargo) y santónica (antihelmíntico contra lombrices).

Farmacodinámica / cinética Metabolismo: (Thujone) Hepático (metabolismo oxidativo).

Posología Té: 2-3 g/día.

Información para el Paciente Se considera inseguro; evitar su uso a largo plazo.

Información Adicional No es conocido en EE. UU.; umbral de gusto (Absintina): 1 parte en 70.000: Un arbusto con pequeñas flores verdes-amarillas de enero hasta fines de septiembre. Crece naturalmente en Europa pero se la puede encontrar en el nordeste y en el centro-norte de EE. UU. El ajenjo ha sido utilizado en la bebida absintio, un licor amargo verde esmeralda prohibido en Europa y Estados Unidos. Se cree que el ajenjo le causó la psicosis a Vincent van Gogh. Se utilizan las hojas secas y los capullos.
Para Comisión E: En dosis tóxicas, el thujone, el componente activo del aceite, actúa como veneno convulsivo. De este modo, el aceite esencial no debe utilizarse excepto en combinaciones.

* **Akineton®** ver Biperideno en la página 44
* **AllerMax Oral (OTC)** ver Difenhidramina en la página 95

Alprazolam

Información Relacionada

Uso de Ansiolíticos/Hipnóticos en Instituciones de Tratamiento Prolongado en la página 412.

Cuadro Comparativo de Benzodiazepinas en la página 417.

Dosis Máximas Recomendadas por las Normas de la OBRA Federal en la página 434.

Información para el Paciente - Ansiolíticos e Hipnóticos Sedantes (Benzodiazepinas) en la página 338.

Disponibilidad de Genérico Sí.

Marca Comercial en EE.UU. Xanax® **Marca Comercial en Canadá** Apo®-Alpraz; Novo-Alprazol; Nu-Alprax.

Categoría Farmacéutica Benzodiazepina.

Indicaciones Tratamiento de la ansiedad generalizada (TAG); trastornos de pánico, con o sin agorafobia; ansiedad asociada a la depresión.

Restricciones C-IV.

Factor de Riesgo en el Embarazo D.

Implicancias en el Embarazo/Lactancia El alprazolam puede aumentar el riesgo de anormalidades congénitas cuando se lo suministra a una mujer embarazada durante el primer trimestre; debe evitarse su uso durante este período.

Contraindicaciones Hipersensibilidad a esta droga o a cualquier componente de su fórmula (puede ser antagónico con otras benzodiazepinas); glaucoma de ángulo estrecho; uso simultáneo de ketoconazol e itraconazol; embarazo.

Advertencias / Precauciones Pueden aparecer síntomas de rebote o suspensión, incluso convulsiones, 18 horas a tres días después de la interrupción abrupta de la administración o una marcada disminución en la dosis (más común en pacientes que reciben >4 mg/día o tratamiento prolongado). Toda reducción o disminución gradual de la dosis debe ser tratada con extrema precaución. También se puede observar ansiedad entre una y otra dosis. Usar con precaución en pacientes que reciben simultáneamente inhibidores CYP3A4, especialmente si estos agentes se agregan a la terapia. Tiene escasas propiedades uricosúricas; usar con precaución en pacientes con insuficiencia renal o predisposición a la nefropatía urática. Usar con precaución en pacientes mayores o debilitados, en pacientes con trastornos hepáticos (incluyendo alcohólicos) o renales, o en pacientes obesos.

Produce depresión del SNC (según la dosis) que se traduce en sedación, mareo, confusión o ataxia, con posible disminución de la capacidad física y mental. El paciente debe ser advertido si realiza tareas que requieren atención mental (operar maquinaria o conducir). Usar con precaución en pacientes que reciben otros depresores del SNC o agentes psicoactivos. Puede potenciar los efectos con otras drogas sedantes o etanol. Las benzodiazepinas han estado asociadas con caídas y lesiones traumáticas y deberían ser usadas con extrema precaución en pacientes con estos riesgos (especialmente las personas mayores). Usar con precaución en pacientes con enfermedad respiratoria o perturbación del reflejo faríngeo.

Usar con precaución en pacientes con depresión, especialmente si existe riesgo de suicidio. Se han observado episodios de manía o hipomanía en pacientes deprimidos tratados con alprazolam. Puede causar dependencia física o psicológica; utilizar con precaución en aquellos pacientes con antecedentes de droga-dependencia. Pueden precipitarse síntomas agudos de abstinencia, incluyendo convulsiones luego de la administración de flumazenil en pacientes que reciben tratamiento prolongado con benzodiazepinas.

Las benzodiazepinas han sido asociadas con amnesia anterógrada. Se han observado reacciones paradojales, incluyendo comportamientos hiperactivos o agresivos, debidas a las benzodiazepinas, especialmente en pacientes adolescentes/pediátricos o psiquiátricos. No contiene propiedades analgésicas, antidepresivas o antipsicóticas.

Reacciones Adversas

> 10%:

Sistema nervioso central: somnolencia, fatiga, ataxia, aturdimiento, disminución de la memoria, disartria, irritabilidad.

Dermatológicas: Erupción.

Endocrinas y metabólicas: Disminución de la libido, desórdenes menstruales.

Gastrointestinales: Xerostomía, menor salivación, aumento o disminución del apetito, pérdida o aumento de peso.

Genitourinarias: Dificultad para orinar.

1% al 10%:

Cardiovasculares: Hipotensión.

Sistema nervioso central: Confusión, mareos, desinhibición, acatisia, aumento de la libido.

Dermatológicas: Dermatitis.

Gastrointestinales: Aumento de la salivación.

Genitourinarias: Disfunción sexual, incontinencia.

Neuromusculares y ósea: Rigidez, temblor, calambres musculares.

Oticas: Tinnitus.

Respiratorias: Congestión nasal.

Sobredosis / Toxicología

Signos y síntomas: Somnolencia, confusión, coma y disminución en los reflejos; un tratamiento por sobredosis de benzodiazepinas es tolerable.

Tratamiento: Raramente se requiere ventilación mecánica; el flumazenil ha demostrado poder bloquear selectivamente la fijación de las benzodiazepinas a los receptores del SNC, lo que revierte la sedación inducida por las benzodiazepinas; no obstante, su uso puede no alterar el curso de una sobredosis.

Interacciones Medicamentosas Sustrato de enzima CYP3A3/4.

La carbamazepina, la rifampicina y la rifabutina pueden intensificar el metabolismo del alprazolam y disminuir sus efectos terapéuticos; habría que considerar el uso de un agente sedante/hipnótico alternativo.

La cimetidina, ciprofloxacina, claritromicina, clozapina, los depresores del SNC, diltiazem, disulfiram, digoxina, eritromicina, etanol, fluconazol, fluoxetina, fluvoxamina, jugo de pomelo, isoniazida, itraconazol, ketoconazol, labetalol, levodopa, loxapina, metoprolol, metronidazol, miconazol, nefazodona, omeprazol, fenitoína, rifabutina, rifampicina, troleandomicina, ácido valproico y verapamilo pueden intensificar el nivel sérico y/o la toxicidad del alprazolam. Controlar si se produjere una alteración en la respuesta a las benzodiazepinas.

Acción Terapéutica Se fija a los receptores de benzodiazepina estéreoespecífica sobre la neurona GABA postsináptica en varios lugares dentro de la formación reticular del sistema nervioso central, incluyendo el sistema límbico. La intensificación del efecto inhibitorio de la GABA sobre la excitabilidad neural se produce por un aumento de permeabilidad de la membrana neuronal a iones de cloruro. Este cambio de iones de cloruro produce hiperpolarización (un estado menos excitable) y estabilización.

Farmacodinámica / Cinética

Distribución: Vd : 0,9-1,2 L/kg; se distribuye en la leche materna.

Fijación a proteínas: 80%.

Metabolismo: Mayormente en el hígado; el metabolito mayor está inactivo.

Vida media: 12-15 horas.

Concentración plasmática máxima: Dentro de 1-2 horas.

Eliminación: Eliminación de metabolitos y compuestos asociados en la orina.

Posología Oral

Niños <18 años: No se ha establecido aún la seguridad ni la dosis.

Adultos:

Ansiedad: Las dosis efectivas son de 0,5-4 mg/día en dosis fraccionadas; el fabricante recomienda comenzar por 0,25-0,5 mg 3 veces/día; dosis titulada en aumento; máximo: 4 mg/día.

Depresión: Dosis media requerida: 2,5-3 mg/día en dosis fraccionadas.

Tratamiento del alcoholismo: Dosis habitual: 2-2,5 mg/día en dosis fraccionadas.

(Continúa)

Alprazolam (Continuación)

Trastornos de pánico: Muchos pacientes logran una mejoría con 2 mg/día; pueden llegar a ser necesarios hasta 10 mg/día.

Ajuste de la dosis en caso de insuficiencia hepática: Reducir la dosis en un 50% a un 60% o evitarlo en caso de cirrosis.

Nota: En tratamientos >4 meses se debe hacer una nueva evaluación a fin de determinar la necesidad de la droga por parte del paciente.

Consideraciones Dietarias Alcohol: Puede tener efectos aditivos sobre el SNC, evitar su uso.

Administración Se puede administrar en forma sublingual, con efecto similar y absorción total.

Parámetros de Monitoreo Estado respiratorio y cardiovascular.

Interacciones en Análisis ↑ de fosfatasa alcalina.

Información para el Paciente Evitar el alcohol y otros depresores del SNC; evitar aquellas actividades que requieren buena coordinación psicomotriz hasta que se conozcan los efectos sobre el SNC; la droga puede provocar dependencia psíquica o psicológica; evitar la discontinuación del uso en forma abrupta luego de un uso prolongado.

Implicancias de Enfermería Asistir mediante deambulación al comenzar el tratamiento, subir la baranda de la cama y mantener la habitación parcialmente iluminada durante la noche; controlar si se produce depresión respiratoria sobre el SNC.

Información Adicional No tiene por finalidad el manejo de ansiedades y otras alteraciones menores vinculadas a la vida diaria; en tratamientos superiores a los 4 meses se debe hacer una nueva evaluación a fin de determinar la necesidad de la droga por parte del paciente. Los pacientes que físicamente se convierten en dependientes del alprazolam tienden a tener dificultades al discontinuarlo. Los síntomas de suspensión pueden ser severos, para minimizarlos reducir la dosis lentamente; no discontinuarla abruptamente.

Presentación Comprimidos: 0,25 mg, 0,5 mg, 1 mg, 2 mg.

♦ **Alucinógenas, Drogas** ver página 436

Amantadina

Información Relacionada

Cuadro Comparativo de Agentes Antiparkinsonianos en la página 406.

Discontinuación de Drogas Psicotrópicas - Síntomas de Suspensión de la Administración y Recomendaciones en la página 432.

Información para el Paciente - Agentes para el Tratamiento de Síntomas Extrapiramidales en la página 348.

Disponibilidad de Genérico Sí.

Marcas Comerciales en los EE.UU. Symadine®; Symmetrel®.

Marcas Comerciales en Canadá Endantadine®; PMS-Amantadine.

Sinónimos Clorhidrato de Adamantanamina; Clorhidrato de Amantadina.

Categoría Farmacológica Agente Antiparkinsoniano (Antagónico a la Dopamina), Agente Antiviral.

Indicaciones En la profilaxis y tratamiento de enfermedades causadas por el virus de la influenza A; tratamiento de la enfermedad de Parkinson; tratamiento de reacciones extrapiramidales medicamentosas.

Factor de Riesgo en el Embarazo C.

Contraindicaciones Hipersensibilidad a la amantadina o a alguno de sus componentes.

Advertencias / Precauciones Usar con precaución en pacientes con afección hepática, antecedentes de dermatitis recurrente y eczematoidea, psicosis incontrolable o psiconeurosis severa, convulsiones, y en aquéllos que reciben drogas estimulantes del SNC; reducir la dosis en casos de afección renal. No se debe discontinuar abruptamente en tratamientos de enfermedad de Parkinson. En muchos pacientes los beneficios terapéuticos de la amantadina se limitan a unos pocos meses. Las personas mayores pueden ser más susceptibles a efectos sobre el SNC (se puede minimizar este efecto usando la dosis dividida en 2 dosis diarias). Se la ha asociado con el síndrome neuroléptico maligno (como consecuencia de una reducción de la dosis o suspensión abrupta). Usar con precaución en pacientes con insuficiencia cardíaca congestiva, edema periférico o hipotensión ortostática. Evitar en caso de glaucoma de ángulo cerrado.

Reacciones Adversas

1% al 10%

Cardiovasculares: Hipotensión ortostática, edema periférico.

Sistema nervioso central: Insomnio, depresión, ansiedad, irritabilidad, mareos, alucinaciones, ataxia, dolor de cabeza, somnolencia, nerviosismo, anormalidades en el sueño, agitación, fatiga, confusión.

Dermatológicas: Livedo reticularis.

Gastrointestinales: Náusea, anorexia, constipación, diarrea, xerostomía.

Respiratorias: Nariz seca.

<1%: Insuficiencia cardíaca congestiva, hipertensión, psicosis, dificultad en el habla, euforia, amnesia, episodios de convulsión, erupciones, dermatitis eczematoidea, disminución de la libido, retención urinaria, vómitos, leucopenia, neutropenia, hipercinesia, debilidad, dificultades en la visión, episodios de espasmo de la mirada, diseña.

Sobredosis / Toxicología

Signos y síntomas: Náusea, vómitos, dificultad en el habla, visión borrosa, letargo, alucinaciones, convulsiones, espasmos mioclónicos.

Tratamiento: Debería estar dirigido a reducir la estimulación del SNC y mantener la función cardiovascular; a minimizar o discontinuar el uso de otros psicotrópicos que pudieran producir efectos adversos. Las convulsiones se pueden tratar con diazepam de 5-10 mg I.V. cada 15 minutos, según fuere necesario, hasta un total de 30 mg en adultos (dosis de 0,25-0,4 mg/kg I.V. cada 15 minutos, según la necesidad, hasta un total de 10 mg en niños); puede llegar a ser necesaria una infusión de lidocaína en caso de disrritmia cardíaca.

Interacciones Medicamentosas

Los anticolinérgicos (benzotropina y trihexifenidil) pueden potenciar los efectos colaterales de la amantadina sobre el SNC; controlar una eventual alteración en la respuesta.

La hidroclorotiazida más el triamtereno pueden aumentar los niveles plasmáticos y la toxicidad de la amantadina; controlar una eventual alteración en la respuesta.

Estabilidad Proteger del congelamiento.

Acción Terapéutica Como antiviral bloquea el recubrimiento del virus de la influenza A, evitando la penetración del virus en un huésped; la acción antiparkinsoniana puede ser el resultado de bloquear el ingreso de la dopamina en las neuronas presinápticas o aumentar la salida de dopamina de las fibras presinápticas.

Farmacodinámica / Cinética

Efecto de la acción antidiscinética: Dentro de las 48 horas.

Absorción: Buena absorción del tracto GI.

Distribución: En la saliva, membrana del lagrimal y secreción nasal; en los animales, la concentración en los tejidos (especialmente el pulmón) por encima de la concentración plasmática, supera la barrera hematoencefálica.

V_d:

Normal: 4,4 ± 0,2 L/kg

Afección hepática: 5,1 ± 0,2 L/kg

Fijación a proteínas:

Función renal normal: ~ 67%

Pacientes con hemodiálisis: ~ 59%

Metabolismo: No es significativo, se han identificado pequeñas cantidades de un metabolito acetílico.

Vida media:

Función renal normal: 2-7 horas.

Etapa terminal de una afección renal: 7-10 días.

Concentración plasmática máxima: 1-4 horas.

(Continúa)

Amantadina (Continuación)

Eliminación: 80% al 90% se elimina inalterado en la orina por filtración glomerular y secreción tubular.

Posología

Niños: Influenza:

1-9 años: (<45 kg): 5-9mg/kg/día en 1-2 dosis fraccionadas hasta un máximo de 150 mg/día.

10-12 años: 100-200 mg/día en 1-2 dosis fraccionadas.

Profilaxis de la influenza: Administrar durante 10-21 días posteriores a la aparición de los síntomas si se le administra la vacuna simultáneamente o durante 90 días si no se pudiera obtener dicha vacuna o estuviera contraindicada y se pudieran repetir los síntomas.

Adultos:

Reacciones extrapiramidales medicamentosas: 100 mg dos veces por día; se puede aumentar hasta 300-400 mg/día de ser necesario.

Enfermedad de Parkinson: 100 mg dos veces por día como único tratamiento; de ser necesario, se puede aumentar a 400 mg/día bajo estricto control; dosis inicial: 100 mg/día si existiera otra enfermedad seria o se suministra junto con otras anti-Parkinsonianas en altas dosis.

Infección viral de influenza A: 200 mg/día en 1-2 dosis fraccionadas.

Profilaxis de la influenza: Llevar a cabo el tratamiento durante un mínimo de 10 días posteriores a la aparición de los síntomas si se le administra la vacuna simultáneamente o durante 90 días si no se pudiera obtener dicha vacuna o estuviera contraindicada y se pudieran repetir los síntomas.

Es conveniente que los pacientes mayores reciban la droga en 2 dosis diarias en vez de 1 sola dosis, a fin de evitar reacciones neurológicas adversas.

Ajuste de la dosis en casos de insuficiencia renal:

Cl_{cr} 50-60 mL/minuto: Administrar 200 mg alternando con 100 mg/día.

Cl_{cr} 30-50 mL/minuto: Administrar 100 mg/día.

C_{cr} 20-30 mL/minuto: Administrar 200 mg 2 veces por semana.

Cl_{cr} 10-20 mL/minuto: Administrar 100 mg 3 veces por semana.

Cl_{cr} <10 mL/minuto: Administrar 200 mg alternando con 100 mg cada 7 días.

Hemodiálisis: Poco hemodialisable (5% a 20%); no se requiere una dosis suplementaria.

Diálisis peritoneal: No se requiere una dosis suplementaria.

Hemofiltración continua arterio-venosa o venosa-venosa (HCAV/HCVV): No se requieren dosis suplementarias.

Parámetros de Monitoreo Función renal, síntomas Parkinsonianos, estado mental, síntomas de la influenza, presión arterial.

Valores de Referencia Tóxico y potencialmente fatal: 4-23 mg/mL.

Información para el Paciente No discontinuar abruptamente el tratamiento porque puede precipitar una crisis parkinsoniana; puede disminuir la capacidad de realizar actividades que requieren atención mental o coordinación. Para lograr una profilaxis efectiva se debe recibir durante toda la época de gripes o durante 2 semanas luego de haber recibido la vacuna.

Implicancias de Enfermería De producirse insomnio, la última dosis diaria debería recibirse varias horas antes de acostarse; evaluar los síntomas parkinsonianos antes y durante el curso del tratamiento.

Información Adicional Pacientes con efectos colaterales intolerables sobre el SNC muchas veces responden mejor a la rimantadina.

Presentación

Jarabe en forma de clorhidrato: 50 mg/5 mL (480 mL).

Comprimidos en forma de clorhidrato: 100 mg.

Amitriptilina

Información Relacionada

Cuadro Comparativo de Agentes Antidepresivos en la página 400.

Discontinuación de Drogas Psicotrópicas - Síntomas de Suspensión de la Administración y Recomendaciones en la página 432.

Dosis Máximas Recomendadas por las Normas de la OBRA Federal en la página 434.

Información para el Paciente - Antidepresivos (ADT) en la página 308.

Riesgos Teratogénicos de Medicamentos Psicotrópicos ver en la página 449.

Disponibilidad de Genérico Sí.

Marca Comercial en EE.UU. Elavil®; Enovil®.

Marca Comercial en Canadá Apo®-Amitryptiline; Levate®; Novo-Tryptin.

Sinónimos Clorhidrato de Amitriptilina.

Categoría Farmacológica Antidepresivo, Tricíclico (Amina Terciaria).

Indicaciones Alivio de síntomas de depresión.

Acciones secundarias: Analgésico para ciertas dolores crónicos y neuropáticos; profilaxis contra dolores de cabeza por migraña.

Factor de Riesgo en el Embarazo D.

Implicancias en el Embarazo/Lactancia Si bien no se ha establecido una relación causal, se han observado pocos eventos adversos, incluyendo efectos sobre el SNC, deformidades de miembros o retardo de crecimiento en criaturas cuyas madres tomaron amitriptilina durante el embarazo. Usar sólo si el beneficio potencial a la madre supera el riesgo para el feto.

Contraindicaciones Hipersensibilidad a la amitriptilina (puede haber antagonismo con otros tricíclicos); uso de inhibidores de la monoaminooxidasa durante los 14 días precedentes; recuperación de infarto agudo del miocardio.

Advertencias / Precauciones Produce muchas veces somnolencia/sedación, que se evidencia en la disminución de la capacidad para realizar tareas que requieren atención (operar maquinaria o conducir). Los efectos sedantes pueden ser aditivos con otros depresivos del SNC y/o el etanol. El nivel de sedación es muy alto en relación a otros antidepresivos. En algunos pacientes puede empeorar la psicosis o puede precipitar una tendencia a la manía o hipomanía en aquellos pacientes con una patología bipolar. Puede provocar hiponatremia / SSIHAD. Puede aumentar los riesgos asociados con tratamiento electroconvulsivo. Se debería discontinuar, de ser posible, antes de una cirugía electiva. El tratamiento no debe ser discontinuado abruptamente en pacientes que reciben altas dosis durante períodos prolongados.

Puede provocar hipotensión ortostática, riesgo que es muy alto en comparación con otros antidepresivos. Usar con precaución en pacientes con riesgo de hipotensión o en aquéllos en quienes los episodios transitorios de hipotensión sean mal tolerados (enfermedad cardiovascular o cerebrovascular). El grado de bloqueo anticolinérgico producido por este agente es muy alto en comparación con otros antidepresivos cíclicos; usar con precaución en pacientes con retención urinaria, hipertrofia prostática benigna, glaucoma de ángulo estrecho, xerostomía, problemas en la vista, constipación o antecedentes de obstrucción intestinal. Puede alterar el control de glucosa, usar con precaución en pacientes con diabetes.

Tener precaución en pacientes con depresión, especialmente si estuviere presente el riesgo de suicidio. Usar con precaución en pacientes con antecedentes de enfermedades cardiovasculares (incluyendo IM anterior, apoplejía, taquicardia o anormalidades en la irrigación). El riesgo de anormalidades de irrigación con este agente es alto en relación con otros antidepresivos. Puede disminuir el umbral de las convulsiones; usar con precaución en pacientes que anteriormente hayan manifestado trastornos de convulsión o condiciones que predisponen a convulsiones tales como daño cerebral, alcoholismo o un tratamiento concurrente con otros medicamentos que disminuyan el umbral de las convulsiones. Usar con precaución en pacientes hipertiróideos o en aquéllos que reciben complemento tiroideo, como así también en pacientes con disfunciones hepáticas o renales y en personas mayores. No usar con pacientes <12 años de edad.

(Continúa)

Amitriptilina (Continuación)

Reacciones Adversas Los efectos anticolinérgicos pueden ser pronunciados; se puede producir una sedación moderada a considerable (generalmente hay tolerancia a estos efectos).

Cardiovasculares: Hipotensión ortostática, taquicardia, cambios no específicos en el ECG, cambios en la irrigación A-V.

Sistema nervioso central: Agitación, mareos, insomnio, sedación, fatiga, ansiedad, deterioro de la función cognitiva, convulsiones, síntomas extrapiramidales.

Dermatológicas: Erupción alérgica, urticaria, sensibilidad a la luz.

Gastrointestinales: Aumento de peso, xerostomía, constipación.

Genitourinarias: Retención urinaria.

Oftalmológicas: Visión borrosa, midriasis.

Misceláneas: Diaforesis.

Sobredosis / Toxicología

Signos y síntomas: Agitación, confusión, alucinaciones, retención urinaria, hipotermia, hipotensión, taquicardia ventricular, convulsiones.

Tratamiento: Después de haber iniciado el manejo de la sobredosis esencial, se deberían tratar los síntomas tóxicos. Las arritmias ventriculares frecuentemente responden a la fenitoína 15-20 mg/kg (en adultos) con alcalinización sistémica simultánea (bicarbonato de sodio 0,5-2mEq/kg I.V.). Las arritmias que no responden a este tratamiento se pueden tratar con lidocaína 1 mg/kg I.V., seguidas de una infusión titulada. Puede indicarse fisostigmina (1-2 mg I.V. de aplicación lenta para adultos ó 0,5 mg I.V. de aplicación lenta para niños) para revertir arritmias cardíacas debidas a bloqueo vagal o para obtener efectos anticolinérgicos pero se debería usar exclusivamente como último recurso ante una situación extrema cuando peligre la vida. Las convulsiones generalmente responden a ampollas de diazepam I.V. (5-10 mg para adultos hasta 30 mg o dosis de 0,25-0,4 mg/kg para niños hasta 10 mg). Si las convulsiones no ceden o se repiten, puede ser necesario administrar fenitoina o fenobarbital.

Interacciones Medicamentosas Sustratos de enzimas CYP1A2, 2C9, 2C19, 2D6, y 3A3/4.

La carbamazepina, el fenobarbital y la rifampicina pueden aumentar el metabolismo de la amitriptilina, lo que puede resultar en una disminución del efecto de la misma.

La amitriptilina inhibe la respuesta antihipertensiva a lo siguiente: betanidina, clonidina, debrisoquin, guanadrel, guanetidina, guanabenz, guanfacina. Controlar la presión arterial y considerar un agente antihipertensivo alternativo.

La amitriptilina puede intensificar la respuesta a una crisis de hipertensión provocada por una abrupta discontinuación de la clonidina.

El uso con la altretamina puede provocar hipertensión ortostática.

La amitriptilina puede ser aditiva o potenciar la acción de otros depresores del SNC (sedantes, hipnóticos o el etanol).

Con inhibidores de la MAO, se han observado casos de hiperpirexia, hipertensión, taquicardia, confusión, convulsiones y muerte (síndrome serotonínico); se debe evitar esta combinación.

La amitriptilina puede aumentar el tiempo de protrombina en pacientes estabilizados con warfarina.

La cimetidina y el metilfenidato pueden disminuir el metabolismo de la amitriptilina.

Se pueden apreciar efectos aditivos anticolinérgicos con otros agentes anticolinérgicos.

Los ISRS, en diversos grados, inhiben el metabolismo de los ADT, pudiendo producirse una toxicidad clínica.

El uso de litio con un ADT puede aumentar el riesgo de neurotoxicidad.

Las fenotiacinas pueden aumentar la concentración de algunos ADT y éstos, a su vez, pueden aumentar la concentración de fenotiacinas; controlar cualquier alteración en la respuesta clínica.

Los ADT pueden incrementar los efectos hipoglucémicos de la tolazamida, la clorpropamida o la insulina; controlar eventuales cambios en los niveles de glucosa en sangre.

La colestiramina y el colestipol pueden fijar los ADT y reducir su absorción; controlar cualquier alteración en la respuesta.

Los ADT pueden mejorar los efectos de las anfetaminas; controlar efectos cardio-vasculares adversos.

El diltiazem y el verapamil aparentemente disminuyen el metabolismo de la imipramina y potencialmente otros ADT; controlar si hubiera aumento de concentración de ADT.

La respuesta de contracción a la epinefrina, norepinefrina y a la fenilefrina endovenosas puede intensificarse en pacientes que reciben ADT; es conveniente evitar esta combinación.

El jugo de pomelo, indinavir y ritonavir pueden inhibir el metabolismo de la clomipramina y potencialmente otros ADT; controlar la posible alteración en los efectos; puede ser necesaria una disminución de la dosis de ADT.

La quinidina puede inhibir el metabolismo de los ADT, controlar posible alteración en los efectos.

El uso combinado de anticolinérgicos con ADT pueden producir efectos anticolinérgicos aditivos.

El uso combinado de beta-agonistas con ADT puede predisponer a los pacientes a arritmias cardíacas.

Estabilidad Proteger de la luz el inyectable y los comprimidos de Elavil® 10 mg.

Acción Terapéutica Aumenta la concentración sináptica de la serotonina y/o norepinefrina en el sistema nervioso central, inhibiendo su acción a través de la membrana presináptica neuronal.

Farmacodinámica / Cinética

Acción de los efectos terapéuticos: 7-21 días.

Lograr los efectos terapéuticos deseados (para la depresión) puede tomar tanto como 4-6 semanas; en ese momento la dosis debería reducirse al nivel mínimo de efectividad.

Cuando se la utiliza para tratar migrañas, el efecto terapéutico puede percibirse recién a las 6 semanas; podría ser necesario un aumento de la dosis en un gran fumador en razón del metabolismo aumentado.

Distribución: Atraviesa la placenta y penetra en la leche materna.

Metabolismo: En el hígado a la nortriptilina (activa); hidroxiderivados y derivados acoplados; el metabolito puede verse afectado en las personas mayores.

Vida media: Adultos: 9-25 horas (promedio de 15 horas).

Concentración plasmática máxima: Dentro de las 4 horas.

Eliminación: El 18% se elimina inalterado en la orina; se eliminan pequeñas cantidades en las heces por la bilis.

Posología

Niños: Tratamiento del dolor: Oral: Inicial: 0,1 mg/kg al acostarse, pudiendo continuarse, según la tolerancia, durante 2-3 semanas con 0,5-2 mg/día al acostarse.

Adolescentes: Oral: Inicial: 25-50 mg/día, pudiendo ser administrado en forma fraccionada; aumentar gradualmente a 100 mg/día en dosis fraccionadas.

Adultos:

Depresión:

Oral: 50-150 mg/día en una sola dosis al acostarse o en dosis fraccionadas; la dosis se puede aumentar gradualmente hasta 300 mg/día.

I.M.: 20-30 mg 4 veces por día.

Tratamiento del dolor: Oral: Inicial: 25 mg al acostarse; se puede aumentar según la tolerancia hasta 100 mg/día.

Intervalo de la dosis en caso de insuficiencia hepática: Usar con precaución y controlar los niveles plasmáticos y la respuesta del paciente.

Hemodiálisis: No es dialisable

Consideraciones Dietarias Alcohol: Efectos aditivos sobre el SNC, evitar su uso.

Administración No se recomienda por vía endovenosa.

Parámetros de Monitoreo Controlar la presión sanguínea y el pulso antes y durante el tratamiento inicial; evaluar el estado mental; controlar el peso.

Valores de Referencia Terapéutica: amitriptilina y la nortriptilina 100-250 ng/mL (SI: 360-900 nmol/L); Tóxico: >0,5 mg/mL; los niveles plasmáticos no siempre se corresponden con la efectividad clínica.

(Continúa)

Amitriptilina (Continuación)

Interacciones en Análisis ↑ glucosa.

Información para el Paciente Evitar la ingesta de alcohol y no discontinuar abruptamente la medicación; la orina se puede tornar azul verdosa; puede provocar somnolencia; el efecto pleno se puede lograr entre las 3-6 semanas; de sentir la boca seca se puede mejorar con sorbos de agua, goma de mascar sin azúcar o caramelos duros.

Implicancias de Enfermería Evaluar el estado mental, controlar el peso; puede aumentar el apetito y posiblemente se tienda a consumir caramelos; no administrar en forma endovenosa; controlar la presión sanguínea y el pulso antes y durante el comienzo de la terapia.

Información Adicional Los niveles plasmáticos no siempre se corresponden con la efectividad clínica; los efectos terapéuticos deseados (para la depresión) puede tomar tanto como 3-4 semanas; en ese momento la dosis debería reducirse al nivel mínimo de efectividad; cuando se la administra para el tratamiento de migrañas, el efecto terapéutico puede demorarse hasta 6 semanas.

Presentación
Inyectable, como clorhidrato: 10 mg/mL (10 mL).
Comprimidos, como clorhidrato: 10 mg, 25 mg, 50 mg, 75 mg, 100 mg, 150 mg.

Amitriptilina y Clordiazepóxido

Información Relacionada
Información para el Paciente - Antidepresivos (ADT) en la página 308.
Información para el Paciente - Ansiolíticos e Hipnóticos Sedantes (Benzodiazepinas) en la página 338.

Disponibilidad de Genérico Sí.

Marcas Comerciales en los EE.UU. Limbitrol®.

Sinónimos Clordiazepóxido y Amitriptilina.

Categoría Farmacológica Antidepresivo, Tricíclico (Amina Terciaria).

Indicaciones Tratamiento de ansiedad y/o agitación y depresión moderadas a severas.

Restricciones C-IV.

Factor de Riesgo en el Embarazo D.

Contraindicaciones Depresión del SNC; inhibidores de la MAO; fase aguda de recuperación posterior a un infarto del miocardio; glaucoma de ángulo estrecho.

Reacciones Adversas Ver agentes individuales.

Posología Inicial: 3-4 comprimidos en dosis fraccionadas; se puede aumentar a 6 comprimidos/día según la necesidad; algunos pacientes responden con dosis más reducidas y se pueden mantener con 2 comprimidos.

Presentación Comprimidos
5-12,5: Clorhidrato de Amitriptilina 12,5 mg y clordiazepóxido 5 mg.
10-25: Clorhidrato de Amitriptilina 25 mg y clordiazepóxido 10 mg.

Amitriptilina y Perfenazina

Información Relacionada
Información para el Paciente - Antidepresivos (ADT) en la página 308
Información para el Paciente - Antipsicóticos (General) en la página 320

Disponibilidad de Genérico Sí

Marcas Comerciales en los EE.UU. Etrafon®; Triavil®

Marcas Comerciales en Canadá Elavil Plus®; Apo,-Peram; PMS-Levazine; Proavil

Sinónimos: Perfenazina y Amitriptilina

Categoría Farmacológica Antidepresivo, Tricíclico (Amina Terciaria).

Indicaciones Tratamiento de pacientes con ansiedad y depresión de moderadas a severas.

Factor de Riesgo en el Embarazo D.

Contraindicaciones Embarazo y lactancia; hipersensibilidad a la amitriptilina, perfenazina o a cualquiera de sus componentes, pudiendo existir antagonismo con otras fenotiacinas; glaucoma de ángulo cerrado, depresión medular; severa patología hepática o cardíaca.

Advertencias / Precauciones No se ha establecido el uso inocuo de antidepresivos tricíclicos en niños <12 años; la amitriptilina no se debería discontinuar en forma abrupta en aquellos pacientes que reciben altas dosis durante períodos prolongados; no ingerir bebidas alcohólicas.

Reacciones Adversas

Cardiovasculares: Arritmias, hipotensión.

Sistema nervioso central: Mareos, somnolencia, dolor de cabeza, confusión, delirio, insomnio, nerviosismo, desasosiego, síndrome parkinsoniano, alucinaciones, ansiedad, convulsiones.

Dermatológicas: Alopecia, sensibilidad a la luz.

Endocrinas y metabólicas: Disfunción sexual, aumento de las mamas, galactorrea, SSIHAD.

Gastrointestinal: Constipación, xerostomía, aumento del apetito, náusea, aumento de peso, gusto desagradable, diarrea, cardialgía, problemas en las encías, la disminución de tono en el esfínter esofágico inferior puede causar reflujo GE.

Genitourinarias: Disuria, edema testicular.

Hematológicas: Agranulocitosis, leucopenia, eosinofilia.

Hepáticas: Ictericia colestática; aumento de enzimas hepáticas.

Neuromusculares y óseas: Debilidad, ligeros temblores musculares.

Oftalmológicas: Visión borrosa, dolor de ojos, aumento de la presión intraocular.

Oticas: Tinnitus.

Misceláneas: Diaforesis (excesiva); reacciones alérgicas.

Interacciones Medicamentosas

Disminución del efecto de la guanetidina

Aumento del efecto y toxicidad: Cimetidina ($\downarrow$ metabolismo), metildopa, metilfenidato ($\downarrow$ metabolismo), propranolol; aumento del efecto de agentes adrenérgicos depresores del SNC (incluyendo antidepresivos tricíclicos), agentes anticolinérgicos, warfarina; el litio y la fluoxelina pueden $\uparrow$ la toxicidad.

Aumento de la toxicidad de los inhibidores de la MAO (se ha sabido de hiperpirexia, taquicardia, hipertensión, confusión, convulsiones y muerte), clonidina (crisis hipertensivas).

Puede disminuir el efecto de los antiácidos, anticolinérgicos, barbitúricos y carbamazepina

Las fenotiazinas disminuyen el efecto de la bromocriptina y del ácido valproico.

Posología Oral: 1 comprimido 2-4 veces/día.

Parámetros de Monitoreo Controlar la presión sanguínea y el pulso antes y durante el tratamiento inicial; evaluar el estado mental, controlar el peso.

Valores de Referencia Se puede perjudicar el metabolismo en las personas mayores. Tóxico: >0,5 mg/mL.

Información para el Paciente No ingerir bebidas alcohólicas.

Implicancias de Enfermería Puede aumentar el apetito y posiblemente el deseo de consumir caramelos; ofrecer al paciente caramelos duros sin azúcar en caso de sequedad de la boca.

Presentación Comprimido

2-10: Clorhidrato de Amitriptilina 10 mg y Perfenazina 2 mg.

4-10: Clorhidrato de Amitriptilina 10 mg y Perfenazina 4 mg.

2-25: Clorhidrato de Amitriptilina 25 mg y Perfenazina 2 mg.

4-25: Clorhidrato de Amitriptilina 25 mg y Perfenazina 4 mg.

4-50: Clorhidrato de Amitriptilina 50 mg y Perfenazina 4 mg.

◆ **Amitriptilina, Clorhidrato de** ver Amitriptilina en la página 27

Amobarbital

Información Relacionada

Uso de Ansiolíticos/Hipnóticos en Instituciones de Tratamiento Prolongado en la página 412.

(Continúa)

Amobarbital (Continuación)

Dosis Máximas Recomendadas por las Normas de la OBRA Federal en la página 434.

Información para el Paciente - Ansiolíticos e Hipnóticos Sedantes (Barbitúricos) en la página 340.

Uso de Ansiolíticos/Hipnóticos en Tratamientos Prolongados en la página 412.

Disponibilidad de Genérico Sí: Cápsulas.

Marcas Comerciales en los EE.UU. Amytal®.

Marcas Comerciales en Canadá Amobarbital; Novambarb®.

Sinónimos Amilobarbitona.

Categoría Farmacológica Barbitúrico.

Indicaciones

Hipnótico en tratamientos cortos del insomnio; para reducir la ansiedad y proporcionar sedación preoperatoria.

I.M., I V.: Controlar estado epiléptico o episodios agudos de convulsiones. Se utiliza también para controlar episodios agudos de agitación en psicosis y en "Amytal, Interviewing" en narcoanálisis.

Restricciones C-II.

Factor de Riesgo en el Embarazo D.

Contraindicaciones Hipersensibilidad a los barbitúricos o a cualquiera de los componentes del formulado; marcada deficiencia hepática; disnea u obstrucción de las vías respiratorias; porfiria.

Advertencias / Precauciones No se ha establecido la seguridad en niños <6 años. Usar con precaución en pacientes con insuficiencia cardíaca congestiva, insuficiencia renal o hepática y shock hipovolémico; cuando se lo administra por vía I.V. es posible que se presente depresión respiratoria e hipotensión, por lo que se aconseja tener a disposición el equipo y el personal necesarios. Este medicamento en la forma endovenosa debería ser administrado sólo a pacientes hospitalizados. No administrar a pacientes con dolores agudos. Tener precaución con personas ancianas, debilitadas, con insuficiencia renal o hepática o a pacientes pediátricos. Puede producir una respuesta paradojal, incluyendo agitación e hiperactividad, especialmente por parte de pacientes con dolores agudos o pediátricos. Usar con precaución en pacientes con depresión o tendencias suicidas, o en pacientes con antecedentes de abuso de drogas. Se puede llegar a la tolerancia, dependencia psicológica y física con el uso prolongado. Puede provocar depresión del SNC, lo que puede disminuir la capacidad física o mental. Los pacientes deben ser advertidos si realizan tareas que requieren atención mental (por ejemplo, operar maquinaria o conducir). Se pueden potenciar los efectos con el uso de otros sedantes o etanol. Emplear con precaución en pacientes con hipoadrenalismo.

Reacciones Adversas

> 10%

Sistema nervioso central: Mareo, aturdimiento, efecto de "resaca", somnolencia, depresión del SNC, fiebre.

Local: Dolor en el lugar de la inyección.

1% al 10%:

Sistema nervioso central: Confusión, depresión mental, excitación inusual, nerviosismo, sensación de desmayo, dolor de cabeza, insomnio, pesadillas.

Gastrointestinal: Náusea, vómitos, constipación.

<1%:

Hipotensión, alucinaciones, erupción, dermatitis exfoliativa, urticaria, síndrome Stevens-Johnson, agranulocitosis, anemia megaloblástica, trombocitopenia, tromboflebitis, depresión respiratoria, apnea, laringoespasmo.

Sobredosis / Toxicología

Signos y síntomas: Marcha insegura, dificultad en el habla, confusión, ictericia, hipotermia, fiebre, hipotensión.

Tratamiento: En caso de hipotensión, administrar fluídos I.V. y colocar al paciente en posición de Trendelenburg. De no responder, puede ser necesario un vasocompresor I.V. (por ejemplo dopamina, epinefrina). Una diuresis alcalina forzada no es eficaz en el tratamiento de intoxicaciones con barbitúricos de corta acción.

En casos extremos puede ser útil una hemoperfusión de carbón activado o una hemodiálisis para tratar intoxicaciones, especialmente en presencia de un alto nivel plasmático de barbitúricos.

Interacciones Medicamentosas

Los barbirúticos inducen a las enzimas. Los pacientes deberían ser controlados al comienzo y al final de un tratamiento con estos medicamentos, para verificar la disminución o aumento, respectivamente, del efecto terapéutico.

Aumento de la toxicidad cuando se lo combina con otros depresores del SNC, antidepresivos o benzodiazepinas; puede asimismo ser un depresor del SNC y de la respiración.

Los barbitúricos pueden intensificar el potencial hepatotóxico de sobredosis de acetaminofena.

La acetazolamida puede disminuir la absorción de primidona (metabolizada al fenobarbital) y reducir los efectos clínicos.

Los barbitúricos pueden aumentar el metabolismo de algunos betabloqueantes y disminuir su efecto clínico (es improbable la interacción del atenolol y el nadolol dada su eliminación por vía renal).

Los barbitúricos pueden aumentar el metabolismo del cloramfenicol, el que a su vez puede inhibir el metabolismo de los barbitúricos; controlar una posible alteración en la respuesta.

Los barbitúricos pueden intensificar el metabolismo (disminución de la eficacia) de los antipsicóticos; controlar una posible alteración en la respuesta, pudiendo ser necesario ajustar la dosis.

Los barbitúricos pueden intensificar el metabolismo de los bloqueadores de los canales del calcio, cimetidina, corticosteroides, ciclosporina, disopiramida, doxiciclina, etosuximida, fursemida, griseofulvina, lamotrigina, fenitoína, propafenona, quinidina, tacrolimo, ADT y teofilina. Puede ser necesario un ajuste de la dosis.

Los barbitúricos pueden aumentar el metabolismo de estrógenos y disminuir la eficacia de anticonceptivos recibidos por vía oral. Debería considerarse un método anticonceptivo alternativo.

Los barbitúricos, el etanol y los analgésicos narcóticos tienen efectos aditivos depresores del SNC.

El felbamato puede inhibir el metabolismo de barbitúricos, los que a su vez pueden aumentar el metabolismo del felbamato.

Los barbitúricos pueden afectar la absorción de la griseofulvina.

Los inhibidores de la MAO pueden inhibir los efectos de los barbitúricos.

Los barbitúricos pueden intensificar los efectos nefrotóxicos del metoxiflurano.

El ácido valproico inhibe el metabolismo de los barbitúricos; controlar si se produjere una sedación excesiva, en cuyo caso podría requerirse una reducción de la dosis.

Los barbitúricos inhiben los efectos hipoprotrombinémicos de los anticoagulantes administrados por vía oral, a través de un aumento del metabolismo; esta combinación debería evitarse en general.

Los barbitúricos pueden intensificar el metabolismo de la metadona, produciendo abstinencia de la metadona.

Estabilidad Se hidroliza en contacto con el aire; usar el contenido del frasco ampolla dentro de los 30 minutos posteriores a la constitución; usar solamente solución clara.

Acción Terapéutica Interfiere la transmisión de impulsos desde el tálamo a la corteza cerebral resultante en un desequilibrio de los mecanismos centrales de inhibición y de facilitación.

Farmacodinámica / Cinética

Efecto de la acción:

Oral: Dentro de 1 hora.

I.V.: Dentro de los 5 minutos

Distribución: Cruza rápidamente la placenta; aparecen pequeñas cantidades en la leche materna.

Metabolismo: Mayormente en el hígado a través de enzimas microsomales.

(Continúa)

Amobarbital (Continuación)

Vida media, bifásica:
Inicial: 40 minutos.
Final: 20 horas.

Posología
Niños: Oral:
Sedación: 6 mg/kg/día, fraccionado cada 6-8 horas.
Insomnio: 2 mg/kg ó 70 mg/m2/día, fraccionado en 4 dosis iguales.
Hipnótico: 2-3 mg/kg.
Adultos:
Insomnio: Oral: 65-200 mg al acostarse.
Sedación: Oral: 30-50 mg 2-3 veces/día.
Preanestésico: Oral: 200 mg 1-2 horas antes de la intervención.
Hipnótico:
Oral: 65-200 mg al acostarse.
I M., I.V.: 65-500 mg. No debería exceder los 500 mg I.M. ó los 1000 mg I.V.
Fijación del Amobarbital: I.V. 50 mg/minuto por una dosis total de hasta 300 mg.

Consideraciones Dietarias Alcohol: Evitar su uso.

Administración La medicación debería inyectarse dentro de los 30 minutos posteriores a haberse abierto el envase debido a la hidrólisis.
Inyección I.M.: Debe aplicarse profunda para evitar dolor, abscesos estériles y escaras; se deberían monitorear los signos vitales mientras se administra la inyección y durante varias horas después.
Inyección I.V.: Es posible se produzca depresión respiratoria e hipotensión, se debe disponer del equipo y el personal adecuados; esta medicación inyectable por vía I.V. debería administrarse a pacientes hospitalizados.

Parámetros de Monitoreo Se deberían monitorear los signos vitales mientras se administra la inyección y durante varias horas después.

Valores de referencia Terapéutica: 1-5 mg/mL (SI: 4-22 mmol/L); Tóxico: >10 mg/mL (SI: >44 mmol/L).

Interacciones en Análisis ↑ amoníaco (B); ↓ bilirrubina (S)

Información para el Paciente Evitar la ingesta de alcohol; puede provocar dependencia física si se lo utiliza durante un largo período (1-3 meses); no trate de levantarse de la cama sin ayuda, puede provocar somnolencia.

Implicancias de Enfermería Levantar las barandas de la cama durante la noche.

Presentación
Cápsulas, como sodio: 65 mg, 200 mg.
Inyectable, como sodio: 250 mg, 500 mg.
Comprimidos: 30 mg, 50 mg, 100 mg.

Amobarbital y secobarbital

Información Relacionada
Información al paciente - Ansiolíticos e Hipnóticos Sedantes (Barbitúricos) en la página 340.

Disponibilidad de Genérico No.

Marcas Comerciales en los EE.UU. Tuinal®.

Sinónimos Secobarbital y Amobarbital.

Categoría Farmacológica Barbitúrico.

Indicaciones Tratamiento corto del insomnio.

Restricciones C-II.

Factor de Riesgo en el Embarazo D.

Contraindicaciones. Depresión del SNC; hipersensibilidad al secobarbital o al amobarbital; porfiria latente.

Advertencias / Precauciones No se ha establecido la seguridad del uso en niños <6 años; posible potencial de droga-dependencia; evitar el consumo de bebidas alcohólicas; usar con precaución en pacientes con insuficiencia cardíaca congestiva, insuficiencia renal o hepática y shock hipovolémico.

Reacciones Adversas

>10%:

Sistema nervioso central: Mareos, aturdimiento, mareos; efecto de "resaca".

Locales: Produce dolor en el lugar donde se aplica la inyección.

1 al 10%:

Sistema nervioso central: Confusión, depresión mental, excitación inusual, nerviosismo, sensación de desmayo, dolor de cabeza, insomnio, pesadillas.

Gastrointestinal: Constipación, náusea, vómitos.

<1%: Hipotensión, alucinaciones, erupción, dermatitis exfoliativa, síndrome Stevens-Johnson, agranulocitosis, anemia megaloblástica, trombocitopenia, tromboflebitis, dificultad en la respiración.

Interacciones Medicamentosas Los barbirúticos inducen a las enzimas. Los pacientes deberían ser controlados cuando se inicia o interrumpe la administración de estas drogas, ya sea para disminuir o aumentar, respectivamente, su efecto terapéutico.

Aumento de la toxicidad cuando se lo combina con otros depresores del SNC, antidepresivos o benzodiazepinas, como así también puede ser un depresor del SNC y de la respiración.

Los barbitúricos pueden intensificar el potencial hepatotóxico de sobredosis de acetaminofena.

La acetazolamida puede disminuir la absorción de primidona (metabolizada al fenobarbital) y disminuir los efectos clínicos.

Los barbitúricos pueden aumentar el metabolismo de algunos betabloqueantes y disminuir su efecto clínico (es improbable la interacción del atenolol y el nadolol dada su eliminación por vía renal).

Los barbitúricos pueden aumentar el metabolismo del cloramfenicol, el que a su vez puede inhibir el metabolismo de barbitúricos; controlar una posible alteración en la respuesta.

Los barbitúricos pueden intensificar el metabolismo (disminuir la eficacia) de los antipsicóticos; controlar una posible alteración en la respuesta, pudiendo ser necesario ajustar la dosis.

Los barbitúricos pueden intensificar el metabolismo de los bloqueadores de los canales del calcio, cimetidina, corticosteroides, ciclosporina, disopiramida, doxiciclina, etosuximida, fursemida, griseofulvina, lamotrigina, fenitoína, propafenona, quinidina, tacrolimo, ADT y teofilina. Puede ser necesario un ajuste de la dosis.

Los barbitúricos pueden aumentar el metabolismo de estrógenos y disminuir la eficacia de anticonceptivos recibidos por vía oral. Debería considerarse un método anticonceptivo alternativo.

Los barbitúricos, el etanol y los analgésicos narcóticos tienen efectos depresivos aditivos en el SNC.

El felbamato puede inhibir el metabolismo de barbitúricos, los que a su vez pueden aumentar el metabolismo del felbamato.

Los barbitúricos pueden afectar la absorción de la griseofulvina.

Los inhibidores de la MAO pueden inhibir los efectos de los barbitúricos.

Los barbitúricos pueden intensificar los efectos nefrotóxicos del metoxiflurano.

El ácido valproico inhibe el metabolismo de los barbitúricos; controlar si se produjere una sedación excesiva, en cuyo caso podría requerirse una reducción de la dosis.

Los barbitúricos inhiben los efectos hipoprotrombinémicos de los anticoagulantes administrados por vía oral, a través de un aumento del metabolismo; esta combinación debería evitarse en general.

Los barbitúricos pueden intensificar el metabolismo de la metadona, produciendo abstinencia de la metadona.

Posología Adultos: Oral: 1-2 cápsulas al acostarse.

Interacciones en Análisis ↑ amoníaco (B); ↓ bilirrubina (S).

Presentación Cápsulas:

100: Amobarbital 50 mg y secobarbital 50 mg.

200: Amobarbital 100 mg y secobarbital 100 mg.

Amoxapina

Información Relacionada

Cuadro Comparativo de Agentes Antidepresivos en la página 400.

Discontinuación de Drogas Psicotrópicas - Síntomas de Suspensión de la Administración y Recomendaciones en la página 432.

Dosis Máximas Recomendadas por las Normas de la OBRA Federal en la página 434.

Información para el Paciente - Antidepresivos (ADT) en la página 308.

Riesgos Teratogénicos de Medicamentos Psicotrópicos ver en la página 449.

Disponibilidad de Genérico Sí.

Marcas Comerciales en los EE.UU. Asendin®.

Categoría Farmacológica Antidepresivo, Tricíclico (Amina Secundaria).

Indicaciones Tratamiento de trastornos neuróticos o de depresión reactiva, como así también depresión endógena y psicótica; depresión acompañada de ansiedad o agitación.

Factor de Riesgo en el Embarazo C.

Contraindicaciones Hipersensibilidad a la amoxapina; uso de inhibidores de la MAO en los 14 días anteriores; recuperación de infarto agudo del miocardio.

Advertencias / Precauciones Puede provocar sedación que resultará en una disminución de la capacidad para realizar tareas que requieren atención (por ejemplo operar maquinaria o conducir). Los efectos sedantes pueden ser aditivos con otros depresores del SNC y/o el etanol. El nivel de sedación es moderado en comparación con otros antidepresivos. Puede empeorar la psicosis en algunos pacientes o precipitar una tendencia a la manía o hipomanía en pacientes con trastorno bipolar. Puede aumentar los riesgos asociados con una terapia electroconvulsiva. Este medicamento debería discontinuarse, de ser posible, antes de una cirugía electiva. El tratamiento no debería interrumpirse abruptamente en aquellos pacientes que reciben altas dosis durante períodos prolongados.

Puede provocar reacciones extrapiramidales, incluyendo pseudo-Parkinson, reacciones agudas distónicas, acatisia y discinesia tardía (es bajo el riesgo de estas reacciones). Puede estar asociado con síndrome neuroléptico maligno.

Puede provocar hipotensión ortostática (el riesgo es moderado en relación con otros antidepresivos); usar con cautela en pacientes con riesgo de hipotensión o con pacientes que podrían tolerar con dificultad una crisis hipotensiva transitoria (patología cardiovascular o cerebrovascular). El grado de bloqueo anticolinérgico producido por esta medicación es moderado en relación con otros antidepresivos cíclicos; usar con cautela en pacientes con retención urinaria, hipertrofia prostática benigna, glaucoma de ángulo estrecho, xerostomía, problemas visuales, constipación o antecedentes de obstrucción intestinal.

Usar con cuidado en pacientes con depresión, especialmente si existe riesgo de suicidio. Usar con cuidado en pacientes con antecedentes de patología cardiovascular (incluyendo un anterior infarto de MI, apoplejía, taquicardia o anormalidades de irrigación). El riesgo de anormalidades de irrigación con este medicamento es moderado en relación con otros antidepresivos. Puede disminuir el umbral de la convulsión; usar con precaución en pacientes con antecedentes de convulsiones o estados que predisponen a convulsiones tales como daño cerebral, alcoholismo o que se encuentren en tratamiento con otras drogas que puedan disminuir el umbral de la convulsión. Usar con precaución en pacientes hipertiróideos o en aquéllos que reciben un suplemento tiroideo. Usar con cautela en pacientes con disfunción hepática o renal y en personas mayores.

Reacciones Adversas

>10%:

Sistema nervioso central: Somnolencia.

Gastrointestinales: Xerostomía, constipación.

1 al 10%:

Sistema nervioso central: Mareo, dolor de cabeza, confusión, nerviosismo, inquietud, insomnio, ataxia, excitación, ansiedad.

Dermatológicas: Edemas, erupción.

Endocrinas: Altos niveles de prolactina.

Gastrointestinales: Náusea.

Neuromusculares y óseas: Temblor, debilidad.

Oftalmológicas: Visión borrosa.

Misceláneas: Diaforesis.

<1%: Hipotensión, taquicardia, síncope, hipertensión, entumecimiento, falta de coordinación, obstrucción nasal, convulsiones, síndrome neuroléptico maligno, discinesia tardía, síntomas extrapiramidales, sensibilidad a la luz, aumento de los senos, galactorrea, SSIHAD, aumento o disminución de la libido, impotencia, irregularidad menstrual, eyaculación dolorosa, molestias epigástricas, vómitos, flatulencia, dolor abdominal, anormalidad en el gusto, diarrea, edema testicular, retención urinaria, micción tardía, agranulocitosis, leucopenia, elevado nivel de enzimas hepáticas, parestesia, alta presión intraocular, midriasis, lagrimeo, tinnitus, reacciones alérgicas.

Sobredosis / Toxicología

Signos y síntomas: Convulsiones epilépticas, acidosis, coma, deficiencia renal.

Tratamiento: A continuación de la administración inicial de una sobredosis esencial, se deberían tratar los síntomas tóxicos. Las arritmias ventriculares frecuentemente responden con 15-20 mg/kg de fenitoína (en adultos), con una alcanilización sistémica concurrente (bicarbonato de sodio 0,5-2 mEq/kg I.V.). Las arritmias que no responden a este tratamiento pueden responder con 1 mg/kg de lidocaína IV, seguido de una infusión titulada. Se puede indicar fisostigmina (1-2 mg I.V. lentamente aplicado en adultos ó 0,5 mg I.V. lentamente en niños) para revertir arritmias cardíacas debidas a un bloqueo vagal. o efectos anticolinérgicos, pero debería ser utilizado sólo como último recurso en situaciones extremas cuando peligra la vida. Convulsiones generalmente responden a ampollas de diazepam I.V. (5-10 mg para adultos hasta 30 mg o una dosis de 0,25-0,4 mg/kg/ para niños hasta una dosis de 10 mg). Si las convulsiones no ceden o se repiten, puede ser necesario recurrir a la fenitoína o al fenobarbital.

Interacciones Medicamentosas Sustrato de enzima CYP1A2, 2C9, 2C19, 2D6 y 3A3/4.

La carbamazepina, el fenobarbital y la rifampicina pueden aumentar el metabolismo de la amoxapina, que resultará en una disminución de los efectos de la amoxapina.

La amoxapina inhibe la respuesta antihipertensiva a la betanidina, clonidina, debrisoquin, guanadrel, guanetidina, guanabenz, guanfacina; monitorear la presión sanguínea; considerar un medicamento antihipertensivo alternativo.

La interrupción abrupta de la clonidina podría provocar una crisis hipertensiva; la amoxapina puede mejorar la respuesta.

Usada con la altretamina, puede provocar hipertensión ortostática.

La amoxapina puede ser aditiva o puede potenciar la acción de otros depresores del SNC (sedantes, hipnóticos o el etanol).

Con inhibidores de la MAO se ha observado hiperpirexia, hipertensión, taquicardia, confusión, convulsiones y se han reportado casos de muerte (síndrome serotonínico); debería evitarse esta combinación.

La amoxapina puede aumentar el tiempo de protrombina en pacientes estabilizados con warfarina.

La cimetidina y el metilfenidato pueden disminuir el metabolismo de la amoxapina; se han observado efectos anticolinérgicos aditivos con otros medicamentos anticolinérgicos.

Los ISRS, en diversos grados, inhiben el metabolismo de los ADT, pudiendo producirse una toxicidad clínica.

El uso de litio con un ADT puede aumentar el riesgo de neurotoxicidad.

Las fenotiacinas pueden aumentar la concentración de algunos ADT y éstos a su vez pueden aumentar la concentración de fenotiacinas; controlar cualquier alteración en la respuesta clínica.

Los ADT pueden incrementar los efectos hipoglucémicos de la tolazamida, de la clorpropamida o la insulina; controlar eventuales cambios en los niveles de glucosa en sangre.

(Continúa)

Amoxapina (Continuación)

La colestiramina y el colestipol pueden fijar los ADT y reducir su absorción; controlar cualquier alteración en la respuesta.

Los ADT pueden aumentar el efecto de las anfetaminas; controlar efectos cardiovasculares adversos.

El verapamil y el diltiazem disminuyen, aparentemente, el metabolismo de la imipramina y potencialmente de otros ADT; controlar si hubiere aumento de concentración de ADT. La respuesta de contracción a la epinefrina., norepinefrina y fenilefrina I.V. puede intensificarse en pacientes que reciben ADT; conviene evitar esta combinación.

El jugo de pomelo, el indinavir y el ritonavir pueden inhibir el metabolismo de la clomipramina y potenciar otros ADT; controlar posible alteración en los efectos; puede ser necesaria una disminución en la dosis de ADT.

La quinidina puede inhibir el metabolismo de los ADT, controlar la posible alteración en los efectos.

El uso combinado de anticolinérgicos con ADT puede producir efectos anticolinérgicos aditivos; el uso combinado de beta-agonistas con ADT puede predisponer a los pacientes a arritmias cardíacas.

Acción Terapéutica Reduce la recaptación de la serotonina y la norepinefrina. El metabolito 7-OH-amoxapina tiene una importante actividad bloqueante de los receptores de la dopamina, parecida al haloperidol.

Farmacodinámica / Cinética

Acción del efecto antidepresivo: Generalmente se produce luego de 1-2 semanas.

Absorción: Oral: Rápida y bien absorbida.

Distribución: Vd: 0,9-1,2L/kg; se distribuye en la leche materna.

Fijación a proteínas: 80%.

Metabolismo: Mayormente en el hígado.

Vida media:

Prodroga: 11-16 horas.

Metabolito activo (8 hidroxi): Adultos: 30 horas.

Concentración plasmática máxima: Dentro de las 1-2 horas.

Eliminación: Eliminación de metabolitos y compuestos secundarios en la orina.

Posología Una vez controlados los síntomas, disminuir gradualmente a la mínima dosis efectiva. La dosis de mantenimiento se administra generalmente al acostarse para reducir la sedación durante el día. Oral:

Niños: No se ha establecido la seguridad del uso en <16 años.

Adolescentes: Inicial: 25-50 mg/día; aumentar gradualmente a 100 mg/día; se puede administrar en dosis fraccionadas o en una sola dosis al acostarse.

Adultos: Inicial: 25 mg 2-3 veces/día; de tolerarse puede aumentarse la dosis a 100 mg 2-3 veces/día; puede administrarse en una sola dosis al acostarse cuando la dosis es <300 mg/día.

Ancianos: Inicial: 25 mg al acostarse; de tolerarse aumentar 25 mg semanalmente a pacientes en tratamiento ambulatorio y cada 3 días en pacientes internados. Dosis habitual: 50-150 mg/día, pudiendo ser necesarias dosis de hasta 300 mg.

Dosis máxima diaria:

Pacientes internados: 600 mg.

Pacientes ambulatorios: 400 mg

Consideraciones Dietarias Evitar la ingesta de alcohol.

Parámetros de Monitoreo Controlar la presión sanguínea y el pulso antes y durante el tratamiento inicial; evaluar el estado mental; controlar el peso.

Valores de Referencia Terapéuticos: Amoxapina: 20-100 ng/mL (SI:64-319 nmol/L); Amoxapina 8-OH: 150-400 ng/mL (SI: 478-1275 nmol/L); ambas: 200-500 ng/mL (SI:637-1594 nmol/L).

Interacciones en Análisis ↑ glucosa.

Información para el Paciente La boca seca se puede contrarrestar con sorbos de agua, goma de mascar sin azúcar o caramelos duros; evitar el alcohol. Es muy importante mantener el régimen de la dosis establecida; puede haber sensibilidad a la luz del sol, no interrumpir abruptamente. El efecto pleno puede llegar a producirse entre 3-4 semanas. La dosis completa se puede tomar al acostarse para evitar sedación durante el día.

Implicancias de Enfermería Puede aumentar el apetito y posiblemente sientan deseos de consumir caramelos; reconocer signos del síndrome neuroléptico maligno y discinesia tardía.

Información Adicional Pueden necesitarse hasta 2 semanas para que lleguen a sentirse los efectos terapéuticos plenos; la dosis de mantenimiento se suministra generalmente al acostarse para reducir la sedación durante el día. En algunos pacientes se desarrolla la tolerancia entre 1-3 meses; es esencial un seguimiento médico permanente. Pueden producirse reacciones extrapiramidales y discinesia tardía.

Presentación Comprimidos: 25 mg, 50 mg, 100 mg, 150 mg.

- **Amylobarbitone** ver Amobarbital en la página 31
- **Amytal®** ver Amobarbital en la página 31
- **Anafranil®** ver Clomipramina en la página 61
- **Anfepramona** ver Dietilpropion en la página 93

Anfetamina

Información Relacionada

Drogas Alucinógenas en la página 436.

Información para el Paciente - Estimulantes en la página 336.

Agentes Estimulantes usados para TDAH ver en la página 448.

Disponibilidad de Genérico Sí.

Sinónimos Sulfato de Anfetamina; Sulfato Racémico de Anfetamina.

Categoría Farmacológica Estimulante.

Indicaciones: Tratamiento de narcolepsia; trastorno de déficit de atención/ hiperactividad (TDAH); obesidad exógena.

Acciones secundarias: Agente aumentador potencial de antidepresivos; síndrome de comportamiento anormal en niños (disfunción cerebral mínima).

Restricciones C-II.

Factor de Riesgo en el Embarazo C.

Contraindicaciones Hipersensibilidad o idiosincrasia diagnosticadas a la anfetamina u otras aminas simpatomiméticas. Pacientes con arterioesclerosis avanzada, afección sintomática cardiovascular, hipertensión moderada a severa (grado II o III), hipertiroidismo, glaucoma, diabetes mellitus, estados de agitación; pacientes con antecedentes de abuso de drogas y durante un tratamiento con inhibidor de la MAO o dentro de los 14 días posteriores al mismo. El uso de medicamentos estimulantes es contraindicado en niños con trastornos de déficit de atención/ hiperactividad y síndrome de Tourette o tics concomitantes.

Advertencias / Precauciones Usar con precaución en pacientes con trastorno bipolar, afección cardiovascular, episodios convulsivos, insomnio, porfiria o hipertensión leve (grado I). Puede exacerbar síntomas en el comportamiento y trastorno mental en pacientes psicóticos. Existe potencial para la droga-dependencia; evitar la interrupción abrupta en pacientes que la hayan recibido durante períodos prolongados.

El uso de estimulantes en niños se ha asociado con la disminución del crecimiento.

Reacciones Adversas

Cardiovasculares: Arritmia (con alta dosis), palpitaciones, aumento de la presión sanguínea, taquicardia, dolor en el pecho.

Sistema nervioso central: Sobreestimulación, desasosiego, insomnio, mareos, euforia, discinesia, disforia, dolor de cabeza, exacerbación de la falta de coordinación motriz, tics, síndrome de Tourette; raramente aparece psicosis.

Dermatológicas: Urticaria.

Endocrinas y metabólicas: Cambios en la libido.

Gastrointestinales: Xerostomía, gusto desagradable, diarrea, constipación; como efecto no deseado puede producir anorexia y pérdida de peso cuando se utiliza anfetaminas para otros fines que no sean el efecto anoréxico.

Genitourinarias: Impotencia.

Neuromusculares y óseas: Temblor.

(Continúa)

Anfetamina (Continuación)

Misceláneas: Retardo en el crecimiento óseo.

Sobredosis / Toxicología Tratamiento: No hay un antídoto específico contra la intoxicación de anfetamina y el tratamiento en su conjunto es soportable. La hiperactividad y agitación generalmente responden a un reducido estímulo sensorial; no obstante, el uso de haloperidol (2-5 mg I.M. para adultos) puede ser necesario en caso de extrema agitación. La hipertermia es mejor tratada con métodos externos de enfriamiento o, de ser severa o no responder, puede ser necesaria una parálisis muscular con pancuronio. Habitualmente la hipertensión generalmente es pasajera y generalmente no requiere tratamiento de no ser severa. Para presión sanguínea diastólica >110 mm Hg debería iniciarse una infusión de nitroprusiato. Las convulsiones generalmente responden al diazepam IVP y/o a un régimen de mantenimiento con fenitoína.

Interacciones Medicamentosas Sustrato de enzima CYP2D6.

Importantes dosis de bicarbonato de sodio pueden incrementar la reabsorción renal tubular (disminución de eliminación) y reducir el efecto de la anfetamina.

Las anfetaminas pueden provocar una crisis de hipersensibilidad en pacientes que reciben furazolidona e intensificar la respuesta a la contracción con la norepinefrina. Las anfetaminas inhiben la respuesta antihipotensiva a la guanetidina y probablemente al guanadrel. Se han detectado episodios severos de hipertensión con anfetamina cuando se ha usado en pacientes que reciben inhibidores de la MAO; evitar esta combinación.

Acción Terapéutica Las anfetaminas son aminas simpatomiméticas no-catecolaminas con actividad estimuladora del SNC. Es necesario desactivarlas con monoaminooxidasas; producen estimulación respiratoria y del SNC, respuesta a la contracción, midriasis, broncodilatación y contracción del esfínter urinario; se cree que poseen efecto directo sobre los receptores de ambos sitios alfa y beta receptores en el sistema periférico, como así también liberan restos de norepinefrina en las terminales nerviosas adrenérgicas. Se cree que la acción del SNC se produce en la corteza cerebral y en el sistema activador reticular. El efecto anorexígeno probablemente sea secundario al efecto estimulante del SNC; el sitio de acción probablemente sea el centro alimentario del hipotálamo.

Posología Oral:

Narcolepsia:

Niños:

6-12 años: 5 mg/día, aumentar 5 mg con intervalos semanales.

>12 años: 10 mg/día, aumentar 10 mg con intervalos semanales.

Adultos: 5-60 mg/día fraccionado en 2-3 dosis

Trastornos de déficit de atención/hiperactividad: Niños:

3-5 años: 2,5 mg/día, aumentar 2,5 mg con intervalos semanales hasta una dosis máxima de 40 mg/día

>6 años: 5 mg/día, aumentar en 5 mg con intervalos semanales que no sobrepase los 40 mg/día.

Aditamento durante un breve lapso para tratar la obesidad exógena: Niños >12 años y Adultos: cápsula de acción prolongada diaria de 10 mg ó 15 mg, hasta 30 mg/día; ó 5-30 mg/día en dosis fraccionadas (sólo comprimidos de acción inmediata).

Parámetros de Monitoreo SNC.

Valores de Referencia Terapéutica: 20-30 ng/mL. Tóxico: >200 ng/mL.

Información para el Paciente: Tomar durante el día para evitar insomnio; no discontinuar abruptamente, puede provocar dependencia física y psicológica con el uso prolongado. Algunas veces se la debe usar sólo durante el período escolar para minimizar los efectos potenciales a largo plazo.

Implicancias de Enfermería: Control del SNC; la dosis no debe administrarse por la noche o al acostarse.

Presentación Comprimidos como sulfato: 5 mg, 10 mg.

♦ **Anfetamina Sulfato** ver Anfetamina en la página 39

- **Ansiolíticos e Hipnóticos no Benzodiazepinicos** ver página 443
- **Ansiolíticos/Hipnóticos, Uso en Instituciones de Tratamiento Prolongado** ver página 412
- **Antabuse®** ver Disulfiram en la página 98
- **Anticolinérgicos, Efectos de los Agentes Psicotrópicos Comunes** ver página 398
- **Antidepresivos, Cuadro Comparativo de Agentes** ver página 400
- **Antidepresivos, Pautas Generales sobre Medicamentos** ver página 405
- **Antiparkinsonianos, Cuadro Comparativo de Agentes** ver página 406
- **Antipsicóticos Atípicos** ver en la página 415
- **Antipsicóticos, Cuadro Comparativo de Agentes** ver en la página 407
- **Antipsicóticos, Pautas Generales sobre Medicamentos** ver página 409
- **Anxanil®** ver Hidroxicina en la página 146
- **Aphrodyne™** ver Yohimbina en la página 300
- **Aquachloral® Supprettes®** ver Hidrato de Cloral en la página 69
- **Aquasol E® [OTC]** ver Vitamina E en la página 298
- **Aricept®** ver Donepezil en la página 100
- **Artane®** ver Trihexifenidilo en la página 290
- **Artemisia absinthium** ver Ajenjo en la página 21
- **Asendin®** ver Amoxapina en la página 36
- **Atarax®** ver Hidroxicina en la página 146
- **Ativan®** ver Lorazepam en la página 163
- **Atozine®** ver Hidroxicina en la página 146
- **Aventyl®** ver Nortriptilina en la página 202
- **Awa ver Kava** en la página 152
- **Banophen® Oral [OTC]** ver Difenhidramina en la página 95
- **Barbita®** ver Fenobarbital en la página 114
- **Belix® Oral [OTC]** ver Difenhidramina en la página 95
- **Benadryl® Inyectable** ver Difenhidramina en la página 95
- **Benadryl® Oral [OTC]** ver Difenhidramina en la página 95
- **Benadryl® Tópico** ver Difenhidramina en la página 95
- **Ben-Allergin-50, Inyección** ver Difenhidramina en la página 95
- **Benylin® Jarabe para la Tos [OTC]** ver Difenhidramina en la página 95

Benzfetamina

Información Relacionada
Información para el Paciente - Estimulantes en la página 336.

Marcas Comerciales en los EE.UU. Didrex®.

Categoría Farmacológica Anoréxico.

Indicaciones Aditamento a corto plazo en la obesidad exógena.

Factor de Riesgo en el Embarazo X.

Contraindicaciones Hipersensibilidad o idiosincrasia diagnosticada a aminas simpatomiméticas. Pacientes con arterioesclerosis avanzada, afección sintomática cardiovascular, hipertensión moderada a severa (grado II ó III), hipertiroidismo, glaucoma, estados de agitación; pacientes con antecedentes de abuso de drogas durante un tratamiento con inhibidores de la MAO o dentro de los 14 días posteriores al mismo. Uso simultáneo con otros agentes anoréxicos. El uso de medicamentos estimulantes es contraindicado en niños con trastornos de déficit de atención/hiperactividad y síndrome de Tourette o tics concomitantes.

Advertencias / Precauciones Afección cardiovascular, nefritis, angina pectoral, hipertensión, glaucoma, pacientes con antecedentes de abuso de drogas.

Reacciones Adversas
Cardiovasculares: Hipertensión, palpitaciones, taquicardia, dolor de pecho, cambios en la onda-T, arritmias, hipertensión pulmonar, valvulopatía.
Sistema nervioso central: Euforia, nerviosismo, insomnio, desasosiego, mareos, ansiedad, dolor de cabeza, agitación, confusión, depresión mental, psicosis, ACV, convulsiones.

(Continúa)

Benzfetamina (Continuación)

Dermatológicas: Alopecía, urticaria, reacción cutánea, equimosis, eritema.

Endocrinas y metabólicas: Cambios en la libido, ginecomastía, irregularidades menstruales, porfiria.

Gastrointestinales: Náusea, vómitos, calambre abdominal, constipación, xerostomía, gusto metálico.

Genitourinarias: Impotencia.

Hematológicas: Depresión medular, agranulocitosis, leucopenia.

Neuromusculares y óseas: Temblor.

Oftalmológicas: Visión borrosa, midriasis.

Sobredosis / Toxicología Tratamiento: No hay un antídoto específico contra la intoxicación de anfetamina y el tratamiento en su conjunto es soportable. La hiperactividad y agitación generalmente responden a un reducido estímulo sensorial; no obstante, el uso de haloperidol (2-5 mg I.M. para adultos) puede ser necesario en caso de extrema agitación. La hipertermia es mejor tratada con métodos externos de enfriamiento o, de ser severa o no responder, puede ser necesaria una parálisis muscular con pancuronio. Habitualmente la hipertensión es pasajera y generalmente no requiere tratamiento de no ser severa. Para presión sanguínea diastólica >110 mm Hg debería iniciarse una infusión de nitroprusiato. Las convulsiones generalmente responden al diazepam IVP y/o a un régimen de mantenimiento con fenitoína.

Interacciones Medicamentosas Sustrato de enzima CYP3A3/4

La benzfetamina puede desplazar a la guanetidina de la neurona y antagonizar sus efectos antihipertensivos. Discontinuar la benzfetamina o usar un antihipertensivo alternativo.

El uso simultáneo o su uso dentro de los 14 días posteriores a la administración de un inhibidor de la MAO está contraindicado (crisis hipertensiva).

Está contraindicado el uso simultáneo de la sibutramina y benzfetamina (hipertensión severa, taquicardia).

El uso simultáneo con un ADT puede provocar hipertensión y estimulación del SNC; es conveniente evitar esta combinación.

El uso simultáneo con otros agentes anoréxicos puede provocar serios problemas cardíacos y es contraindicado.

Acción Terapéutica Aminas simpatomiméticas no-catecolaminas con acción farmacológica similar a la efedrina; necesario desactivarlas con monoaminooxidasas; producen estimulación respiratoria y del SNC, respuesta a la contracción, midriasis, broncodilatación y contracción del esfínter urinario; se cree que poseen efecto directo sobre los receptores de ambos sitios alfa y beta receptores en el sistema periférico, como así también liberan restos de norepinefrina en las terminales nerviosas adrenérgicas. Se cree que la acción del SNC se produce en la corteza cerebral y en el sistema activador reticular. El efecto anorexígeno probablemente sea secundario al efecto estimulante del SNC; el sitio de acción probablemente sea el centro alimentario del hipotálamo.

Posología Adultos: Oral: Inicial: 25-50 mg una vez por día; aumentar la dosis conforme a la respuesta. Dosis máxima: 50 mg 3 veces/día.

Información para el Paciente Tomar durante el día para evitar insomnio; no discontinuar abruptamente, puede provocar adicción con el uso prolongado.

Presentación Comprimidos como clorhidrato: 25 mg, 50 mg.

* **Benzhexol Hydrocloruro** ver Trihexyphenidyl en la página 290
* **Benzodiazepinas, Cuadro Comparativo de** ver en la página 417

Benztropina

Información Relacionada

Cuadro Comparativo de Agentes Antiparkinsonianos en la página 406.

Efectos Colaterales producidos por la Clozapina en la página 419.

Discontinuación de Drogas Psicotrópicas - Síntomas de Suspensión de la Administración y Recomendaciones en la página 432.

Información al Paciente - Agentes para el Tratamiento de Síntomas Extrapiramidales en la página 348.

Disponibilidad de Genérico Sí: comprimidos.

Marcas Comerciales en los EE.UU. Cogentin®.

Marcas Comerciales en Canadá PMS-Benztropine.

Sinónimos Benztropina Mesilato.

Categoría Farmacológica Agente anticolinérgico; Agente Anti-parkinsoniano (Anticolinérgico).

Indicaciones Tratamiento adicional de la enfermedad de Parkinson. Se usa asimismo en el tratamiento de efectos extrapiramidales producidos por medicamentos (excepto la discinesia tardía).

Factor de Riesgo en el Embarazo C.

Contraindicaciones Niños <3 años. Hipersensibilidad a la benztropina u otro componente de su formula; obstrucción del píloro o duodenal; úlceras pépticas estenosadas; obstrucción del cuello de la vejiga; acalasia; miastenia grave.

Advertencias / Precauciones Usar con precaución en niños mayores (la dosis no se ha establecido). Usar con precaución con tiempo caluroso o durante ejercicios. Puede provocar anhidrosis e hipertermia, las cuales pueden ser severas. El riesgo es mayor en ambientes calurosos, especialmente para las personas mayores, alcohólicos, pacientes con afección del SNC, y quienes están expuestos a la intemperie prolongadamente.

Los pacientes mayores frecuentemente muestran una mayor sensibilidad y requieren una estricta regulación de la dosis; los efectos secundarios pueden ser más severos en pacientes de mayor edad con cambios arterioescleróticos. Usar con precaución en pacientes con taquicardia, arritmias cardíacas, hipertensión, hipotensión, hipertrofia prostática (especialmente en las personas mayores) y tendencias a retención urinaria, afecciones hepáticas o renales y obstrucción del tracto GI o GU.

Cuando se la administra en grandes dosis o a pacientes susceptibles puede provocar debilidad e incapacidad para mover determinados grupos musculares.

Puede estar asociada con confusión o alucinaciones (generalmente con altas dosis). Puede producirse intensificación de síntomas o psicosis tóxica en pacientes con trastornos mentales. La benztropina no alivia síntomas de discinesia tardía.

Reacciones Adversas
Cardiovasculares: Taquicardia.
Sistema nervioso central: Confusión, desorientación, trastornos de la memoria, psicosis tóxica, alucinaciones visuales.
Dermatológicas: Erupciones
Endocrinas y metabólicas: Golpe de calor, hipertermia.
Gastrointestinales: Xerostomía, náusea, vómitos, constipación, íleo.
Genitourinarias: Retención urinaria, disuria.
Oftalmológicas: Visión borrosa, midriasis.
Misceláneas: Fiebre.

Sobredosis / Toxicologia
Signos y síntomas: Depresión del SNC, confusión, nerviosismo, alucinaciones, mareos, visión borrosa, náusea, vómitos, hipertermia.
Tratamiento: Se pueden revertir los efectos de una sobredosis de anticolinérgicos en presencia de severos síntomas que amenazan la vida, con fisostigmina 1-2 mg (0,5 ó 0,02 mg/kg en niños) I.V. o S.C., lentamente aplicada. La toxicidad anticolinérgica se debe a la fuerte fijación de la droga a los receptores colinérgicos. Los inhibidores de la anticolinesterasa reducen la acetilcolinesterasa, la encima que desactiva la acetilcolina y permite, por lo tanto, que se acumule la acetilcolina y se pueda fijar al receptor con el anticolinérgico ofensivo.

Interacciones Medicamentosas
Efecto disminuido: Puede aumentar la degradación gástrica de la levodopa y disminuir la cantidad de la levodopa absorbida, retardando el vaciado gástrico; lo contrario podría darse con la digoxina.
(Continúa)

Benztropina (Continuación)

Los efectos terapéuticos de los agentes colinérgicos (tacrina, donepezil) y los neurolépticos pueden antagonizar.

Aumento de la toxicidad: Puede provocar síndrome anticolinérgico central y/o periférico si se la administra con amantadina, rimantadina, analgésicos narcóticos, fenotiazinas y otros antipsicóticos (especialmente con alta actividad anticolinérgica), antidepresivos tricíclicos, quinidina y algunos otros antiarrítmicos, y antihistaminas.

Acción Terapéutica Posee ambos efectos, anticolinérgico y antihistamínico. La actividad anticolinérgica in vitro se aproxima a la de la atropina; in vivo es sólo casi mitad de activa que la atropina. Datos sobre animales sugieren su actividad antihistamínica y la duración de la acción se acerca a la de la pirilamina maleato. Puede además inhibir la recaptación y el almacenamiento de la dopamina y, consiguientemente, prolongar la acción de la dopamina.

Farmacodinámica / Cinética

Efecto de la acción:

Oral: Dentro de 1 hora.

Parenteral: Dentro de los 15 minutos.

Duración de la acción: 6-48 horas (margen amplio).

Posología

El uso en niños <3 años debería estar reservado a emergencias donde hubiere amenaza para la vida.

Reacción extrapiramidal medicamentosa: Oral, I.M., I.V.:

Niños > 3 años: dosis de 0,02-0,05 mg/kg/día, 1-2 veces/día.

Adultos: dosis de 1-4 mg, 1-2 veces/día.

Distonía aguda: Adultos: I.M., I.V.: 1-2 mg.

Parkinson: Oral:

Adultos: 0,5-6 mg/día, fraccionado en 1-2 dosis. Si una dosis fuera mayor, administrarla al acostarse. La dosis titulada en 0,5 mg se puede incrementar en intervalos de 5-6 días.

Personas mayores: Inicial: 0,5 mg una o dos veces por día; aumentar en 0,5 mg si se necesita, pasados 5-6 días; máximo: 4 mg/día.

Consideraciones Dietarias Alcohol: Efectos adicionales sobre el SNC, evitar su uso.

Parámetros de Monitoreo Síntomas extrapiramidales o Parkinsonianos, pulso, efectos anticolinérgicos.

Información para el Paciente Tomar luego o después de las comidas si se produjere una molestia GI; no discontinuar abruptamente el medicamento; informar al médico si se produjeren efectos GI adversos, latidos rápidos o violentos, confusión, dolor de ojos, erupciones, fiebre o intolerancia al calor. Tener cuidado al realizar trabajos riesgosos o que requieren atención como conducir, dado que puede provocar somnolencia. Evitar el alcohol y otros depresores del SNC. Se puede aliviar la sequedad de la boca ingiriendo líquido o caramelos duros sin azúcar. Puede producir dificultad al orinar o constipación, informar al médico si persisten los efectos; puede aumentar la sensibilidad a un golpe de calor.

Implicancias de Enfermería No hay diferencia notoria en la aplicación de la inyección sea I.M. o I.V.; por lo tanto, generalmente no es necesario utilizar la vía I.V. En ciertos casos se puede observar una mejoría a los pocos minutos después de haberse aplicado la inyección.

Información Adicional La vía I.V. debe reservarse para casos cuando no sea apropiada la vía oral o I.M.

Presentación

Inyección como mesilato: 1 mg/mL (2 mL).

Comprimido como mesilato: 0,5 mg, 1 mg, 2 mg.

• **Benztropina Mesilato** ver Benztropina en la página 42

Biperideno

Información Relacionada

Cuadro Comparativo de Agentes Antiparkinsonianos en la página 406.

Discontinuación de Drogas Psicotrópicas - Síntomas de Suspensión de la Administración y Recomendaciones en la página 432.

Información para el Paciente - Agentes para el Tratamiento de Síntomas Extrapiramidales en la página 348.

Disponibilidad de Genérico No.

Marcas Comerciales en los EE.UU. Akineton®.

Sinónimos Clorhidrato de Biperideno; Lactato de Biperideno.

Categoría Farmacológica Agente anticolinérgico. Agente Anti-parkinsoniano (Anticolinérgico).

Indicaciones Tratamiento adicional a todo tipo de Parkinsonismo; control de síntomas extrapiramidales secundarios a antipsicóticos.

Factor de Riesgo en el Embarazo C.

Contraindicaciones Glaucoma de ángulo cerrado; obstrucción GI o GU; hipersensibilidad a el biperideno.

Advertencias / Precauciones Usar con precaución en pacientes con glaucoma de ángulo cerrado, úlcera péptica, obstrucción del tracto urinario, hipertiroidismo. Algunas preparaciones contienen bisulfito de sodio; el jarabe contiene alcohol.

Reacciones Adversas
Cardiovasculares: Hipotensión ortostática, bradicardia (I.V.).
Sistema nervioso central: Somnolencia, euforia, desorientación, agitación.
Gastrointestinales: Constipación, xerostomía.
Genitourinarias: Retención urinaria.
Oftalmológicas: Visión borrosa.

Sobredosis / Toxicología
Signos y síntomas: Estimulación o depresión del SNC. Una sobredosis puede provocar la muerte en pacientes de primera infancia y niños.
Tratamiento: No hay un tratamiento específico para tratar una sobredosis; sin embargo, su mayor toxicidad clínica se debe a los efectos anticolinérgicos. Los inhibidores de anticolinesterasa pueden ser útiles al reducir la acetilocolinesterasa. Los inhibidores de anticolinesterasa incluyen la fisostigmina, neostigmina, piridostigmina y edrofonium. Para revertir los efectos de una sobredosis anticolinérgica con severos síntomas con riesgo de vida, se puede administrar lentamente una dosis de 1-2 mg (0,5 ó 0,02 mg/kg en niños) I.V.

Interacciones Medicamentosas
Efecto disminuido: Puede aumentar la degradación gástrica de la levodopa y disminuir la cantidad de la levodopa absorbida, retardando el vaciado gástrico; lo contrario podría darse con la digoxina.
Los efectos terapéuticos de los agentes colinérgicos (tacrina, donepezil) y los neurolépticos pueden antagonizar.
Aumento de toxicidad: Puede provocar síndrome anticolinérgico central y/o periférico si se la administra con amantadina, rimantadina, analgésicos narcóticos, fenotiazinas y otros antipsicóticos (especialmente con alta actividad anticolinérgica), antidepresivos tricíclicos, quinidina y algunos otros antiarrítmicos, y antihistaminas.

Acción Terapéutica El biperideno es un agente anticolinérgico periféricol débil con acción nicotinolítica. Los efectos benéficos en la enfermedad de Parkinson y en reacciones extrapiramidales por neurolépticos posiblemente se deban a la inhibición de receptores colinérgicos estriados.

Farmacodinámica / Cinética
Biodisponibilidad: 29%
Vida media: 18,4-24,3 horas
Concentración plasmática máxima: 1-1,5 horas

Posología Adultos:
Parkinson: Oral: 2 mg 3-4 veces/día.
Extrapiramidal:
Oral: 2 mg 1/3 veces/día.

(Continúa)

Biperideno (Continuación)

I.M., I.V.: 2 mg cada 30 minutos hasta 4 dosis u 8 mg/día.

Administración I.V. debe aplicarse lentamente.

Parámetros de Monitoreo Síntomas extrapiramidales o Parkinsonianos, pulso, efectos anticolinérgicos (por ejemplo, SNC, función de los intestinos y de la vejiga).

Valores de Referencia Luego de una dosis oral de 4 mg los niveles plasmáticos máximos oscilan entre 3,9-6,3 ng/mL.

Información para el Paciente Puede provocar somnolencia.

Implicancias de Enfermería No hay diferencia notoria en la aplicación de la inyección sea I.M. o I.V.; por lo tanto, generalmente no es necesario utilizar la vía I.V. En ciertos casos se puede observar una mejoría unos pocos minutos después de haberse aplicado la inyección. No discontinuar su uso abruptamente.

Presentación

Inyección como lactato: 5 mg/mL (1 mL).
Comprimido como clorhidrato: 2 mg.

- **Biperideno, Clorhidrato de** ver Biperideno en la página 44
- **Biperideno, Lactato de** ver Biperideno en la página 44

Bromocriptina

Información Relacionada

Discontinuación de Drogas Psicotrópicas – Síntomas de Suspensión de la Administración y Recomendaciones: ver página 432.

Información para el Paciente – Agentes para el Tratamiento de Síntomas Extrapiramidales ver página 348.

Disponibilidad de Genérico No.

Marca Comercial en EE. UU. Parlodel®.

Marca Comercial en Canadá Apo® Bromocriptine.

Sinónimos Bromocriptina Mesilato.

Categoría Farmacológica Agente Antiparkinsoniano (Agonista del Receptor Dopaminérgico); derivado del Ergot.

Indicaciones

Amenorrea con o sin galactorrea; infertilidad o hipogonadismo; adenomas con secreción de prolactina, acromegalia; enfermedad de Parkinson.

La indicación de prevención en período de lactancia post-parto fue retirada voluntariamente por Sandoz Pharmaceutical Corporation.

Acciones secundarias: Síndrome neuroléptico maligno.

Factor de Riesgo en el Embarazo B

Contraindicaciones Hipersensibilidad a la bromocriptina, a los alcaloides del ergot, o a cualquier componente; hipertensión sin control; cardiopatías isquémicas graves o enfermedades vasculares periféricas; embarazo (se debe realizar una evaluación de la relación riesgo beneficio en mujeres que quedan embarazadas durante el tratamiento por acromegalia, prolactinoma o enfermedad de Parkinson - la hipertensión durante el tratamiento generalmente debería hacer aconsejable suspender la administración).

Advertencias / Precauciones Debe ser usado con precaución en pacientes con insuficiencia renal o hepática, antecedentes de trastornos psicóticos o enfermedades cardiovasculares (infarto de miocardio, arritmia). A las pacientes que se les administra bromocriptina durante e inmediatamente después del embarazo como continuación de un tratamiento previo (por ejemplo, acromegalia), se les debe controlar los efectos cardiovasculares. La interrupción de la bromocriptina en pacientes con macroadenomas ha sido asociada con la rápida repetición de crecimiento del tumor y el aumento de los niveles de prolactina plasmática. Se debe utilizar con precaución en pacientes con antecedentes de úlcera péptica, demencia o tratamiento antihipertensivo concomitante. No se ha establecido la seguridad y efectividad en pacientes < de 15 años.

Reacciones Adversas

> 10 %

Sistema nervioso central: Dolor de cabeza, mareo.

Gastrointestinales: Náusea.

1 % a 10 %

Cardiovasculares: Hipotensión ortostática.

Sistema nervioso central: Fatiga, mareo, somnolencia.

Gastrointestinales: Anorexia, vómito, calambre abdominal, constipación.

Respiratorias: Congestión nasal.

< 1 %: Pérdida del cabellos, arritmias, alucinaciones, paranoia, insomnio.

Sobredosis / Toxicología

Signos y síntomas: Náusea, vómito, hipotensión.

Tratamiento: La hipotensión, cuando no responde a fluidos endovenosos o posicionamiento de Trendelenburg, con frecuencia sí lo hace ante infusiones de norepinefrina de 0,1 - 0,2 mcg/kg/minuto al comienzo, seguidas de una infusión titulada.

Interacciones Medicamentosas Sustrato de enzima CYP3A3/4.

Efecto disminuido: Los antipsicóticos pueden inhibir la capacidad de la bromocriptina para disminuir la prolactina.

Aumento de la toxicidad: Se debería evitar administrar isometepteno y fenilpropanolamina (así como otros simpáticomiméticos) en pacientes que están en tratamiento con bromocriptina; puede incrementar el riesgo de hipertensión y convulsión.

La eritromicina, fluvoxamina y nefazodona pueden incrementar las concentraciones de la bromocriptina.

Acción Terapéutica Es un derivado semisintético de los alcaloides del ergot y agonista de los receptores dopaminérgicos que activa los receptores dopaminérgicos postsinápticos en la zona tuberoinfundibular y la sustancia nigra en el cuerpo estriado.

Farmacodinámica / Cinética

Fijación a proteínas: 90% a 96%.

Metabolismo: la mayor parte de la droga se metaboliza en el hígado.

Vida media:

Inicial: 6-8 horas.

Final: 50 horas.

Concentración plasmática máxima : Oral: dentro de 1-2 horas.

Eliminación: a través de la bilis; sólo del 2 % al 6% se elimina inalterado en la orina.

Posología Adultos – vía oral:

Enfermedad de Parkinson: 1,25 mg 2 veces al día, aumentando a 2,5 mg/día en intervalos de 2 a 4 semanas (la dosis habitual es de 30-90 mg/día fraccionados en tres dosis) aunque a los pacientes mayores se les puede administrar dosis más bajas.

Síndrome neuroléptico maligno: 2,5-5 mg. 3 veces / día.

Hiperprolactinemia: 2,5 mg 2-3 veces / día.

Acromegalia: Inicial: 1,25 – 2,5 mg aumentando conforme a las necesidades cada 3-7 días. Dosis habitual: 20-30 mg./día.

Ajuste de la dosis en la insuficiencia hepática No existen parámetros; sin embargo, puede ser necesario realizarla.

Parámetros de Monitoreo Se debe vigilar de cerca la presión sanguínea, así como la hematopoyesis hepática y el funcionamiento cardiovascular.

Valores de Referencia Concentración plasmática máxima de 24,6 ng/mL, el cual se logra luego de una dosis de 100 mg.

Interacciones en Análisis La bromocriptina puede aumentar el nitrógeno de urea en sangre, AST sérico, ALT sérico, CPK sérico, fosfatasa alcalina y ácido úrico sérico.

Información para el Paciente Debe tomar la medicación con comida o con leche; es común que se produzca somnolencia al comienzo del tratamiento; limite la ingesta de alcohol; evite la exposición al frío; la incidencia de los efectos secundarios es alta (68%), siendo la náusea la más común; es común que se produzca hipotensión al comienzo del tratamiento, habitualmente al incorporarse luego de (Continúa)

Bromocriptina (Continuación)

estar sentado o acostado durante un lapso prolongado; discontinuar inmediatamente el uso al quedar embarazada; puede restituir la fertilidad; las mujeres que no deseen quedar embarazadas deben emplear métodos anticonceptivos mecánicos.

Implicancias de Enfermería Se deben levantar las barandas de la cama y tomar medidas de seguridad; ayudar a pacientes mediante paseos; puede causar hipotensión o mareo postural.

Información Adicional Habitualmente se emplea con levodopa o levodopa / carbidopa en el tratamiento de la enfermedad de Parkinson; al agregar bromocriptina, la dosis de levodopa / carbidopa puede ser disminuida.

Presentación

Cápsulas, como mesilato: 5 mg.

Comprimidos, como mesilato: 2,5 mg.

- **Bromocriptina Mesilato** ver Bromocriptina en la página 46
- **Buprenex** ver Buprenorfina en esta página

Buprenorfina

Disponibilidad de Genérico Sí.

Marca Comercial en EE.UU.: Buprenex®.

Sinónimos Buprenorfina Clorhidrato.

Categoría Farmacológica Analgésico, Narcótico.

Indicaciones Tratamiento de dolores, de moderados a severos.

Acciones secundarias: Suspensión de heroína y opio.

Restricciones C - V.

Riesgo en Embarazo C.

Contraindicaciones Hipersensibilidad a la buprenorfina o cualquier otro componente.

Advertencias / Precauciones Puede provocar depresión respiratoria; administrar con precaución en pacientes con afecciones respiratorias o depresión respiratoria preexistente. Puede provocar dependencia al medicamento; la interrupción abrupta puede acelerar el síndrome de abstinencia. Administrar con cuidado en personas ancianas o debilitadas o en pacientes pediátricos. Usar con cuidado en pacientes con depresiones o tendencias suicidas o en pacientes con antecedentes de abuso de drogas. Se puede producir tolerancia, dependencia psicológica y física con el uso prolongado. Usar con cuidado en pacientes con insuficiencia hepática, pulmonar o renal. Puede provocar depresión del SNC, con posible disminución de las capacidades físicas o mentales. El paciente debe ser alertado sobre realizar tareas que requieren atención mental (por ejemplo, operar maquinaria o conducir). Su uso con otras drogas sedantes como el etanol puede potenciar sus efectos. Los pacientes de edad avanzada pueden ser más sensibles a los efectos depresores sobre el SNC y a la constipación. Usar con cuidado en pacientes con lesión cerebral o insuficiencia cardíaca congestiva aumentada, disfunción del tracto biliar, pancreatitis, pacientes con antecedentes de íleo u obstrucción intestinal, glaucoma, hipertiroidismo, insuficiencia suprarrenal, hipertrofia prostática, rigidez urinaria, depresión del SNC, psicosis tóxica, alcoholismo, delirium tremens o cifoscoliosis. Puede precipitar, como efecto parcial antagónico, síndrome de abstinencia agudo del narcótico en personas opio-dependientes.

Reacciones Adversas

> 10%: Sistema nervioso central: Sedativo.

1% al 10%:

Cardiovasculares: Hipotensión.

Sistema nervioso central: Depresión respiratoria, mareos, dolor de cabeza.

Gastrointestinales: Vómitos, náusea.

Oftalmológicas: Miosis.

Misceláneas: Diaforesis.

< 1%: Hipertensión, taquicardia, bradicardia, euforia, dificultad en el habla, confusión, xerostomía, nerviosismo, depresión, constipación, prurito, retención urinaria, visión borrosa, diplopía, disnea, cianosis.

Sobredosis / Toxicología

Signos y síntomas: Depresión SNC, pupilas mióticas, hipotensión, bradicardia.

Tratamiento: Apoyar el sistema respiratorio del paciente, establecer una línea I.V. y administrar 2 mg de naloxona I.V. (0,01 mg/kg en niños), repitiendo el suministro si fuere necesario hasta un total de 10 mg.

Interacciones Medicamentosas

Los barbitúricos anestésicos pueden producir depresión adicional respiratoria y del SNC.

Se observó colapso respiratorio y CV en un paciente que recibió diazepam y buprenorfina.

Estabilidad Proteger de calor excesivo (>40°C / 104°F) y de la luz.

Compatible con 0,9% de clorhidrato de sodio, lactato de solución de Ringer, 5% de dextrosa en agua, escopolamina, haloperidol, glicopirrolato, droperidol e hidroxicina.

Incompatible con diazepam, lorazepam.

Acción Terapéutica La buprenorfina ejerce su efecto analgésico a través de una gran afinidad de fijación a receptores u opiáceos en el SNC; ejerce ambas acciones: agónica y antagónica.

Fármacodinámica / Cinética

Acción analgésica: Dentro de los 10-30 minutos.

Absorción: I.M. S.C.: 30% a 40%.

Distribución: Vd: 97-187 L/kg.

Fijación a proteínas: Alta.

Metabolismo: Especialmente en el hígado; realiza un extenso primer paso del metabolismo.

Vida media: 2,2 - 3 horas.

Eliminación: El 70% se elimina en las heces a través de la bilis y el 20%, inalterado en la orina.

Posología I.M., o I.V. lentamente.

Niños: ≥13 años y Adultos: 0,3-0,6 mg cada 6 horas, según fuere necesario.

Ancianos: 0,15 mg cada 6 horas; pacientes de edad avanzada son más propensos a sufrir confusión y somnolencia que los pacientes jóvenes.

No es aconsejable su uso prolongado.

Parámetros de Monitoreo Alivio del dolor, estado respiratorio y mental, depresión del SNC, presión arterial.

Valores de Referencia I.V. dosis de 0,3 mg resulta en un nivel de plasma buprenorfínico de 0,5 mg/L.

Interacciones en Análisis ↑ amilasa, lipasa.

Información para el Paciente Puede provocar somnolencia, evitar bebidas alcohólicas; puede crear hábito.

Implicancias de Enfermería Es necesario un retiro gradual de la droga para evitar síndrome de abstinencia.

Información Adicional 0,3 mg = 10 mg de morfina o 75 mg de meperidina; tienen una acción más prolongada que cualquiera de ambos agentes.

Presentación Inyectable como clorhidrato: 0,3 mg/mL (1 mL).

• **Buprenorfina, Clorhidrato de** ver Buprenorfina en la página 48

Bupropion

Información Relacionada

Tratamiento de Adicciones en la página 397.

Cuadro Comparativo de Agentes Antidepresivos en la página 400.

Información para el Paciente - Antidepresivos (Bupropion) en la página 310.

Disponibilidad de Genérico No.

Marcas Comerciales en los EE.UU. Wellbutrin®; Wellbutrin SR®; Zyban™.

Categoría Farmacológica Antidepresivo, Inhibidor de la Recaptación de la Dopamina.

Indicaciones Tratamiento de la depresión; coadyuvante para dejar de fumar.

(Continúa)

Bupropion (Continuación)

Factor de Riesgo en el Embarazo B.

Contraindicaciones Episodios convulsivos; anorexia/bulimia; uso de inhibidores de monoaminaoxidasa dentro de los 14 días; hipersensibilidad al bupropion.

Advertencias / Precauciones Se aumenta el riesgo de convulsiones con una dosis total diaria >450 mg, una dosis individual >150 mg o por un súbito y considerable aumento de la dosis. El riesgo de convulsiones es mayor en pacientes con antecedentes de convulsiones, trauma cerebral, tumor en el SNC, ante la interrupción abrupta de hipnóticos sedativos o alcohol, medicamentos que disminuyen el umbral de las convulsiones, estimulantes o agentes hipoglicémicos. Puede provocar estimulación del SNC (desasosiego, ansiedad, insomnio) o anorexia. Usar con precaución en pacientes en quienes no es aconsejable una disminución de peso. La incidencia del bupropion en disfunciones sexuales generalmente es menor que con ISRS.

Usar con precaución en pacientes con disfunciones hepáticas o renales y en personas mayores. Las personas mayores tendrán un mayor riesgo de acumulación en las dosis correspondientes a un tratamiento crónico. Puede causar disminución motriz o cognitiva en algunos pacientes, usar con precaución si se realizar tareas que requieren atención mental, como ser operar maquinaria o conducir. En algunos pacientes puede empeorar la psicosis o precipitar una tendencia a la manía o hipomanía en pacientes con una afección bipolar. Usar con precaución en pacientes con depresión, especialmente si puede hallarse presente el riesgo de suicidio.

Reacciones Adversas
> 10%
  Cardiovasculares: Taquicardia.
  Sistema nervioso central: Agitación, insomnio, dolor de cabeza, mareos, sedación.
  Gastrointestinales: Náusea, vómito, xerostomía, constipación.
  Neuromusculares y óseas: temblor.
  Oftalmológicas: Visión borrosa.
  Respiratorias: Rinitis
  Misceláneas: Diaforesis
1% a 10%:
  Cardiovasculares: Hipertensión, palpitaciones.
  Sistema nervioso central: ansiedad, nerviosismo, confusión, hostilidad, sueños anormales.
  Dermatológicas: Erupción, acné, piel seca.
  Endocrinas y metabólicas: Hiper- o hipoglucemia.
  Gastrointestinales: Anorexia, diarrea, dispepsia.
  Neuromusculares y óseas: Artralgia, mialgia.
  Oticas: Tinnitus.

Sobredosis / Toxicologia
  Signos y síntomas: Respiración dificultosa, salivación, espalda arqueada, ataxia, convulsiones.
  Tratamiento: De apoyo: Diazepam I.V. es útil para el tratamiento de convulsiones.

Interacciones Medicamentosas Sustrato de enzima CYP2B6 y 2D6; sustrato de enzima (menor) CYP3A3/4.
  Control de hipertensión emergente del tratamiento en aquellos pacientes tratados con bupropion y parches de nicotina.
  La carbamazepina, la cimetidina, el fenobarbital y la fenitoína pueden aumentar el metabolismo (disminución de efectos clínicos) del bupropion.
  La cimetidina puede inhibir el metabolismo (aumento de efectos clínicos o adversos) del bupropion.
  La toxicidad del bupropion se intensifica con la levodopa y fenelzina (IMAO).
  Usar con precaución en individuos que reciben otros agentes que pueden disminuir el umbral de las convulsiones (antipsicóticos, antidepresivos, teofilina, una abrupta interrupción de las benzodiazepinas, esteroides sistémicos).

Acción Terapéutica Es un antidepresivo estructuralmente diferente de cualquier otro antidepresivo que ya se encuentra en el mercado. Al igual que con otros antidepresivos, no se comprende en su totalidad el mecanismo de la actividad del bupropion; es un inhibidor débil de la recaptación neuronal de serotonina, norepinefrina y dopamina.

Fármacodinámica / Cinética
Absorción: Rápidamente absorbible por el tracto GI.
Distribución: Vd: 19-21 L/kg.
Fijación a proteínas: 82% a 88%.
Metabolismo: En su mayor parte en el hígado en múltiples metabolitos.
Vida media: 14 horas.
Concentración plasmática máxima: Oral: Dentro de las 3 horas.

Posología. Oral:
Adultos:
Depresión:
Difusión inmediata: 100 mg 3 veces/día; iniciar con 100 mg dos veces/día; se puede aumentar hasta una dosis máxima de 450 mg/día.
Difusión sostenida: Inicial: 150 mg/día por la mañana; se puede aumentar a 150 mg dos veces por día al cuarto día si se tolera; dosis ideal: 300 mg/día administrada con 150 mg dos veces por día; dosis máxima: 400 mg/día, con 200 mg dos veces por día.
Para dejar de fumar: Iniciar con 150 mg una vez por día durante 3 días; aumentar a 150 mg dos veces por día; el tratamiento debería continuarse durante 7 a 12 semanas.
Ancianos: Depresión: 50-100 mg/día, aumentar 50-100 mg cada 3-4 días si se tolera; existen evidencias que las personas mayores responden con 150 mg/día en dosis fraccionadas, si bien algunos pueden necesitar dosis mayores.
Ajuste de / comentarios sobre la dosis en casos de insuficiencia renal o hepática: Los pacientes con insuficiencia renal o hepática deberían recibir inicialmente una dosis reducida y ser controlados cuidadosamente.

Consideraciones Dietarias Alcohol: Efectos aditivos en el SNC, evitar su uso.

Parámetros de Monitoreo Peso del paciente.

Valores de Referencia Niveles terapéuticos (12 horas después de la última dosis): 50-100 mg/mL.

Interacciones en Análisis Disminución de niveles de prolactina.

Información para el Paciente Tomar dosis iguales fraccionadas en 3-4 veces por día para reducir al mínimo el riesgo de convulsiones; evitar el alcohol; no tomar más que la dosis recomendada o más de 150 mg en una sola dosis; no discontinuar abruptamente, puede requerir 3-4 semanas para lograr un efecto completo; puede reducir la capacidad para conducir u otras aptitudes motoras o cognitivas y el juicio.

Implicancias de Enfermería Tomar nota que la droga puede producir convulsiones; la dosis no debe aumentarse en más de 150 mg/día una vez por semana.

Información Adicional Candidatos al bupropion: pacientes con diagnóstico de depresión severa sin connotaciones psicóticas que no hayan respondido adecuadamente a una prueba con otros antidepresivos o que tengan contraindicado médicamente el uso de antidepresivos tricíclicos (pacientes en quienes deben evitarse efectos colaterales cardíacos, anticolinérgicos o hipotensivos ortostáticos).

Presentación
Comprimidos (Wellbutrin®): 75 mg, 100 mg.
Comprimidos, para alivio sostenido (Wellbutrin, SR, Zyban™): 100 mg, 150 mg.

◆ **BuSpar®** ver Buspirona en esta página.

Buspirona
Información Relacionada
Ansiolíticos e Hipnóticos no Benzodiazepínicos en la página 443.
Información para el Paciente - Ansiolíticos e Hipnóticos Sedantes (Buspirona) en la página 342.
(Continúa)

Buspirona (Continuación)

Riesgos Teratogénicos de los Medicamentos Psicotrópicos en la página 449.

Disponibilidad de Genérico No.

Marcas Comerciales en los EE.UU. BuSpar®.

Sinónimos Buspirona Clorhidrato.

Categoría Farmacológica Agente Antiansiolítico; misceláneas.

Indicaciones Tratamiento de la ansiedad.

Acciones secundarias: Tratamiento de la agresión en el retardo mental y otros desórdenes mentales secundarios; depresión mayor; agente aumentador potencial de los antidepresivos; síndrome premenstrual.

Factor de Riesgo en el Embarazo B.

Contraindicaciones Hipersensibilidad a la buspirona o cualquier componente.

Advertencias / Precauciones No se ha establecido la seguridad y eficacia en niños <18 años. No se recomienda su uso en caso de insuficiencia hepática o renal. No evita ni trata la abstinencia de las benzodiazepinas. Posee bajo potencial para casos de trastornos cognitivos o motrices. El uso con inhibidores de monoaminooxidasa puede producir una reacción de hipertensión.

Reacciones Adversas

> 10%: Sistema nervioso central: Mareos.

1% al 10%:

Sistema nervioso central: Somnolencia, síntomas extrapiramidales, síndrome serotonínico, confusión, nerviosismo, aturdimiento, excitación, ira, hostilidad, dolor de cabeza.

Dermatológicas: Erupción.

Gastrointestinal: Diarrea, náusea.

Neuromusculares y óseas: Debilidad muscular, entumecimiento, parestesia, falta de coordinación, temblor.

Oftalmológicas: Visión borrosa, visión de túnel.

Varias: Diaforesis, reacciones alérgicas.

Sobredosis / Toxicologia

Signos y síntomas: Mareos, somnolencia, pupilas mióticas, náusea, vómitos.

Tratamiento: No hay un antídoto conocido para la buspirona y la mayoría de los tratamientos son en principio de apoyo y sintomáticos.

Interacciones Medicamentosas Sustrato de enzima CYP3A3/4.

El uso simultáneo de buspirona con ISRS o trazodone puede provocar síndrome serotonínico.

La eritromicina, claritromicina, itraconazol, ketoconazol y el jugo de pomelo puede provocar un gran aumento de concentración de la buspirona (mareos, sedación).

Inductores enzimáticos (carbamazepina, rifampicina) pueden reducir la concentración plasmática de la buspirona, provocando una pérdida de su eficacia.

La buspirona no debería usarse simultáneamente con un inhibidor de la MAO, se han observado casos de aumento de la presión sanguínea.

El diltiazem y el verapamil pueden aumentar la concentración plasmática de la buspirona; se deberá tener en cuenta la administración un bloqueador del canal cálcico de la dihidropiridina.

Acción Terapéutica El mecanismo de acción de la buspirona es desconocido. La buspirona tiene un alto grado de afinidad para receptores de serotonina 5HT1a y 5HT2, sin afectar los receptores de benzodiazepina-GABA. La buspirona tiene una moderada afinidad para los receptores de dopamina D_2.

Fármacodinámica / Cinética

Fijación a proteínas: 95%.

Absorción: En el hígado por oxidación y experimenta metabolismo extensivo con efecto de primer paso.

Vida media: 2-3 horas.

Concentración plasmática máxima: Oral: Dentro de los 40-60 minutos.

Posología Adultos: Oral: 15 mg/día (7,5 mg dos veces por día); se puede aumentar en 5 mg/día cada 2-4 días, hasta un máximo de 60 mg/día. La dosis ideal para la mayoría de las personas es de 30 mg/día (15 mg dos veces por día).

Ajuste de la dosis en caso de insuficiencia renal o hepática: La buspirona es metabolizada por el hígado y eliminada a través de los riñones. Los pacientes con trastornos funcionales hepáticos o renales han demostrado un aumento de los niveles plasmáticos y una vida media prolongada de la buspirona. Por lo tanto, su uso no puede ser recomendado a pacientes con severa insuficiencia hepática o renal.

Consideraciones Dietarias Administrar con las comidas.

Parámetros de Monitoreo Controlar estado mental, síntomas de ansiedad; controlar la suspensión de las benzodiazepinas.

Valores de Referencia Niveles plasmáticos máximos ≤6 ng/mL observados dentro de los 90 minutos luego de una dosis de 20 mg.

Interacciones en Análisis ↑ AST, ALT, aumento de hormona(s), prolactina (S).

Información para el paciente Tomar con las comidas; informar cualquier cambio en los sentidos (por ejemplo, olfato, audición, visión). Se recomienda consumir alcohol con cautela. No puede ser sustituido por benzodiazepinas, a menos que no sea controlado por un médico. Se requieren de 2-3 semanas para apreciar el efecto total de este medicamento. Si salteara una dosis no duplique la dosis siguiente.

Información Adicional Ha demostrado poca capacidad para producir abuso; requiere un uso continuo. Dada su acción lenta, no es apropiado el término "según fuere necesario" o para situaciones pasajeras o específicas de ansiedad. No es efectivo para la suspensión de la administración de benzodiazepinas.

Presentación Comprimidos como clorhidrato: 5 mg, 10 mg, 15 mg Dividose®.

◆ **Buspirona, Clorhidrato de** ver Buspirona en la página 51

Butabarbital Sódico

Información Relacionada

Uso de Ansiolíticos/Hipnóticos en Instituciones de Tratamiento Prolongado en la página 412.

Dosis Máximas Recomendadas por las Normas de la OBRA Federal en la página 434.

Información para el Paciente – Ansiolíticos e Hipnóticos Sedantes (Barbitúricos) ver página 340.

Disponibilidad de Genérico Sí.

Marca Comercial en EE. UU. Butalan®; Buticaps®; Butisol Sodium®.

Categoría Farmacológica Barbitúrico.

Indicaciones Sedante; hipnótico.

Restricciones C-III.

Factor de Riesgo en el Embarazo D.

Contraindicaciones Hipersensibilidad a los barbitúricos o a cualquier componente de la fórmula; porfiria.

Advertencias / Precauciones Posible dependencia a la droga; la interrupción abrupta puede exacerbar los síntomas de suspensión, incluyendo el status epiléptico en pacientes epilépticos. No suministrar a pacientes con dolor agudo. Deberá ser usado con precaución en personas mayores, pacientes debilitados o con insuficiencia renal o hepática, y en niños. Puede causar reacciones paradójicas, incluidas la agitación y la hiperactividad, en especial en pacientes con dolor agudo y en niños. Deberá ser usado con precaución en pacientes con depresión o tendencia suicida, o en pacientes con antecedentes de abuso de drogas. El uso prolongado puede generar tolerancia y dependencia física y psicológica. Puede causar depresión del SNC, lo que puede influir en tareas físicas o mentales. Debe advertirse a los pacientes sobre el riesgo de realizar tareas que requieran atención mental (como operar maquinaria o conducir). Otros sedantes o el etanol pueden potenciar los efectos. Puede causar depresión respiratoria o hipotensión. Debe utilizarse con precaución en pacientes inestables hemodinámicamente o pacientes con trastornos respiratorios.

(Continúa)

Butabarbital Sódico (Continuación)

Reacciones Adversas

> 10 %: Sistema nervioso central: Mareo, aturdimiento, somnolencia, efecto "resaca".

1 % a 10 %

Sistema nervioso central: confusión, depresión mental, excitación inusual, nerviosismo, sensación de desmayo, dolor de cabeza, insomnio, pesadillas.

Gastrointestinales: Constipación, náuseas, vómitos.

< 1 %: Hipotensión, alucinaciones, rash, dermatitis exfoliativa, síndrome de Stevens-Johnson, angioedema agranulocitosis, anemia megaloblástica, trombocitopenia, depresión respiratoria, dependencia.

Sobredosis / Toxicología

Signos y síntomas: Dificultades en el habla, confusión, nistagmo, taquicardia, hipotensión.

Tratamiento: Si se produce hipotensión, administrar fluidos vía I.V. y acomodar al paciente en la posición de Trendelenburg; si no responde, puede ser necesario utilizar un vasocontractor vía I.V. (por ejemplo, dopamina, epinefrina). La diuresis alcalina forzada es inútil en el tratamiento de intoxicaciones con barbitúricos. La hemoperfusión o hemodiálisis con carbón activado puede ser útil en intoxicaciones muy complejas, especialmente en presencia de elevados niveles plasmáticos de barbitúricos.

Interacciones Medicamentosas

Los barbitúricos son inductores de enzimas. Se debe realizar controles a los pacientes cuando se inicia o se interrumpe la administración de estas drogas.

Se da un aumento en la toxicidad cuando se los combina con otros depresores del SNC, con antidepresivos, o con benzodiazepinas; también pueden provocar depresión respiratoria o del SNC.

Los barbitúricos pueden aumentar el potencial hepatotóxico de las dosis excesivas de acetaminofen.

La acetazolamida puede disminuir la absorción de primidona (transformada por el metabolismo en fenobarbital) y reducir los efectos clínicos.

Los barbitúricos pueden acelerar el metabolismo de algunos beta-bloqueantes y disminuir su efecto clínico (el atenolol y el nadolol tienden a no interactuar porque son eliminados por vía renal).

Los barbitúricos pueden acelerar el metabolismo del cloramfenicol y el cloramfenicol puede inhibir la transformación metabólica de los barbitúricos; controlar que la respuesta sea la adecuada.

Los barbitúricos pueden aumentar el metabolismo (disminuir la eficacia) de los antipsicóticos; controlar que la respuesta sea la correcta; puede ser necesario ajustar la dosis.

Los barbitúricos pueden aumentar el metabolismo de los bloqueadores de los conductos de calcio, cimetidina, corticosteroides, ciclosporina, disopiramida, doxiciclina, etosuximida, furosemida, griseofulvina, lamotrigina, fenitoína, propafenona, quinidina, tracolimo, ADT, y teofilina; puede ser necesario ajustar la dosis.

Los barbitúricos pueden aumentar el metabolismo de los estrógenos y reducir la eficacia de los anticonceptivos orales; se recomienda utilizar otro método anticonceptivo.

Los barbitúricos, el etanol, y los analgésicos narcóticos tienen efectos depresores adicionales del SNC.

El felbamato puede inhibir el metabolismo de los barbitúricos y los barbitúricos pueden aumentar el metabolismo del felbamato.

Los barbitúricos pueden traer aparejada la absorción de griseofulvina.

Los inhibidores de la MAO pueden inhibir el metabolismo de los barbitúricos.

Los barbitúricos pueden aumentar los efectos nefrotóxicos de la metoxiflurana.

El ácido valproico inhibe el metabolismo de los barbitúricos; controlar que el paciente no esté excesivamente sedado; puede ser necesario disminuir la dosis.

Los barbitúricos inhiben los efectos hipoprotrombinémicos de los anticoagulantes orales mediante el aumento del metabolismo; debe evitarse esta combinación.

Los barbitúricos pueden aumentar el metabolismo de la metadona, lo que provoca el síndrome de abstinencia de la metadona.

Acción Terapéutica Interfiere en la transmisión de impulsos desde el tálamo hasta la corteza del cerebro, lo que provoca un desequilibrio en los mecanismos inhibidores y facilitadores centrales.

Farmacodinámica / Cinética
Distribución: Vd: 0,8 L/kg.
Fijación a proteínas: 26%.
Metabolismo: en el hígado.
Vida media:
Inicial: 40-140 horas.
Concentración plasmática máxima – Vía oral: dentro de los 40-60 minutos.
Eliminación: a través de la orina como metabolitos.

Posología Vía oral:
Niños: Preoperatorio: 2-6 mg/kg/dosis; máximo: 100 mg.
Adultos:
Sedante: 15-30 mg 3-4 veces/día.
Hipnótico: 50-100 mg.
Preoperatorio: 50-100 mg 1-1 ½ horas antes de la operación.

Consideraciones Dietarias Alcohol: posee efectos adicionales sobre el SNC, evitar su consumo.

Valores de Referencia Terapéuticos: No establecidos; Tóxicos: 28-73 µg/mL

Interacciones en Análisis ↑ amoníaco; ↓ bilirrubina.

Información para el Paciente Puede provocar somnolencia, evitar el consumo de alcohol u otro depresor del SNC, puede afectar la capacidad de razonamiento y la coordinación; el uso prolongado puede provocar dependencia física y psicológica; no exceder la dosis recomendada.

Implicancias de Enfermería Se debe levantar las barandas de la cama y tomar medidas de seguridad; ayudar al paciente mediante paseos; controlar los depresores del SNC.

Presentación
Cápsulas: 15 mg, 30 mg.
Elixir, con 7% de alcohol: 30 mg/5mL (480 mL, 3780 mL); 33,3 mg/5 mL (480 mL, 3780 mL).
Comprimidos: 15 mg, 30 mg, 50 mg, 100 mg.

- **Butalan®** ver Butabarbital Sódico en la página 53
- **Butipacs®** ver Butabarbital Sódico en la página 53
- **Butisol®** ver Butabarbital Sódico ver la página 53
- **BW-430C** ver Lamotrigina ver la página 153
- **Bydramine® Cough Syrup (OTC)** ver Difenhidramina ver la página 95

Carbamazepina

Información Relacionada
Compatibilidad de los Líquidos con Antipsicóticos y Estabilizadores del Animo ver página 441.
Estabilizadores del Animo ver página 442.
Información para el Paciente – Estabilizadores del Animo (Carbamazepina) ver página 330.
Potencial Teratogénico de los Psicotrópicos ver página 449.

Disponibilidad de Genérico Sí: comprimidos.

Marca Comercial en EE. UU. Epitol®; Tegretol®; Tegretol®-XR.

Marca Comercial en Canadá Apo®-Carbamazepine; Mazepine®; Novo-Carbamaz; Nu-Carbamazepine; PMS-Carbamazepine.

Sinónimos CBZ.

Categoría Farmacológica Anticonvulsivo, misceláneas.

Indicaciones
Epilepsia:
Convulsiones parciales con sintomatología compleja (lóbulo psicomotor, temporal).
(Continúa)

Carbamazepina (Continuación)

Convulsiones mioclónicas generalizadas (gran mal).
Convulsiones mixtas.
Neuralgia del trigémino.

Acciones secundarias: Tratamiento de trastornos bipolares y otros trastornos emocionales, esquizofrenia, síndrome de abstinencia alcohólica, síndrome de pierna inquieta, comportamiento psicótico asociado con la demencia, trastornos de estrés post-traumático.

Factor de Riesgo en el Embarazo D.

Implicancias en el Embarazo/Lactancia

Efectos clínicos en el feto: Atraviesa la placenta. Deformaciones en los rasgos faciales, deformaciones craneales, defectos cardíacos, espina bífida, demora del crecimiento intrauterino, y diversas malformaciones. La epilepsia, la cantidad de medicamentos, los factores genéticos, o la combinación de todos estos factores, influyen en la teratogenicidad de la terapia anticonvulsiva.

Lactancia: Penetra en leche materna. La Academia Norteamericana de Pediatría (American Academy of Pediatrics) la considera **compatible** con la lactancia.

Contraindicaciones Hipersensibilidad a la Carbamazepina o a cualquier componente de la fórmula; posible alergia cruzada con antidepresivos tricíclicos; depresión medular; uso de inhibidores de la MAO; embarazo (puede dañar al feto).

Advertencias/Precauciones Se debe discontinuar los inhibidores de la MAO como mínimo 14 días antes de la primera dosis de carbamazepina; debe utilizarse con precaución en pacientes con antecedentes de daño cardíaco o hepático; se han registrado reacciones hematológicas adversas después del tratamiento; es importante realizar controles periódicos de hemograma; se debe advertir a los pacientes sobre los signos y los síntomas como la fiebre, el dolor de garganta, lesiones en la boca, infecciones, propensión a la formación de hematomas, hemorragia petequial o púrpura; la carbamazepina no es eficaz en crisis de ausencia, acinéticas o mioclónicas; se ha observado la exacerbación de ciertos tipos de convulsiones después de iniciar la terapia con carbamazepina en niños con convulsiones mixtas. En las personas mayores, puede aumentar el riesgo al síndrome SSIHAD.

Reacciones Adversas

Cardiovasculares: Edema, insuficiencia cardíaca congestiva, síncope, bradicardia, hipertensión o hipotensión, bloqueo AV, arritmias, tromboflebitis, tromboembolismo, linfadenopatía.

Sistema nervioso central: Somnolencia, mareo, fatiga, ataxia, confusión, dolor de cabeza, dificultades al hablar.

Dermatológicas: Erupción, urticaria, necrólisis epidérmica tóxica, síndrome de Stevens-Johnson, fotosensibilidad, alteraciones en la pigmentación de la piel, dermatitis exfoliativa, eritema multiforme, púrpura, alopecia.

Endocrinas y metabólicas: Hiponatremia, SSIHAD, fiebre, escalofríos.

Gastrointestinales: Náuseas, vómitos, problemas gástricos, dolor abdominal, diarrea, constipación, anorexia, pancreatitis.

Genitourinarias: retención urinaria, frecuencia urinaria, uremia, azotemia, disfunción renal, impotencia.

Hematológicas: Anemia aplástica, agranulocitosis, eosinofilia, leucopenia, pancitopenia, trombocitopenia, depresión medular, porfiria intermitente aguda, leucocitosis.

Hepáticas: Hepatitis, trastornos hepáticos, ictericia.

Neuromusculares y óseas: Neuritis periférica.

Oftalmológicas: Visión borrosa, nistagmo, opacidad en los lentes, conjuntivitis.

Óticas: Tinnitus, hiperacusia.

Misceláneas: Hipersensibilidad, diaforesis.

Sobredosis / Toxicología Dosis letal mínima conocida: Adultos: 3,2 g; niños: 4 g y 1,6 g.

Signos y síntomas: Mareos, ataxia, somnolencia, náuseas, vómito, temblores, agitación, nistagmo, retención urinaria, disrritmias, letargo.

Tratamiento: El carbón vegetal activado ayuda a unir ciertas sustancias químicas, en especial la carbamazepina; otro tratamiento es complementario / sintomático.

Interacciones Medicamentosas Sustrato de enzima CYP2C8 y 3A3/4; inductor de CYP1A2, 2C, y 3A3/4.

La carbamazepina (CBZ) es un heteroinductor. Induce su propio metabolismo y el de otras drogas. Si se agrega CBZ a un régimen politerapéutico, pueden disminuir las concentraciones plasmáticas. A la inversa, si la CBZ ya es parte de un tratamiento, puede haber un incremento en las concentraciones de otras drogas.

La carbamazepina puede inducir el metabolismo de las benzodiazepinas, citalopram, clozapina, corticoides, ciclosporina, doxiciclina, etosuximida, felbamato, felodipina, haloperidol, mebendazol, metadona, anticonceptivos orales, fenitoína, tacrolimo, teofilina, hormonas tiroides, antidepresivos tricíclicos, ácido valproico, y warfarina; controlar una eventual alteración en la respuesta; puede ser necesario ajustar la dosis.

La cimetidina, claritromicina, **danazol, diltiazem,** eritromicina, felbamato, fluvoxamina, isoniacida, lamotrigina, metronidazol, **propoxifeno, verapamilo,** fluconazol, itraconazol, y, ketoconazol pueden inhibir el metabolismo hepático de la carbamazepina, provocando el incremento de las concentraciones plasmáticas de carbamazepina y la toxicidad.

La carbamazepina puede aumentar el potencial hepatotóxico del acetaminofeno.

Puede provocar neurotoxicidad en pacientes que consumen litio y carbamazepina con frecuencia. La suspensión de la carbamazepina es incompatible con la solución de clorpromazina y el líquido de tioridazina. La carbamazepina debe ingerirse, como mínimo, 1 o 2 horas antes o después de otras medicinas líquidas.

Acción Terapéutica Además de efectos anticonvulsivos, la carbamazepina posee propiedades anticolinérgicas, antineurálgicas, antidiuréticas y antiarrítmicas, y es relajante muscular; puede deprimir la actividad del núcleo ventral del tálamo, disminuir la transmisión sináptica, disminuir la estimulación temporal provocando una descarga neural al limitar el paso de iones de sodio a través de la membrana de las células, entre otros mecanismos desconocidos; estimula la eliminación de HAD y potencia su efecto al estimular la reabsorción de agua; químicamente relacionado con antidepresivos tricíclicos.

Farmacodinámica / Cinética

Absorción: absorbido lentamente del tracto gastrointestinal.

Distribución: V_d:.

Neonatos: 1,5 L/k.

Niños: 1,9 L/kg.

Adultos: 0,59-2 L/kg.

Fijación a proteínas: 75% a 90%; puede disminuir en recién nacidos.

Metabolismo: En el hígado para el metabolito epóxido; induce a las enzimas del hígado a acelerar el metabolismo y acortar la vida media.

Biodisponibilidad, vía oral: 85%.

Vida media:

Inicial: 18 - 55 horas.

Dosis múltiple:

Niños: 8 - 14 horas.

Adultos: 12 - 17 horas.

Concentración plasmática máxima: Impredecible, entre 4 y 8 horas

Eliminación: del 1% al 3%, se elimina inalterado en la orina.

Posología Vía oral (debe ajustarse la dosis de acuerdo con la repuesta y las concentraciones plasmáticas del paciente):

Niños:

<6 años: Inicial: 5 mg/kg/día; la dosis puede aumentarse cada 5-7 días a 10 mg/kg/día; luego hasta 20 mg/kg/día si es necesario; administrar fraccionado en 2-4 dosis al día.

6-12 años: Inicial: 100 mg dos veces al día o 10 mg/día fraccionado en dos dosis; aumentar a 100 mg/día en intervalos semanales conforme con la respuesta; mantenimiento habitual: 20-30 mg/kg/día fraccionado en 2-4 dosis/día; dosis máxima: 1000 mg/ día.

(Continúa)

Carbamazepina (Continuación)

Niños >12 años y adultos: al iniciar, 200 mg dos veces al día, aumentar a 200 mg/día en intervalos semanales hasta alcanzar niveles terapéuticos; dosis habitual: 800-1200 mg/día fraccionado en 3-4 dosis; algunos pacientes necesitaron hasta 1,6-2,4 g/día.

Ajuste de la dosis en la insuficiencia renal: Cl_{cr} <10 mL/minuto: Administrar 75% de la dosis.

Consideraciones Dietarias

Alimentos: La droga puede provocar malestar gastrointestinal, ingerir con importante cantidad de líquido o alimento para disminuir el malestar. Puede ser necesario fraccionar las dosis para evitar el malestar gastrointestinal.

Sodio: SSIHAD e intoxicación acuosa; monitorear el estado de los fluidos; puede ser necesario restringir los fluidos.

Administración Se puede administrar la suspensión vía rectal si el paciente es NPB. No se absorbe el recubrimiento del comprimido de Tegretol® XR y se elimina en las heces; se puede ver estos recubrimientos en la deposición.

Parámetros de Monitoreo CSC con recuento de plaquetas, controles de la función hepática; concentración plasmática de la droga; observar que el paciente no esté excesivamente sedado, en especial al iniciar o aumentar la terapia.

Valores de Referencia Terapéuticos: 6-12 µg/mL (SI: 25-51 µmol/L). Se debe realizar un control exhaustivo de los pacientes que necesitan niveles más elevados (8-12 µg/mL (SI: 34-51 µmol/L)) Por lo general, los efectos colaterales, incluyendo los efectos sobre el SNC, ocurren con dosis elevadas. Si se está administrando otro anticonvulsivo, el valor terapéutico es de 4-8 µg/mL (SI: 17-34 µmol/L).

Interacciones en Análisis ↑ US, AST, ALT, bilirrubina, fosfatasa alcalina; ↓ calcio, T_3, T_4, sodio.

Información para el Paciente Tomar la medicación con comida, puede provocar somnolencia, realizar control del cuadro hemático; avisar al médico si se presentan hemorragias, hematomas, ictericia, dolor abdominal, deposiciones pálidas, confusión mental, fiebre, escalofríos, dolor de garganta, o lesiones en la boca.

Implicancias de Enfermería Observar que el paciente no esté excesivamente sedado; la dosis de la suspensión debe fraccionarse en 3-4 veces al día, a diferencia de los comprimidos que pueden suministrarse 2-4 veces/día.

Información Adicional La dosis de suspensión debe suministrarse 3-4 veces/día, a diferencia de los comprimidos que pueden suministrarse 2-4 veces/día; la carbamazepina no es eficaz en crisis de ausencia, mioclónicas o acinéticas; se ha observado la exacerbación de ciertos tipos de convulsiones después de iniciar la terapia con carbamazepina en niños con trastornos convulsivos mixtos.

En investigaciones realizadas, se administraron dosis de suspensión (10 mg/kg a niños <12 años y 8 mg/kg a niños >12 años; vía la alimentación nasogástrica o nasoduodenal seguido por 5-10 mL de agua para que pueda fluir por el tubo) a pacientes SPCI con convulsiones frecuentes; 5 de cada 6 pacientes alcanzaron una concentración plasmática máxima promedio de 4,3 mcg/mL y 7,3 mcg/mL 1 y 2 horas después de la dosis; la alimentación entérica o ílea concurrente puede atrasar la absorción.

Presentación

Suspensión, vía oral (sabor cítrico o vainilla): 100 mg/5mL (450 mL).
Comprimidos: 200 mg.
Comprimidos, masticables: 100 mg.
Comprimidos, alivio prolongado: 100 mg, 200 mg, 400 mg.

Chamomilla

Sinónimos Matricaria chamomilla; Matricarta recutita

Categoría Farmacológica Hierba

Indicaciones Se la ha utilizado para la indigestión y sus propiedades hipnóticas; agente tópico anti-inflamatorio; utilizada en hemorroides, intestino irritable, eczema, mastitis y úlceras en las piernas; utilizada para aromatizar tabaco.

Contraindicaciones Hipersensibilidad a la familia de la familia Asteraceae/ Compositae.

Advertencias / Precauciones Utilizar con precaución en pacientes asmáticos; puede darse sensibilidad cruzada en pacientes alérgicos al polen de las ambrosias, a las reina Margarita, o a los crisantemos.

Reacciones Adversas Asociadas a aquéllos que poseen alergia severa a las ambrosias.

Dermatológicas: Dermatitis por contacto, urticaria inmunológica por contacto.

Gastrointestinales: Emesis (provocado por capullos de inflorescencias deshidratadas).

Misceláneas: anafilaxia.

Aunque la toxicidad de su principal componente químico (Bisabolol) es escasa, el té está preparado esencialmente con diversos alérgenos (es decir, inflorescencias cargadas de polen) que pueden provocar hipersensibilidad, en especial en pacientes atópicos; contiene diversos flavonoides (apigenin, herniarin).

Sobredosis / Toxicología Tratamiento: terapia complementaria; tratar reacciones alérgicas con una terapia estándar (es decir, epinefrina, antihistamínicos, vasocontractores, si es necesario).

Interacciones Medicamentosas Puede aumentar el efecto de los anticoagulantes del tipo de la cumarina en dosis elevadas.

Acción Terapéutica Las actividades farmacológicas incluyen efectos antiespasmódicos, antiinflamatorios, antiulcerosos, y antibacterianos; también se observó un efecto sedante.

Posología

Té: ±150 mL H2O servido en cucharadas soperas colmadas (±3 g) de chamomilla, taparlo y dejarlo asentar entre 5 y 10 minutos; beberlo 3-4 veces/día en trastornos gastrointestinales.

Extracto líquido: 1-4 mL, 3 veces/día.

Información Adicional Puede darse sensibilidad cruzada en pacientes alérgicos al polen de las ambrosías, a las reina Margarita, o a los crisantemos.

Citalopram

Información Relacionada

Cuadro Comparativo de Agentes Antidepresivos ver página 400.

Discontinuación de Drogas Psicotrópicas – Síntomas de Suspensión de la Administración y Recomendaciones ver página 432.

Información para el Paciente - Antidepresivos (ISRS) ver página 306.

Farmacocinética de los Inhibidores Selectivos de la Recaptación de Serotonina (ISRS) ver página 445.

Riesgos Teratogénicos de los Medicamentos Psicotrópicos ver página 449.

Marca Comercial en EE.UU. Celexa™.

Sinónimos Bromuro de citalopram; Nitalapram.

Categoría Farmacológica Antidepresivo, Inhibidor Selectivo de la Recaptación de Serotonina.

Indicaciones Depresión.

Factor de Riesgo en el Embarazo C.

Contraindicaciones Hipersensibilidad al citalopram; uso de inhibidores de la MAO dentro de los 14 días.

Advertencias / Precauciones Aumenta el riesgo de reacciones severas con el uso de inhibidores de la MAO – Puede producir el síndrome serotonínico (hipertermia, rigidez muscular, alteraciones en el estado mental / agitación, inestabilidad autóno-

(Continúa)

Citalopram (Continuación)

ma). Puede precipitar una tendencia a la manía o hipomanía en pacientes con una enfermedad bipolar. Tiene bajo potencial para deteriorar el rendimiento / desempeño cognitivo y motriz – precaución al operar maquinaria peligrosa o al conducir. Se debe ser precavido con pacientes con depresión, en particular si puede presentarse riesgo de suicidio. Utilizar con precaución en pacientes con antecedentes de convulsiones, o en pacientes con condiciones que lo predisponen a convulsiones, como la lesión cerebral, el alcoholismo, o la terapia concurrente con otras drogas que pueden disminuir el umbral de las convulsiones. Usar con precaución en pacientes con disfunciones hepáticas o renales o en personas mayores. Puede causar hiponatremia / SSIHAD. Utilizar con precaución en pacientes con otras enfermedades concurrentes (debido a la limitada experiencia). Puede producir o exacerbar la disfunción sexual.

Reacciones Adversas

>10%:
Sistema nervioso central: Somnolencia, insomnio.
Gastrointestinales: Náuseas, xerostomía.
Misceláneas: Diaforesis.

<10%:
Sistema nervioso central: Ansiedad, anorexia, agitación, bostezos.
Dermatológicas: Erupción, prurito.
Gastrointestinales: Diarrea, dispepsia, vómitos, dolor abdominal.
Endocrinas y metabólicas: Disfunción sexual.
Neuromusculares y óseas: Temblor, artralgia, mialgia.
Respiratorias: Tos, rinitis, sinusitis.

Sobredosis / Toxicología

Signos y síntomas: Mareos, sudoración, náuseas, vómitos, temblor, somnolencia, taquicardia, cambios en el ECG.

Interacciones Medicamentosas

Sustrato de enzima CYP3A3/4 y CYP2C19; inhibidor de enzima (menor) CYP2D6, 1A2, y 2C19.
La carbamazepina puede aumentar el metabolismo del citalopram.
La cimetidina puede inhibir el metabolismo del citalopram.
El uso del citalopram en combinación con la buspirona, los inhibidores de la MAO, la moclobemida, la nefazodona, o el tramadol pueden causar el síndrome serotonínico.
El citalopram puede incrementar el nivel plasmático del metoprolol.

Mecanismo de Acción

Derivado bicíclico de la ftaleína, el citalopram inhibe selectivamente la recaptación de la serotonina en las neuronas presinápticas.

Farmacodinámica / Cinética

Concentración plasmática máxima: 4 horas.
Distribución: Vd: 12 L/kg.
Fijación a proteínas: 80%.
Metabolismo: desmetilcitalopram, didemetilcitalopram, citalopram-N-óxido hepáticos, y un derivado ácido propiónico desaminado.
Biodisponibilidad: 80%.
Vida media: 35 horas.
Eliminación:
Fecal: 80%.
Renal: 20%.

Posología

Oral: Inicial: 20 mg/día, generalmente se aumenta hasta una dosis de 40mg/día; por lo general, no se necesitan dosis mayores a 40 mg/día Si es necesario un aumento en la dosis, se debe realizar con incrementos de 20 mg en intervalos de no menos de una semana. Dosis máxima: 60 mg/día; reducir la dosis en las personas mayores o en los pacientes con deterioro hepático.

Consideraciones Dietarias

Se puede tomar sin ninguna relación con las comidas.

Parámetros de Monitoreo

Signos y síntomas de depresión, ansiedad, sueño.

Valores de Referencia

Luego de una dosis oral de 50 mg, el pico de concentración plasmática de citalopram se extiende entre 120-160 nmol/L.

Información para el Paciente Ser precavido cuando se utiliza maquinaria peligrosa, incluyendo automóviles, hasta estar seguro de cómo afecta el citalopram; evite el alcohol.

Presentación Comprimidos: 20 mg; 40 mg.

• **Citalopram, Hidrobromuro de** ver Citalopram en la página 59

Clomipramina

Información Relacionada

Cuadro Comparativo de Agentes Antidepresivos ver página 400.

Discontinuación de Drogas Psicotrópicas – Síntomas de Suspensión de la Administración y Recomendaciones ver página 432.

Información para el Paciente - Antidepresivos (ADT) ver página 308.

Riesgos Teratogénicos de los Medicamentos Psicotrópicos ver página 449.

Disponibilidad de Genérico Sí.

Marca Comercial en EE.UU. Anafranil®.

Marca Comercial en Canadá Apo®-Clomipramina.

Sinónimos Clorhidrato de Clomipramina.

Categoría Farmacológica Antidepresivo, Tricíclico (Amina Terciaria).

Indicaciones Tratamiento para síndromes obsesivo-compulsivos.

Acciones secundarias: Puede aliviar la depresión, los ataques de pánico, y los estados de dolor crónicos.

Factor de Riesgo en el Embarazo C.

Contraindicaciones Hipersensibilidad a esta droga o a otros agentes tricíclicos; empleo simultáneo con inhibidores de la monoaminooxidasa dentro de los 14 días; el uso en pacientes durante la etapa de recuperación de infarto agudo de miocardio.

Advertencias / Precauciones Puede producir convulsiones (relación con la dosis y/o con la duración de la terapia) – no exceder la dosis máxima. Utilizar con precaución en pacientes con antecedentes de lesiones, o en pacientes con condiciones que lo predisponen a convulsiones, como la lesión cerebral, el alcoholismo, o la terapia concurrente con otras drogas que pueden disminuir el umbral de las convulsiones. Se la ha asociado con la alta incidencia de disfunción sexual. Puede causar aumento de peso. Puede producir sedación, perjudicando la realización de tareas que requieren atención (por ejemplo, operar maquinaria o conducir). Los efectos de sedación pueden ser mayores con otros depresores del SNC y/o el etanol. El grado de sedación es muy alto en relación con otros antidepresivos. Puede empeorar o precipitar una tendencia a la manía o hipomanía en pacientes con trastorno bipolar. Puede incrementar los riesgos asociados con la terapia electroconvulsiva. Este agente debe ser interrumpido, cuando es posible, antes de una cirugía electiva. Se debe evitar la interrupción abrupta del tratamiento en pacientes que reciben altas dosis durante períodos prolongados.

Puede producir hipotensión ortostática (el riesgo es moderado con relación a otros antidepresivos) – utilizar con precaución en pacientes con riesgo de hipotensión o en pacientes con poca tolerancia a episodios hipotensivos transitorios (enfermedad cardiovascular o enfermedad cerebrovascular). El grado de bloqueo anticolinérgico que produce este agente es muy alto con relación a otros antidepresivos cíclicos – usar con precaución en pacientes con retención urinaria, hipertrofia prostática benigna, glaucoma de ángulo estrecho, xerostomía, problemas en la vista, constipación, o antecedentes de obstrucción intestinal.

Usar con precaución en pacientes con depresión, especialmente si existe riesgo de suicidio. Utilizar con precaución en pacientes con antecedentes de enfermedad cardiovascular (incluyendo infarto de miocardio, apoplejía, taquicardia, o trastornos de la conducción). El riesgo de anormalidades en la conducción con este agente es alto con respecto a otros antidepresivos. Utilizar con precaución en pacientes con hipertiroidismo o con suplementos tiroideos. Utilizar con precaución en pacientes con disfunción hepática o renal y en personas mayores.

(Continúa)

Clomipramina (Continuación)

Reacciones Adversas

>10%:

Sistema nervioso central: Mareos, somnolencia, dolor de cabeza, insomnio, nerviosismo.

Endocrinas y metabólicas: Cambios de la libido.

Gastrointestinales: Xerostomía, constipación, aumento de apetito, náuseas, aumento de peso, dispepsia, anorexia, dolores abdominales.

Neuromusculares y óseas: Fatiga, temblor, mioclono.

Misceláneas: Diaforesis aumentada.

1% al 10%:

Cardiovasculares: Hipotensión, palpitaciones, taquicardia.

Sistema nervioso central: Confusión, hipertonía, trastornos de sueño, bostezos, dificultades en el habla, sueños anormales, parestesia, disminución de la memoria, ansiedad, crispación, falta de coordinación, agitación, migraña, despersonalización, labilidad emocional, sonrojo, fiebre.

Dermatológicas: Salpullido, prurito, dermatitis.

Gastrointestinales: Diarrea, vómitos.

Genitourinarias: Dificultad al orinar.

Oftalmológicas: Visión borrosa, dolor de ojos.

<1%: Convulsiones, alopecia, fotosensibilidad, agrandamiento de los senos, galactorrea, SSIHAD, problemas en las encías, la disminución en el tono del esfínter esofágico inferior puede causar reflujo GE, depresión medular, aumento de las enzimas hepáticas, trastornos prostáticos, hiperacusia, acomodación anormal.

Sobredosis / Toxicología

Signos y síntomas: Agitación, confusión, alucinaciones, retención urinaria, hipotermia, hipotensión, taquicardia, taquicardia ventricular, convulsiones, coma.

Tratamiento: A continuación del control inicial esencial de la sobredosis, se debe comenzar el tratamiento de los síntomas tóxicos. Las arritmias ventriculares, generalmente responden a la alcalinización sistémica (bicarbonato de sodio 0,5-2 mEq/kg I.V.) y/o a la fenitoína 15-20 mg/kg (adultos). Las arritmias que no responden a este tratamiento pueden responder a la lidocaína 1 mg/kg I.V. seguida de una infusión titulada. La fisostigmina (1-2 mg I.V. lentamente para adultos o 0,5 mg I.V. lentamente para niños) puede ser indicada para revertir las arritmias cardíacas graves. Las convulsiones, por lo general, responden al diazepam I.V. (5-10 mg para adultos hasta 30 mg,o 0,25-0,4 mg/kg/dosis para niños hasta 10 mg/dosis). Si el tratamiento para las convulsiones no responde o éstas se repiten, puede requerirse el uso de fenitoína o fenobarbital.

Interacciones Medicamentosas Sustrato de enzima CYP1A2, 2C19, 2D6, y 3A3/4 e inhibidor de enzima CYP2D6.

La carbamazepina, el fenobarbital, y la rifampicina pueden aumentar el metabolismo de la clomipramina, causando un disminución en el efecto de la clomipramina.

La clomipramina inhibe la respuesta antihipertensiva a la betanidina, clonidina, debrisoquina, guanadrel, guanetidina, guanabenz, y guanfacina; controlar la presión sanguínea; considerar un agente antihipertensivo alternativo.

La interrupción abrupta de la clonidina puede causar crisis hipertensivas, la clomipramina puede aumentar la respuesta.

El empleo simultáneo con altretamina puede producir hipertensión ortostática.

La clomipramina puede adicionarse a o potenciar la acción de otros depresores del SNC (sedantes, hipnóticos, o etanol).

Con inhibidores de la MAO, se han reportado hiperpirexia, hipertensión, taquicardia, confusión, convulsiones, y **muertes** (síndrome serotonínico); debe evitarse esta combinación.

La clomipramina puede aumentar el tiempo de protombina en pacientes estabilizados con warfarina.

La cimetidina y el metilfenidato pueden disminuir el metabolismo de la clomipramina.

Se observaron efectos anticolinérgicos adicionales con otros agentes anticolinérgicos.

Los Inhibidores Selectivos de Recaptación de Serotonina, en diversos grados, inhiben el metabolismo de los ADT y pueden resultar en toxicidad clínica.

El uso de litio con ADT puede aumentar el riesgo de neurotoxicidad.

Las fenotiazinas pueden aumentar la concentración de algunos ADT y los ADT pueden a su vez aumentar la concentración de fenotiazinas; controlar las alteraciones en la respuesta clínica.

Los ADT pueden aumentar los efectos hipoglucémicos de la tolazamida, de la clorpropamida, o de la insulina; controlar los cambios en los niveles de glucemia en la sangre.

La colestiramina y el colestipol pueden ligar los ADT y reducir su absorción; controlar las alteraciones en la respuesta.

Los ADT pueden aumentar el efecto de las anfetaminas; controlar si hay efectos CV adversos.

El diltiazem y el verapamil parecen disminuir el metabolismo de la imipramina y potencialmente de otros ADT; controlar el aumento de las concentraciones de ADT.

La respuesta de contracción a la epinefrina, norepinefrina, y fenilefrina I.V. puede aumentar en pacientes que reciben ADT; es mejor evitar esta combinación.

El jugo de pomelo, el indivanir, el ritonavir pueden inhibir el metabolismo de la imipramina y potencialmente de otros ADT; controlar la alteración de los efectos; puede requerirse una disminución en la dosis de ADT.

La quinidina puede inhibir el metabolismo de los ADT; controlar la alteración de los efectos.

El uso combinado de anticolinérgicos con ADT puede producir efectos anticolinérgicos adicionales.

El uso combinado de beta-agonistas con ADT puede predisponer a los pacientes a arritmias cardíacas.

Mecanismo de Acción La clomipramina parece afectar la captación de serotonina mientras que su metabolito activo, la desmetilclomipramina, afecta la captación de norepinefrina.

Farmacodinámica / Cinética

Absorción: Oral: Rápida.

Metabolismo: Extensivo de primer paso; metabolizado como desmetilclomipramina (activa) en el hígado.

Vida media: 20-30 horas.

Posología Oral: Inicial:

Niños: 25 mg/día y aumentar gradualmente, mientras sea tolerado, hasta un máximo de 3 mg/kg/día o 200 mg/día, el que sea menor.

Adultos: 25 mg/día y aumentar gradualmente, mientras sea tolerado, hasta 100 mg/día las primeras dos semanas; luego puede ser aumentada hasta un total máximo de 250 mg/día.

Administración Administrar inicialmente en dosis divididas con las comidas para evitar efectos colaterales GI.

Parámetros de Monitoreo Pulso y presión sanguínea antes y durante el tratamiento; ECG / estado cardiológico.

Valores de Referencia 80-100 ng/mL, 7-14 días para un estado constante.

Interacciones en Análisis ↑ glucosa.

Información para el Paciente Puede causar convulsiones; debe tomarse precaución al realizar actividades que requieren de atención como conducir, operar maquinaria, o nadar; el efecto de la droga puede tardar varias semanas en aparecer.

Implicancias de Enfermería evaluar el estado mental.

Información Adicional Puede aliviar la depresión, los ataques de pánico y los dolores crónicos.

Presentación Cápsulas, como clorhidrato: 25 mg, 50 mg, 75 mg.

- **Clomipramina, Clorhidrato de** ver Clomipramina en la página 61

Clonazepam

Información Relacionada

(Continúa)

Clonazepam (Continuación)

Uso de Ansiolíticos/Hipnóticos en Instituciones de Tratamiento Prolongado en la página 412.

Cuadro Comparativo de Benzodiazepinas en la página 417.

Dosis Máximas Recomendadas por las Normas de la OBRA Federal en la página 434.

Información para el Paciente – Ansiolíticos e Hipnóticos Sedantes (Benzodiazepinas) en la página 338.

Disponibilidad de Genérico Sí.

Marca Comercial en EE.UU. Klonopin™.

Marca Comercial en Canadá PMS-Clonazepam; Rivotril®.

Categoría Farmacológica Benzodiazepina.

Indicaciones Convulsiones: solo o como auxiliar en el tratamiento de convulsiones de la variante de petit mal (Lennox-Gastaut), acinéticas y mioclónicas; crisis de petit mal (ausencia) insensibles a las succinamidas; trastornos de pánicos con o sin agorafobia.

Acciones secundarias: Síndrome de piernas inquietas; neuralgia; trastorno de tic multifocal; disartria parkinsoniana; episodios maníacos agudos; terapia auxiliar para la esquizofrenia.

Restricciones C-IV.

Factor de Riesgo en el Embarazo D.

Implicancias en el Embarazo/Lactancia

Efectos clínicos en el feto: pasa a través de la leche materna. Dos informes de defectos cardíacos; depresión respiratoria; letargo; puede observarse hipotonía en neonatos expuestos al poco tiempo del parto. La epilepsia misma, la cantidad de medicaciones, los factores genéticos, o la combinación de éstos puede influir en la teratogenicidad del tratamiento anticonvulsivante.

Amamantamiento / lactancia: pasa a través de la leche materna.

Efectos clínicos en el niño: depresión del SNC, se ha reportado depresión respiratoria. La Academia Norteamericana de Pediatría (American Academy of Pediatrics) no tiene **ninguna recomendación.**

Contraindicaciones Hipersensibilidad al clonazepam o a algún elemento de su composición (puede existir sensibilidad cruzada con otras benzodiazepinas); trastornos hepáticos significativos; glaucoma de ángulo estrecho, embarazo.

Advertencias / Precauciones Utilizar con precaución en personas mayores o en pacientes débiles, en pacientes con afecciones hepáticas (incluyendo alcohólicos) o renales. Utilizar con precaución en pacientes con enfermedades respiratorias o perturbación del reflejo faríngeo o habilidad para proteger las vías respiratorias de secreciones (puede producir aumento de la secreción de saliva) Puede agravar las convulsiones cuando se lo suministra a pacientes con múltiples tipos de convulsiones. El uso concurrente con ácido valproico puede resultar en estado de ausencia. Se recomienda el controlar el recuento sanguíneo completo y realizar estudios de la función hepática durante tratamientos prolongados.

Puede producir depresión del SNC (en relación a la dosis) causando sedación, mareos, confusión, o ataxia que puede provocar deterioro en las capacidades físicas y mentales. Los pacientes deben tener precaución al realizar tareas que requieren atención mental (por ejemplo, operar maquinaria o conducir). Utilizar con precaución en pacientes que reciben otros depresores del SNC o agentes psicoactivos. Puede potenciar los efectos de otros sedantes o etanol. Las benzodiazepinas han sido asociadas con caídas y lesiones traumáticas y deben utilizarse con extrema precaución en pacientes con riesgo de experimentar estas situaciones (en especial, las personas mayores).

Utilizar con precaución en pacientes con depresión, especialmente si existe riesgo de suicidio. Utilizar con precaución en pacientes con antecedentes de droga-dependencia. Las benzodiazepinas han sido asociadas con la dependencia y síntomas de abstinencia agudos, incluyendo convulsiones, ante la discontinuación o reducción de la dosis. La abstinencia aguda, incluyendo convulsiones, puede precipitarse después de la administración de flumazenil en pacientes que reciben tratamientos con benzodiazepina durante períodos prolongados.

Las benzodiazepinas han sido asociadas con amnesias anterógradas. Se han reportado reacciones paradójicas, entre ellas conductas hiperactivas o agresivas, con el uso de benzodiazepinas, especialmente en pacientes adolescentes/ pediátricos o psiquíatricos. No posee propiedades analgésicas, antidepresivas, ni antipsicóticas.

Reacciones Adversas

>10%: Sistema nervioso central: Somnolencia.

1% a 10%:

Sistema nervioso central: Mareos, coordinación anormal, ataxia, disartria, depresión, trastorno en la memoria, fatiga.

Dermatológicas: Dermatitis, reacciones alérgicas.

Endocrinas y metabólicas: Disminución de la libido.

Gastrointestinales: Anorexia, constipación, diarrea, xerostomía.

Respiratorias: Infección en el tracto respiratorio superior, sinusitis, rinitis, tos.

<1%: Irregularidades en la menstruación, discrasias en la sangre.

Sobredosis / Toxicología

Signos y síntomas: Somnolencia, confusión, ataxia, reflejos disminuidos, o coma.

Tratamiento: De apoyo. Rara vez se requiere de ventilación mecánica.

Se ha observado que el flumazenil obstruye selectivamente la fijación de las benzodiazepinas con los receptores del SNC, resultando en la reversión de la depresión del SNC inducida por la benzodiazepina, pero no en una depresión respiratoria.

Interacciones Medicamentosas Sustrato de enzima CYP3A3/4.

El disulfiram puede inhibir el metabolismo del clonazepam.

El uso combinado de clonazepam y el ácido valproico ha sido asociado con crisis de ausencia.

La carbamazepina, la rifampicina y la rifabutina pueden aumentar el metabolismo del clonazepam y disminuir su efecto terapéutico; considerar el uso de un agente sedante / hipnótico alternativo.

La cimetidina, ciprofloxacina, claritromicina, clozapina, depresores del SNC, diltiazem, disulfiram, digoxina, eritromicina, etanol, fluconazol, fluoxetina, fluvoxamina, jugo de pomelo, isoniazid, itraconazol, ketoconazol, labetalol, levodopa, loxapina, metoprolol, metronidazol, miconazol, nefazodona, omeprazola, fenitoína, rifabutin, rifampicina, troleandomicina y verapamil pueden aumentar el nivel plasmático y/o la toxicidad del clonazepam; controlar las alteraciones en la respuesta de la benzodiazepina.

Mecanismo de Acción Se desconoce el mecanismo exacto, pero se cree que esta relacionado con su habilidad para aumentar la actividad del GABA; suprime la descarga en forma de onda y espiga en las crisis de ausencia, deprimiendo la transmisión nerviosa en la corteza motora.

Farmacodinámica / Cinética

Comienzo del efecto: 20-60 minutos.

Duración: Hasta 6-8 horas en niños, hasta 12 horas en adultos.

Absorción: Oral: Buena absorción.

Distribución: Adultos: V_d: 1,5-4,4 L/kg.

Fijación a las proteínas: 85%.

Metabolismo: Extensivo; glucorónido y sulfato acoplados.

Vida media:

Niños: 22-33 horas.

Adultos: 19-50 horas.

Concentración plasmática máxima: Oral: 1-3 horas.

Estabilidad: 5-7 días.

Eliminación: <2% se elimina inalterada a través de la orina; los metabolitos son eliminados como glucorónido o sulfato acoplados.

Posología Oral:

Niños <10 años o 30 kg:

(Continúa)

Clonazepam (Continuación)

Dosis diaria inicial: 0,01-0,03 mg/kg/día (máxima: 0,05 mg/kg/día) suministrada en 2-3 dosis divididas; aumentar no más de 0,5 mg cada tres días hasta controlar las convulsiones u observar efectos adversos.

Dosis de mantenimiento usual: 0,1-0,2 mg/kg/día dividida 3 veces/día; no se debe exceder los 0,2 mg/kg/día.

Adultos:

La dosis diaria inicial no debe exceder de 1,5 mg suministrados en tres dosis divididas; puede aumentarse de 0,5-1 mg cada tres días hasta controlar las convulsiones u observar efectos adversos.

Dosis de mantenimiento usual: 0,05-0,2 mg/kg; no exceder los 20 mg/día.

Hemodiálisis: no se requiere dosis suplementaria.

Consideraciones Dietarias Alcohol: Se ha reportado depresión del SNC adicional con el uso de benzodiazepinas; evitar o limitar el consumo de alcohol.

Parámetros de Monitoreo Recuento sanguíneo completo, estudios de la función hepática.

Valores de Referencia Terapéutico: 5-70 ng/mL; Tóxico: >80 ng/mL; tiempo de muestra plasmática: las concentraciones plasmáticas máximas se presentan 1-3 horas después de la ingestión oral; la estabilidad se produce en 5-7 días.

Información para el Paciente Evitar el alcohol y otros depresores del SNC; evitar las actividades que requieren de buena coordinación psicomotora hasta que se observen los efectos del SNC; la droga puede producir dependencia física y psicológica; evitar la interrupción abrupta luego del uso prolongado.

Implicancias de Enfermería Observar si existe en el paciente exceso de sedación, depresión respiratoria; levantar las barandas de la cama; tomar medidas de seguridad; ayudar mediante paseos.

Información Adicional Se prefiere el ácido valproico y la etosuccimida para el tratamiento de crisis de ausencia (petit mal); las alteraciones de la conducta inducidas por el clonazepam puede ser más frecuentes en pacientes con deficiencia mental.

Presentación Comprimidos: 0,5 mg, 1 mg, 2 mg.

Clonidina

Información Relacionada

Tratamientos para la Adicción ver página 397.

Efectos Secundarios Inducidos por la Clozapina ver página 419.

Información para el Paciente – Medicamentos Misceláneos ver página 350.

Disponibilidad de Genérico Sí: Comprimidos.

Marca Comercial en EE.UU. Catapres® Oral; Catapres-TTS® Transdermal.

Marca Comercial en Canadá Apo® –Clonidine; Dixarit®; Novo-Clonidine; Nu-Clonidine.

Sinónimos Clorhidrato de Clonidina.

Categoría Farmacológica Alfa$_2$ Agonista.

Indicaciones Manejo de hipertensión de leve a moderada; utilizada sola o en combinación con otros antihipertensivos.

Acciones secundarias: suspensión de heroína o nicotina; dolores severos; profilaxis de migrañas, glaucoma, y diarrea asociada con la diabetes.

Factor de Riesgo en el Embarazo C.

Implicancias en el Embarazo/Lactancia

Efectos clínicos en el feto: pasa a través de la placenta. Se debe utilizar esta droga con precaución debido al rebote de la hipertensión con la interrupción abrupta.

Amamantamiento / lactancia: pasa a través de la leche materna. La Academia Norteamericana de Pediatría (American Academy of Pediatrics) no tiene **ninguna recomendación.**

Contraindicaciones Hipersensibilidad al clorhidrato de clonidina o a cualquier componente.

Advertencias / Precauciones Utilizar con precaución en enfermedades cerebrovasculares, insuficiencia coronaria, deterioro renal, enfermedad del nodo sinusal; no interrumpir abruptamente (rápido aumento de la presión sanguínea y síntomas de sobre actividad simpática, por ejemplo, aumento de la frecuencia cardiaca, temblor, agitación, ansiedad, insomnio, sudoración, palpitaciones) pueden producirse; **si se requiere la interrupción, disminuir la dosis gradualmente por 1 semana o más (2-4 días con un producto epidural);** ajustar la dosis en pacientes con disfunción renal (especialmente en personas mayores); no es recomendado para el control de los dolores obstétricos, post parto o prequirúrgicos o en pacientes con inestabilidad hemodinámica severa debido al riesgo inaceptable de hipertensión y bradicardia; la inyección de clonidina debe ser administrada a través de un mecanismo de infusión epidural continua.

Reacciones Adversas

>10%:

Sistema nervioso central: Somnolencia, mareos.

Gastrointestinal: Xerostomía.

1% al 10%:

Cardiovasculares: Dolores en el pecho, hipotensión ortostática, palpitaciones, taquicardia, bradicardia, anormalidades en el ECG.

Sistema nervioso central: Depresión mental, dolor de cabeza, fatiga, nerviosismo, agitación, insomnio.

Dermatológicas: Erupción

Endocrinas y metabólicas: Disminución en la actividad sexual, pérdida de la libido.

Gastrointestinales: Vómitos, constipación, náuseas, anorexia, malestar, aumento de peso.

Genitourinarias: Nocturia, impotencia.

Neuromusculares y óseas: Debilidad.

<1%:

Enfermedad de Raynaud, insuficiencia cardíaca congestiva, síncope, sueños intensos, delirio, pesadillas, inquietud, ansiedad, alucinaciones visuales y auditivas, prurito, urticaria, alopecia, constipación, dolor abdominal, retención urinaria, dificultad en la micción, sensación de ardor en los ojos, visión borrosa, resultados anormales en los estudios de la función hepática, trombocitopenia.

Sobredosis / Toxicología

Signos y síntomas: Bradicardia, depresión del SNC, hipotermia, diarrea, depresión respiratoria, apnea.

Tratamiento: Principalmente de apoyo y sintomático. La hipotensión responde, generalmente a los fluidos I.V. y a la posición de Trendelenburg. Si no responde a estas medidas, puede requerirse el uso de un vasoconstrictor parenteral (por ejemplo, norepinefrina 0,1-0,2 mcg/kg/minuto titulado a la respuesta). Puede utilizarse la naloxona en el tratamiento de la depresión del SNC y/o de la apnea y debe suministrarse I.V. 0,4-2 mg, repetir cuando sea necesario. Puede requerirse de 15 mcg/kg I.V. de atropina para bradicardia sintomática.

Interacciones Medicamentosas

El uso concurrente con antipsicóticos (especialmente de baja potencia) o con nitroprusiato puede producir efectos hipotensivos adicionales.

La clonidina puede disminuir los síntomas de la hipoglucemia; controlar a los pacientes que reciben agentes antidiabéticos.

La clonidina puede aumentar las concentraciones plasmáticas de ciclosporina (y quizás de tacrolimo); puede requerirse un ajuste en la dosis de ciclosporina.

Los antidepresivos tricíclicos provocan los efectos hipotensivos de la clonidina; es mejor evitar esta combinación; considerar un agente alternativo.

Aumento de la toxicidad: Los betabloqueantes pueden potenciar la bradicardia en pacientes que reciben clonidina y pueden aumentar el rebote hipertensivo de la interrupción; interrumpir el betabloqueante por varios días antes de disminuir la clonidina.

(Continúa)

Clonidina (Continuación)

Los antidepresivos tricíclicos pueden aumentar la respuesta hipertensiva asociada con la interrupción abrupta de la clonidina.

Los analgésicos narcóticos pueden potenciar los efectos hipotensivos de la clonidina.

El alcohol y los barbitúricos pueden aumentar la depresión del SNC; la clonidina epidural puede prolongar el bloqueo sensorial y motor de la anestesia local.

Mecanismo de Acción Estimula los alfa$_2$adrenoceptores en el tallo encefálico, de este modo se activa una neurona inhibitoria, lo que resulta en una reducción de la secreción del sistema nervioso simpático desde el SNC, una disminución en la resistencia periférica, la resistencia renal vascular, la frecuencia cardíaca, y la presión sanguínea; la clonidina epidural puede aliviar el dolor en los alfa$_2$-adrenoceptores pre- y postsinápticos espinales, al evitar la trasmisión de las señales que provocan el dolor; puede producir el alivio del dolor sólo en las regiones del cuerpo inervadas por los segmentos espinales donde existe concentraciones analgésicas de clonidina.

Farmacodinámica / Cinética

Comienzo del efecto: Oral: 0,5-1 hora; Tmax: 2-4 horas.

Duración: 6-10 horas.

Distribución: Vd : 2,1 L/kg (adultos); altamente soluble en lípidos; se distribuye rápidamente por los lugares extravasculares.

Fijación a proteínas: 20% al 40%.

Metabolismo: Hepático (recirculación enterohepática); metabolizada extensivamente para inactivar los metabolitos.

Biodisponibilidad: 75% al 95%.

Vida media: Adultos:

Función renal normal: 6-20 horas.

Trastornos renales: 18-41 horas.

Eliminación: se elimina 65% a través de la orina; 32 % inalterada; y 22% eliminado a través de las heces; no se elimina significativamente con la hemodiálisis.

Posología

Oral:

Niños: Inicial: 5-10 mcg/kg/día en dosis divididas cada 8-12 horas; aumentar gradualmente en intervalos de 5-7 días a 25 mcg/kg/día en dosis divididas cada 6 horas; máximo: 0,9 mg/día.

Examen de tolerancia de la clonidina (examen del aumento de la liberación de hormonas de la pituitaria): 0,15 mg/m^2 o una única dosis de 4 mcg/kg.

Adultos: Dosis inicial: 0,1 mg dos veces por día, dosis de mantenimiento usual: 0,2-1,2 mg/día en 2-4 dosis divididas; dosis máxima recomendada: 2,4 mg/día.

Síntomas de abstinencia de la nicotina: 0,1 mg dos veces por día hasta un máximo de 0,4 mg/día durante 3-4 semanas.

Personas mayores: Inicial: 0,1 mg una vez al día a la hora de acostarse, aumentar gradualmente según sea necesario.

Transdérmico: Suministrar una vez cada 7 días; para el tratamiento inicial comenzar con 0,1 mg y aumentar 0,1 mg en intervalos de 1 a 2 semanas; las dosis >0,6 mg no aumentan la eficacia.

Infusión epidural: Dosis inicial: 30 mcg/hora; regular según se requiera para aliviar el dolor o ante la presencia de efectos secundarios; experiencia mínima con dosis >40 mcg/hora; debe considerarse un auxiliar para la terapia opiácea intraespinal.

Ajuste de la dosis en la insuficiencia renal: Cl$_{cr}$ < 10 mL/minuto: Administrar inicialmente 50% a 75% de la dosis normal.

Diálisis: No dialisable (0% a 5%) vía hemodiálisis o diálisis peritoneal; no se requiere una dosis suplementaria.

Administración El Catapres-TTS® tiene dos partes – un pequeño parche que contiene la droga y una protección para mantener el parche en su lugar durante 1 semana; ambas partes deben utilizarse para una máxima eficacia; puede ser útil anotar en el parche que día debe ser cambiado.

Parámetros de Monitoreo Presión sanguínea, levantarse y sentarse / supino, estado mental, frecuencia cardíaca.

Valores de Referencia Terapéutico: 1-2 ng/mL (SI: 4,4-8,7 nmol/L).

Interacciones en Análisis ↑ sodio; ↓ catecolaminas (U).

Información para el Paciente No interrumpir la dosis excepto indicación médica; controlar diariamente si se encuentra el parche; puede causar somnolencia, deterioro en la coordinación y el juicio.

Implicancias de Enfermería Los parches deben ser aplicados semanalmente a la hora de acostarse en una zona limpia y depilada de la parte superior y exterior del brazo o en el pecho; alternar los sitios de los parches semanalmente; el enrojecimiento debajo del parche puede ser reducido si se aplica un tópico corticoide en spray en el área antes de la colocación del parche; si se necesita, reducir gradualmente la dosis durante 2-4 días para evitar el rebote de la hipertensión.

Información Adicional La clonidina transdérmica debe utilizarse sólo en pacientes que no pueden tomar medicación oral; el producto transdérmico es mucho más costoso que la clonidina oral y no produce mejor acción terapéutica.

Presentación
Inyección, sin conservantes, como clorhidrato: 100 mcg/mL (10 mL).
Parche, transdérmico, como clorhidrato: 1, 2, y 3 (0,1, 0,2, 0,3 mg/día, duración de 7 días).
Comprimidos, como clorhidrato: 0,1 mg, 0,2 mg, 0,3 mg.

- ◆ **Clonidina, Clorhidrato de** ver Clonidina en la página 66
- ◆ **Cloral** ver Hidrato de Cloral en esta página

Cloral, Hidrato de
Información Relacionada
Uso de Ansiolíticos/Hipnóticos en Instituciones de Tratamiento Prolongado ver página 412.
Dosis Máximas Recomendadas por las Normas de la OBRA Federal ver página 434.
Ansiolíticos e Hipnóticos no Benzodiazepínicos ver página 443.

Disponibilidad de Genérico Sí.

Marca Comercial en EE. UU. Aquachloral®; Supprettes®.

Marca Comercial Canadá Novo-Chlorydrate; PMS-Chloral Hydrate.

Sinónimos Cloral, Cloral Hidratado, Tricloroacetaldehido Monohidrato.

Categoría Farmacológica Hipnótico, misceláneas.

Indicaciones Hipnótico y sedante en terapias cortas (<2 semanas); sedante/hipnótico para procedimientos de diagnóstico y odontológicos; sedante de uso previo a electroencefalogramas.

Restricciones C-IV.

Factor de Riesgo en el Embarazo C.

Contraindicaciones Hipersensibilidad al hidrato de cloral o a cualquiera de los componentes; disfunción hepática o renal; gastritis o úlceras; trastornos cardíacos severos.

Advertencias / Precauciones Utilizar con precaución en pacientes con porfiria; utilizar con precaución en neonatos, la droga puede acumularse si uso es habitual o prolongado en neonatos que poseen exceso de bilirrubina; se desarrolla tolerancia al efecto hipnótico, por lo que se recomienda no utilizarla durante más de 2 semanas; disminuir la dosis gradualmente para evitar el síndrome de abstinencia en tratamientos prolongados; el tricloroetanol (TCE), un metabolito de hidrato de cloral, es cancerígeno en ratones; no existen registros en seres humanos. Se considera al hidrato de cloral como agente hipnótico secundario de personas mayores. Las recientes normas de la Administración de Financiación de la Asistencia Médica (HCFA; Health Care Financing Administration) instan a médicos residentes en instituciones de tratamiento prolongado a utilizar el hidrato de cloral.

Reacciones Adversas
Sistema nervioso central: Ataxia, desorientación, sedación, excitación (paradojal),

(Continúa)

Cloral, Hidrato de (Continuación)

somnolencia, fiebre, dolor de cabeza, confusión, mareos, alucinaciones, efecto "resaca".

Dermatológicas: erupción, urticaria.

Gastrointestinales: Irritación gástrica, náuseas, vómitos, diarrea, flatulencias.

Hematológicas: Leucopenia, eosinofilia, porfiria intermitente aguda.

Misceláneas: Si el tratamiento es prolongado con dosis elevadas, puede generar dependencia física o psicológica.

Sobredosis / Toxicología Dosis >2 g pueden provocar síntomas de toxicidad.

Signos y síntomas: Hipotensión, depresión respiratoria, letargo, hipotermia, arritmias cardíacas.

Tratamiento: Complementario y sintomático; la lidocaína y el propranolol pueden utilizarse en disrritmias ventriculares, mientras que el isoproterenol y la atropina pueden necesitarse en los torsade de pointes.

Interacciones Medicamentosas

El hidrato de cloral y el etanol (así como otros depresores del SNC) generan efectos depresores del SNC; controlar la depresión del SNC.

El metabolito del hidrato de cloral puede desplazar a la warfarina de los lugares de fijación a proteínas, provocando un aumento en la respuesta hipoprotrombinémica a la warfarina; puede ser necesario ajustar la dosis de warfarina.

Se ha observado diaforesis, rubor en las mejillas, e hipotensión en pacientes que recibieron furosemida I.V. dentro de la 24 horas posteriores a la administración de hidrato de cloral; considerar el uso de benzodiazepinas.

Estabilidad Sensibilidad a la luz; la exposición al aire provoca la volatilización; almacenar en lugares en envases resistentes a la luz y herméticos.

Acción Terapéutica Los efectos depresores del SNC se deben a los metabolitos activos de su tricoloroetanol, no se conoce el mecanismo.

Farmacodinámica / Cinética

Efecto máximo: Dentro de 0,5-1 hora.

Duración: 4-8 horas.

Absorción: Vía oral, rectal: Buena absorción.

Distribución: Atraviesa la placenta; aparecen cantidades insignificantes en la leche materna.

Metabolismo: Rápido para el tricloroetanol (metabolito activo); cantidades variables metabolizadas en el hígado y el riñón para el ácido tricloroacético (inactivo).

Vida media: Metabolito activo: 8-11 horas.

Eliminación: Metabolitos a través de la orina, pequeñas cantidades eliminadas a través de las heces vía bilis.

Posología

Niños:

Sedación, ansiedad: Vía oral, rectal: 5-15 mg/kg/dosis cada 8 horas, máximo: 500 mg/dosis.

Antes de un EEG: Vía oral, rectal: 20-25 mg/kg/dosis, 30-60 minutos antes del electroencefalograma; puede repetirse a los 30 minutos hasta un máximo de 100 mg/kg o 2 g en total.

Hipnótico: Vía oral, rectal: 20-40 mg/kg/dosis hasta un máximo de 50 mg/kg/dosis o 1g/dosis o 2g/dosis cada 24 horas.

Sedación, procedimiento sin dolor: Vía oral: 50-75 mg/kg/dosis, 30-60 minutos antes del procedimiento; si es necesario, puede repetirse 30 minutos después de la dosis inicial, hasta un máximo de 120 mg/kg o 1 g en total.

Adultos: Vía oral, rectal:

Sedación, ansiedad: 250 mg, 3 veces/día.

Hipnótico: 500-1000 mg antes de dormir o 30 minutos antes del procedimiento, no exceder los 2g/24 horas.

Ajuste de la dosis en la insuficiencia renal: Cl$_{cr}$ <50 mL/minuto: Evitar su uso en Hemodiálisis: Dialisable (50% al 100%); no se requiere dosis suplementaria

Ajuste de la dosis en la insuficiencia hepática: Evitar su uso en pacientes con insuficiencia hepática severa.

Consideraciones Dietarias Alcohol: posee efectos en el SNC, evitar su consumo.

Administración No partir la cápsula, contiene la droga en forma líquida.

Parámetros de Monitoreo Signos vitales, saturación de oxígeno y presión sanguínea con la dosis utilizada para sedación en estado de conciencia.

Valores de Referencia Terapéuticos: 2-12 µg/mL de tricloroetanol; 25 µg/mL de tricloroetanol, valor relacionado con casos de muerte.

Interacciones en Análisis Resultados positivos erróneos de glucosa en orina al utilizar el método Clinitest®; puede interferir en los análisis fluorométrico de la catecolamina urinaria y del 17hidroxicorticosteroide-17 urinario.

Información para el Paciente Tomar la cápsula con un vaso de agua o jugo; tragar las cápsulas enteras, no masticar; evitar consumir alcohol u otro depresor del SNC; evitar realizar actividades que requieran coordinación psicomotriz hasta tanto se descarten los efectos depresores del SNC; puede provocar dependencia física o psicológica; evitar discontinuarlo de modo abrupto después de un tratamiento prolongado; si el paciente lo ingiere en su hogar antes del procedimiento de diagnóstico, otra persona debe ser transportarlo hacia el lugar del procedimiento.

Implicancias de Enfermería La irritación gástrica puede disminuirse diluyendo la dosis en agua u otro líquido oral.

Información Adicional No es analgésico.

Presentación

Cápsulas: 250 mg, 500 mg.

Supositorios, vía rectal: 324 mg, 500 mg, 648 mg.

Jarabe: 250 mg/5 mL (10mL); 500 mg/5mL (5 mL, 10mL, 480 mL).

Clorazepato

Información Relacionada

Uso de Ansiolíticos/Hipnóticos en Instituciones de Tratamiento Prolongado en la página 412.

Cuadro Comparativo de Benzodiazepinas en la página 417.

Dosis Máximas Recomendadas por las Normas de la OBRA Federal en la página 434.

Información para el Paciente - Ansiolíticos e Hipnóticos Sedantes (Benzodiazepinas) en la página 338.

Disponibilidad de Genérico Sí.

Marca Comercial en EE. UU. Gen-XENE®; Tranxene®.

Marca Comercial en Canadá Apo®-Clorazepate; Novo-Clopate.

Sinónimos Clorazepato Dipotásico.

Categoría Farmacológica Benzodiazepina.

Indicaciones Tratamiento de trastornos de la ansiedad; tratamiento del síndrome de abstinencia de alcohol; anticonvulsivo complementario en el tratamiento de convulsiones parciales.

Restricciones C-IV.

Factor de Riesgo en el Embarazo D.

Contraindicaciones Hipersensibilidad a la droga o a cualquier componente de la fórmula (puede producirse sensibilidad cruzada con otras benzodiazepinas); glaucoma de ángulo estrecho; lactancia; embarazo.

Advertencias / Precauciones No se recomienda su uso en pacientes <9 años o pacientes con trastornos depresivos o psicóticos. Utilizar con precaución en pacientes mayores o debilitados, en niños, y en pacientes con trastornos hepáticos (incluyendo alcohólicos) o disfunciones renales. Los metabolitos activos que poseen una vida media prolongada pueden retardar la acumulación y provocar efectos adversos. Tener precaución en pacientes con trastornos respiratorios o perturbación del reflejo faríngeo. No se recomienda su uso en pacientes con trastornos depresivos o psicosis. Evitar su uso en pacientes con apnea nocturna.

Provoca depresión del SNC (en relación con la dosis) que produce sedación, somnolencia, confusión, o ataxia que pueden influir sobre habilidades físicas y

(Continúa)

Clorazepato (Continuación)

mentales. Se debe advertir al paciente sobre el peligro de realizar tareas que requieran de concentración (tales como operar maquinaria o conducir). Tener precaución en pacientes que reciben otros depresores del SNC o agentes psicoactivos. Sus efectos pueden verse potenciados por el uso de otros sedantes o del etanol. Las benzodiazepinas se han visto asociadas a caídas y lesiones traumáticas, por lo que se las debe utilizar con precaución en pacientes que corren riesgo de atravesar por estas situaciones (en especial, personas mayores).

Tener precaución en pacientes con depresión, en especial si puede haber riesgo de suicidio. Utilizar con precaución en pacientes con antecedentes de dependencia a la droga. Las benzodiazepinas se han visto asociadas a los síntomas de dependencia y al síndrome de abstinencia agudo al discontinuarla o reducir la dosis. El síndrome de abstinencia agudo, incluidas las convulsiones, puede verse acelerado al administrar flumazenil a pacientes que reciben una tratamiento prolongado de benzodiazepinas.

Las benzodiazepinas se han visto asociadas con la amnesia anterógrada. Se ha observado la presencia de reacciones paradojales, incluyendo hiperactividad y agresividad, en especial en adolescentes, niños y pacientes psiquiátricos. No posee propiedades analgésicas, antidepresivas o antipsicóticas.

Reacciones Adversas

Cardiovasculares: Hipotensión

Sistema nervioso central: Somnolencia, fatiga, ataxia, embotamiento, problemas de memoria, insomnio, ansiedad, dolor de cabeza, depresión, dificultad en el habla, confusión, nerviosismo, vértigo, irritabilidad.

Dermatológicas: Eczema.

Endocrinas y metabólicas: Disminución de la libido.

Gastrointestinales: Xerostomía, constipación, diarrea, disminución de la salivación, náuseas, vómitos, aumento o disminución del apetito.

Neuromusculares y óseas: Disartria, temblores.

Oftalmológicas: Visión borrosa, diplopía.

Sobredosis / Toxicología

Signos y síntomas: Somnolencia, confusión, ataxia, disminución de los reflejos, coma.

Tratamiento: Complementario, rara vez se requiere de respiración artificial, se ha demostrado que el flumazenil bloquea selectivamente la fijación de las benzodiazepinas con los receptores del SNC, lo que provoca la reversión de la depresión del SNC causada por las benzodiazepinas, pero no de la depresión respiratoria.

Interacciones Medicamentosas

La carbamazepina, la rifampicina y la rifabutina pueden aumentar el metabolismo del clorazepato y disminuir su efecto terapéutico; considerar el uso de un agente sedante/ hipnótico alternativo.

La cimetidina, ciprofloxacina, claritromicina, clozapina, depresores del SNC, diltiazem, disulfiram, digoxina, eritromicina, etanol, fluconazol, fluoxetina, fluvoxamina, jugo de pomelo, isoniacida, itraconazol, ketoconazol, labetalol, levodopa, loxapina, metoprolol, metronidazol, miconazol, nefazodona, omeprazol, fenitoína, rifabutina, rifampicina, troleandomicina, ácido valproico y verapamilo pueden aumentar los niveles plasmáticos y/o la toxicidad del clorazepato; controlar que no exista una respuesta alterada a las benzodiazepinas.

Estabilidad Inestable en agua.

Acción Terapéutica Se une con los receptores estereoespecíficos de las benzodiazepinas en la neurona GABA post-sináptica en diferentes lugares de la formación reticular del SNC, incluyendo el sistema límbico. Se produce un aumento del efecto inhibidor de GABA en la excitabilidad de la neurona debido al incremento de la permeabilidad de la membrana de la neurona a los iones de cloruro. Este intercambio de iones de cloruro provoca hiperpolarización (un estado de menor excitación) y estabilización.

Farmacodinámica / Cinética

Distribución: Atraviesa la placenta; aparece en la orina.

Metabolismo: Rápidamente descarboxilado a desmetildiazepam (activo) en acidez estomacal anterior a la absorción; metabolizado en el hígado a oxazepam (activo).

Vida media: Adultos:

Desmetildiazepam: 48-96 horas.

Oxazepam: 6-8 horas

Concentración plasmática máxima: Oral: Dentro de 1 hora.

Eliminación: Principalmente en la orina.

Posología Oral:

Niños de 9 a 12 años: Anticonvulsivo: Inicial: 3,75-7,5 mg/dosis dos veces al día; aumentar la dosis 3,75 mg cada una semana, no exceder los 60 mg/día en 2-3 dosis fraccionadas.

Niños >12 años y adultos: Anticonvulsivo: Inicial: Hasta 7,5 mg/dosis 2-3 veces/día; aumentar la dosis 7,5 mg cada una semana; no exceder los 90 mg/día.

Adultos:

Ansiedad: 7,5-15 mg 2-4 veces/día, o una sola dosis de 11,25 o 22,5 mg antes de acostarse.

Síndrome de abstinencia: Inicial: 30 mg, luego 15 mg 2-4 veces/día el primer día; dosis diaria máxima: 90 mg; aumentar la dosis de modo gradual los días subsiguientes.

Consideraciones Dietarias Alcohol: evitar su consumo, posee efectos en el SNC.

Parámetros de Monitoreo Estado respiratorio y cardiovascular, depresión excesiva del SNC.

Valores de Referencia Terapéuticos: 0,12-1 µg/mL (SI: 0-36-3,01 µmol/L).

Interacciones en Análisis ↓ hematrocrito, exámenes anormales de la función hepática y renal.

Información para el Paciente Evitar el consumo de alcohol y otros depresores SNC; evitar actividades que necesiten coordinación psicomotriz hasta tanto se descarten los efectos depresores del SNC; la droga puede provocar dependencia física o psicológica; evitar discontinuarla de modo abrupto después de un tratamiento prolongado.

Implicancias de Enfermería Observar que el paciente no esté excesivamente sedado ni sufra depresión respiratoria; levantar las barandas de la cama, tomar medidas de seguridad, ayudar al paciente mediante paseos.

Información Adicional El discontinuar la droga después de un uso prolongado (generalmente >10 días) puede provocar síndrome de abstinencia.

Presentación

Cápsulas, como dipotasio: 3,75 mg, 7,5 mg, 15 mg.

Comprimidos, como dipotasio: 3,75 mg, 7,5 mg, 15 mg.

Comprimidos, como dipotasio, dosis única: 11,25 mg, 22,5 mg.

♦ **Clorazepato, Dipotasio de** ver Clorazepato en la página 71

Clordiazepóxido

Información Relacionada

Uso de Ansiolíticos/Hipnóticos en Instituciones de Tratamiento Prolongado en la página 412.

Cuadro Comparativo de Benzodiazepinas en la página 417.

Dosis Máximas Recomendadas por las Normas de la OBRA Federal en la página 434.

Información para el Paciente - Ansiolíticos e Hipnóticos Sedantes (Benzodiazepinas) en la página 338.

Disponibilidad de Genérico Sí.

Marca Comercial en EE. UU. Libritabs®; Librium®; Mitran® oral; Reposans-10® oral.

Marca Comercial en Canadá Apo®-Chlordiazepoxide; Corax®; Medilium®; Novo-Poxide; Solium®.

(Continúa)

Clordiazepóxido (Continuación)

Sinónimos Clorhidrato de Metaminodizepóxido.

Categoría Farmacológica Benzodiazepina.

Indicaciones Manejo de trastornos de la ansiedad o alivio a corto plazo de síntomas de ansiedad; síndrome de abstinencia del alcoholismo agudo; miedo y ansiedad preoperatorios.

Restricciones C-IV.

Factor de Riesgo en el Embarazo D.

Contraindicaciones Hipersensibilidad a la droga o a cualquier componente de la fórmula (puede producirse sensibilidad cruzada con otras benzodiazepinas); glaucoma de ángulo estrecho (no se menciona al rotular el producto, sin embargo, las benzodiazepinas están contraindicadas); embarazo.

Advertencias / Precauciones Los metabolitos activos que poseen una vida media prolongada pueden retardar la acumulación y provocar efectos adversos. Utilizar con precaución en personas mayores o pacientes debilitados, en niños, y en pacientes con trastornos hepáticos (incluyendo alcohólicos) o disfunciones renales. Tener precaución en pacientes con trastornos respiratorios o perturbación del reflejo faríngeo. Tener precaución en pacientes con porfiria.

Debe evitarse la administración parenteral en pacientes comatosos o en shock. Es necesaria la presencia de un equipo y un personal resucitador, y debe realizarse un monitoreo apropiado en el momento que se inyecta y varias horas después de administrarla. La fórmula parenteral debe diluirse, si se la administra vía I.M., sólo debe hacérselo con el disolvente suministrado. No debe utilizarse este disolvente al preparar la droga para administrarla vía intravenosa.

Provoca depresión del SNC (en relación con la dosis) que produce sedación, somnolencia, confusión, o ataxia que pueden influir sobre las habilidades físicas y mentales. Se debe advertir al paciente sobre el peligro de realizar tareas que requieran de atención mental (tales como operar maquinaria o conducir). Tener precaución en pacientes que reciben otros depresores del SNC o agentes psicoactivos (litio, fenotiazinas). Puede potenciar los efectos de otros sedantes o del etanol. Las benzodiazepinas se han visto asociadas a caídas y lesiones traumáticas, por lo que se las debe utilizar con precaución en pacientes que corren riesgo de atravesar por estas situaciones (en especial, personas mayores).

Tener precaución en pacientes con depresión, en especial si puede haber riesgo de suicidio. Utilizar con precaución en pacientes con antecedentes de dependencia a la droga. Las benzodiazepinas se han visto asociadas a los síntomas de dependencia y al síndrome de abstinencia agudo al discontinuarla o reducir la dosis. El síndrome de abstinencia agudo, incluyendo las convulsiones, puede verse acelerado al administrar flumazenil a pacientes que reciben una tratamiento prolongado de benzodiazepina.

Las benzodiazepinas se han visto asociadas con la amnesia anterógrada. Se ha observado la presencia de reacciones paradójicas, incluyendo hiperactividad y agresividad, en especial en adolescentes, niños y pacientes psiquiátricos. No posee propiedades analgésicas, antidepresivas o antipsicóticas.

Reacciones Adversas

>10%:

Sistema nervioso central: somnolencia, fatiga, ataxia, mareos, problemas de memoria, disartria, irritabilidad.

Dermatológicas: Erupción.

Endocrinas y metabólicas: Disminución de la libido, desórdenes menstruales.

Gastrointestinales: Xerostomía, disminución de la salivación, aumento o disminución del apetito, variaciones en el peso.

Genitourinarias: Dificultades al orinar.

1% al 10%:

Cardiovasculares: Hipotensión.

Sistema nervioso central: Confusión, mareos, desinhibición, acatisia, aumento de la libido.

Dermatológicas: Dermatitis.

Gastrointestinales: Aumento en la salivación.

Genitourinarias: Trastornos sexuales, incontinencia.

Neuromusculares y óseas: Rigidez, temblores, calambres.

Óticas: Tinnitus.

Respiratorias: Congestión nasal.

Sobredosis / Toxicología

Signos y síntomas: Hipotensión, depresión respiratoria, letargo, hipotermia, arritmia cardíaca.

Tratamiento: Complementario, rara vez se requiere de respiración artificial, se ha demostrado que el flumazenil bloquea selectivamente la fijación de las benzodiazepinas con los receptores del SNC, lo que provoca la reversión de la depresión del SNC causada por la benzodiazepina. Es posible que no haya una reversión de la depresión respiratoria.

Interacciones Medicamentosas Sustrato de enzima CYP3A3/4

Efecto terapéutico disminuido: La carbamazepina, la rifampicina y la rifabutina pueden aumentar el metabolismo del alprazolam y disminuir su efecto terapéutico; considerar el uso de un agente sedante/hipnótico alternativo.

Incremento de la toxicidad: La cimetidina, claritromicina, clozapina, depresores del SNC, diltiazem, disulfiram, digoxina, eritromicina, etanol, fluconazol, fluoxetina, fluvoxamina, el jugo de pomelo, isoniacida, itraconazol, ketoconazol, labetalol, levodopa, loxapina, metoprolol, metronidazol, miconazol, nefazodona, omeprazol, fenitoína, rifabutina, rifampicina, troleandomicina, ácido valproico y verapamilo pueden aumentar los niveles plasmáticos y/o la toxicidad del alprazolam; controlar que no exista una respuesta alterada a la benzodiazepina.

Estabilidad Mantener la inyección refrigerada; proteger de la luz; **incompatible** con la solución de Ringer, el ácido ascórbico, la benzquinamide, la heparina, la fenitoína, la prometazina, el secobarbital.

Acción Terapéutica Se une con los receptores estereoespecíficos de la benzodiazepina en la neurona GABA post-sináptica en diferentes lugares del SNC, incluyendo los miembros y la formación reticular. Se produce un aumento del efecto inhibidor de GABA en la excitabilidad de la neurona debido al incremento de la permeabilidad de la membrana de la neurona a los iones de cloruro. Este intercambio de iones de cloruro provoca hiperpolarización (un estado de menor excitación) y estabilización.

Farmacodinámica / Cinética

Distribución: Vd: 3,3 L/kg; atraviesa la placenta; aparece en la leche materna.

Fijación a proteínas: 90% a 98%.

Metabolismo: Extensivo en el hígado al desmetildiazepam (activo y de actividad prolongada).

Vida media: 6,6-25 horas.

Etapa final de la disfunción renal: 5-30 horas.

Cirrosis: 30-63 horas.

Concentración plasmática máxima:

Oral: Dentro de las 2 horas.

I.M.: Genera niveles plasmáticos máximos menores a los de vía oral.

Eliminación: Eliminación muy escasa en la orina como droga sin alteraciones.

Posología

Niños:

<6 años: No se la recomienda.

>6 años: Ansiedad: Vía oral, I.M.: 0,5 mg/kg/24 horas fraccionada cada 6-8 horas.

Adultos:

Ansiedad:

Oral: 15-100 mg divididos 3-4 veces/día.

I.M., I.V.: 50-100 mg, seguido por 25-50 mg 3-4 veces/día, según sea necesario.

Ansiedad Preoperatoria: I.M.: 50-100 mg antes de la cirugía.

Síntomas del síndrome de abstinencia del alcohol: Oral, I.V.: 50-100 mg al iniciar,

(Continúa)

Clordiazepóxido (Continuación)

la dosis puede repetirse a las 2-4 horas, según sea necesario, con un máximo de 300 mg/24 horas.

Ajuste de la dosis en la insuficiencia renal: Cl_{cr} <10 mL/minuto: Administrar 50% de la dosis.

Hemodiálisis: No dialisable (0% al 5%).

Ajuste de la dosis/comentarios en la insuficiencia hepática: Evitar su uso.

Consideraciones Dietarias Alcohol: evitar su consumo, posee efectos sobre el SNC.

Administración Puede administrarse hasta 300 mg I.V. e I.M. durante un período de 6 horas, pero no más de esta cantidad en un período de 24 horas; no utilizar el diluyente provisto con la forma parenteral para la administración I.V.; en su lugar, disolver con solución salina normal; la fórmula I.V. es un polvo y se lo debe reconvertir a su consistencia original con 5 mL de agua esterilizada o solución salina antes de su administración. La fórmula I.M. no posee buena absorción. Si es necesario el uso de una benzodiazepina I.M., se recomienda el lorazepam.

Parámetros de Monitoreo Estado respiratorio y cardiovascular, estado mental, controlar la ortostasis.

Valores de Referencia Terapéuticos: 0,1-3 µg/mL (SI: 0-10 µmol/L); Tóxicos: >23 µg/mL (SI: >77 µmol/L).

Interacciones en Análisis ↑ triglicéridos; ↓ HDL.

Información para el Paciente Evitar el consumo de alcohol y otros depresores del SNC; evitar actividades que necesiten coordinación psicomotriz hasta tanto se descarten los efectos depresores del SNC; puede provocar dependencia física o psicológica; evitar discontinuarlo de modo abrupto después de un tratamiento prolongado, puede provocar somnolencia y falta de equilibrio.

Implicancias de Enfermería Puede administrarse hasta 300 mg I.M. e intravenosa durante un período de 6 horas, pero no más de esta cantidad en un período de 24 horas; no utilizar el diluyente provisto con la forma parenteral para la administración I.V.; en su lugar, disolver con solución salina normal; levantar las barandas de la cama; aplicar las medidas de seguridad; ayudar al paciente mediante paseos.

Información Adicional La fórmula I.V. es un polvo y se lo debe reconvertir a su consistencia original con 5 mL de agua esterilizada o solución salina antes de su administración; no utilizar el diluyente provisto con la ampolla para la administración I.V.

Presentación

Cápsulas, como clorhidrato: 5 mg, 10 mg, 25 m.

Polvo para inyección, como clorhidrato: 100 mg.

Comprimidos: 10 mg, 25mg.

* **Clordiazepóxido y Amitriptilina** ver Amitriptilina y Clordiazepóxido en la página 30
* **Clorhidrato de Yohimbina** ver Yohimbina en la página 300

Clorpromazina (CPZ)

Información Relacionada

Cuadro Comparativo de Agentes Antipsicóticos ver página 407.

Pautas Generales sobre Medicamentos Antipsicóticos ver página 409.

Discontinuación de Drogas Psicotrópicas – Síntomas de Suspensión de la Administración y Recomendaciones ver página 432.

Dosis Máximas Recomendadas por las Normas de la OBRA Federal ver página 434.

Compatibilidad de los Líquidos con Antipsicóticos y Estabilizadores del Animo ver página 441.

Información para el Paciente – Antipsicóticos (General) ver página 320.

Disponibilidad de Genérico Sí.

Marca Comercial en EE.UU. Ormazine; Thorazine®.

Marca Comercial en Canadá Ago®-Chlorpromazine; Chlorprom®; Chlorpromanyl®; Largactil®; Novo-Chlorpromazine.

Sinónimos Clorhidrato de Clorpromazina.

Categoría Farmacológica Agente Antipsicótico, Fenotiazina, Alifático.

Indicaciones Psicosis y manía; para el control de náuseas y vómitos; alivio para la inquietud y aprensión previas a una cirugía; porfiria intermitente aguda; auxiliar en el tratamiento del tétanos; hipo incurable; combatividad y/o conducta explosiva e hiperexcitable en niños de 1-12 años de edad y en tratamientos cortos de niños hiperactivos.

Factor de Riesgo en el Embarazo C.

Contraindicaciones Hipersensibilidad a la clorpromazina o a cualquier componente (puede causar reactividad cruzada entre fenotiazinas); severa depresión del SNC, coma.

Advertencias / Precauciones Altamente sedante, debe ser utilizado con precaución en trastornos donde existe depresión del SNC. Utilizar con precaución en la enfermedad de Parkinson. Precaución en pacientes con inestabilidad hemodinámica; depresión medular; predisposición a convulsiones, lesiones en la subcorteza cerebral; enfermedades cardíacas, hepáticas, renales o respiratorias severas, la dismotilidad y aspiración esofágicas han sido asociadas con el uso de antipsicóticos – utilizar con precaución en pacientes con riesgo de neumonía (por ejemplo, la enfermedad de Alzheimer). Precaución en cáncer de mamas u otros tumores prolactino-dependientes (puede aumentar los niveles de prolactina). Puede alterar la termorregulación y enmascarar la toxicidad de otras drogas debido a los efectos antieméticos. Puede alterar la conducción cardiaca – graves arritmias fueron producidas por dosis terapéuticas de neurolépticos. Puede causar hipotensión ortostática – utilizar con precaución en pacientes con riesgo de este efecto o en aquellos pacientes que tienen tolerancia ante episodios transitorios de hipotensión (enfermedades cerebrovasculares, enfermedades cardiovasculares, u otras medicaciones que los puedan predisponer a ello). Puede producir hipotensión significativa, especialmente con administración parenteral. La inyección contiene sulfitos y alcohol bencilo.

Las fenotiazinas pueden causar efectos anticolinérgicos (confusión, agitación, constipación, sequedad de boca, visión borrosa, retención urinaria). Por lo tanto, deben ser utilizadas con precaución en pacientes con reducida motilidad gastrointestinal, retención urinaria, hipertrofia prostática benigna, xerostomía, o problemas en la visión. Dentro de las condiciones que pueden exacerbarse por un bloqueo colinérgico se encuentran el glaucoma de ángulo estrecho (se recomienda realizar un chequeo) y el empeoramiento de la miastenia grave. Con respecto a otros neurolépticos, la clorpromazina posee una moderada potencia de bloqueo colinérgico.

Puede causar reacciones extrapiramidales, incluyendo el pseudo-parkinsonismo, reacciones distónicas agudas, acatisia, discinesia tardía (el riesgo de estas reacciones es leve a moderado con respecto a otros neurolépticos). Puede ser asociada con el síndrome neuroléptico maligno o la retinopatía pigmentaria.

Reacciones Adversas

Cardiovasculares: Hipotensión postural, taquicardia, mareo, cambios no específicos del intervalo QT.

Sistema nervioso central: Somnolencia, distonías, acatisia, pseudo-parkinsonismo, discinesia tardía, síndrome neuroléptico maligno, convulsiones.

Dermatológicas: Fotosensibilidad, dermatitis, pigmentación de la piel (gris pizarra).

Endocrinas y metabólicas: Lactancia, engrosamiento de los senos, examen de embarazo positivo falso, amenorrea, ginecomastia, hiper o hipoglucemia.

Gastrointestinales: Xerostomía, constipación, náusea.

Genitourinarias: Retención urinaria, trastornos en la eyaculación, impotencia.

Hematológicas: Agranulocitosis, eosinofilia, leucopenia, anemia hemolítica, anemia aplásica, púrpura trombocitopénica.

Hepáticas: Ictericia.

Oftalmológicas: Visión borrosa, cambios corneales y lenticulares, queratopatía epitelial, retinopatía pigmentaria.

(Continúa)

Clorpromazina (CPZ) (Continuación)

Sobredosis / Toxicología

Signos y síntomas: Sueño profundo, coma, síntomas extrapiramidales, movimientos involuntarios anormales de los músculos, hipotensión.

Tratamiento:

A continuación del control de la sobredosis esencial, se debe iniciar el tratamiento de los síntomas tóxicos y un tratamiento de apoyo.

La hipotensión, generalmente, responde a fluidos I.V. o a la posición de Trendelenburg. Si no responde a estas medidas, puede requerirse el uso de un inotrópico parenteral.

Las convulsiones responden comúnmente al diazepam (bolo I.V. 5-10 mg en adultos cada 15 minutos si se necesita hasta un total de 30 mg; I.V. 0,25-0,4 mg/kg/dosis hasta un total de 10 mg en niños) o a la fenitoína o al fenobarbital.

Las arritmias cardíacas criticas también responden, con frecuencia, a la fenitoína I.V. (15 mg/kg hasta 1 g), aunque pueden utilizarse otros antiarrítmicos.

Los neurolépticos causan, a menudo, síntomas extrapiramidales (por ejemplo, reacciones distónicas). La administración de benztropina mesilato I.V. 1-2 mg (adultos) puede ser efectiva en este caso. Estos agentes son, por lo general, efectivos dentro de los 2 a 5 minutos.

Interacciones Medicamentosas Sustrato de enzima CYP1A2, 2D6, y 3A3/4; inhibidor de enzima CYP2D6.

Las fenotiazinas inhiben la capacidad de la bromocriptina para disminuir las concentraciones plasmáticas de prolactina.

La benztropina (y otros anticolinérgicos) pueden inhibir la respuesta terapéutica a la CPZ y puede causar efectos anticolinérgicos excesivos.

La cloroquina puede aumentar las concentraciones de CPZ. Fumar cigarrillos puede aumentar el metabolismo hepático de la CPZ. Puede requerirse dosis mayores que para no fumadores.

La utilización concurrente de CPZ con un antihipertensivo puede producir efectos hipotensivos adicionales.

Los efectos antihipertensivos de la guanetidina y guanadrel pueden ser inhibidos por la CPZ.

La utilización concurrente con ADT puede aumentar la toxicidad o alterar la respuesta terapéutica.

La CPZ puede inhibir el efecto antiparkinsoniano de la levodopa; evitar esta combinación.

La CPZ junto con el litio puede, rara vez, producir neurotoxicidad.

Los barbitúricos pueden reducir las concentraciones de CPZ.

El propranolol puede aumentar las concentraciones de CPZ.

La sulfadoxina pirimetamina puede aumentar las concentraciones de CPZ.

La CPZ y, posiblemente, otros antipsicóticos de baja potencia pueden invertir los efectos contractores de la epinefrina.

La CPZ y los depresores del SNC (etanol, narcóticos) pueden producir efectos depresores del SNC adicionales.

La CPZ y la trazodona pueden producir efectos hipotensivos adicionales.

Estabilidad Proteger las dosis orales de la luz; un color ligeramente amarillo en la solución no indica que haya perdido su efectividad, pero si se observa una marcada decoloración de la solución, ésta debe ser desechada; la inyección diluida (1 mg/mL) con solución salina normal y almacenada en ampollas de 5mL se mantiene estable durante 30 días.

Mecanismo de Acción Bloquea los receptores postsinápticos, mesolímbicos dopaminérgicos en el cerebro; presenta un fuerte efecto de bloqueo alfa-adrenérgico y deprime la liberación de hormonas hipotalámicas e hipofisiarias; se cree que deprime el sistema activador reticular, y de esta manera afecta el metabolismo basal, la temperatura corporal, vigilia, tono vasomotor y vómitos.

Farmacodinámica / Cinética

Distribución: Atraviesa la placenta; aparece en la leche materna.

Metabolismo: Extensivamente en el hígado para activar y desactivar metabolitos.

Vida media, bifásico:

Inicial: 2 horas.

Final: 30 horas.

Eliminación: < 1% se elimina en la orina como droga inalterada dentro de las 24 horas.

Hemodiálisis: No dializable (0% al 5%).

Posología

Niños >6 meses:

Psicosis:

Oral: 0,5-1 mg/kg/dosis. cada 4-6 horas; niños mayores de 6 meses pueden requerir de 200 mg /día o de una dosis mayor.

I.M., I.V.: 0,5-1 mg/kg/dosis cada 6-8 horas; dosis máxima para < 5 años (22,7 kg.): 40 mg/día; máxima para niños de 5-12 años (22,7-45,5 kg.): 75 mg/día.

Náuseas y vómitos:

Oral: 0,5-1 mg/kg./dosis cada 4-6 horas según se requiera.

I.M., I.V.: 0,5-1 mg/kg./dosis cada 6-8 horas; dosis máxima para < 5 años (22,7 kg.): 40 mg/día; máxima para niños de 5-12 años (22,7-45,5 kg.): 75 mg/día.

Rectal:

1 mg/kg./dosis cada 6-8 horas según se requiera.

Adultos:

Psicosis:

Oral: Valores: 30-2000 mg/día de 1-4 dosis divididas, iniciar con dosis bajas y regular la dosis según se requiera; dosis normal 400-600 mg/día; algunos pacientes pueden requerir de 1-2 g/día.

I.M., I.V.: Inicial: 25mg, se puede repetir (25-50 mg) en 1-4 horas, aumentar gradualmente hasta un máximo de 400 mg/dosis cada 4-6 horas hasta que el paciente esté controlado; dosis normal: 300-800 mg/día.

Hipo incurable: Oral, I.M.: 25-50 mg. 3-4 veces/día.

Náuseas y vómitos:

Oral: 10-25 mg cada 4-6 horas.

I.M., I.V.: 25-50 mg cada 4-6 horas.

Rectal: 50-100 mg cada 6-8 horas.

Personas mayores (pacientes no psicóticos; conducta de demencia): Inicial: 10-25 mg 1-2 veces/día; aumentar en intervalos de 4 a 7 días con 10-25 mg/día. Aumentar los intervalos de las dosis (dos veces al día, tres veces al día, etc.) como sea necesario para controlar la respuesta del comportamiento o los efectos secundarios; máxima dosis diaria: 800 mg; Los aumentos graduales (titulación) pueden evitar algunos efectos secundarios o disminuir su gravedad.

Ajuste / comentarios de la dosis en la insuficiencia hepática: Evitar su uso en disfunciones hepáticas severas.

Consideraciones Dietarias Alcohol: efectos sobre el SNC adicionales; evitar su uso.

Administración Diluir la solución oral concentrada en jugo antes de ingerirse.

Parámetros de Monitoreo presión sanguínea ortostática; temblores, cambios en la marcha, movimientos anormales en el tronco, el cuello, el área bucal, o las extremidades; controlar los comportamientos para los cuales este agente fue suministrado; vigilar la hipotensión cuando se suministra de manera I.M. o I.V.

Valores de Referencia Terapéuticos: 50-300 ng./mL (SI: 157-942 nmol/L); Tóxicos: > 750 ng/mL (SI: >2355 nmol/L).

Interacciones en Análisis Falso positivas en la fenilcetonuria, la amilasa, la uroporfirina, el urobilinógeno; puede producir fotosensibilidad; evite la luz solar excesiva; no se debe dejar de tomar sin consultar al médico.

Información para el Paciente No deje de tomar la medicación a menos que haya sido indicado por el médico; el concentrado oral debe ser diluido en 60 a 120 cm^3 de líquido (agua, jugo de frutas, bebidas carbonatadas, leche, o flan); no se debe tomar antiácidos dentro de la hora de haber ingerido la droga; evitar el alcohol; evitar la excesiva exposición al sol (utilizar filtros solares); puede producir somnolencia, levantarse lentamente si ha estado reclinado; el uso de medias de descanso

(Continúa)

Clorpromazina (CPZ) (Continuación)

puede evitar la hipotensión ortostática.

Implicancias de Enfermería Se debe diluir la solución oral concentrada en jugo antes de su administración; evite el contacto de la solución oral o la inyección con la piel (dermatitis de contacto); vigile la hipotensión cuando se suministra de manera I.M. o I.V.

Información Adicional Evitar la administración rectal en pacientes cuyos sistemas inmunológicos se encuentran comprometidos.

Presentación

Cápsulas, como clorhidrato, acción prolongada. 30 mg, 75 mg, 150 mg, 200 mg, 300 mg.

Concentrado, oral, como clorhidrato: 30 mg/mL (120 mL); 100 mg/mL (60 mL, 240 mL).

Inyección, como clorhidrato: 25 mg/mL (1 mL, 2 mL, 10 mL).

Supositorio, rectal, como base: 25 mg, 100 mg.

Jarabe, como clorhidrato: 10 mg/5 mL (120 mL).

Comprimidos, como clorhidrato: 10 mg, 25 mg, 50 mg, 100 mg, 200 mg.

• **Clorpromazina, Clorhidrato de** ver Clorpromazina en la página 76.

Clozapina

Información Relacionada

Cuadro Comparativo de Agentes Antipsicóticos ver página 407.

Pautas Generales sobre Medicamentos Antipsicóticos ver página 409.

Antipsicóticos Atípicos ver página 415.

Efectos Colaterales de la Clozapina ver página 419.

Discontinuación de Drogas Psicotrópicas - Síntomas de Suspensión de la Administración y Recomendaciones en la página 432.

Dosis Máximas Recomendadas por las Normas de la OBRA Federal en la página 434.

Información para el Paciente - Antipsicóticos (Clozapina) en la página 323.

Riesgos Teratogénicos de los Psicotrópicos ver página 449.

Disponibilidad de Genérico Sí: Cápsulas.

Marca Comercial en EE. UU. Clorazil®.

Categoría Farmacológica Agente antipsicótico, dibenzodiazepina.

Indicaciones Tratamiento de la esquizofrenia refractaria.

Acciones secundarias: Trastorno esquizoafectivo; trastorno bipolar; psicosis.

Factor de Riesgo en el Embarazo B.

Contraindicaciones Hipersensibilidad a la clozapina o a cualquier componente de la fórmula; antecedentes de agranulocitosis o granulocitopenia con clozapina; epilepsia no controlada; depresión severa del SNC o estado comatoso; trastornos mieloproliferativos o uso con otros agentes que posee riesgos de agranulocitosis o depresión medular.

En pacientes con GB ≤ 3500 glóbulos/mm³ antes de la terapia; si los GB bajan a 3000 glóbulos/ mm³ durante la terapia, la droga debe retirarse hasta que los signos y síntomas de infección desaparezcan y los GB aumenten a >3000 glóbulos/ mm³.

Advertencias / Precauciones No se debe interrumpir el medicamento de modo abrupto; retirarlo en un lapso de 1-2 semanas. Se debe controlar los GB semanalmente durante los primeros seis meses de la terapia; de allí en adelante, si los niveles son los adecuados, la NGB debe mantenerse (GB >3000/mm³, NAN >1500/ mm³), a partir de entonces pueden realizarse recuentos de GB semana de por medio. Los GB deben controlarse semanalmente durante las cuatro primeras semanas después de discontinuar la droga. Genera alto riesgo de agranulocitosis, lo que podría poner en peligro la vida. Tener precaución en pacientes que reciban otros agentes depresores de la médula ósea.

La clozapina suele provocar deficiencia cognitiva y/o motriz (sedación), lo que perjudica la realización de tareas que requieran un estado de aleta mental (tales como operar maquinaria o conducir).

Puede provocar hipotensión ortostática; tener precaución en pacientes con riesgo de hipotensión o en pacientes que no tolerarían episodios transitorios de hipotensión (enfermedades cardiovasculares o cerebrovasculares). El uso concurrente de psicotrópicos y benzodiazepinas puede aumentar el riesgo de reacciones cardiopulmonares graves. Tener precaución en pacientes con riesgo de convulsiones, incluidos aquéllos con antecedentes de convulsiones, traumatismo craneal, daño cerebral, alcoholismo, o terapia concurrente con medicamentos que pueden disminuir el umbral de las convulsiones.

Se la ha asociado con fiebre benigna autolimitante (<100,4°F/ 38°C, a menudo dentro de las primeras tres semanas). Sin embargo, la clozapina también puede verse asociada con reacciones febriles severas, incluido el síndrome neuroléptico maligno (SNM). Parece haber muy poca probabilidad de que la clozapina provoque reacciones extrapiramidales.

Puede causar efectos anticolinérgicos; tener precaución en pacientes con retención urinaria, hipertrofia prostática benigna, glaucoma de ángulo estrecho, sequedad de la boca, problemas visuales, constipación, o antecedentes de obstrucción intestinal.

Se ha informado de casos de eosinofilia, ante lo cual se deberá interrumpir la terapia de modo temporal o permanente. Se ha asociado la embolia pulmonar con la terapia de clozapina. Puede provocar hiperglucemia (utilizar con precaución en pacientes con diabetes u otros desórdenes de regulación de la glucosa. Tener precaución en pacientes con enfermedades o disfunciones hepáticas (existen casos en los que la terapia ha causado hepatitis).

Reacciones Adversas
>10%:
  Cardiovasculares: Taquicardia.
  Sistema nervioso central: Somnolencia, vértigo.
  Gastrointestinales: Constipación, diarrea, aumento del peso inusual, diarrea, sialorrea.
  Genitourinarias: Incontinencia urinaria.
>1% al 10%:
Cardiovasculares: Cambios en el ECG, hipertensión, hipotensión, síncope.
Sistema Nervioso Central: Acatisia, convulsiones, dolor de cabeza, pesadillas, acinesia, confusión, insomnio, fatiga, sacudidas mioclónicas.
Dermatológicas: Erupción.
Gastrointestinales: Malestar abdominal, pirosis, xerostomía, náuseas, vómitos.
Hematológicas: Eosinofilia, leucopenia.
Neuromusculares y óseas: Temblores
Misceláneas: Diaforesis (aumentada), fiebre.
<1%: Infarto del miocardio, falla cardíaca congestiva, miocarditis, pericarditis, derrame del pericardio, arritmias, discinesia tardía, síndrome neuroléptico maligno, dificultad al orinar, impotencia, agranulocitosis, granulocitopenia, trombocitopenia, rigidez, visión borrosa.

Sobredosis / Toxicología
Signos y síntomas: Estados alterados de la conciencia, taquicardia, hipotensión, salivación excesiva, depresión respiratoria.
Tratamiento:
Después de iniciar el tratamiento esencial de la sobredosis, debe comenzarse el tratamiento de los síntomas tóxicos y el tratamiento complementario.
La hipotensión a menudo responde a los fluidos I.V. o a la posición de Trendelenburg. Si no responde a estas medidas, puede ser necesario el uso de inotropo parenteral.
Las convulsiones generalmente responden al diazepam (en adultos, bolo I.V. de 5-10 mg cada 15 minutos, si es necesario hasta 30 mg; en niños, I.V. de 0,25-0,4 mg/kg/dosis, hasta 10 mg) o a la fenitoína o el fenobarbital; en situaciones en las que se continuará con la clozapina, el valproato es el mejor anticonvulsivo.

(Continúa)

Clozapina (Continuación)

Las arritmias cardíacas críticas también suelen responder a la fenitoína I.V. (15 mg/kg hasta 1 g), en tanto que se pueden utilizar otros antiarrítmicos.

Los neurolépticos a menudo provocan síntomas extrapiramidales (por ejemplo, reacciones distónicas) que requieren tratamiento con benztropina mesilato I.V. de 1-2 mg (adultos) que puede ser eficaz. Estos agentes por lo general son eficaces dentro de un plazo de 2-5 minutos.

Interacciones Medicamentosas Sustrato de enzima CYP1A2, 2C (menor), 2E1, 3A3/4, sustrato de enzima CYP2D6 (menor).

Las benzodiazepinas en combinación con la clozapina pueden generar depresión respiratoria e hipotensión, en especial durante las primeras semanas de la terapia; controlar que la respuesta sea la adecuada.

La carbamazepina, la fenitoína, y la primidona aumentan el metabolismo hepático de la clozapina; controlar que la respuesta sea la adecuada.

Fumar puede aumentar el metabolismo de la clozapina; puede ser necesario suministrar dosis mayores que con pacientes no fumadores.

La claritromicina, la cimetidina, la eritromicina, la fluoxetina, la fluvoxamina, la paroxetina, la sertralina, y la troleandomicina pueden inhibir el metabolismo de la clozapina; controlar que no exista un efecto alterado de la clozapina; utilizar agentes alternativos.

La clozapina puede revertir el efecto presor de la epinefrina.

El ácido valproico puede disminuir las concentraciones de clozapina; controlar que la respuesta sea la adecuada.

Acción Terapéutica La clozapina es un bloqueante débil de la dopamina$_1$ y la dopamina$_2$, pero bloquea los receptores de la D$_1$-D$_5$; además, bloquea la serotonina$_2$, el alfa-adrenérgico, la histamina H$_1$, y los receptores colinérgicos.

Farmacodinámica / Cinética

Fijación a proteínas: 95% de fijación a proteínas plasmáticas.
Metabolismo: Metabolismo extensivo principalmente a formas no acopladas.
Vida media: 12 horas.
Eliminación: En la orina.

Posología Adultos: Oral: 25 mg una o dos veces al día al iniciar, y aumentar, según como se la tolere, hasta una dosis de 300-450 mg/día después de 2-4 semanas, pero pueden requerirse dosis de hasta 600-900 mg/día.

Consideraciones Dietarias No hay consideraciones especiales con respecto a las comidas.

Parámetros de Monitoreo Recuento de glóbulos blancos, ECG, controles de la función hepática.

Valores de Referencia No están bien establecidos.

Información para el Paciente Avisar al médico si existe letargo, fiebre, dolor de garganta, síntomas similares a los de la gripe, o cualquier otro signo o síntoma de infección; puede provocar somnolencia; se deben tomar muestras de sangre con frecuencia; no dejar de ingerirlo aunque se crea que no está haciendo efecto.

Implicancias de Enfermería A veces existen aumentos benignos aunque autolimitantes de la temperatura durante las primeras tres semanas del tratamiento; recuento sanguíneo completo semanal obligatorio.

Información Adicional No se debe discontinuar la droga de modo abrupto; retirarla lentamente en 1-2 semanas.

Presentación Comprimidos: 25 mg, 100 mg.

- **Cytochrome P-450 e Interacciones Medicamentosas** ver página 420
- **Cytochrome P-450, Enzimas y Drogas Metabolizadas Respectivas** ver página 421
- **Dalmane**® ver Flurazepam en página 130
- **d-Alpha Tocopherol** ver Vitamina E en página 298
- **Dayto Himbin**® ver Yohimbina en página 300
- **Depacon**® ver Ácido Valproico y derivados en página 18
- **Depakene**® ver Ácido Valproico y derivados en página 18
- **Depakote**® ver Ácido Valproico y derivados en página 18
- **Deprenyl**® ver Selegilina en página 259
- **Depresión, Tratamiento de la** ver página 429

Desipramina

Información Relacionada

Cuadro Comparativo de Agentes Antidepresivos ver página 400.

Discontinuación de Drogas Psicotrópicas – Síntomas de Suspensión de la Administración y Recomendaciones en la página 432.

Dosis Máxima Recomendadas por las Normas de la OBRA Federal ver página 434.

Información para el Paciente – Antidepresivos (ADT) ver página 308.

Riesgos Teratogénicos de los Psicotrópicos ver página 449.

Disponibilidad de Genérico Sí: Comprimidos.

Marca Comercial en EE. UU. Norpramin®.

Marca Comercial en Canadá PMS-Desipramine.

Sinónimos Clorhidrato de Desipramina; Clorhidrato de Desmetilimipramina.

Categoría Farmacológica Antidepresivo, Tricíclico (Amina Secundaria).

Indicaciones Tratamiento de la depresión.

Acciones secundarias: Complemento analgésico del dolor crónico; neuropatías periféricas.

Factor de Riesgo en el Embarazo C.

Contraindicaciones Hipersensibilidad a la droga y a sustancias químicas que pertenezcan a una clase similar; uso de inhibidores de la monoaminooxidasa en un espacio de 14 días; uso en pacientes que estén atravesando por la etapa de recuperación del infarto de miocardio.

Advertencias / Precauciones Puede causar sedación, lo que dificulta la realización de tareas que requieran de atención mental (tales como operar maquinaria o conducir). Puede provocar efectos colaterales aditivos con depresores del SNC y/o el etanol. El grado de sedación es relativamente bajo en comparación con otros antidepresivos. Puede empeorar la psicosis en algunos pacientes, o precipitar un salto a la manía o la hipomanía en pacientes con trastornos bipolares. Puede provocar hiponatremia/SSIHAD. Puede aumentar los riesgos asociados a la terapia electroconvulsiva. Se debe discontinuar este agente, si es posible, antes de una cirugía electiva. La terapia no debe discontinuarse de modo abrupto en pacientes que han recibido dosis elevadas durante períodos prolongados.

Puede provocar hipotensión ortostática (el riesgo es moderado en relación con otros antidepresivos), tener precaución en pacientes con riesgo de hipotensión o en pacientes que no tolerarían ataques transitorios de hipotensión (enfermedades cardiovasculares o cerebrovasculares). El grado de bloqueo anticolinérgico producido por este agente es bajo en relación con otros antidepresivos cíclicos, sin embargo, debe tenerse precaución en pacientes con retención urinaria, hipertrofia prostática benigna, glaucoma de ángulo estrecho, sequedad de la boca, problemas en la visión, constipación, o antecedentes de obstrucción de intestinal.

Tener precaución en pacientes con depresión, en especial aquéllos en los que existe riesgo de suicidio. Tener precaución en pacientes con antecedentes de enfermedades cardiovasculares (incluyendo infartos de miocardio previos, apoplejía, taquicardia, o anormalidades de conducción). Los riesgos de anormalidades de conducción son relativamente bajos en relación con otros antidepresivos. Tener precaución en pacientes con antecedentes de convulsiones o que poseen predis-

(Continúa)

Desipramina (Continuación)

posición a sufrir convulsiones, como aquéllos con daño cerebral, alcohólicos, o que realizan terapia concurrente con otras drogas que disminuyen el umbral de las convulsiones. Tener precaución en pacientes con hipertiroidismo o en aquéllos que realizan un tratamiento con tiroides. Utilizar con precaución en pacientes con disfunción renal o hepática y en personas mayores.

Reacciones Adversas

Cardiovasculares: Arritmias, hipotensión, hipertensión, palpitaciones, bloque cardíaco, taquicardia.

Sistema nervioso central: Vértigo, somnolencia, dolor de cabeza, confusión, delirio, alucinaciones, nerviosismo, excitación, síndrome de Parkinson, insomnio, desorientación, ansiedad, agitación, hipomanía, exacerbación de la psicosis, falta de coordinación, convulsiones, síntomas extrapiramidales.

Dermatológicas: Alopecia, fotosensibilidad, erupción, urticaria.

Endocrinas y metabólicas: Crecimiento de los pechos, galactorrea, SSIHAD.

Gastrointestinales: Xerostomía, la disminución de la tonicidad del esfínter inferior del esófago puede causar reflujo GE, constipación, náuseas, gusto desagradable, aumento de peso, anorexia, calambres abdominales, pérdida de peso, diarrea, pirosis.

Genitourinarias: Dificultad al orinar, disfunciones sexuales, edema testicular.

Hematológicas: Agranulocitosis, eosinofilia, púrpura, trombocitopenia.

Hepáticas: Ictericia colestática, aumento de las enzimas hepáticas.

Neuromusculares y óseas: Temblores en músculos pequeños, debilidad, insensibilidad, hormigueo, parestesia de las extremidades, ataxia.

Oftalmológicas: Visión borrosa, trastornos de la acomodación, midriasis, aumento de la presión ocular.

Misceláneas: Diaforesis (aumentada), reacciones alérgicas.

Sobredosis / Toxicología

Signos y síntomas: Agitación, confusión, alucinaciones, hipertermia, retención urinaria, depresión del SNC, cianosis, sequedad de las membranas mucosas, arritmia cardiaca, convulsiones.

Tratamiento:

Después de iniciar el tratamiento esencial de la sobredosis, deben tratarse los síntomas tóxicos.

Las arritmias ventriculares a menudo responden a la alcalinización sistemática concurrente (bicarbonato de sodio, 0,5-2 mEq/kg, I.V.). Las arritmias que no respondan a la fenitoína de 15-20 mg/kg (adultos) pueden responder a la lidocaína de 1 mg/kg I.V., seguida por una infusión titulada. La fisostigmina (adultos: 1-2 mg I.V. administrada lentamente, niños: 0,5 mg I.V. administrada lentamente) puede ser indicada en arritmias cardíacas regresivas que ponen en riesgo la vida.

Las convulsiones generalmente responden al diazepam en bolos I.V. (en adultos, 5-10 mg hasta 30 mg; en niños, 0,25-0,4 mg/kg/dosis, hasta 10 mg/dosis). Si las convulsiones no responden o recurren, la fenitoína o el fenobarbital pueden ser necesarios.

Interacciones Medicamentosas Sustrato de enzima CYP1A2 y 2D6; inhibidor de CYP2D6, y sustrato de enzima CYP1A2, 2C9, 2C19, 2D6, 3A3/4.

La carbamazepina, el fenobarbital, y la rifampicina pueden aumentar el metabolismo de la desipramina, lo que provoca la disminución de los efectos de la desipramina.

La desipramina inhibe la respuesta antihipertensiva a la betanidina, clonidina, debrisoquina, guanadrel, guanetidina, guanabenz y guanfacina; controlar la presión arterial; considerar la posibilidad un agente antihipertensivo alternativo.

Discontinuar la clonidina de modo abrupto puede provocar una crisis de hipertensión, la desipramina puede aumentar la respuesta.

El uso con altetramina puede causar hipertensión ortostática.

La desipramina puede ser un aditivo o potenciar la acción de otros depresores del SNC (sedantes, hipnóticos, o etanol).

Al combinarla con inhibidores de la MAO, se han reportado fiebre, hipertensión, taquicardia, confusión, convulsiones, y **muertes** (síndrome serotonínico); debe evitarse dicha combinación.

La desipramina puede aumentar el tiempo de coagulación en pacientes estabilizados con warfarina.

La cimetidina y el metilfenidato pueden aumentar el metabolismo de la desipramina.

Se han observados efectos anticolinérgicos adicionales con otros agentes anticolinérgicos.

Los inhibidores selectivos de la recaptación de serotonina (ISRS), en diversos grados, inhiben el metabolismo de los ADT, lo que puede generar toxicidad clínica.

El uso del litio con un ADT puede aumentar el riesgo de neurotoxicidad.

Las fenotiazinas pueden aumentar la concentración de algunos ADT y los ADT pueden aumentar la concentración de fenotiazinas; controlar que la respuesta clínica sea la adecuada.

Los ADT pueden aumentar los efectos hipoglucémicos de la tolazamida, la clorpropamida, o la insulina; controlar el nivel de glucosa en sangre.

La colestiramina y el colestipol pueden adherirse a los ADT y disminuir su absorción; controlar que la respuesta sea la adecuada.

Los ADT pueden aumentar el efecto de las anfetaminas; controlar que no haya riesgo cardiovascular.

El verapamilo y el diltiazem aparentan disminuir el metabolismo de la imipramina y de otros ADT; controlar las concentraciones de ADT.

La respuesta presora a la epinefrina, la norepinefrina, y la fenilefrina I.V. puede aumentar en pacientes que reciban ADT, debe evitarse dicha combinación.

El jugo de pomelo, el indinavir y el ritonavir pueden inhibir el metabolismo de la clomipramina y de otros ADT; controlar que no existan efectos adversos; puede ser necesario un aumento de la dosis de ADT.

La quinidina puede inhibir el metabolismo de los ADT, controlar que no existan efectos adversos.

La combinación de anticolinérgicos con ADT puede generar efectos anticolinérgicos aditivos; la combinación de beta-agonistas con ADT puede predisponer a la arritmia cardíaca.

Acción Terapéutica Tradicionalmente, se cree que aumenta la concentración sináptica de la norepinefrina (y en un menor grado, de la serotonina) en el sistema nervioso central, al inhibir su reabsorción por medio de la membrana neuronal presináptica. Sin embargo, se han encontrado efectos receptores aditivos, incluyendo la desensibilización de la ciclasa de adenil, disminución de los receptores beta-adrenérgicos, y disminución de los receptores de serotonina.

Farmacodinámica / Cinética

Comienzo de la acción: 1-3 semanas (efectos antidepresivos máximos: después de 2 semanas)

Absorción: Buena absorción en el tracto gastrointestinal

Metabolismo: En el estómago

Vida media: Adultos: 7-60 horas

Concentración plasmática máxima: Dentro de las 4-6 horas

Eliminación: 70% a través de la orina

Posología Oral:

Niños de 6 a 12 años: 10-30 mg/día o 1-5 mg/kg/día en dosis fraccionadas; no exceder los 5 mg/kg/día

Adolescentes: Inicial: 25-50 mg/día; aumentar de modo gradual a 100 mg/día en una o varias dosis; máximo: 150 mg/día

Adultos: Inicial: 75 mg/día en dosis fraccionadas; aumentar de modo gradual a 150-200 mg/día en una o varias dosis; máximo: 300 mg/día.

Personas mayores: Dosis inicial: 10-25 mg/día; aumentar 10-25 mg cada 3 días en pacientes internados y cada una semana en pacientes externos, si se la tolera; dosis de mantenimiento: 75-100 mg/día, pero puede requerirse de una dosis de hasta 150 mg/día

Hemodiálisis / diálisis peritoneal: No se requiere una dosis suplementaria.

(Continúa)

Desipramina (Continuación)

Consideraciones Dietarias Evitar la consumir alcohol: posee efectos aditivos en el SNC.

Parámetros de Monitoreo Controlar la presión sanguínea y el pulso, antes y durante la terapia inicial evaluar el estado mental; controlar el peso.

Valores de Referencia Terapéuticos: 150-300 ng/mL (SI: 560-1125 nmol/L); posible toxicidad: >300 ng/mL (SI: >1070 nmol/L); Tóxicos: >1000 ng/mL (SI: >3750 nmol/L).

Interacciones en Análisis ↑ glucosa.

Información para el Paciente Evitar consumir alcohol; no discontinuar la droga de modo abrupto; la orina puede tornarse verde azulada; puede causar somnolencia; evitar exponerse al sol; los caramelos o la goma de mascar sin azúcar pueden evitar la sequedad bucal; es posible que el efecto total no se alcance hasta después de transcurridas 3-4 semanas.

Implicancias de Enfermería Puede aumentar el apetito.

Información Adicional Efectos anticolinérgicos y sedantes menores a los de la amitriptilina y la imipramina.

Presentación Comprimidos, como clorhidrato: 10 mg, 25 mg, 50 mg, 75mg, 100 mg, 150 mg.

- **Desipramina, Clorhidrato de** ver Desipramina en página 83
- **Desmetilimipramina, Clorhidrato de** ver Desipramina en página 83
- **Desoxiefedrina, Clorhidrato de** ver Metanfetamina en página 182
- **Desoxyn®** ver Metanfetamina en página 182
- **Desoxyn Gradumet®** ver Metanfetamina en página 182
- **Desyrel®** ver Trazodona en página 281
- **Dexedrina®** ver Dextroanfetamina en esta página

Dextroanfetamina

Información Relacionada

Información para el Paciente – Estimulantes ver página 336.
Agentes Estimulantes Utilizados para el TDAH ver página 448.

Disponibilidad de Genérico Sí.

Marca Comercial en EE. UU. Dexedrina®; Oxydess® II; Spancap® No. 1.

Sinónimos Sulfato de Dextroanfetamina.

Categoría Farmacológica Estimulante.

Indicaciones Narcolepsia; trastornos de déficit de atención/hiperactividad.

Acciones secundarias: Obesidad exógena; depresión; síndrome de comportamiento anormal en niños (disfunción cerebral mínima).

Restricciones C-II.

Factor de Riesgo en el Embarazo C.

Contraindicaciones Hipersensibilidad a la dextroanfetamina u otra amina simpatomimética. Pacientes con arterioesclerosis avanzada, enfermedad cardio-vascular sintomática, hipertensión de moderada a severa (fase II o III), hiper-tiroidismo, glaucoma, diabetes mellitus, estados de agitación, pacientes con antecedentes de abuso de drogas, o dentro de las dos semanas de terminado el tratamiento con inhibidores de la MAO. El uso de estimulantes está contraindicado en niños con trastornos de déficit de atención/hiperactividad y síndrome de Tourette concomitante o tics.

Advertencias / Precauciones Tener precaución en pacientes con trastornos bipolares, enfermedades cardiovasculares, convulsiones, insomnio, porfiria, hipertensión leve (fase I), o antecedentes de abuso de sustancias. Puede exacer-bar los síntomas de trastornos del comportamiento y cognitivos en pacientes psicóticos. Existe riesgo de dependencia a la droga (evitar discontinuarla de modo abrupto en pacientes que la han recibido por períodos prolongados). Utilizarla en planes de adelgazamiento sólo cuando otras terapias no han sido eficaces. Los productos pueden contener tartrazina, utilizar con precaución en pacientes con posible sensibilidad. El uso estimulante en niños se ha visto asociado con la falta de crecimiento.

Reacciones Adversas

Cardiovasculares: Palpitaciones, taquicardia, hipertensión, cardiomiopatía.

Sistema nervioso central: Sobre estimulación, euforia, discinesia, disforia, exacerbación de tics fónicos y motrices, agitación, insomnio, vértigo, dolor de cabeza, psicosis, síndrome de Tourette.

Dermatológicas: Erupción, urticaria.

Endocrinas y metabólicas: Alteraciones en la libido.

Gastrointestinales: Diarrea, constipación, anorexia, pérdida del peso, sequedad de la boca, gusto desagradable.

Genitourinarias: Impotencia.

Neuromusculares y óseas: Temblores.

Sobredosis / Toxicología

Signos y síntomas: Agitación, temblores, confusión, alucinaciones, pánico, disrritmias, náuseas, vómitos.

Tratamiento:

No hay antídoto específico contra la intoxicación con dextroanfetamina y la mayor parte del tratamiento es suplementaria.

La hiperactividad y la agitación suelen responder a la reducción de estímulos sensoriales; sin embargo, en la agitación extrema puede ser necesario administrar haloperidol (2-5 mg I.M. para los adultos).

La hipertermia se trata mejor con medidas de enfriamiento externas. Cuando es severa o no responde, puede ser necesario recurrir a una parálisis muscular con pancuronio.

Por lo general, la hipertensión es temporal y no requiere tratamiento a menos que sea severa. Ante niveles de presión sanguínea diastólica >110 mm Hg, debe iniciarse una infusión de nitroprusiato.

Por lo general, las convulsiones responden a regímenes de mantenimiento del diazepam I.V. y/o la fenitoína.

Interacciones Medicamentosas

Las anfetaminas inhiben la respuesta antihipertensiva a la guanetidina y el guanadrel; considerar agentes alternativos.

Puede precipitar crisis hipertensivas o el síndrome serotonínico en pacientes que reciben inhibidores de la MAO (selegilina >10 mg/día, isocarboxazida, fenelzina, tranilcipromina, furazolidona). Debe evitarse dicha combinación.

Dosis elevadas de antiácidos (bicarbonato de sodio) pueden inhibir la eliminación de dextroanfetamina y aumentar sus efectos.

Los ADT pueden aumentar los efectos de las anfetaminas; evitar su uso o controlar los efectos a nivel cardiovascular.

Las sustancias que acidifican la orina disminuyen la vida media y la duración de los efectos de las anfetaminas; puede ser necesario ajustar la dosis.

Las sustancias que alcalizan la orina aumentan la vida media y la duración de los efectos de las anfetaminas; puede ser necesario disminuir la dosis.

Estabilidad Proteger de la luz

Acción Terapéutica Bloquea la recaptación de la dopamina y la norepinefrina de la sinapsis, aumentando así la cantidad de dopamina y norepinefrina que circula en la corteza cerebral para el sistema de activación reticular; inhibe la acción de la monoaminooxidasa y provoca la liberación de catecolaminas. Las acciones periféricas incluyen: aumento de la presión sanguínea, debilidad del broncodilatador, y acción estimulante respiratoria.

Farmacodinámica / Cinética

Comienzo de la acción: 1-1,5 horas.

Metabolismo: En el hígado.

Vida media: Adultos: 34 horas (depende del pH).

Concentración plasmática máxima: Oral: Dentro de las 3 horas.

Eliminación: En la orina como droga sin alteraciones y metabolitos después de la dosis oral.

(Continúa)

Dextroanfetamina (Continuación)

Posología Oral:

Niños:

Narcolepsia: 6-12 años: Inicial: 5 mg/día, puede aumentarse de a 5 mg por semana hasta que aparezcan los efectos colaterales; dosis máxima: 60 mg/día.

Trastornos de déficit de atención/hiperactividad:

3-5 años: Inicial: 2,5 mg/día todas las mañanas; aumentar de a 2,5 mg/día por semana hasta obtener una respuesta óptima, valores usuales: 0,1-0,5 mg/kg/dosis todas las mañanas hasta un máximo de 40 mg/día.

≥6 años: 5 mg una o dos veces al día; aumentar de a 5 mg/día por semana hasta alcanzar la respuesta óptima, valor usual: 0,1-0,5 mg/kg/dosis todas las mañanas (5-20 mg/día) hasta un máximo de 40 mg/día.

Niños >12 años y adultos:

Narcolepsia: Inicial: 10 mg/día, puede aumentarse de a 10 mg por semana hasta que aparezcan los efectos colaterales; máximo: 60 mg/día.

Obesidad exógena: 5-30 mg/día fraccionados en dosis de 5-10 mg, 30-60 minutos después de las comidas.

Administración Administrar en una sola dosis por la mañana o en dosis fraccionadas en el desayuno y el almuerzo.

Parámetros de Monitoreo Crecimiento en los niños y actividad del SNC en todos los pacientes

Valores de Referencia Terapéuticos 20-30 ng/mL; Tóxicos: >200 ng/mL.

Interacciones en Análisis Pueden existir ensayos positivos de anfetamina falsos ante la administración simultánea de ranitidina, fenilpropanolamina, bronfeniramina, clorpromazina, fluspirileno o pipotiazina.

Información para el Paciente Tomarla durante el día para evitar el insomnio; no discontinuar de modo abrupto, puede causar dependencia física y psicológica si su uso es prolongado.

Implicancias de Enfermería La última dosis diaria debe darse 6 horas antes de retirarse; no cortarla, el producto se halla dentro; la dosis no debe darse a la noche o antes de acostarse.

Información Adicional Los comprimidos (5 mg) contienen tartrazina.

Presentación

Cápsulas, como sulfato, alivio prolongado: 5 mg, 10 mg, 15 mg.

Elixir, como sulfato: 5 mg/5mL (480 mL).

Comprimidos, como sulfato: 5 mg,10 mg (los comprimidos de 5 mg contienen tartrazina).

Dextroanfetamina y Anfetamina

Información Relacionada

Información para el Paciente – Estimulantes ver página 336.

Agentes Estimulantes Utilizados para el TDAH ver página 448.

Disponibilidad de Genérico No.

Marca Comercial en EE. UU. Adderall®.

Categoría Farmacológica Estimulante.

Indicaciones Trastornos de déficit de atención/hiperactividad, narcolepsia.

Restricciones C-II.

Factor de Riesgo en el Embarazo C.

Implicancias en el Embarazo/Lactancia Las anfetaminas son tóxicas y poseen efectos teratogénicos en los embriones de ratones; se informó de casos de deformaciones óseas congénitas, fístula traqueoesófaga, y atresia anal en una madre que tomó dextroanfetamina y lovastatín durante el primer trimestre; utilizar si el beneficio justifica poner en riesgo la vida del feto. Se la elimina a través de la leche materna, advertir respecto de la lactancia.

Los niños nacidos de madres dependientes de las anfetaminas poseen mayor riesgo de nacimiento prematuro y bajo peso, pueden experimentar síntomas del síndrome de abstinencia como los demostrados por la disforia, incluyendo agitación y lasitud.

Contraindicaciones Arterioesclerosis avanzada; enfermedades cardiovasculares sintomáticas; hipertensión de moderada a severa; hipertiroidismo; hipersensibilidad a las aminas simpatomiméticas; glaucoma; estados de agitación; pacientes con antecedentes de abuso de drogas; uso dentro de las 2 semanas de terminado el tratamiento con inhibidores de la MAO (crisis de hipertensión).

Advertencias / Precauciones Cuando se desarrolla tolerancia al efecto anoréxico, no se debe exceder la dosis para aumentar el efecto; por el contrario, debe discontinuarse la droga. Tener precaución en pacientes con hipertensión leve; las anfetaminas pueden afectar la habilidad para realizar tareas que requieran de precisión.

En niños psicóticos, las anfetaminas pueden exacerbar los síntomas del trastorno del comportamiento o cognitivo.

Reacciones Adversas

Cardiovasculares: Palpitaciones, taquicardia, hipertensión, cardiomiopatía.

Sistema nervioso central: Sobreestimulación, euforia, discinesia, disforia, exacerbación de tics fónicos y motrices, agitación, insomnio, vértigo, dolor de cabeza, psicosis, síndrome de Tourette.

Dermatológicas: Erupción, urticaria.

Endocrinas y metabólicas: Alteraciones en la libido.

Gastrointestinales: Diarrea, constipación, anorexia, pérdida del peso, xerostomía, gusto desagradable.

Genitourinarias: Impotencia.

Neuromusculares y óseas: Temblores.

Interacciones Medicamentosas

Las anfetaminas inhiben la respuesta antihipertensiva a la guanetidina y el guanadrel; considerar agentes alternativos.

Puede precipitar la crisis hipertensiva o el síndrome serotonínico en pacientes que reciben inhibidores de la MAO (selegilina >10 mg/día, isocarboxazida, fenelzina, tranilcipromina, furazolidona). Debe evitarse dicha combinación.

Las dosis elevadas de antiácidos (bicarbonato de sodio) pueden inhibir la eliminación de dextroanfetamina y aumentar sus efectos.

Los ADT pueden aumentar los efectos de las anfetaminas; evitar su uso o controlar los efectos a nivel cardiovascular.

Las sustancias que acidifican la orina disminuyen la vida media y la duración de los efectos de las anfetaminas; puede ser necesario ajustar la dosis.

Las sustancias que alcalizan la orina aumentan la vida media y la duración de los efectos de las anfetaminas; puede ser necesario disminuir la dosis.

Acción Terapéutica Bloquea la recaptación de la dopamina y la norepinefrina de la sinapsis, aumentando así la cantidad de dopamina y norepinefrina que circula en la corteza cerebral para el sistema de activación reticular; inhibe la acción de la monoaminooxidasa y provoca la liberación de catecolaminas. Las acciones periféricas incluyen: aumento de la presión sanguínea, debilidad del broncodilatador, y acción estimulante respiratoria.

Presentación Comprimidos:

5 mg (sulfato de dextroanfetamina de 1,25 mg; sacarato de dextroanfetamina de 1,25 mg; aspartato de anfetamina de 1,25 mg; sulfato de anfetamina de 1,25 mg).

10 mg (sulfato de dextroanfetamina de 2,5 mg; sacarato de dextroanfetamina de 2,5 mg; aspartato de anfetamina de 2,5 mg; sulfato de anfetamina de 2,5 mg).

20 mg (sulfato de dextroanfetamina de 5 mg; sacarato de dextroanfetamina de 5 mg; aspartato de anfetamina de 5 mg; sulfato de anfetamina de 5 mg).

30 mg (sulfato de dextroanfetamina de 7,5 mg; sacarato de dextroanfetamina de 7,5 mg; aspartato de anfetamina de 7,5 mg; sulfato de anfetamina de 7,5 mg).

♦ **Dextroanfetamina, Sulfato de** ver Dextroanfetamina página 86

* **Diagnóstico y Estadísticas de los Trastornos Mentales, Manual de (DSM-IV)** ver página 380
* **Diastat® Gel** ver Diazepam en esta página
* **Diazemuls® Injection** ver Diazepam en esta página

Diazepam

Información Relacionada

Uso de Ansiolíticos/Hipnóticos en Instituciones de Tratamiento Prolongado en la página 412.

Cuadro Comparativo de Benzodiazepinas en la página 417.

Dosis Máximas Recomendadas por las Normas de la OBRA Federal en la página 434.

Información para el Paciente - Ansiolíticos e Hipnóticos Sedantes (Benzodiazepinas) en la página 338.

Disponibilidad de Genérico Sí.

Marca Comercial en EE. UU. Diastat® Gel; Diazemulus® Injection; Emulsified Dizac®Injection; Emulsified Valium®.

Marca Comercial en Canadá Apo®-Diazepam; Diazemulus®; E Pam®; Meval®; Novo-Dipam; PMS-Diazepam; Vivol®.

Categoría Farmacológica Benzodiazepina.

Indicaciones Tratamiento de trastornos de la ansiedad; síndrome de abstinencia de alcohol; relajante esqueleto-muscular; trastornos convulsivos.

Acciones secundarias: Pánico; sedación preoperatoria; anestesia suave; amnesia.

Restricciones C-IV.

Factor de Riesgo en el Embarazo D.

Implicancias en el Embarazo / Lactancia

Efectos clínicos en el feto: Atraviesa la placenta. Se informó de la presencia de paladar hendido, sin embargo, datos más recientes no demuestran que la droga se haya visto asociada con paladares hendidos; hernia inguinal, deficiencias cardíacas, espina bífida, rasgos faciales amorfos, defectos óseos, y diversas malformaciones; se informó de la presencia de hipotonía y síntomas del síndrome de abstinencia al utilizar la droga poco antes del parto.

Lactancia: Llega a la leche.

Efectos clínicos en el bebé: Sedación; la Academia Norteamericana de Pediatría (American Academy of Pediatrics) informa que **su uso puede ser riesgoso.**

Contraindicaciones Hipersensibilidad a la droga o a cualquier componente de la fórmula (puede producirse sensibilidad cruzada con otras benzodiazepinas); glaucoma de ángulo estrecho; embarazo; no utilizarla en niños <6 meses (vía oral) o <30 días (vía parenteral).

Advertencias / Precauciones El diazepam se ha visto asociado con el aumento de la frecuencia de las convulsiones del gran mal. El síndrome de abstinencia también se vio asociado con un aumento en la frecuencia de las convulsiones. Tener precaución con drogas que pueden disminuir el metabolismo del diazepam. Tener precaución en personas mayores o pacientes debilitados, y en pacientes con trastornos hepáticos (incluyendo alcohólicos) o disfunciones renales. Los metabolitos activos que poseen una vida media prolongada pueden retardar la acumulación y provocar efectos adversos. Tener precaución en pacientes con trastornos respiratorios o perturbación del reflejo faríngeo.

Existieron casos de hipotensión aguda, debilidad muscular, apnea y ataque cardíaco al administrar la droga vía parenteral. Los efectos agudos pueden prevalecer en pacientes que reciben barbitúricos, narcóticos, o etanol de modo concurrente. provoca depresión del SNC (en relación con la dosis) que produce sedación, somnolencia, confusión, o ataxia que pueden influir sobre habilidades físicas y mentales. Debe poseerse un equipo resucitador apropiado y personal calificado durante la administración y el control. Evitar usar la inyección en pacientes en estado de shock, en estado de coma, o con intoxicación aguda con etanol. Debe evitarse inyectar intra-arterialmente o extravasar la fórmula parenteral. La fórmula parenteral contiene glicol, cuya toxicidad se ha observado al administrarlo en dosis elevadas.

Provoca depresión del SNC (en relación con la dosis) que deriva en sedación, vértigo, confusión, o ataxia que pueden afectar la capacidad física y mental. Se debe advertir al paciente sobre el peligro de realizar tareas que requieran atención mental (tales como operar maquinaria o conducir). Tener precaución en pacientes que reciben otros depresores del SNC o agentes psicoactivos. Los efectos con otros sedantes o etanol pueden potenciarse. La dosis de narcóticos debe reducirse aproximadamente 1/3 cuando se agrega el diazepam. Las benzodiazepinas se han visto asociadas con caídas y lesiones traumáticas, por lo que se las debe utilizar con precaución en pacientes que corren riesgo de atravesar por estas situaciones (en especial en personas mayores).

Tener precaución en pacientes con depresión, en especial si puede haber riesgo de suicidio. Utilizar con precaución en pacientes con antecedentes de dependencia a la droga. Las benzodiazepinas se han visto asociadas a los síntomas de dependencia y al síndrome de abstinencia agudo al discontinuarla o reducir la dosis. El síndrome de abstinencia agudo, incluidas las convulsiones, puede verse acelerado al administrar flumazenil a pacientes que reciben un tratamiento prolongado con benzodiazepinas.

El diazepam ha sido asociado con la amnesia anterógrada. Se ha observado la presencia de reacciones paradójicas, incluyendo hiperactividad y agresividad, en especial en adolescentes, niños y pacientes psiquiátricos. No posee propiedades analgésicas, antidepresivas o antipsicóticas.

Reacciones Adversas
Cardiovasculares: Hipotensión.
Sistema nervioso central: Somnolencia, ataxia, amnesia, mareos, dificultad en el habla, excitación o irritabilidad paradójica, fatiga, insomnio, problemas de memoria, dolor de cabeza, ansiedad, depresión, vértigo, confusión.
Dermatológicas: Erupción.
Endocrinas y metabólicas: Alteraciones en la libido.
Gastrointestinales: Alteraciones en la salivación, constipación, náuseas.
Genitourinarias: Incontinencia, retención urinaria.
Hepáticas: Ictericia.
Locales: Flebitis, dolor por la inyección.
Neuromusculares y óseas: Disartria, temblores.
Oftalmológicas: Visión borrosa, diplopía.
Respiratorias: Disminución en el ritmo de respiración, apnea.

Sobredosis / Toxicología
Signos y síntomas: Somnolencia, confusión, letargo, disminución de los reflejos, disnea, hipotensión, dificultad en el habla, falta de coordinación.
Tratamiento: El tratamiento de sobredosis de benzodiazepinas es suplementario. Rara vez se requiere de respiración artificial. Se ha demostrado que el flumazenil bloquea selectivamente la fijación de las benzodiazepinas a los receptores del SNC, lo que provoca la reversión de la depresión del SNC causada por las benzodiazepinas, pero no de la depresión respiratoria.

Interacciones Medicamentosas Sustrato de enzima CYP1A2 y 2C8, sustrato de enzima CYP3A3/4 (menor), y el diazepam y el desmetildiazepam son sustratos de enzima CYP2C19.
La carbamazepina, la rifampicina y la rifabutina pueden aumentar el metabolismo del diazepam y disminuir su efecto terapéutico; considerar el uso de un agente sedante/hipnótico alternativo.
La cimetidina, ciprofloxacina, claritromicina, clozapina, depresores del SNC, diltiazem, disulfiram, digoxina, eritromicina, etanol, fluconazol, fluoxetina, fluvoxamina, jugo de pomelo, isoniacida, itraconazol, ketoconazol, labetalol, levodopa, loxapina, metoprolol, metronidazol, miconazol, nefazodona, omeprazol, fenitoína, rifabutina, rifampicina, troleandomicina, ácido valproico y el verapamilo pueden aumentar los niveles plasmáticos y/o la toxicidad del diazepam;
(Continúa)

Diazepam (Continuación)

controlar que no exista una respuesta alterada a las benzodiazepinas.

Estabilidad Proteger la dosis de tipo parenteral de la luz; la potencia se retiene hasta 3 meses si se lo mantiene a temperatura ambiente; máxima estabilidad: en un pH de 4-8; la hidrólisis ocurre en un pH <3; no mezclar la fórmula I.V. con otros medicamentos.

Acción Terapéutica Se une con los receptores estereoespecíficos de las benzodiazepinas en la neurona GABA post-sináptica en diferentes lugares de la formación reticular del SNC, incluyendo el sistema límbico. Se produce un aumento del efecto inhibidor del GABA en la excitabilidad de la neurona debido al incremento de la permeabilidad de la membrana de la neurona a los iones de cloruro. Este intercambio de iones de cloruro provoca hiperpolarización (un estado de menor excitación) y estabilización.

Farmacodinámica / Cinética

I.V. para el estado epiléptico:

Comienzo de la acción: Casi de modo inmediato.

Duración: Escasa, 20-30 minutos.

Absorción: Oral: 85% a 100%, más confiable que I.M.

Fijación a proteínas: 98%

Metabolismo: En el hígado.

Vida media:

Prodroga: Adultos: 20-50 horas, aumento de la vida media en neonatos, personas mayores, y en pacientes con disfunciones hepáticas severas.

Metabolito activo mayor (desmetildiazepam): 50-100 horas, puede prolongarse en neonatos.

Posología La absorción vía oral es más confiable que I.M.

Niños:

Sedación consciente para procedimientos: Oral: 0,2-0,3 mg/kg (máximo: 10 mg), 45-60 minutos antes del procedimiento.

Sedación, relajación muscular o ansiedad:

Vía oral: 0,12-0,8 mg/kg/día en dosis fraccionadas cada 6-8 horas.

I.M., I.V.: 0,04-0,3 mg/kg/dosis cada 2-4 horas, hasta un máximo de 0,6 mg/kg dentro de un período de 8 horas si es necesario.

Estado epiléptico:

Niños de 30 días a 5 años: I.V.: 0,05-0,3 mg/kg/dosis dados durante 2-3 minutos, cada 15-30 minutos, hasta un máximo total de 5 mg. Repetir a las 2-4 horas, según sea necesario. Ó 0,2-0,5 mg/dosis cada 2-5 minutos, hasta un máximo total de 5 mg.

>5 años: I.V.: 0,05-0,3 mg/kg/dosis dados durante 2-3 minutos, cada 15-30 minutos, hasta un máximo total de 10 mg. Repetir a las 2-4 horas, según sea necesario. Ó 1mg/dosis dado durante 2-3 minutos, cada 2-5 minutos, hasta un máximo total de 10 mg.

Rectal: 0,5 mg/kg, luego 0,25 mg/kg a los 10 minutos si es necesario.

Adolescentes: Sedación consciente para procedimientos:

Oral: 10 mg

I.V.: 5 mg, puede repetirse con ½ dosis si es necesario.

Adultos:

Ansiedad /sedación /relajación óseo-muscular:

Oral: 2-10 mg, 2-4 veces/día

I.M , I.V.: 2-10 mg, puede repetirse a las 3-4 horas si es necesario.

Estado epiléptico: I.V.: 5-10 mg cada 10-20 minutos, hasta 30 mg durante un período de 8 horas; se puede repetir a las 2-4 horas de ser necesario.

Calmante rápido de pacientes agitados (administrar cada 30-60 minutos):

Oral: 5-10 mg; dosis total promedio como calmante: 20-60 mg.

Personas mayores: Oral: Inicial:

Ansiedad: 1-2 mg, 1-2 veces/día; aumentar en forma gradual si es necesario. Rara vez se requiere el uso de >10 mg/día.

Relajación óseo-muscular: 2-5 mg, 2-4 veces/día.

Hemodiálisis: No es dializable (0% a 5%); no es necesario el uso de una dosis suplementaria.

Ajuste de la dosis en caso de deficiencia hepática: Reducir la dosis un 50% en casos de cirrosis, y evitar en trastornos hepáticos severos/agudos.

Consideraciones Dietarias Alcohol: se informó de la existencia de depresión aditiva del SNC con benzodiazepinas; evitar o limitar el consumo de alcohol.

Administración En niños, no exceder 1-2 mg/minuto vía parenteral; en adultos, 5 mg/minuto

Parámetros de Monitoreo Estado respiratorio, cardiovascular y mental; controlar la ortostasis.

Valores de Referencia Terapéuticos: Diazepam: 0,2-1,5 µg/mL (SI: 0-7-5,3 µmol/L); N-desmetildiazepam (nordiazepam): 0,1-0,5 µg/mL (SI: 0-35-1,8 µmol/L).

Interacciones en Análisis Valores negativos falsos de glucosa en orina al utilizar Clinistix® o Diastix®.

Información para el Paciente Evitar el consumo de alcohol y otros depresores SNC; evitar actividades que necesiten coordinación psicomotriz hasta tanto se descarten los efectos depresores del SNC; la droga puede provocar dependencia física o psicológica; evitar discontinuarla de modo abrupto después de un tratamiento prolongado.

Implicancias de Enfermería Tomar medidas de seguridad (tales como barandas en la cama, luz durante la noche, y timbre de llamada); supervisar la ambulación.

Información Adicional La absorción vía oral es más confiable que I.V.; el Intensol® debe diluirse antes de su uso; el diazepam no posee efectos analgésicos.

Presentación
Gel, vía rectal (Diastat®):
Pediátrico (4,4 cm): 5 mg/mL (2,5 mg, 5 mg, 10 mg) (envases de a dos unidades).
Adultos (6 cm): 5 mg/mL (10 mg, 15 mg, 20 mg) (paquetes de dos unidades).
Inyección: 5 mg/mL (1 mL, 2 mL, 5 mL, 10 mL).
Inyección, emulsionada:
Dizac®: 5 mg/mL (3 mL).
Diazemuls®: 5 mg/mL (2mL).
Solución, vía oral (sabor a menta fresca): 5 mg/5mL (5 mL, 10 mL, 500 mL).
Solución, vía oral concentrada (Diazepam Intensol®): 5 mg/mL (30 mL).
Comprimidos: 2 mg, 5 mg, 10 mg.

- **Didrex®** ver Benzfetamina en página 41

Dietilpropión

Información Relacionada
Información para el Paciente – Estimulantes ver página 336.
Fentermina en página 118.

Disponibilidad de Genérico Sí.

Marca Comercial en EE. UU. Tenuate®; Tenuate® Dospan®.

Marca Comercial en Canadá Nobesine®.

Sinónimos Anfepramona; Clorhidrato de Dietilpropión.

Categoría Farmacológica Anorexígeno.

Indicaciones Coadyuvante de corto plazo en regímenes para la pérdida de peso a base de ejercicios, modificación de la conducta, y reducción calórica en el tratamiento de la obesidad exógena para pacientes con una índice de masa corporal inicial $\geq$30 kg/m^2 o $\geq$27 kg/m^2 con otro factores de riesgo (diabetes, hipertensión); ver cuadro.

(Continúa)

Dietilpropión (Continuación)

Índice de Masa Corporal (IMC), kg/m²
Altura (m)

METROS: PESO KG	1,5	1,6	1,7	1,8	1,9	2,0
60	26,7	23,4	20,8	18,5	16,6	15,0
64	28,4	25,0	22,1	19,8	17,7	16,0
68	30,2	26,6	23,5	21,0	18,8	17,0
72	32,0	28,1	24,9	22,2	19,9	18,0
76	33,8	29,7	26,3	23,5	21,1	19,0
80	35,6	31,3	27,7	24,7	22,2	20,0
84	37,3	32,8	29,1	25,9	23,3	21,0
88	39,1	34,4	30,4	27,2	24,4	22,0
92	40,9	35,9	31,8	28,4	25,5	23,0
96	42,7	37,5	33,2	29,6	26,6	24,0
100	44,4	39,1	34,6	30,9	27,7	25,0
104	46,2	40,6	36,0	32,1	28,8	26,0
108	48,0	42,2	37,4	33,3	29,9	27,0
112	49,8	43,8	38,8	34,6	31,0	28,0

Acciones secundarias: Migraña.

Restricciones C-IV.

Factor de Riesgo en el Embarazo B.

Contraindicaciones Hipersensibilidad a la droga o a las aminas simpatomiméticas. Los pacientes con arterioesclerosis avanzada, deficiencias cardiovasculares sintomáticas, hipertensión de moderada a severa (fase II o III), hipertiroidismo, glaucoma, estados de agitación, pacientes con antecedentes de abuso de drogas, y pacientes que están realizando una terapia con inhibidores de la MAO o que hace menos de 14 días que finalizaron dicha terapia. Uso concurrente con otros agentes anorexígenos; se contraindica el uso de estimulantes en niños con trastornos de déficit de atención/hiperactividad y con síndrome de Tourette o tics concomitantes.

Advertencias / Precauciones Tener precaución en pacientes con trastorno bipolar, diabetes mellitus, deficiencias cardiovasculares, convulsiones, insomnio, porfiria, o hipertensión leve (fase I). Puede exacerbar los síntomas de trastornos del comportamiento y cognitivos en pacientes psicóticos. Puede generar dependencia a la droga, evitar discontinuarlo de forma abrupta en pacientes que la han recibido durante un período prolongado. El uso estimulante en niños ha sido asociado con la falta de crecimiento. No se recomienda su uso en paciente <12 años.

Reacciones Adversas

Cardiovasculares: Hipertensión, palpitaciones, taquicardia, dolor de pecho, cambios del intervalo T, arritmias, hipertensión pulmonar, valvalopatía.

Sistema nervioso central: Euforia, nerviosismo, insomnio, agitación, vértigo, ansiedad, dolor de cabeza, confusión, depresión mental, psicosis, ACV, convulsiones.

Dermatológicas: Alopecia, urticaria, erupciones, equimosis, eritema.

Endocrinas y metabólicas: Alteraciones en la libido, ginecomastia, irregularidades menstruales, porfiria.

Gastrointestinales: Náuseas, vómitos, calambres abdominales, constipación, sequedad de la boca, gusto metálico.

Genitourinarias: Impotencia.

Hematológicas: Depresión medular, agranulocitosis, leucopenia.

Neuromusculares y óseas: Temblores.

Oftalmológicas: Visión borrosa, midriasis.

Sobredosis / Toxicología Tratamiento: No hay un antídoto específico contra la intoxicación con anfetaminas, y el tratamiento es complementario. La hiperactividad y la agitación a menudo responden al disminuir la aplicación de estímulos sensoriales; sin embargo, si la agitación es extrema, puede ser necesario administrar haloperidol (2-5 mg I.M. en adultos). El mejor tratamiento para la hipertermia son las medidas de enfriamiento externas; si es severa o no responde, puede ser necesaria la parálisis muscular con pancuronio. Por lo general, la hipertensión es temporal y no requiere de un tratamiento a menos que sea severa. Si existe presión sanguínea diastólica >110 mm Hg, debe iniciarse una infusión de nitroprusiato. Por lo general, las convulsiones responden al diazepam I.V. y/o a los regímenes de mantenimiento de fenitoína.

Interacciones Medicamentosas
El dietilpropión puede desplazar a la guanetidina de la neurona y oponerse a sus efectos antihipertensivos; discontinuar el dietilpropión o utilizar otro agente antihipertensivo.

Se contraindica el uso concurrente de inhibidores de la MAO, o su uso antes de transcurridos 14 días de haber discontinuado el dietilpropión (crisis de hipertensión).

Se contraindica el uso concurrente de sibutramina y dietilpropión (hipertensión severa, taquicardia).

El uso concurrente con ADT puede provocar hipertensión y estimular el SNC; se recomienda evitar dicha combinación.

El uso concurrente con otros agentes anorexígenos puede provocar severos problemas cardíacos, está contraindicado.

Acción Terapéutica El dietilpropión se utiliza como un agente anorexígeno que posee propiedades farmacológicas y químicas similares a las de las anfetaminas. La acción terapéutica del dietilpropión al reducir el apetito parece ser secundaria a los efectos del SNC, en especial la estimulación del hipotálamo para liberar catecolaminas en el sistema nervioso central; los efectos anorexígenos se alcanzan a través del metabolismo de la norepinefrina y la dopamina. El incremento de la actividad física y los efectos metabólicos (inhibición de la lipogénesis y aumento de la lipólisis) también pueden contribuir en la pérdida de peso.

Posología Adultos: Vía oral:
Comprimidos: 25 mg, 3 veces/día, antes de las comidas.
Comprimidos, eliminación controlada: 75 mg a media mañana.

Consideraciones Dietarias Alcohol: evitar su consumo.

Parámetros de Monitoreo Controlar el SNC.

Información para el Paciente Evitar las bebidas alcohólicas; tomarla durante el día para evitar el insomnio; no discontinuar de modo abrupto, puede provocar dependencia física y psicológica si el uso es prolongado.

Implicancias de Enfermería No cortar los comprimidos de difusión controlada de 75 mg; no debe administrársela por la noche o antes de acostarse.

Presentación
Comprimido, como clorhidrato: 25 mg
Comprimido, como clorhidrato, eliminación controlada: 75 mg

◆ **Dietilpropión, Clorhidrato de** ver Dietilpropión en página 93

Difenhidramina
Información Relacionada
Cuadro Comparativo de Agentes Antiparkinsonianos en la página 406.
Discontinuación de Drogas Psicotrópicas – Síntomas de Suspensión de la Administración y Recomendaciones en la página 432.
Dosis Máximas Recomendadas por las Normas de la OBRA Federal en la página 434.
Ansiolíticos e Hipnóticos no Benzodiazepínicos en la página 443.
Información para el Paciente – Agentes para el Tratamiento de Síntomas Extrapiramidales en la página 348.

Disponibilidad de Genérico Sí.

Marca Comercial en EE. UU. AllerMax® Oral (OTC); Banophen® Oral (OTC); Belix® Oral (OTC); Benadryl® Injection (OTC); Benadryl® Oral (OTC); Benadryl® Topical (Continúa)

Difenhidramina (Continuación)

(OTC); Ben-Allergin-50® Injection (OTC); Benylin® Cough Syrup (OTC); Bydramine® Cough Syrup (OTC); Compoz® Gel Caps (OTC); Compoz® Nighttime Sleep Aid (OTC); Dihydrex® Injection (OTC); Diphenacen-50® Injection; Diphen® Cough (OTC); Diphenist (OTC); Dormarex® 2 Oral (OTC); Dormin® Oral (OTC); Genahist® Oral; Hydramyn® Syrup (OTC); Hyrexin-50® Injection (OTC); Maximum Strength Nytol® (OTC); Miles Nervine® Caplets (OTC); Nordryl® Injection (OTC); Nordryl® Oral; Nytol® Oral (OTC); Phendry® Oral (OTC); Siladryl® Oral (OTC); Silphen® Cough (OTC) Sleep-eze 3® Oral (OTC); Sleepinal® (OTC); Sleepwell 2-nite® (OTC); Sominex® Oral (OTC); Tusstat® Syrup; Twilite® Oral (OTC); Uni-Bent® Cough Syrup; 40 Winks® (OTC).

Marca Comercial en Canadá Allerdryl®; Allernix®; Nytol® Extra Strength.

Sinónimos Clorhidrato de Difenhidramina.

Categoría Farmacológica Antihistamínico.

Indicaciones Alivio sintomático de los síntomas alérgicos provocados por la eliminación de histamina, entre los cuales se hallan las alergias nasales y la dermatosis alérgica; puede utilizarse para la sedación nocturna leve; prevención de la enfermedad del movimiento y antitusivo; posee propiedades antinauseosas y anestésicas; tratamiento de las reacciones extrapiramidales provocadas por antipsicóticos.

Factor de Riesgo en el Embarazo B.

Contraindicaciones Hipersensibilidad a la difenhidramina o a cualquier componente de la fórmula; no utilizar en pacientes con ataques agudos de asma; el uso en neonatos está contraindicado.

Advertencias / Precauciones Provoca sedación, tener precaución al realizar tareas que requieran de atención mental (tales como operar maquinaria o conducir). Potencia los efectos sedantes de los depresores del SNC y del etanol. Tener precaución en pacientes con glaucoma de ángulo cerrado, obstrucción piloroduodenal (incluida la úlcera péptica estenosada), obstrucción del tracto urinario (incluidas la obstrucción del cuello de la vejiga y la hipertrofia prostática sintomática), hipertiroidismo, presión intraocular elevada, o deficiencia cardiovascular (incluidas la hipertensión y la taquicardia). La difenhidramina posee propiedades sedantes y anticolinérgicas elevadas, por lo que no se la debe utilizar como antihistamínico de uso prolongado en personas mayores. Puede causar excitación paradójica en pacientes pediátricos. Puede provocar alucinaciones, coma, o la muerte en caso de sobredosis. Algunas preparaciones contienen bisulfito de sodio; la presentación en jarabe puede contener alcohol.

Reacciones Adversas

Cardiovasculares: Hipotensión, palpitaciones, taquicardia.

Sistema nervioso central: Sedación, somnolencia, vértigo, problemas de coordinación, dolor de cabeza, fatiga, nerviosismo, excitación paradójica, insomnio, euforia, confusión.

Dermatológicas: Fotosensibilidad, erupción, angioedema, urticaria.

Gastrointestinales: Náuseas, vómitos, diarrea, dolor abdominal, sequedad de la boca, aumento del apetito, aumento de peso, sequedad de las membranas mucosas, anorexia.

Genitourinarias: Retención urinaria, frecuencia urinaria, dificultad al orinar.

Hematológicas: Anemia hemolítica, trombocitopenia, agranulocitosis.

Neuromusculares y óseas: Temblores, parestesia.

Oftalmológicas: Visión borrosa.

Respiratorias: Secreciones bronquiales más espesas.

Sobredosis / Toxicología

Signos y síntomas: Estimulación o depresión del SNC; la sobredosis puede provocar la muerte en bebés y niños.

Tratamiento: No existe un tratamiento específico de la sobredosis de antihistamínicos, sin embargo, la mayor parte de su toxicidad clínica se debe a sus efectos anticolinérgicos. Los inhibidores de la anticolinesterasa (por ejemplo, la fisostigmina, la neostigmina, la piridostigmina, o el edrofonio) pueden ser útiles al reducir la acetilcolinesterasa. Si existe sobredosis anticolinérgica con síntomas con riesgo de muerte, se puede ser administrar fisostigmina I.V. de 1-2 mg (0,5 o 0,02 mg/kg en niños) lentamente para revertir los efectos.

Interacciones Medicamentosas Sustrato de enzima CYP2D6.

Puede aumentar la degradación gástrica de la levodopa y disminuir la cantidad de levodopa absorbida mediante el retraso de la limpieza gástrica; con la digoxina puede ocurrir lo contrario.

Los efectos terapéuticos de los agentes colinérgicos (la tacrina, el donapezil) y neurolépticos pueden ser anulados.

El síndrome anticolinérgico central y/o periférico puede darse al administrar la droga con amantadina, rimantadina, analgésicos narcóticos, fenotiazinas y otros antipsicóticos (en especial con actividad anticolinérgica elevada), antidepresivos tricíclicos, quinidina y otros antiarrítmicos, y antihistamínicos.

No se debe dar jarabe a pacientes que están tomando drogas que pueden causar reacciones contra el disulfiram (tales como el metronidazol y la clorpropamida) debido al elevado contenido de alcohol.

Estabilidad Proteger de la luz; las siguientes drogas son incompatibles con la difenhidramina al mezclarlas en la misma jeringa: amobarbital, amfotericina B, cefalotina, diatrizoato, foscarnet, heparina, hidrocortisona, hidroxizina, pentobarbital, fenobarbital, fenitoína, proclorperazina, promazina, prometazina, tetraciclina, y tiopental.

Acción Terapéutica Compite con la histamina por los receptores H1 de las células efectoras del tracto gastrointestinal, de los vasos sanguíneos, y del tracto respiratorio; también se observan efectos anticolinérgicos y sedantes.

Farmacodinámica / Cinética

Efecto sedante máximo: 1-3 horas.

Duración de la acción: 4-7 horas.

Absorción: Oral: Del 40% al 60% alcanza la circulación sistemática debido al metabolismo de primer paso.

Metabolismo: Extensivo en el hígado y, en un grado menor, en los pulmones y el riñón.

Vida media: 2-8 horas. Personas mayores: 13,5 horas.

Fijación a proteínas: 78%.

Concentración plasmática máxima: 2-4 horas.

Posología

Niños:

Oral: (>10 kg): 12,5-25 mg, 3-4 veces/día; dosis máxima diaria: 300 mg.

I.V., I.M.: 5 mg/kg/día o 150 mg/m2/día en dosis fraccionadas cada 6-8 horas, no exceder los 300 mg/día

Adultos:

Oral: 25-50 mg cada 6-8 horas

Sedante nocturno: 50 mg antes de acostarse.

I.V., I.M.: 10-50 mg en una sola dosis cada 2-4 horas, no exceder los 400 mg/día.

Tópico: De aplicación externa, durante no más de 7 días.

Consideraciones Dietarias Alcohol: efectos aditivos en el SNC, evitar su consumo.

Administración Diluir a una concentración máxima de 25 mg/mL y realizar la infusión durante 10-15 minutos (máxima velocidad de infusión: 25 mg/minuto).

Parámetros de Monitoreo Alivio de los síntomas, rapidez mental.

Valores de Referencia Efectos de la antihistamina a niveles >25 ng/mL; somnolencia a niveles de entre 30-40 ng/mL; trastornos mentales a niveles >60 ng/mL; Terapéuticos: No establecidos; Tóxicos: >0,1 µg/mL.

Interacciones en Análisis Puede suprimir el edema y el ardor provocado por los antígenos en controles de la piel.

Información para el Paciente Puede causar somnolencia; tragarla entera, no pisarla ni masticarla, contiene el producto en su interior; evitar el consumo de alcohol, puede afectar la coordinación y la capacidad de discernimiento.

Implicancias de Enfermería Levantar las barandas de la cama, aplicar las medidas de seguridad, ayudar al paciente mediante paseos.

(Continúa)

Difenhidramina (Continuación)

Información Adicional Posee propiedades antinauseosas y anestésicas.

Presentación

Cápsulas, como clorhidrato: 25 mg, 50 mg.

Pomada, como clorhidrato: 1%, 2%.

Elixir como clorhidrato: 12,5 mg/5mL (5 mL, 10 mL, 20 mL, 120 mL, 480 mL, 3780 mL).

Inyección, como clorhidrato: 10 mg/mL (10 mL, 30 mL); 50 mg/mL (1 mL, 10mL).

Loción, como clorhidrato: 1% (75 mL).

Solución, spray, como clorhidrato: 1% (60 mL)

Jarabe, como clorhidrato: 12,5 mg/5mL (5 mL, 120 mL, 240 mL, 480 mL, 3780 mL).

Comprimido, como clorhidrato: 25 mg, 50 mg.

- **Difenhidramina, Clorhidrato de** ver Difenhidramina en la página 95
- **Dihydrex® Injection** ver Difenhidramina en la página 95
- **Diphen® Cough (OTC)** ver Difenhidramina en la página 95
- **Diphenacen-50® Injection** ver Difenhidramina en la página 95
- **Diphenhist (OTC)** ver Difenhidramina en la página 95
- **Dipropilacético, Ácido** ver Ácido Valproico y Derivados en página 18
- **Discontinuación de Drogas Psicotrópicas - Síntomas de Suspensión de la Administración y Recomendaciones** en la página 432

Disulfiram

Información Relacionada

Tratamientos de Adicciones ver página 397.

Información para el Paciente – Medicamentos Misceláneos ver página 350.

Disponibilidad de Genérico Sí.

Marca Comercial en EE. UU. Antabuse®.

Indicaciones Tratamiento del alcoholismo crónico.

Factor de Riesgo en el Embarazo C.

Contraindicaciones Trastornos del miocardio y oclusión coronaria severas; psicosis; hipersensibilidad al disulfiram, a compuestos relacionados, o cualquier componente de la fórmula; pacientes que reciben o consuman alcohol, metronidazol, paraldehídos, o preparaciones que contengan alcohol (como los jarabes para la tos).

Advertencias / Precauciones Tener precaución en pacientes con diabetes, hipotiroidismo, convulsiones, nefritis (aguda o crónica); cirrosis o insuficiencia hepática; no se la debe administrar a pacientes que atraviesan por una intoxicación con alcohol, o sin avisárselo. El paciente debe recibir la información apropiada, incluyendo información sobre las formas "ocultas" del alcohol (jarabes, buches bucales, etc.) y la duración de la actividad de la droga (hasta 14 días).

Reacciones Adversas

Sistema nervioso central: Somnolencia, dolor de cabeza, fatiga, psicosis.

Dermatológicas: erupciones, erupciones acneiformes, dermatitis alérgica.

Gastrointestinales: Gusto a metal o a ajo.

Genitourinarias: Impotencia.

Hepáticas: Hepatitis.

Neuromusculares y óseas: Neuritis periférica, polineuritis, neuropatía periférica.

Oftalmológicas: Neuritis óptica.

Sobredosis / Toxicología Tratamiento: Tratamiento de la reacción al disulfiram: Aplicar las medidas de ayuda para restablecer la presión sanguínea (presores y fluidos); controlar los niveles de potasio.

Interacciones Medicamentosas Inhibidor enzimático CYP2C9 y 2E1, tanto el disulfiram como el dietilditiocarbamato (metabolito del disulfiram) son inhibidores enzimáticos CYP3A3/4.

El disulfiram puede aumentar las concentraciones plasmáticas de las benzodiazepinas que experimentan un metabolismo oxidante (todas excepto el oxazepam, el lorazepam, el temazepam).

El disulfiram aumenta las concentraciones plasmáticas de la fenitoína y la teofilina; puede provocar intoxicación.

El disulfiram inhibe el metabolismo de la warfarina, provocando un aumento de la respuesta hipoprotombinémica.

El disulfiram provoca una severa intolerancia al etanol (reacción al Antabuse®), secundaria a la habilidad del disulfiram para inhibir la aldehído deshidrogenasa; debe evitarse dicha combinación.

La combinación con isoniacida, metronidazol, o inhibidores de la MAO puede provocar efectos adversos en el SNC; debe evitarse dicha combinación.

El trimetoprima-sulfametoxazol intravenoso contiene 10% de etanol como agente solubilizante y puede interactuar con el disulfiram; controlar la reacción al Antabuse®.

Acción Terapéutica El disulfiram es un derivado del tiuram que interfiere con la aldehído deshidrogenasa. Al ingerirlo de modo concomitante con alcohol, existe un aumento en los niveles plasmáticos de acetaldehídos. Los niveles elevados de acetaldehídos provocan síntomas desagradables como rubor, náuseas, sed, palpitaciones, dolor de pecho, vértigo e hipotensión. Esta reacción es la base del uso del disulfiram en el tratamiento del síndrome prolongado de abstinencia de alcohol.

Farmacodinámica / Cinética
Absorción: Veloz, desde el tracto gastrointestinal.
Efecto total: 12 horas.
Metabolismo: A dietiltiocarbamato.
Duración: Puede persistir después hasta 1-2 semanas después de la última dosis.

Posología Adultos: Vía oral: No administrar hasta transcurridas al menos 12 horas desde que el paciente dejó de consumir de alcohol.
Inicial: 500 mg/día en una sola dosis durante 1-2 semanas; la dosis diaria máxima es de 500 mg.
Dosis de mantenimiento promedio: 250 mg/día; alcance: 125-500 mg; la terapia debe continuar hasta que el paciente se haya restablecido totalmente en la sociedad y haya alcanzado una base de autocontrol permanente; la terapia de mantenimiento puede ser necesaria durante meses o años.

Consideraciones Dietarias Alcohol: evitar su consumo, inclusive productos que contengan alcohol.

Parámetros de Monitoreo Hipopotasemia; función hepática al iniciar el tratamiento y a los 10-14 días.

Valores de Referencia Nivel máximo de disulfiram en sangre después de la dosis de 500 mg: 0,38 mg/L; el nivel máximo de DDC (dietilditiocarbamato) es ~1,2 mg/L; el nivel máximo de disulfuro de carbón es 14 mg/L; niveles concomitantes de etanol >0,12 g/dL asociados con estados de inconsciencia cuando se utiliza el etanol con el disulfiram.

Interacciones en Análisis Disminuye las catecolaminas (unidades).

Información para el Paciente No consumir alcohol, incluidos los productos que poseen alcohol (jarabes para la tos y el resfrío), ni utilizar productos dermatológicos que posean alcohol durante al menos 3 días y preferentemente 14 días después de suspender la medicación o mientras se la toma; no utilizar para el tratamiento de intoxicación con alcohol; puede causar somnolencia; los comprimidos pueden partirse o mezclarse con agua.

Implicancias de Enfermería La administración de cualquier medicamento que contenga alcohol, incluidos los tópicos, está contraindicada.

Presentación Comprimidos: 250 mg, 500 mg.

Donepezil

Información Relacionada
Información para el Paciente – Medicamentos Misceláneos ver página 354.

Marca Comercial en EE. UU. Aricept®.

Sinónimos E2020.

Categoría Farmacológica Inhibidor de la acetilcolinesterasa (central).

Indicaciones Tratamiento de la demencia del tipo de Alzheimer de leve a moderada.

Factor de Riesgo en el Embarazo C.

Contraindicaciones Hipersensibilidad al donepezil o a los derivados de la piperidina.

Advertencias / Precauciones Tener precaución en pacientes con síndrome del seno enfermo u otra anormalidad en la conducción cardíaca supraventricular, en pacientes con convulsiones, EPCO, o asma; evitar su uso en madres en período de lactancia. Tener precaución en pacientes con predisposición a las úlceras, o en pacientes con obstrucción del orificio de la vejiga. Puede causar diarrea, náuseas, y/o vómitos, que pueden estar relacionados con la dosis.

Reacciones Adversas
>10%:
Sistema nervioso central: Dolor de cabeza.
Gastrointestinales: Náuseas, diarrea.
1% a 10%:
Cardiovasculares: Síncope, dolor de pecho, hipertensión, fibrilación del atrio, hipotensión, accesos repentinos de calor.
Sistema nervioso central: Fatiga, insomnio, vértigo, depresión, sueños extraños, somnolencia.
Dermatológicas: Erupciones.
Gastrointestinales: Anorexia, vómitos, pérdida de peso, incontinencia fecal, sangrado gastrointestinal, hinchazón, dolor epigástrico.
Genitourinarias: Orina frecuente.
Neuromusculares y óseas: Calambres musculares, artritis, dolor corporal.

Sobredosis / Toxicología
Signos y síntomas (observados en animales): Disminución en la espontaneidad de los movimientos, posición prona, inestabilidad al caminar, lagrimeo, convulsiones clónicas, depresión de la respiración, salivación, miosis, temblores, fasciculación, y baja temperatura corporal.
Tratamiento: Incluye las medidas de auxilio generales. Los anticolinérgicos, como la atropina, pueden utilizarse como un antídoto para la sobredosis. Se recomienda el sulfato de atropina I.V. titulado para el efecto; dosis inicial de 1 a 2 mg I.V., con dosis posteriores ajustadas a la respuesta clínica obtenida. Se ha informado un aumento atípico de la presión sanguínea y el ritmo cardíaco con otros colinomiméticos al coadministrar la droga con anticolinérgicos cuaternarios como el glicopirrolato.

Interacciones Medicamentosas Sustrato de enzima CYP2D6 y 3A3/4
El ketoconazol y la quinidina inhiben el metabolismo in vitro del donepezil; controlar que la respuesta sea la adecuada.
La fenitoína, carbamazepina, dexametasona, rifampicina y fenobarbital pueden aumentar la velocidad de eliminación del donepezil; controlar que la respuesta clínica sea la adecuada.
Los agentes anticolinérgicos (la benztropina) pueden inhibir los efectos del donepezil.
Puede observarse un efecto sinergético con la administración concurrente de succinilcolina o agonistas colinérgicos (betanecol).

Acción Terapéutica La enfermedad de Alzheimer se caracteriza por la deficiencia colinérgica en la corteza y el cerebro anterior basal, lo que contribuye a la deficiencia cognitiva. El donepezil inhibe de modo reversible e incompatible la acetilcolinesterasa activada centralmente, la enzima responsable de la hidrólisis de la acetilcolina. Esto parece provocar un aumento en las concentraciones de acetilcolina disponibles para la transmisión sináptica en el sistema nervioso central.

Farmacodinámica / Cinética

Absorción: Buena.

Fijación a proteínas: 96% principalmente a la albúmina (75%) y al ácido de glicoproteína alfa, (21%).

Metabolismo: A través de las isoenzimas 2D6 y 3A4 del CYP450, y sufre glucuronidación.

Biodisponibilidad: 100%.

Vida media: 70 horas.

Estado estable: 15 días.

Concentración plasmática máxima: 3-4 horas.

Eliminación: Sin alteraciones en la orina, y metabolizada extensivamente a cuatro metabolitos principales, dos de los cuales son activos.

Posología Adultos: Inicial: 5 mg/día al acostarse; puede aumentarse a 10 mg/día al acostarse después de 4-6 semanas.

Parámetros de Monitoreo Comportamiento, estado de ánimo, función intestinal.

Información para el Paciente Puede tomarse con o sin alimento; el donepezil no cura la enfermedad de Alzheimer, pero puede retardar el avance de los síntomas.

Información Adicional El donepezil no aumenta de modo significativo las enzimas hepáticas.

Presentación Comprimidos: 5 mg, 10 mg.

- **Dopar**® ver Levodopa en página 155
- **Doral**® ver Quazepam en página 245
- **Dormarex**® **2 Oral (OTC)** ver Difenhidramina en página 95
- **Dormin**® **Oral (OTC)** ver Difenhidramina en página 95
- **Dosis Máximas Recomendadas por las Normas de la OBRA Federal** ver página 434

Doxepina

Información Relacionada

Cuadro Comparativo de Agentes Antidepresivos en la página 400.

Discontinuación de Drogas Psicotrópicas - Síntomas de Suspensión de la Administración y Recomendaciones en la página 412.

Dosis Máximas Recomendadas por las Normas de la OBRA Federal en la página 434.

Información para el Paciente - Antidepresivos (ADT) en la página 308.

Riesgos Teratogénicos de Medicamentos Psicotrópicos ver en la página 449.

Disponibilidad de Genérico Sí.

Marca Comercial en EE. UU. Adapin® Oral; Sinequan® Oral; Zonalon® Topical Cream.

Marca Comercial en Canadá Apo®-Doxepin; Novo-Doxepin; Triadapin®.

Sinónimos Clorhidrato de Doxepina.

Categoría Farmacológica Antidepresivo, Tricíclico (Amina Terciaria); Producto dermatológico.

Indicaciones Pacientes psiconeuróticos con depresión y/o ansiedad; depresión y/o ansiedad asociadas con el alcoholismo; depresión y/o ansiedad asociada con enfermedades orgánicas; desórdenes depresivos psicóticos con ansiedad asociada, incluidos la depresión involutiva y los desórdenes maníaco-depresivos.

Acciones Secundarias Analgésico de determinados dolores crónicos y neuropáticos.

Tópico: Tratamiento de corto plazo (<8 días) del prurito moderado en pacientes adultos con dermatitis eczematosa o liquen crónico simple.

Factor de Riesgo en el Embarazo C.

Contraindicaciones Hipersensibilidad a la droga y a sustancias químicas que pertenezcan a una clase similar; glaucoma de ángulo estrecho; retención urinaria; uso de inhibidores de la monoaminooxidasa en un espacio de 14 días; uso en pacientes que estén atravesando por la etapa aguda de recuperación de infarto de miocardio.

Advertencias / Precauciones A menudo provoca sedación, lo que dificulta la realización de tareas que requieran de alerta mental (tales como operar maquinaria o

(Continúa)

Doxepina (Continuación)

conducir). Puede provocar efectos colaterales aditivos con depresores del SNC y/o etanol. El grado de sedación es muy elevado en relación con otros antidepresivos. Puede empeorar la psicosis en algunos pacientes o precipitar un vuelco hacia la manía o la hipomanía en pacientes con trastornos bipolares. Puede aumentar los riesgos asociados con la terapia electroconvulsiva. Este agente debe discontinuarse, de ser posible, antes de una cirugía electiva. La terapia no debe discontinuarse en pacientes que reciben dosis elevadas durante períodos prolongados.

Puede provocar hipotensión ortostática (el riesgo es moderado en comparación con otros antidepresivos): utilizar con precaución en pacientes que no tolerarían episodios de hipotensión (deficiencias cardiovasculares o cerebrovasculares). El grado de bloqueo colinérgico producido por este agente es elevado en relación con otros antidepresivos cíclicos; tener precaución en paciente con hipertrofia prostática benigna, xerostomía, problemas visuales, constipación, o antecedentes de obstrucción intestinal.

Tener precaución en pacientes con depresión, en especial aquéllos en los que existe riesgo de suicidio. Tener precaución en pacientes con antecedentes de enfermedades cardiovasculares (incluyendo infarto de miocardio, apoplejía, taquicardia, o anormalidades en la conducción cardíaca). Los riesgos de anormalidades en la conducción son relativamente bajos en relación con otros antidepresivos. Tener precaución en pacientes con antecedentes de convulsiones o que poseen predisposición a sufrir convulsiones, como aquéllos con daño cerebral, alcoholismo, o que realizan terapia concurrente con otras drogas que disminuyen el umbral de las convulsiones. Tener precaución en pacientes con hipertiroidismo o en aquéllos que realizan un tratamiento con tiroides. No se ha establecido el uso en niños <12 años.

Reacciones Adversas

Cardiovasculares: Hipotensión, hipertensión, taquicardia.

Sistema nervioso central: Somnolencia, vértigo, dolor de cabeza, desorientación, ataxia, confusión, convulsiones.

Dermatológicas: Alopecia, fotosensibilidad, erupción, urticaria.

Endocrinas y metabólicas: Crecimiento de los pechos, galactorrea, SSIHAD, aumento o disminución del azúcar en sangre, aumento o disminución de la libido.

Gastrointestinales: Xerostomía, constipación, vómitos, indigestión, anorexia, estomatitis aftosa, náusea, gusto desagradable, aumento de peso, diarrea, problemas en las encías, la disminución de la tonicidad del esfínter inferior del esófago puede causar reflujo GE.

Genitourinarias: Retención urinaria, edema testicular.

Hematológicas: Agranulocitosis, leucopenia, eosinofilia, trombocitopenia, púrpura.

Neuromusculares y óseas: Debilidad, temblores, insensibilidad, síntomas de parestesia extrapiramidal, discinesia tardía.

Oftalmológicas: Visión borrosa.

Óticas: Tinnitus.

Misceláneas: Diaforesis (excesiva), reacciones alérgicas.

Sobredosis / Toxicología

Signos y síntomas: Confusión, alucinaciones, convulsiones, retención urinaria, hipotermia, hipotensión, taquicardia, cianosis.

Tratamiento:

Después de iniciar el tratamiento esencial de la sobredosis, los síntomas tóxicos deben tratarse.

Las arritmias ventriculares a menudo responden a la alcalización sistemática con o sin fenitoína de 15-20 mg/kg (adultos) (bicarbonato de sodio, 0,5-2 mEq/kg, I.V.).

Las arritmias que no respondan a la fenitoína de 15-20 mg/kg (adultos) pueden responder a la lidocaína de 1 mg/kg I.V., seguida por una infusión titulada. La fisostigmina (adultos: 1-2 mg I.V. administrada lentamente, niños: 0,5 mg I.V. administrada lentamente) puede ser indicada en arritmias cardíacas regresivas que ponen en riesgo la vida.

Las convulsiones generalmente responden al diazepam en bolos I.V. (en adultos, 5-10 mg hasta 30 mg; en niños, 0,25-0,4 mg/kg/dosis, hasta 10 mg/dosis). Si las convulsiones no responden o recurren, la fenitoína o el fenobarbital pueden ser necesarios.

Interacciones Medicamentosas Los sustratos de enzimas CYP2D6, CYP1A2, 2C9, 2C19, 2D6, y 3A3/4.

La carbamazepina, el fenobarbital, y la rifampicina pueden aumentar el metabolismo de la doxepina, lo que provoca la disminución de los efectos de la doxepina.

La doxepina inhibe la respuesta antihipertensiva a la betanidina, clonidina, debrisoquina, guanadrel, guanetidina, guanabenz, y guanfacina; controlar la presión arterial; considerar el uso de un agente antihipertensivo alternativo.

Discontinuar la clonidina de modo abrupto puede provocar una crisis de hipertensión, la doxepina puede aumentar la respuesta.

El uso con altetramina puede causar hipertensión ortostática.

La doxepina puede ser un aditivo o potenciar la acción de otros depresores del SNC (sedantes, hipnóticos, o etanol); al combinarla con inhibidores de la MAO, se han informado de casos de fiebre, hipertensión, taquicardia, confusión, convulsiones, y **muertes** (síndrome serotonínico); debe evitarse dicha combinación.

La doxepina puede aumentar el tiempo de coagulación en pacientes estabilizados con warfarina.

La cimetidina y el metilfenidato pueden aumentar el metabolismo de la doxepina.

Se han observado efectos anticolinérgicos aditivos con otros agentes anticolinérgicos.

Los inhibidores selectivos de la recaptación de serotonina (ISRS), en diversos grados, inhiben el metabolismo de los ADT, lo que puede generar toxicidad clínica.

El uso del litio con un ADT puede aumentar el riesgo de neurotoxicidad.

Las fenotiazinas pueden aumentar la concentración de algunos ADT y los ADT pueden aumentar la concentración de fenotiazinas; controlar que la respuesta clínica sea la adecuada.

Los ADT pueden aumentar los efectos hipoglucémicos de la tolazamida, la clorpropamida, o la insulina; controlar el nivel de glucosa en sangre.

La colestiramina y el colestipol pueden adherirse a los ADT y disminuir su absorción; controlar que la respuesta sea la adecuada.

Los ADT pueden aumentar el efecto de las anfetaminas; controlar que no haya riesgo cardiovascular.

El verapamilo y el diltiazem aparentan disminuir el metabolismo de la imipramina y de otros ADT; controlar las concentraciones de ADT.

La respuesta presora a la epinefrina, la norepinefrina, y la fenilefrina I.V. puede aumentar en pacientes que reciban ADT, debe evitarse dicha combinación.

El jugo de pomelo, el indinavir y el ritonavir pueden inhibir el metabolismo de la clomipramina y de otros ADT; controlar que no existan efectos adversos; puede ser necesario un aumento de la dosis de ADT

La quinidina puede inhibir el metabolismo de los ADT, controlar que no existan efectos adversos.

La combinación de anticolinérgicos con ADT puede generar efectos anticolinérgicos aditivos; la combinación de beta-agonistas con ADT puede predisponer a la arritmia cardíaca.

Estabilidad Proteger de la luz.

Acción Terapéutica Aumenta la concentración sináptica de la serotonina y la norepinefrina en el sistema nervioso central, al inhibir su reabsorción por medio de la membrana neuronal presináptica.

Farmacodinámica / Cinética

Efecto máximo (antidepresivo): Por lo general, más de 2 semanas; pueden existir efectos ansiolíticos con anterioridad.

Distribución: Atraviesa la placenta; está presente en la leche materna.

Fijación a proteínas: 80% a 85%.

Metabolismo: Vía hepática; los metabolitos incluyen desmetildoxepina (activos).

Vida media: Adultos: 6-8 horas.

(Continúa)

Doxepina (Continuación)

Eliminación: Vía renal.

Posología

Oral (la dosis total diaria debe administrarse al acostarse):

Adolescentes: Inicial: 25-50 mg/día en una o varias dosis; aumentar de modo gradual a 100 mg/día.

Adultos: Inicial: 30-150 mg/día al acostarse o en 2-3 dosis fraccionadas; se la puede aumentar de modo gradual hasta 300 mg/día; la dosis única no debe exceder los 150 mg; los pacientes selectos pueden responder a dosis de 25-50 mg/día.

Ajuste de la dosis en casos de insuficiencia hepática: Utilizar una dosis menor y ajustar de modo gradual.

Tópico: Adultos: Aplicar una delgada capa 4 veces/día en intervalos de al menos 3-4 horas.

Consideraciones Dietarias Alcohol: posee efectos aditivos en el SNC, evitar su consumo.

Parámetros de Monitoreo Controlar la presión sanguínea y el pulso, antes y durante la terapia inicial; evaluar el estado mental; controlar el peso.

Valores de Referencia Terapéuticos: 30-150 ng/mL; Tóxicos: >500 ng/mL; la utilidad del control del nivel plasmático es controvertida.

Interacciones en Análisis ↑ glucosa.

Información para el Paciente Evitar la exposición innecesaria a la luz; evitar consumir alcohol; no discontinuar la droga de modo abrupto; la orina puede tornarse verde azulada; puede causar somnolencia; los caramelos o la goma de mascar sin azúcar pueden evitar la sequedad bucal; es posible que el efecto total no se alcance hasta después de transcurridas 4-6 semanas.

Implicancias de Enfermería Puede aumentar el apetito; puede causar somnolencia, levantar las barandas de la cama, instrumentar medidas de seguridad.

Información Adicional Puede administrarse la dosis total antes de acostarse; evitar la exposición innecesaria a la luz.

Presentación

Cápsula, como clorhidrato: 10 mg, 25 mg, 50 mg, 75 mg, 100 mg, 150 mg.
Concentrado, oral, como clorhidrato: 10 mg/mL (120 mL).
Crema 5% (30g).

- **Doxepina, Clorhidrato de** ver Doxepina en página 101
- **DPA** ver Ácido Valproico y derivados en página 18
- **Drogas Alucinógenas** ver página 436

Droperidol

Información Relacionada

Discontinuación de Drogas Psicotrópicas – Síntomas de Suspensión de la Administración y Recomendaciones ver página 432.

Información para el Paciente - Antipsicóticos (General) ver página 320.

Disponibilidad de Genérico Sí.

Marca Comercial en EE.UU. Inapsine®.

Categoría Farmacológica Antiemético.

Indicaciones Tranquilizante y antiemético en intervenciones quirúrgicas y diagnósticos; medicación preoperatoria; inductivo y aditivo para el mantenimiento de la anestesia general y local; neuroleptanalgesia, en la cual se suministra droperidol concurrentemente con un analgésico narcótico (fentanil) para lograr la tranquilidad y la disminución de la ansiedad y el dolor.

Acciones secundarias: Antiemético para la quimioterapia del cáncer.

Factor de Riesgo en el Embarazo C.

Contraindicaciones Hipersensibilidad al droperidol o a cualquier componente.

Advertencias / Precauciones No se ha comprobado la seguridad en niños <6 meses de edad; utilizar con precaución en pacientes con convulsiones, depresión medular, o enfermedades severas en el hígado.

Puede causar hipotensión significativa, en especial cuando se administra la droga parenteralmente; la inyección contiene alcohol bencilo; la inyección también contiene sulfitos que pueden causar reacciones alérgicas.

Discinesia tardía: es un trastorno crónico, de movimiento anormal potencialmente irreversible asociado con el uso prolongado de medicación antipsicótica. El movimiento puede ser coreico, tónico, atetósico y por lo general involucran la cara y la boca. Aquéllos con mayor riesgo de desarrollar discinesia tardía son quienes se encuentran bajo terapia antipsicótica prolongada, son mayores de 50 años de edad, y tienen diabetes o trastorno afectivo primario. La prevalencia de la discinesia tardía estimada para pacientes tratados con neurolépticos oscila entre 10% y 15% en pacientes jóvenes, entre 12% y 25% en pacientes crónicos, y entre 25% y 45% de pacientes hospitalizados.

Síndromes extrapiramidales: Las reacciones extrapiramidales son más comunes en las personas mayores.

Las distonías agudas son espasmos incómodos e involuntarios de los músculos de la cara, el cuello, el tronco, o las extremidades asociadas con el tratamiento antipsicótico. Las distonías ocurren en el 10% al 15% de los pacientes que reciben medicamentos antipsicóticos convencionales, generalmente en las primeras semanas del tratamiento.

La acatisia es una sensación subjetiva de intranquilidad observada en el 10% al 40% de los pacientes que reciben medicación antipsicótica típica. Los pacientes pueden sentirse agitados, con movimientos frecuentes e imposibilidad de mantener sus piernas quietas.

El parkinsonismo asociado con medicación antipsicótica se caracteriza por rigidez, bradiquinesia, fascies en máscara, babeo, y temblor. Aunque no son estrictamente emergencias los síntomas de incapacidad ocurren de modo subagudo dentro del primer mes de terapia en el 10% al 15% de los pacientes que reciben antipsicóticos típicos.

Ocurre frecuentemente un aumento en la confusión, pérdida de la memoria, conducta psicótica, y agitación como consecuencia de los efectos anticolinérgicos.

La hipotensión ortostática se debe al bloqueo alfa-receptor, las personas mayores se encuentran en gran riesgo de hipotensión ortostática.

La sedación asociada con los antipsicóticos en paciente no psicóticos es desagradable debido a los sentimientos de despersonalización, falta de sentido de realidad, y disforia.

Se han producido arritmias graves con dosis terapéuticas de antipsicóticos.

Reacciones Adversas

Cardiovasculares: hipotensión de leve a moderada, taquicardia, hipertensión, mareos, resfríos, alucinaciones postoperatorias.

Sistema nervioso central: Somnolencias postoperatorias, reacciones extrapiramidales, escalofríos.

Respiratorias: Depresión respiratoria, apnea, rigidez muscular, laringo-espasmos, bronco-espasmos.

Sobredosis / Toxicología

Signos y síntomas: Hipotensión, taquicardia, alucinaciones, síntomas extrapiramidales.

Tratamiento: Después de iniciar el tratamiento esencial de la sobredosis, se debe comenzar el tratamiento de los síntomas tóxicos, y el tratamiento de apoyo. La hipotensión, por lo general, responde a fluidos I.V. o a la posición de Trendelenburg. Si no responde a estas medidas, puede requerirse el uso de inotropo parenteral (por ejemplo, norepinefrina 0,1-0,2 mcg/kg/minuto titulada a la respuesta). Los convulsiones responden, generalmente al diazepam (bolo I.V. 5-10 mg en adultos cada 15 minutos si es necesario hasta un total de 30 mg; I.V. 0,25-0,4 mg/kg/dosis hasta un total de 10 mg en niños) o a la fenitoína o fenobarbital. Las arritmias cardíacas críticas también, por lo general responden a la fenitoína I.V. (15 mg/kg hasta 1 g); pueden también utilizarse antiarrítmicos. Los neurolépticos, generalmente, causan síntomas extrapiramidales (por ejemplo, reacciones distónicas) y requieren la administración de difenhidramina 1-2 mg/kg (adultos) hasta un máximo de 50 mg I.M. o I.V. suministrados lentamente, seguidos de una dosis de mantenimiento por 48-72 horas.

(Continúa)

Droperidol (Continuación)

Cuando estas reacciones no responden a la difenhidramina, la benztropina mesilato I.V. 1-2 mg (adultos) puede ser efectiva. Estos agentes son efectivos, por lo general, dentro de 2-5 minutos.

Interacciones Medicamentosas

El droperidol en combinación con ciertas formas de anestesia de conducción puede producir vasodilatación periférica e hipotensión.

El droperidol y los depresores del SNC probablemente causen efectos adicionales sobre el SNC.

El droperidol y la ciclobenzaprina pueden causar un efecto adicional al prolongar el intervalo QT.

Estabilidad

La ampolla/vial de droperidol debe ser conservada a temperatura ambiente y protegida de la luz.

Estabilidad de la mezcla parenteral a temperatura ambiente (25°C): 7 días.

Diluyente estándar: 2,5 mg/50 mL D5W.

Incompatible con barbitúricos.

Mecanismo de Acción Es un derivado de la butirofenona que produce tranquilidad, sedación, y un efecto antiemético; otros efectos incluyen el bloqueo alfa-adrenérgico, la dilatación vascular periférica, y la reducción de los efectos presores de la epinefrina, que resultan en hipotensión y la disminución en la resistencia vascular periférica; puede producir una disminución en la presión arterial pulmonar.

Farmacodinámica / Cinética:

Luego de la administración parenteral:

Efecto máximo: Dentro de los 30 minutos.

Duración: 2-4 horas, puede extenderse a 12 horas.

Metabolismo: En el hígado.

Vida media: Adultos: 100 minutos

Eliminación: En la orina (75%) y en las heces (22%).

Posología Titular con cuidado para obtener el efecto deseado.

Niños 2-12 años:

Premedicación: I.M.: 0,1-0,15 mg/kg; dosis menores pueden ser suficientes para el control de las náuseas y vómitos.

Complementario a la anestesia general: I.V. inducción: 0,088-0,165 mg/kg.

Náuseas y vómitos: I.M., I.V.: 0,05-0,06 mg/kg/dosis cada 4-6 horas según se requiera.

Adultos:

Premedicación: I.M.: 2,5-10 mg 30 minutos a 1 hora antes de un operación

Complementario a la anestesia general: I.V. inducción: 0,22-0,275 mg/kg; mantenimiento: 1,25-2,5 mg/dosis.

Sólo en procedimientos diagnósticos: I.M.: Inicial: 2,5-10 mg 30 minutos-1 hora antes; luego 1,25-2,5 mg si es necesario.

Náuseas y vómitos: I.M., I.V.: 2,5-5 mg/dosis cada 3-4 horas según sea necesario.

Calmante rápido de pacientes con agitación (administrar cada 30-60 minutos): I.M.: 2,5-5 mg; dosis total promedio como calmante: 5-20 mg.

Parámetros de Monitoreo Presión sanguínea, frecuencia cardíaca, frecuencia respiratoria; observar posibles distonías, efectos extrapiramidales colaterales, y cambios de temperatura.

Información para el Paciente Evitar bebidas alcohólicas.

Presentación Inyección: 2,5 mg/mL (1mL, 2 mL, 5 mL, 10 mL).

+ **Durrax®** ver Hidroxicina en la página 146
+ **E2020** ver Donepezil en la página 100
+ **E-Complex-600® [OTC]** ver Vitamina E en la página 298

Efedra

Sinónimos Efedra cínica; Ma-Huang; Té Mormón, Poptillo; Uva de Mar; "Squaw Tea".

Categoría Farmacológica Hierba.

Indicaciones Entre los usos medicinales de esta hierba se encuentran el tratamiento del asma, la bronquitis, el edema, la artritis, los dolores de cabeza, la fiebre, la urticaria; también utilizada para la disminución de peso y la euforia.

Restricciones Limitar el consumo diario en un total de 120 mg de alcaloides de la efedra en cuatro dosis iguales.

Factor de Riesgo en el Embarazo Contraindicado.

Contraindicaciones Para Comisión E: Ansiedad, inquietud, hipertensión, glaucoma, deterioro en la circulación cerebral, adenoma de próstata con acumulación residual de orina, feocromocitoma, tirotoxicosis.

Advertencias / Precauciones Advertencia de la Asociación Norteamericana de Productos Herbáceos (AHPA - American Herbal Products Association) a partir de marzo de 1994 para los productos que contienen efedra: "Consultar con dos profesionales de la salud antes de utilizarlo si esta embarazada o en período de lactancia; o si tiene presión sanguínea alta, enfermedades cardíacas o de tiroides, diabetes, dificultad al orinar debido al agrandamiento de próstata, o si recibe dos inhibidores de la MAO o cualquier otra droga recetada. Disminuir o interrumpir el uso ante nerviosismo, temblor, insomnio, pérdida del apetito, o náuseas. No se suele recomendar su uso a < 18 años de edad. Mantenga fuera del alcance de los niños".

Reacciones Adversas

>10%: Sistema nervioso central: Nerviosismo, inquietud, insomnio.

<10%

   Cardiovasculares: Hipertensión, cardiomiopatía, vasculitis, cardiomegalia, palpitaciones, vasoconstricción

   Sistema nervioso central: Efectos estimuladores del SNC, ansiedad, temor, psicosis, tensión, agitación, excitación, irritabilidad, alucinaciones auditivas y visuales, descarga simpática

   Gastrointestinales: Náuseas, anorexia.

   Neuromusculares y óseas: Temblores, debilidad.

Sobredosis / Toxicología

Signos y síntomas: Disrritmias, depresión del SNC, depresión, insomnio, piel seca, depresión respiratoria, vómitos, alcalosis respiratoria, convulsiones, midriasis.

Descontaminación: Lavaje (dentro de la hora) / carbón vegetal activado con catártico.

Tratamiento: Terapia de apoyo; no hay un antídoto específico para la intoxicación con efedrina y la mayor parte del tratamiento es de apoyo. La hiperactividad y agitación responden, generalmente, a un reducido estímulo sensorial aunque la agitación extrema puede requerir de haloperidol (2-5 mg I.M. en adultos). Es preferible tratar la hipertermia con medidas de refrigeración externas, o cuando es severa y no responde a estas medidas, puede necesitarse paralizar los músculos con pancuronio. La hipertensión es transitoria y, por lo general, no requiere de tratamiento, a menos que sea severa. Para las presiones sanguíneas diastólicas >110 mm Hg, debe iniciarse una infusión de nitroprusiato. Las convulsiones responden, generalmente, al diazepam o al lorazepam I.V. y/o a los regímenes de mantenimiento de la fenitoína.

Interacciones Medicamentosas Para Comisión E: Puede potenciarse con los inhibidores de la MAO en combinación con glicósidos cardíacos o halotano; arritmias; con guanetidina: aumento de los efectos simpaticomiméticos; con inhibidores del la MAO: potencia el efecto simpaticomimético de la efedrina.

Mecanismo de Acción Un estimulante alfa- y beta-adrenérgico; la mayoría de las especies contienen efedrina y/o pseudo-efedrina aunque la E nevadensis puede no contener efedrina; el tanino contribuye al sabor amargo.

Posología

Extractos de E. Sínica (con 10% de contenido alcaloide): 125-250 mg 3 veces/día.

Como té: una cucharada de té llena, disuelta en 240 mL de agua hirviendo por 10 minutos (equivalente a 15-30 mg de efedrina).

(Continúa)

Efedra (Continuación)

Para Comisión E: Única dosis: la preparación de hierbas corresponde a 15-30 mg total de alcaloide (cálculo como efedrina).

Información para el Paciente La FDA lo considera inseguro.

Información Adicional Crece como arbusto perenne erguido que llega hasta 6 pies de altura con hojas redondas que florecen al comenzar la primavera: los frutos casi no contienen alcaloides, mientras que los tallos y ramas verdes contienen la mayor cantidad de efedrina y pseudo-efedrina; el té Mormón (Ephedra nevadensis) contiene gran cantidad de tanino, no contiene efedrina (pero sí posiblemente t-norpseusoefedrina, un estimulante del SNC) y puede producir diuresis leve junto con constipación; de hecho las especies de efedra de América del Norte y Central carecen de alcaloides simpaticomiméticos.

- **Effexor**® ver Venlafaxina en la página 296
- **Effexor**® XR ver Venlafaxina en la página 296
- **Elavil**® ver Amitriptilina en la página 27
- **Eldepryl**® ver Selegilina en la página 259
- **Emulsified Dizac**® Injection ver Diazepam en la página 90
- **Emulsified Valium**® ver Diazepam en la página 90
- **Enovil**® ver Amitriptilina en la página 27
- **Ephedra sinica** ver Efedra en la página 106
- **Epitol**® ver Carbamacepina en la página 55
- **Equanil**® ver Meprobamato en la página 175
- **Eskalith**® ver Litio en la página 161
- **Eskalith CR**® ver Litio en la página 161
- **Estabilizadores del Ánimo** ver página 442.

Estazolam

Información Relacionada

Uso de Ansiolíticos/Hipnóticos en Instituciones de Tratamiento Prolongado en la página 412.

Cuadro Comparativo de Benzodiazepinas en la página 417.

Información para el Paciente – Ansiolíticos e Hipnóticos Sedantes (Benzodiazepinas) en la página 338.

Disponibilidad de Genérico SÍ.

Marca Comercial en EE.UU. ProSom™.

Categoría Farmacológica Benzodiazepina.

Indicaciones Suministro a corto plazo para el insomnio.

Restricciones C-IV.

Factor de Riesgo en el Embarazo X.

Contraindicaciones Hipersensibilidad a esta droga o a cualquier componente de esta fórmula (puede existir sensibilidad cruzada con otras benzodiazepinas); embarazo.

Advertencias / Precauciones Utilizar con precaución en personas mayores o en pacientes debilitados, en pacientes con enfermedades hepáticas (incluyendo el alcoholismo), o insuficiencia renal. Utilizar con precaución en pacientes con enfermedades respiratorias o perturbación del reflejo faríngeo. Evitar su uso en pacientes con apnea. Ya que es un hipnótico, debe utilizarse después de la evaluación de las causas potenciales de los trastornos en el sueño. Si los trastornos en el sueño no desaparecen después de 7-10 días, esto puede indicar una enfermedad psiquiátrica o médica. El empeoramiento del insomnio y la aparición de nuevas anormalidades en el pensamiento o la conducta puede representar una enfermedad psiquiátrica o médica irreconocible y se requiere de una inmediata y cuidadosa evaluación.

Provoca depresión del SNC (en relación con la dosis) que causa sedación, mareos, confusión, o ataxia que, a su vez, puede causar deterioro en las capacidades físicas y mentales. El paciente debe tener precaución al realizar tareas que requieren de atención mental (por ejemplo, al operar maquinaria o conducir).

Utilizar con precaución en pacientes que reciben otros depresores del SNC o agentes psicoactivos. El uso con otras drogas sedantes o con etanol puede potenciar los efectos. Las benzodiazepinas fueron asociadas con caídas y lesiones traumáticas y deben utilizarse con extrema precaución en pacientes que se encuentran en riesgo de estos episodios (especialmente las personas mayores).

Las benzodiazepinas fueron asociadas con la amnesia anterógrada. Se han presentado reacciones paradójicas, incluyendo la conducta hiperactiva o agresiva, con el uso de benzodiazepinas, en particular en adolescentes / pediátricos y en pacientes psiquíatricos. No posee propiedades analgésicas, antidepresivas, o antipsicóticas.

Utilizar con precaución en pacientes con depresión, en especial en aquéllos con riesgo de suicidio. Utilizar con precaución en pacientes con historia de droga-dependencia. Las benzodiazepinas fueron asociadas con la dependencia y síntomas de abstinencia agudos ante la interrupción o disminución en la dosis. La abstinencia aguda, incluyendo convulsiones, puede precipitarse en pacientes después de la administración de flumazenil a pacientes que reciben terapia con benzodiazepinas a largo plazo.

Reacciones Adversas
>10%:
  Sistema nervioso central: Somnolencia.
  Neuromusculares y óseas: Debilidad.
1% a 10%:
  Cardiovasculares: Sonrojo, palpitaciones
  Sistema nervioso central: Ansiedad, confusión, mareos, hipocinesia, coordinación anormal, efecto "resaca", agitación, amnesia, apatía, labilidad emocional, euforia, hostilidad, convulsión, trastorno del sueño, estupor, crispación.
  Dermatológicas: Dermatitis, prurito, erupción, urticaria.
  Gastrointestinales: Xerostomía, constipación, disminución del apetito, flatulencia, gastritis, aumento del apetito, trastornos del gusto.
  Genitourinarias: orina frecuente, calambres menstruales, vacilación urinaria, frecuencia urinaria, emisión / prurito vaginal.
  Neuromusculares y óseas: Parestesia.
  Óticas: Fotofobia, dolor en los ojos, hinchazón de ojos.
  Respiratorias: Tos, disnea, asma, rinitis, sinusitis.
  Misceláneas: Diaforesis.
<1%: Mialgia, dolor de cuello, espasmos musculares, droga-dependencia, reacciones alérgicas, resfríos, fiebre.

Sobredosis / Toxicología
  Signos y síntomas: depresión respiratoria, reflejos hipoactivos, marcha inestable, hipotensión.
  Tratamiento: De apoyo; rara vez se requiere ventilación mecánica.
  Se ha demostrado que el flumazenil bloquea selectivamente la fijación de las benzodiazepinas a los receptores del SNC, resultando en una inversión de la depresión del SNC inducida por las benzodiazepinas.

Interacciones Medicamentosas
  La carbamazepina, la rifampicina y el rifabutin pueden aumentar el metabolismo del estazolam y disminuir su efecto terapéutico; considerar el uso de un agente sedante/hipnótico alternativo.
  La cimetidina, ciprofloxacin, claritromicin, clozapina, depresores del SNC, diltiazem, disulfiram, digoxin, eritromicina, etanol, fluconazola, fluoxetina, fluvoxamina, jugo de pomelo, isoniacida, itraconazol, ketoconazol, labetalol, levodopa, loxapina, metoprolol, metronidazol, miconazol, nefazodona, omeprazol, fenitoína, rifabutin, rifampicina, troleandomicin, ácido valproico y verapamil pueden aumentar el nivel plasmático y/o la toxicidad del estazolam.

Mecanismo de Acción Se une con los receptores estereoespecíficos de las benzodiazepinas en la neurona GABA post-sináptica en diferentes lugares de la formación reticular del SNC, incluyendo el sistema límbico. Un aumento del efecto inhibidor del GABA en la excitabilidad de las neuronas resulta del aumento de la
(Continúa)

Estazolam (Continuación)

permeabilidad de la membrana neuronal en los iones de cloruro. Este cambio en los iones de cloruro resulta en hiperpolarización (un estado de excitabilidad menor) y estabilización.

Farmacodinámica / Cinética
Los estudios han demostrado que las personas mayores son más sensibles a los efectos de las benzodiazepinas en comparación con los pacientes más jóvenes.
Metabolismo: Rápido y extensivo en el hígado para inactivar metabolitos.
Vida media: 10-24 horas (no hay cambios significativos las personas mayores).
Niveles plasmáticos máximos: 0,5-1,6 horas.
Eliminación: <5% se elimina inalterado en orina.

Posología
Adultos: Oral: 1 mg a la hora de acostarse, algunos pacientes pueden necesitar 2 mg; comenzar con dosis de 0,5 mg en personas mayores y pacientes debilitados.
Ajuste de la dosis en insuficiencia hepática: puede ser necesario realizar algún ajuste.

Consideraciones Dietarias Alcohol: efecto adicional sobre el SNC, evitar su uso.

Parámetros de Monitoreo Estado respiratorio y cardiovascular.

Información para el Paciente Puede producir somnolencia durante el día, evitar el alcohol y las drogas con efectos depresores del SNC; evitar las actividades que requieren de buena coordinación psicomotora hasta que se observen los efectos del SNC; la droga puede producir dependencia física y psicológica; evitar la interrupción abrupta después de su uso prolongado.

Implicancias de Enfermería Proporcionar medidas de seguridad (por ejemplo, barandas laterales, luz para la noche, y botón de llamada); retirar del área los elementos para fumar; supervisar la deambulación; evitar la discontinuación abrupta en pacientes con terapia prolongada o convulsiones.

Presentación Comprimidos: 1 mg, 2 mg.

Etclorvinol

Información Relacionada
Uso de Ansiolíticos/Hipnóticos en Instituciones de Tratamiento Prolongado en la página 412.
Dosis Máximas Recomendadas por las Normas de la OBRA Federal en la página 434.

Disponibilidad de Genérico No.

Marca Comercial en EE.UU. Placidyl®.

Categoría Farmacológica Hipnótico, misceláneas.

Indicaciones Suministro a corto plazo para el insomnio.

Restricciones C-IV.

Factor de Riesgo en el Embarazo C.

Contraindicaciones Porfiria, hipersensibilidad al etclorvinol o a cualquier otro componente.

Advertencias / Precauciones Administrar con precaución en pacientes depresivos o suicidas o en pacientes con historia de drogadicción; pueden aparecer síntomas de intoxicación con dosis diarias prolongadas tan pequeñas como 1 g; pueden observarse síntomas de abstinencia ante la interrupción abrupta; utilizar con precaución en personas mayores y en pacientes con disfunción hepática o renal; utilizar con precaución en pacientes con historia de inquietud paradójica a los barbitúricos o alcohol; algunos productos pueden contener tartrazina.

Reacciones Adversas
Cardiovasculares: Hipotensión, síncope.
Sistema nervioso central: Mareos, adormecimiento facial, resaca leve, excitación, ataxia, histeria, hipnosis prolongada, estimulación leve, vértigo.
Dermatológicas: Erupción, urticaria.
Gastrointestinales: Indigestión, náuseas, dolor de estómago, resabio desagradable, vómitos.

Hematológicas: Trombocitopenia.

Hepáticas: Ictericia colestática.

Neuromusculares y óseas: Debilidad (severa).

Oftalmológicas: Visión borrosa.

Sobredosis / Toxicología

Signos y síntomas: Coma profundo prolongado, depresión respiratoria, hipotermia, bradicardia, hipotensión, nistagmo.

Tratamiento: Esencialmente de apoyo; la hemoperfusión puede ser útil para mejorar la eliminación.

Interacciones Medicamentosas

Toxicidad aumentada (depresión del SNC) con alcohol, depresores del SNC.

Puede inhibir la respuesta hipoprotrombinémica a la warfarina por un mecanismo desconocido; controlar si se altera el efecto anticoagulante o considerar el uso de benzodiazepina.

Estabilidad Las cápsulas no deben ser aplastadas ni refrigeradas.

Mecanismo de Acción Desconocido; causa depresión no específica del sistema activador reticular.

Farmacodinámica / Cinética

Comienzo de la acción: 15-60 minutos.

Duración: 5 horas.

Absorción: Rápida del tracto GI.

Metabolismo: en el hígado.

Vida media: 10-20 horas.

Concentración plasmática máxima: 2 horas.

Posología

Adultos: Oral: 500-1000 mg a la hora de acostarse.

Ajuste de la dosis en insuficiencia renal: Cl_{cr} <50 mL/minuto: Evitar su uso.

Consideraciones Dietarias Alcohol: efecto adicional sobre el SNC, evitar su uso.

Parámetros de Monitoreo función cardíaca y respiratoria y abuso potencial.

Valores de Referencia Terapéutico: 2-9 µg/mL; Tóxico: >20 µg/mL.

Información para el Paciente Puede causar somnolencia, puede provocar deterioro en el juicio y coordinación; evitar el alcohol y otros depresores del SNC; puede reducirse la ataxia si se ingiere con la comida; las cápsulas no deben ser aplastadas ni refrigeradas.

Implicancias de Enfermería Levantar las barandas laterales; implementar medidas de seguridad; asistir con deambulación.

Presentación Cápsulas: 200 mg, 500 mg, 750 mg.

- **Etrafon®** ver Amitriptilina y Perfenazina en la página 30
- **E-Vitamin® [OTC]** ver Vitamina E en la página 298
- **Farmacocinética de los Inhibidores Selectivos de la Recaptación de Serotonina (ISRS)** en la página 445
- **Fastin®** ver Fentermina en la página 118
- **Federal, OBRA - Dosis Máximas Recomendadas por las Normas de la OBRA Federal** ver página 434

Fenelzina

Información Relacionada

Cuadro Comparativo de Agentes Antidepresivos en la página 400.

Información para el Paciente - Antidepresivos (IMAO) en la página 316.

Riesgos Teratogénicos de Medicamentos Psicotrópicos en la página 449.

Disponibilidad de Genérico No.

Marcas Comerciales en los EE.UU. Nardil®.

Sinónimos Sulfato de Fenelzina.

Categoría Farmacológica Antidepresivo, Inhibidor de Monoaminooxidasa.

Indicaciones Tratamiento sintomático de la depresión atípica, no endógena, o neurótica.

(Continúa)

Fenelzina (Continuación)

Factor de Riesgo en el Embarazo C.

Contraindicaciones Hipersensibilidad a la fenelzina; hipertensión descontrolada; feocromocitoma; enfermedad hepática, insuficiencia cardíaca congestiva; el uso concurrente de simpaticomiméticos (y compuestos relacionados), los depresores del SNC, etanol, meperidina, bupropion, buspirona, guanetidina, drogas serotonérgicas (incluyendo ISRS) - no utilizar dentro de las 5 semanas de discontinuada la fluoxetina o 2 semanas de la discontinuación de otro antidepresivo; anestesia general, vasoconstrictores locales; anestesia espinal (puede exagerarse la hipotensión). Alimentos con alto contenido de tiramina, triptofan, o dopamina, chocolate, o cafeína.

Advertencias / Precauciones No se ha establecido la seguridad en niños < 16 años de edad; utilizar con precaución en pacientes que son hiperactivos, hiperexcitables, o que padecen glaucoma, hipertiroidismo, tendencias suicidas, o diabetes; evitar el uso de meperidina dentro de las 2 semanas del uso de fenelzina. Pueden presentarse crisis hipertensivas con tiramina, triptofan, o alimentos que contienen dopamina. No debe utilizarse en combinación con otros antidepresivos. Pueden exagerarse los efectos hipotensivos de los antihipertensivos (bloqueadores beta, tiazidas). Utilizar con precaución en pacientes deprimidos con riesgo de suicidio. Puede provocar hipotensión ortostática - utilizar con precaución en pacientes con hipotensión o pacientes que no tolerarían episodios hipotensivos transitorios (enfermedad cardiovascular o cerebrovascular) - pueden presentarse efectos adicionales con el uso de otros agentes que causan ortostasis. Ha sido asociada con la activación de la hipomanía y/o manía en pacientes con trastorno bipolar. Puede empeorar los síntomas psicóticos en algunos pacientes. Utilizar con precaución en pacientes con riesgo de convulsiones, o en pacientes que reciben otras drogas que pueden disminuir el umbral de convulsiones. Se han producido reacciones tóxicas con dextrometorfan. Interrumpir al menos 48 horas previas a una mielografía.

Los inhibidores de la MAO son efectivos y, por lo general, son bien tolerados por las personas mayores. Se ha limitado su uso debido a sus interacciones potenciales con tiramina o alimentos que contienen triptofan y otras drogas, y sus efectos en a presión sanguínea.

Reacciones Adversas

Cardiovasculares: Hipotensión ortostática, edema.

Sistema nervioso central: Mareos, dolor de cabeza, somnolencia, trastornos del sueño, fatiga, hiperreflexia, espasmos, ataxia, manía.

Dermatológicas: Erupción, prurito.

Endocrinas y metabólicas: Reducción en la capacidad sexual (anorgasmia, trastornos en la eyaculación, impotencia), hipernatremia, síndrome hipermetabólico.

Gastrointestinales: Xerostomía, constipación, aumento de peso.

Genitourinarias: Retención urinaria.

Hematológicas: Leucopenia.

Hepáticas: Hepatitis.

Neuromusculares y óseas: Debilidad, temblor, mioclono.

Oftalmológicas: Visión borrosa, glaucoma.

Misceláneas: Diaforesis.

Sobredosis / Toxicología

Signos y síntomas: Taquicardia, palpitaciones, contracciones de los músculos, convulsiones, insomnio, inquietud, hipertensión transitoria, hipotensión, somnolencia, hiperpirexia, coma.

Tratamiento: Un apoyo competente es el tratamiento más importante para la sobredosis de los inhibidores de monoaminooxidasa (MAO). Tanto la hipertensión como la hipotensión pueden ocurrir con la intoxicación. La hipotensión puede responder a los fluidos I.V. o vasopresores y la hipertensión, generalmente responden a un bloqueador alfa-adrenérgicos. Durante el tratamiento de la hipertensión, el cuidado evita cualquier disminución abrupta en la presión sanguínea, ya que esto puede grabar la toxicidad del inhibidor de la MAO. La irritabilidad de los músculos y las convulsiones, por lo general, responden al diazepam, mientras que es preferible tratar la hipertermia con antipiréticos y mantas de refrigeración. El mejor tratamiento para las arritmias cardíacas es la fenitoína o la procainamida.

Interacciones Medicamentosas

Por lo general, el uso combinado de fenelzina con ADT, venlafaxina, trazodona, e ISRS debe ser evitado debido a su potencial de reacciones adversas severas (síndrome serotonínico, muerte).

Los IMAO pueden inhibir el metabolismo de los barbitúricos y pueden prolongar su efecto.

Los IMAO en combinación con dexfenfluramina, sibutramina, meperidina, fenfluramina y dextrometorfan pueden provocar el síndrome serotonínico; es preferible evitar estas combinaciones.

Los IMAO en combinación con anfetaminas, otros estimulantes (metilfenidato), metaraminol, y descongestivos (pseudo-efedrina) pueden tener como resultado una severa reacción hipertensiva; es preferible evitar estas combinaciones.

Deben evitarse los alimentos (por ejemplo, el queso) y las bebidas (por ejemplo, las bebidas alcohólicas) que contienen tiramina, en pacientes que reciben un IMAO; puede tener como resultado una crisis hipertensiva.

Los IMAO inhiben la respuesta antihipertensiva del guanadrel o guanetidina; utilizar un agente antihipertensiva alternativa.

Los IMAO en combinación con la levodopa y la reserpina pueden tener como resultado en reacciones hipertensivas; controlar.

Los IMAO en combinación con el litio han tenido como resultado hiperpirexia maligna; es preferible evitar esta combinación.

Los IMAO pueden aumentar la respuesta presora de la norepinefrina; controlar.

Los IMAO pueden prolongar la relajación de los músculos producida por la succinilcolina a través de una reducción de la pseudo-colinesterasa plasmática.

El tramadol puede aumentar el riesgo de convulsiones y el síndrome serotonínico en pacientes que reciben un IMAO.

Los IMAO pueden producir hipoglucemia en pacientes con diabetes, controlar.

Los IMAO pueden producir delirio en pacientes que reciben disulfiram; controlar.

Estabilidad Proteger de la luz.

Acción Terapéutica Se cree que actúa aumentando las concentraciones endógenas de norepinefrina, dopamina, y serotonina mediante la inhibición de la enzima (monoaminooxidasa) responsable de la descomposición de los neurotransmisores.

Farmacodinámica / Cinética

Comienzo de la acción: Dentro de las 2-4 semanas.

Absorción: Oral: Buena absorción.

Duración: Puede continuar presentando un efecto terapéutico y interacciones 2 semanas después de interrumpida la terapia.

Eliminación: Principalmente en la orina como metabolitos y drogas inalteradas.

Posología: Oral:

Adultos: 15 mg 3 veces/día; puede aumentarse hasta un total de 60-90 mg/día durante la primera fase del tratamiento, luego reducir a una dosis en la terapia de mantenimiento lentamente hasta que se haya obtenido el máximo beneficio; toma 2-4 semanas producir una respuesta significativa.

Personas mayores: Inicial: 7,5-15 mg/día cada 3-4 días según sea tolerado; dosis terapéutica habitual: 15-60 mg/día en 3-4 dosis divididas.

Consideraciones Dietarias

Alcohol: Efecto del SNC, evitar su uso.

Alimentos: Evitar los alimentos que contienen tiramina.

Parámetros de Monitoreo Presión arterial, frecuencia cardíaca, dieta, peso, ánimo (si se presentan síntomas depresivos).

Valores de Referencia La inhibición de la monoaminooxidasa plaquetaria ($\geq 80\%$) se correlaciona con la respuesta clínica.

Interacciones en Análisis $\downarrow$ glucosa; $\uparrow$ transaminasas séricas.

(Continúa)

Fenelzina (Continuación)

Información para el Paciente Evitar alimentos que contengan tiramina: vino tinto, queso (excepto queso cottage, ricota, y queso cremoso), pescado ahumado o al escabeche, hígado de vaca o de pollo, embutidos secos, vainas de habas o vicia fava, suplementos vitamínicos de levadura; no comenzar con ninguna prescripción o medicaciones OTC sin consultar previamente al médico o farmacéutico; puede llevar 3 semanas hasta observar los efectos.

Implicancias de Enfermería Observar si se produce hipotensión postural; controlar con cuidadosamente la presión sanguínea, especialmente al comienzo de la terapia o si se agregan otras drogas del SNC o drogas cardiovasculares; verificar la restricción dietaria y de medicamentos.

Información Adicional Se ha producido deficiencia de piridoxina; los síntomas incluyen adormecimiento y edema de manos; puede responder a la suplementación.

Los inhibidores de la MAO están reservados, generalmente, a los pacientes que no toleran o no responden a otros antidepresivos. La actividad cerebral de la monoaminooxidasa aumenta con la edad y aún más en pacientes con la enfermedad de Alzheimer. Por lo tanto, los inhibidores de la MAO pueden provocar un aumento en pacientes con la enfermedad de Alzheimer que tienen depresión. La fenelzina es menos estimulante que la tranilcipromina.

Presentación Comprimidos, como sulfato: 15 mg

- ◆ **Fenelzina, Sulfato de** ver Fenelzina en la página 111
- ◆ **Feniletilmalonilurea** ver Fenobarbital en la página 114
- ◆ **Fenilisohidantoína** ver Pemolina en la página 215

Fenobarbital

Información Relacionada
> Información para el Paciente - Ansiolíticos y Sedantes Hipnóticos (Barbitúricos) en la página 340.

Disponibilidad de Genérico Sí.

Marca Comercial en EE.UU. Barbita®; Luminal®; Solfoton®.

Marca Comercial en Canadá Barbilixir®.

Sinónimos Fenobarbital sódico; Fenobarbitona; Urea Feniletilmalonil.

Categoría Farmacológica Anticonvulsivo, Barbitúrico; Barbitúrico.

Indicaciones Control tónico-clónico generalizado (gran mal) y convulsiones parciales; sedante.

> **Acciones secundarias:** Convulsiones febriles en niños; también puede utilizarse para la prevención y tratamiento de la hiperbilirrubinemia neonatal y la disminución de bilirrubina en colestasis crónica; convulsiones neonatales; manejo de la suspensión de la administración de sedantes / hipnóticos.

Restricciones C-IV.

Factor de Riesgo en el Embarazo D.

Implicancias en el Embarazo / Lactancia
> Efectos clínicos en el feto: Atraviesa la placenta. Se ha informado acerca de defectos cardíacos; pueden producirse enfermedades hemorrágicas en recién nacidos debido a la depleción fetal de la vitamina K; puede producir una deficiencia del ácido fólico materno; se han observado síntomas de abstinencia en niños después del parto. La misma epilepsia, el número de medicamentos, los factores genéticos, o la combinación de todos, puede probablemente influenciar la teratogenicidad de la terapia anticonvulsiva. La relación riesgo-beneficio, generalmente, favorece el uso continuo durante el embarazo y la lactancia.
>
> Amamantamiento/Lactancia: Pasa a la leche materna.
>
> Efectos clínicos en el niño: Sedación; se ha informado de casos de síndrome de abstinencia con la interrupción abrupta. La Academia Norteamericana de Pediatría (American Academy of Pediatrics) recomienda que **se utilice con precaución.**

Contraindicaciones Hipersensibilidad a los barbitúricos o a cualquiera de los componentes de su fórmula; deterioro hepático marcado; disnea u obstrucción de las vías respiratorias; porfiria.

Advertencias / Precauciones Existe potencial para la droga dependencia, la interrupción abrupta puede precipitar el síndrome de abstinencia, incluyendo el estado epiléptico en pacientes epilépticos. No suministrar a pacientes con dolores agudos. Utilizar con precaución en personas mayores, en pacientes debilitados, pacientes con disfunción renal o hepática, y pacientes pediátricos. Puede producir respuestas paradójicas, incluyendo agitación e hiperactividad, en especial en dolores agudos y pacientes pediátricos. Utilizar con precaución en pacientes con depresión o tendencias suicidas, o en pacientes con historia de abuso de drogas. Puede presentarse tolerancia, dependencia psicológica y física con el uso prolongado. Puede producir depresión del SNC, que puede deteriorar las habilidades físicas y mentales. Se debe advertir al paciente sobre el peligro de realizar tareas que requieran atención mental (tales como operar maquinaria o conducir). Pueden potenciarse los efectos con otras drogas sedantes o con etanol. Puede producir depresión respiratoria o hipotensión, en particular cuando se la administra I.V. Utilizar con precaución en pacientes inestables hemodinámicamente (shock hipovolémico, insuficiencia cardiaca congestiva) o en pacientes con enfermedades respiratorias. Debido a su larga vida media y riesgo de dependencia, el fenobarbital no es recomendable como sedante en personas mayores. Su uso ha sido asociado con deficiencias cognitivas en niños. Utilizar con precaución en pacientes con hipoadrenalismo.

Reacciones Adversas

Cardiovasculares: Bradicardia, hipotensión, síncope.

Sistema nervioso central: Somnolencia, letargo, excitación o depresión del SNC, deterioro del juicio, efecto de resaca, confusión, agitación, hipercinesia, ataxia, nerviosismo, dolor de cabeza, insomnio, pesadillas, alucinaciones, ansiedad, mareos.

Dermatológicas: Erupción, dermatitis exfoliativa, Síndrome de Stevens-Johnson.

Gastrointestinales: Náuseas, vómitos, constipación.

Hematológicas: Agranulocitosis, trombocitopenia, anemia megaloblástica.

Locales: Dolor en la zona de la inyección, tromboflebitis con el uso I.V.

Renales: Oliguria.

Respiratorias: Laringoespasmos, depresión respiratoria, apnea (especialmente con el uso I.V. rápido), hipoventilación, apnea.

Misceláneas: Gangrena por negligencia en la inyección intra-arterial.

Sobredosis / Toxicología

Signos y síntomas: Marcha inestable, dificultad para hablar, confusión, ictericia, hipotermia, hipotensión, depresión respiratoria, coma.

Tratamiento: Si se produce hipotensión, administrar fluídos I.V. y colocar al paciente en posición de Trendelenburg. Si no responde, puede requerirse un vasopresor I.V. (por ejemplo, dopamina, epinefrina).

Las dosis orales repetidas de carbón vegetal activado reduce significativamente la vida media del fenobarbital que resulta de un aumento en la eliminación no renal. La dosis habitual es de 0,1-1 g/kg cada 4-6 horas durante 3-4 días, excepto que el paciente no tenga movimiento de intestinos lo que causa que el carbón vegetal permanezca en el tracto GI. Asegurarse de que haya una adecuada hidratación y función renal. La alcalinización urinaria con bicarbonato de sodio I.V. también ayuda a aumentar la eliminación. La hemodiálisis y hemoperfusión la son inciertas. Los pacientes en coma IV por elevados niveles plasmáticos de barbitúricos, pueden requerir hemoperfusión de carbón vegetal activado.

Interacciones Medicamentosas inductor de CYP1A2, 2B6, 2C, 2C8, 3A3/4, y 3A5-7.

Los barbitúricos son inductores de enzimas. Debe controlarse a los pacientes si se comienza o se interrumpe la administración de estas drogas por si se presenta un aumento o una disminución de los efectos terapéuticos, respectivamente.

Disminución del efecto: El fenobarbital puede reducir la eficacia de los beta-bloqueantes, cloramfenicol, cimetidina, clozapina, corticoides, ciclosporina,

(Continúa)

Fenobarbital (Continuación)

disopiramida, doxiciclina, etosuximida, furosemida, griseofulvina, haloperidol, lamotrigina, metadona, nifedipina, anticonceptivos orales, fenotiazina, fenitoína, propafenona, psicotrópicos, quinidina, tacrolimo, ADT, teofilina, warfarina y verapamil.

Aumento en la toxicidad con el uso combinado con otros depresores del SNC, benzodiazepinas, ácido valproico, cloramfenicol, o antidepresivos; la depresión respiratoria y del SNC pueden ser adicionales.

Los IMAO pueden prolongar el efecto del fenobarbital.

Los barbitúricos pueden estimular el metabolismo de los betabloqueantes y disminuir sus concentraciones plasmáticas; considerar el uso de un betabloqueante que se elimine de manera renal (atenolol, nadolol).

Los barbitúricos pueden aumentar el potencial hepatotóxico del acetaminofen por medio de un aumento en la formación de metabolitos tóxicos.

Los barbitúricos pueden aumentar el metabolismo del cloramfenicol y el cloramfenicol puede inhibir el metabolismo de los barbitúricos.

Los barbitúricos pueden aumentar el metabolismo de los corticoides, ciclosporina, disopiramida, griseofulvina, nifedipina, anticonceptivos orales, fenitoína, propafenona, quinidina y verapamil; puede ser útil un ajuste en la dosis.

Los barbitúricos pueden aumentar el metabolismo de la metadona, produciendo la suspensión de la metadona.

El felbamato puede aumentar las concentraciones de fenobarbital causando toxicidad.

El fenobarbital puede reducir la respuesta diurética de la furosemida; controlar.

El uso concurrente de fenobarbital con primidona puede tener como resultado una elevada depresión del SNC.

El ácido valproico inhibe el metabolismo del fenobarbital, teniendo como resultado elevadas concentraciones séricas de fenobarbital.

Estabilidad Proteger el elixir de la luz; no es estable en soluciones acuosas; utilizar únicamente en soluciones limpias; no agregar a soluciones ácidas, puede presentarse precipitación; la forma I.V. es **incompatible** con la benzquinamida (inyectable), cefalotina, clorpromazina, hidralazina, hidrocortisona, hidroxicina, insulina, levorfanol, meperidina, metadona, morfina, norepinefrina, pentazocina, proclorperazina, promazina, prometazina, ranitidina (inyectable) y vancomicina.

Acción Terapéutica Barbitúrico de acción rápida con propiedades sedantes, hipnóticas, y anticonvulsivas. Los barbitúricos deprimen la corteza sensitiva, disminuyen la actividad motora, alteran la función del cerebelo, y produce somnolencia, sedación, e hipnosis. En dosis elevadas, los barbitúricos manifiestan una actividad anticonvulsiva; los barbitúricos producen depresión respiratoria dosis-dependiente.

Farmacodinámica / Cinética

Oral:

Comienzo de la hipnosis: Dentro de los 20-60 minutos.

Duración: 6-10 horas.

I.V.:

Comienzo de la acción: Dentro de los 5 minutos.

Efecto Pico: Dentro de los 30 minutos.

Duración: 4-10 horas.

Absorción: Oral: 70% a 90%.

Fijación a proteínas: 20% al 45%, disminuida en neonatos.

Metabolismo: En el hígado vía hidroxilación y conjugación glucurónica.

Vida media:

Neonatos: 45-500 horas.

Infantes: 20-133 horas.

Niños: 37-73 horas.

Adultos: 53-140 horas.

Concentración plasmática máxima: Oral: Dentro de las 1-6 horas.

Eliminación: 20% a 50% eliminada inalterada en orina.

Posología

Niños:

Sedación: Oral: 2mg/kg 3 veces/día.

Hipnótico: I.M., I.V., S.C.: 3-5 mg/kg a la hora de acostarse.

Sedación preoperatoria: Oral, I.M., I.V.: 1-3 mg/kg 1-15 horas antes del procedimiento.

Adultos:

Sedación: Oral, I.M.: 30-120 mg/día en 2-3 dosis divididas.

Hipnótico: Oral, I.M., I.V., S.C.: 100-320 mg a la hora de acostarse.

Sedación preoperatoria: I.M.: 100-200 mg 1-15 horas antes del procedimiento.

Anticonvulsivo: Estado epiléptico: Dosis de ataque: I.V.:

Infantes y niños: 10-20 mg/kg en una única dosis o dosis dividida; en pacientes selectos puede administrarse una adicional de 5mg/kg/dosis cada 15-30 minutos hasta que las convulsiones hayan sido controladas o se llegue a una dosis total de 40 mg/kg.

Adultos: 300-800 mg inicialmente seguidos de 120-240 mg/dosis en intervalos de 20 minutos hasta que las convulsiones hayan sido controlados o hasta una dosis total de 1-2 g.

Dosis anticonvulsiva de mantenimiento: Oral, I.V.:

Infantes: 5-8 mg/kg/día en 1-2 dosis divididas.

Niños:

1-5 años: 6-8 mg/kg/día en 1-2 dosis divididas.

5-12 años: 4-6 mg/kg/día en 1-2 dosis divididas.

Niños > 12 años y adultos: 1-3 mg/kg/día en dosis divididas o 50-100 mg 2-3 veces/día

Abstinencia: La necesidad diaria inicial se determina sustituyendo el fenobarbital 30 mg por cada 100 mg de pentobarbital utilizado durante el análisis de la tolerancia; luego la necesidad diaria se disminuye un 10% de la dosis inicial.

Intervalo de la dosis en la insuficiencia renal: Cl_{cr} <10 mL/minuto: Administrar cada 12-16 horas

Hemodiálisis: Moderadamente dialisable (20% a 50%)

Ajuste / comentarios sobre la dosis en la insuficiencia hepática: Efectos colaterales aumentados pueden presentarse en la enfermedad de hígado severa: controlar los niveles plasmáticos y ajustar la dosis como sea necesaria.

Consideraciones Dietarias Alcohol: Efectos aditivos sobre el SNC, evitar su uso.

Alimentos:

Dietas con deficiencia proteica: Aumenta la duración de la acción de los barbitúricos. No se debe limitar o suspender las proteínas en la dieta a menos que haya sido consultado con el médico. Sea consistente con el consumo de proteínas durante la terapia con barbitúricos.

Frutas frescas que contienen vitamina C: Desplaza los barbitúricos de la zona de fijación, causando un aumento en la eliminación urinaria de barbitúricos. Informar al paciente acerca del potencial de una disminución en el efecto anticonvulsivo de los barbitúricos con el consumo de alimentos con alto contenido de vitamina C.

Vitamina D: Pérdida de vitamina D debido a la mala absorción: aumentar el consumo de alimentos ricos en vitamina D. Puede requerirse un suplemento de vitamina D.

Administración Evitar la rápida administración I.V. >50 mg/minuto; evitar la inyección intra-arterial.

Parámetros de Monitoreo Concentraciones plasmáticas de fenobarbital, estado mental, análisis de sangre completo, análisis de la función hepática, actividad de convulsiones.

Valores de Referencia

Terapéutica:

Infantes y niños: 15-30 mg/mL (SI: 65-129 mmol/L).

Adultos: 20-40 mg/mL (SI: 86-172 mmol/L).

Tóxico: >40 mg/mL (SI: >172 mmol/L).

Concentración tóxica: Lentitud, ataxia, nistagmo: 35-80 mg/mL (SI: 150-344 mmol/L).

Coma con reflejos: 65-117 mg/mL (SI: 279-502 mmol/L).

(Continúa)

Fenobarbital (Continuación)

Coma sin reflejos: >100 mg/mL (SI: >430 mmol/L).

Interacciones en Análisis ↑ amoníaco (B), cobre (S), interferencia en análisis de LDH, análisis de la función hepática; ↓ bilirrubina (S).

Información para el Paciente Evitar la ingesta de alcohol y otros depresores del SNC; evitar el conducir y realizar tareas peligrosas; evitar las discontinuación abrupta; puede causar dependencia física y psicológica; no alterar la dosis sin consultar con el médico.

Implicancias de Enfermería Las soluciones parenterales son altamente alcalinas; evitar la extravasación; proporcionar medidas de seguridad para evitar lesiones; controlar si se produce sedación excesiva y depresión respiratoria en el paciente.

Información Adicional Las soluciones inyectables contienen propileno glicol.
Contenido de sodio en la inyección (65 mg, 1 mL): 6 mg (0,3 mEq).
Fenobarbital: Barbita,, Solfoton®.
Fenobarbital Sódico: Luminal®.

Presentación
Cápsulas: 16 mg.
Elixir: 15 mg/5 mL (5 mL, 10 mL, 20 mL); 20 mg/5 mL (3,75 mL; 5 mL; 7,5 mL,; 120 mL; 473 mL; 946 mL; 4000 mL).
Inyectable, como sodio: 30 mg/mL (1 mL); 60 mg/mL (1 mL); 65 mg/mL (1 mL); 130 mg/mL (1 mL).
Polvo para la inyección: 120 mg.
Comprimidos: 8 mg, 15 mg, 16 mg, 30 mg, 32 mg, 60 mg, 65 mg, 100 mg.

- **Fenobarbital Sódico** ver Fenobarbital en la página 114.
- **Fenobarbitona** ver Fenobarbital en la página 114.

Fentermina

Información Relacionada
Información para el Paciente - Estimulantes en la página 334.

Disponibilidad de Genérico Sí.

Marcas Comerciales en los EE.UU. Adipex-P®; Fastin®; Ionamin®; Zantryl®.

Sinónimos Clorhidrato de Fentermina.

Categoría Farmacológica Anoréxico.

Indicaciones Adjunto a corto plazo en un régimen para reducir el peso basada en ejercicio, cambio de conducta, y reducción calórica en el manejo de la obesidad exógena para pacientes cuyo índice de masa corporal inicial es $\geq$ 30 kg/m^2 o $\geq$ 27 kg/m^2 en presencia de otros factores de riesgo (diabetes, hipertensión); ver tabla.

Índice de Masa Corporal (IMC), kg/m^2
Altura (m)

METROS: PESO KG	1,5	1,6	1,7	1,8	1,9	2,0
60	26,7	23,4	20,8	18,5	16,6	15,0
64	28,4	25,0	22,1	19,8	17,7	16,0
68	30,2	26,6	23,5	21,0	18,8	17,0
72	32,0	28,1	24,9	22,2	19,9	18,0
76	33,8	29,7	26,3	23,5	21,1	19,0
80	35,6	31,3	27,7	24,7	22,2	20,0
84	37,3	32,8	29,1	25,9	23,3	21,0
88	39,1	34,4	30,4	27,2	24,4	22,0
92	40,9	35,9	31,8	28,4	25,5	23,0
96	42,7	37,5	33,2	29,6	26,6	24,0
100	44,4	39,1	34,6	30,9	27,7	25,0
104	46,2	40,6	36,0	32,1	28,8	26,0
108	48,0	42,2	37,4	33,3	29,9	27,0
112	49,8	43,8	38,8	34,6	31,0	28,0

Restricciones C-IV

Factor de Riesgo en el Embarazo C

Contraindicaciones Hipersensibilidad conocida o idiosincrasia a las aminas simpaticomiméticas; pacientes con arterioesclerosis avanzada, enfermedad cardiovascular sintomática; hipertensión de moderada a severa (etapa II o III), hipertiroidismo, glaucoma, estados de agitación; pacientes con historia de abuso de drogas; utilizar durante o dentro de los 14 días después de la terapia con un inhibidor de la MAO; el uso de medicamentos estimulantes se contraindica en niños con trastornos de déficit de atención/hiperactividad y síndrome concomitante de Tourette o tics.

Advertencias / Precauciones Utilizar con precaución en pacientes con trastorno bipolar, diabetes mellitus, enfermedad cardiovascular, convulsiones, insomnio, porfiria, o leve hipertensión (etapa I). Puede exacerbar los síntomas de trastornos de conducta y de pensamiento en pacientes psicóticos. Existe potencial de droga dependencia - evitar la discontinuación abrupta en pacientes que la han recibido por períodos prolongados. Utilizar en programas de reducción de peso únicamente cuando la terapia alternativa no ha sido efectiva. El uso de estimulantes ha sido asociado con un aumento en la inhibición del crecimiento, y se recomienda un minucioso monitoreo.

No utilizar en niños < 16 años de edad. Se ha informado que la hipertensión pulmonar primaria (HPP), una extraña enfermedad pulmonar frecuentemente fatal se ha producido en pacientes que reciben una combinación de fentermina y fenfluramina o dexfenfluramina. No puede descartarse la posibilidad de sólo una asociación entre HPP y el uso de fentermina.

Reacciones Adversas

Cardiovasculares: Hipertensión, palpitaciones, taquicardia, hipertensión pulmonar primaria y/o enfermedad de regurgitación de una válvula cardíaca.

Sistema nervioso central: Euforia, insomnio, sobre estimulación, mareos, disforia, dolor de cabeza, inquietud.

Dermatológicas: Urticaria.

Endocrinas y metabólicas: Cambios en la libido, impotencia.

Gastrointestinales: Náuseas, constipación, xerostomía, gusto desagradable, diarrea.

Hematológicas: Discrasias sanguíneas.

Neuromusculares y óseas: Temblor.

Oftalmológicas: Visión borrosa.

Sobredosis / Toxicología

Signos y síntomas: Hiperactividad, agitación, hipertermia, hipertensión, convulsiones.

Tratamiento: No hay un antídoto específico para la intoxicación con fentermina y la mayoría del tratamiento es de apoyo. La hiperactividad y agitación, por lo general responden a un ingreso de estímulo sensorial reducido; sin embargo, cuando existe una extrema agitación puede requerirse haloperidol (2-5 mg I.M. en adultos). El mejor tratamiento para la hipertermia es la aplicación de medidas externas de refrigeración, o cuando es severa o no responde, puede requerirse una parálisis muscular con pancuronio. La hipertensión es, generalmente, transitoria y por lo general, no requiere tratamiento a menos que sea severa. Para las presiones sanguíneas diastólicas >110 mm Hg, debe iniciarse una infusión de nitroprusiato. Las convulsiones responden, generalmente, al diazepam IVP y/o a los regímenes de mantenimiento con fenitoína.

Interacciones Medicamentosas

La fentermina puede disminuir el efecto hipotensivo de la guanetidina y otros antihipertensivos.

Los agentes hipoglucémicos pueden requerir un ajuste cuando se utiliza fentermina en diabéticos que reciben una dieta especial.

Acción Terapéutica La fentermina es estructuralmente similar a la dextroamfetamina y es comparable a la dextroamfetamina como supresor de apetito, pero es asociada generalmente a una baja incidencia y gravedad de los efectos colaterales del

(Continúa)

Fentermina (Continuación)

SNC. La fentermina, como otros anoréxicos, estimula el hipotálamo y tiene como resultado una disminución del apetito; los efectos anoréxicos son causados probablemente más por el metabolismo de la norepinefrina y dopamina. Sin embargo, pueden involucrarse otros efectos del SNC o efectos metabólicos.

Farmacodinámica / Cinética
Absorción: Buena absorción; la resina se absorbe lentamente y produce efectos clínicos más prolongados.
Vida media: 20 horas.
Eliminación: Principalmente inalterada en orina.

Posología Oral:
Niños 3-15 años: 5-15 mg/día por 4 semanas.
Adultos: 8 mg 3 veces/día 30 minutos antes de las comidas o alimentos o 15-37,5 mg/día antes del desayuno o 10-14 horas antes de retirarse.

Parámetros de Monitoreo SNC.

Información para el Paciente Administrar durante el día para evitar el insomnio; no discontinuar abruptamente, puede producir dependencia física y psicológica con el uso prolongado.

Implicancias de Enfermería La dosis no debe ser administrada por la tarde o al acostarse.

Presentación
Cápsulas, como clorhidrato: 15 mg; 18,75 mg; 30 mg; 37,5 mg.
Cápsulas, resina compleja, como clorhidrato: 15 mg, 30 mg.
Comprimidos, como clorhidrato: 8 mg; 37,5 mg.

◆ **Fentermina, Clorhidrato de** ver Fentermina en la página 118

Flufenazina

Información Relacionada
Cuadro Comparativo de Agentes Antipsicóticos en la página 407.
Pautas Generales sobre Medicamentos Antipsicóticos en la página 409.
Discontinuación de Drogas Psicotrópicas - Síntomas de Suspensión de la Administración y Recomendaciones en la página 432.
Dosis Máximas Recomendadas por las Normas de la OBRA Federal en la página 434.
Compatibilidad de los Líquidos con Antipsicóticos y Estabilizadores del Animo en la página 441.
Información para el Paciente – Antipsicóticos (General) en la página 320.

Disponibilidad de Genérico Sí.

Marca Comercial en EE.UU. Permitil® Oral; Prolixin Decanoate® Injection; Prolixin Enanthate® Injection; Prolixin® Injection; Prolixin® Oral.

Marca Comercial en Canadá Apo®-Fluphenazine; Modecate®; Modecate® Enanthate; Moditen® Hydrochloride; PMS-Fluphenazine.

Sinónimos Decanoato de Flufenazina; Enantato de Flufenazina; Clorhidrato de Flufenazina.

Categoría Farmacológica Agente Antipsicótico, Fenotiazina, Piperazina.

Indicaciones Control de manifestaciones de trastornos psicóticos y esquizofrenia; la preparación depot puede mejorar el resultado en individuos con psicosis que no son competentes con los antipsicóticos orales.

Factor de Riesgo en el Embarazo C.

Contraindicaciones Hipersensibilidad a la flufenazina o a cualquier de sus componentes (puede ocurrir la reactividad cruzada entre fenotiazinas); depresión severa del SNC, coma, lesión en la subcorteza cerebral, discrasias sanguíneas, enfermedades hepáticas.

Advertencias / Precauciones
Puede producir sedación, utilizar con precaución en trastornos donde existe depresión del SNC. Utilizar con precaución en la enfermedad de Parkinson. Precaución con los pacientes con inestabilidad hemodinámica; depresión medular; predisposi-

ción a convulsiones; enfermedades cardíacas, renales, o respiratorias severas. Se asoció la dismotilidad y aspiración esofágicas con el uso de antipsicóticos – utilizar con precaución en pacientes con riesgo de neumonía (por ejemplo, la enfermedad de Alzheimer). Precaución en el cáncer de mamas u otros tumores prolactino-dependientes (pueden elevar los niveles de prolactina). Puede alterar la termorre-gulación o enmascarar la toxicidad de otras drogas debido a los efectos antieméti-cos. Puede alterar la conducción cardíaca; se han presentado arritmias graves con el uso de dosis terapéuticas de fenotiacinas. Puede provocar hipotensión, espe-cialmente con la administración I.M.. Puede provocar hipotensión ortostática – utilizar con precaución en pacientes con riesgo de estos efectos o en aquéllos que no tolerarían episodios hipotensivos transitorios (enfermedad cerebrovascular, enfermedad cardiovascular, u otras medicaciones que puedan predisponer a ello). Pueden prolongarse los efectos adversos de las inyecciones en su preparación depot.

Las fenotiazinas pueden provocar efectos anticolinérgicos (confusión, agitación, constipación, sequedad de boca, visión borrosa, retención urinaria). Por lo tanto, deben utilizarse con precaución en pacientes con reducida movilidad gastrointesti-nal, retención urinaria, hipertrofia prostática benigna, xerostomía, o problemas en la vista. Las condiciones que pueden también ser exacerbadas por el bloqueo colinérgico incluyen glaucoma de ángulo estrecho (se recomienda realizar un chequeo), la agravación de la miastenia grave. Con relación a otros antipsicóticos, la flufenazina tiene una baja potencia de bloqueo colinérgico.

Puede causar reacciones extrapiramidales, incluyendo pseudo-parkinsonismo, reacciones distónicas agudas, acatisia y discinesia tardía (el riesgo de que se produzcan estas reacciones es alto en relación a otros antipsicóticos). Puede ser asociado con el síndrome neuroléptico maligno (SNM) o retinopatía pigmentaria.

Reacciones Adversas

Cardiovasculares: Hipotensión, taquicardia, fluctuaciones en la presión sanguínea, hipertensión, arritmias, edema.

Sistema nervioso central: Síntomas Parkinsonianos, acatisia, distonías, discinesia tardía, mareos, hiper-reflexia, dolor de cabeza, edema cerebral, somnolencia, letargo, inquietud, excitación, sueños extraños, cambios en el EEG, depresión, convulsiones, SNM, alteración en la termorregulación central.

Dermatológicas: Aumento en la sensibilidad al sol, erupción, pigmentación de la piel, prurito, eritema, urticaria, seborrea, eczema, dermatitis.

Endocrinas y metabólicas: Cambios en el ciclo menstrual, dolor de pecho, ame-norrea, galactorrea, ginecomastia, alteraciones en el libido, prolactina elevada, SSIHAD.

Gastrointestinales: Aumento de peso, pérdida del apetito, salivación, xerostomía, constipación, íleo paralítico, edema laríngeo.

Genitourinarias: trastornos en la eyaculación, impotencia, poliuria, parálisis de vejiga, enuresis.

Hematológicas: Agranulocitosis, leucopenia, trombocitopenia, púrpura no trombo-citopénica, eosinofilia, pancitopenia.

Hepáticas: Ictericia colestática, hepatotoxicidad.

Neuromusculares y óseas: temblor de dedos, LES (Lupus Eritematoso Sistémico), hemiespasmo facial.

Oftalmológicas: Retinopatía pigmentaria, cambios en la córnea y el cristalino, visión borrosa, glaucoma.

Respiratorias: Congestión nasal, asma.

Sobredosis / Toxicología

Signos y síntomas: Sueño profundo, hipotensión o hipertensión, distonía, convul-siones, síntomas extrapiramidales, insuficiencia respiratoria.

Tratamiento: Después de iniciado el tratamiento esencial de la sobredosis, debe iniciarse el tratamiento de los síntomas tóxicos, y el tratamiento de apoyo. La hipotensión, por lo general, responde a los fluidos I.V. o a la posición de Trendelenburg. Si no responde a estas medidas, puede requerirse el uso de un inótropo parenteral. Los convulsiones, generalmente, responden al diazepam

(Continúa)

Flufenazina (Continuación)

(bolo I.V. 5-10 mg en adultos cada 15 minutos si es necesario, hasta un total de 30 mg; I.V. 0,25-0,4 mg/kd/dosis hasta un total de 10 mg en niños) o a la fenitoína o fenobarbital. Las arritmias cardíacas, generalmente, responden a la lidocaína I.V. mientras que se pueden utilizar otros antiarrítmicos. Los neurolépticos suelen causar síntomas extrapiramidales (por ejemplo, reacciones distónicas) que requieren de tratamiento; el de benzotropina mesilato I.V. 1-2 mg (adultos) puede ser eficaz. Estos agentes son, por lo general, eficaces dentro de los 2-5 minutos.

Interacciones Medicamentosas Sustrato de enzima CYP2D6; inhibidor de enzima CYP2D6; y sustratos de enzimas CYP1A2, 2D6, y 3A3/4.

Las fenotiazinas inhiben la capacidad de la bromocriptina de disminuir las concentraciones plasmáticas de prolactina.

La benztropina (y otros anticolinérgicos) puede inhibir la respuesta terapéutica de la flufenazina y puede provocar efectos anticolinérgicos excesivos.

La cloroquina puede aumentar la concentración de flufenazina.

El fumar cigarrillos puede aumentar el metabolismo hepático de la flufenazina. Puede requerirse una dosis mayor comparada a la de un no fumador.

El uso concurrente de la flufenazina con un antihipertensivo puede producir efectos hipotensivos adicionales.

La flufenazina puede inhibir los efectos antihipertensivos de la guanetidina y el guanadrel.

El uso concurrente junto con ADT puede provocar el aumento de toxicidad o alteraciones en la respuesta terapéutica.

La flufenazina puede inhibir el efecto parkinsoniano de la levodopa; evitar esta combinación.

La flufenazina junto con el litio, por lo general, no produce neurotoxicidad.

Los barbitúricos pueden disminuir las concentraciones de flufenazina.

El propranolol puede aumentar las concentraciones de flufenazina.

La sulfadoxina-pirimetamina puede aumentar las concentraciones de flufenazina.

La flufenazina y posiblemente otros antipsicóticos de baja potencia pueden revertir los efectos presores de la epinefrina.

La flufenazina y los depresores del SNC (etanol, narcóticos) puede producir efectos depresores del SNC adicionales.

La flufenazina y trazodona pueden producir efectos hipotensivos adicionales.

La flufenazina utilizada junto con la clonidina ha tenido como consecuencia el delirio; controlar.

La flufenazina puede inhibir el metabolismo de los antidepresivos tricíclicos (desipramina, imipramina, nortriptilina); controlar si se presentan alteraciones en la respuesta terapéutica.

Estabilidad Evitar el congelamiento; proteger de la luz todas las formas de presentación de la dosis; pueden utilizarse las soluciones claras o ligeramente amarillas; deben ser preparadas en viales/botellas ámbar u opacas. Las soluciones pueden ser disueltas o mezcladas con jugos de frutas u otros líquidos pero deben ser suministradas inmediatamente después de mezclarlas; no preparar diluciones en gran cantidad ni almacenar diluciones en gran cantidad.

Mecanismo de Acción Bloquea los receptores postsinápticos mesolímbicos dopaminérgicos D1 y D2 en el cerebro; deprime la liberación de hormonas hipotalámica e hipofisiaria; se presume que deprime el sistema activador reticular, de este modo afecta el metabolismo basal, la temperatura corporal, el tono vasomotor, causa insomnio y vómitos.

Farmacodinámica / Cinética

Después de la administración I.M. o S.C. (dependiente derivado):

Decanoato (su duración es la mayor y requiere de mayor tiempo para su comienzo):

Comienzo de la acción: 24-72 horas.

Efecto neuroléptico máximo: Dentro de las 48-96 horas.

Sal de Clorhidrato (actúa rápidamente y persiste muy poco tiempo):

Comienzo de la actividad: Dentro de la hora.

Duración: 6-8 horas.

Distribución: Atraviesa la placenta; aparece en la leche materna.

Metabolismo: En el hígado.

Vida media: Dependiente derivado:

Enantato: 84-96 horas.

Clorhidrato: 33 horas.

Decanoato: 163-232 horas.

Posología: Adultos:

Oral: 0,5-10 mg/día en dosis divididas en intervalos de 6 a 8 horas; algunos pacientes pueden requerir hasta 40 mg/día.

I.M.: 2,5-10 mg/día en dosis divididas en intervalos de 6 a 8 horas (la dosis parenteral es 1/3 a 1/2 de la dosis oral para las sales de clorhidrato).

I.M. (decanoato): 12,5 mg cada 2 semanas.

Conversión de clorhidrato a decanoato I.M. 0,5 mL (12,5 mg) decanoato cada 3 semanas es aproximadamente equivalente a 10 mg clorhidrato/día.

I.M. (enantato): 12,5-25 mg cada 2 semanas.

Hemodiálisis: No puede realizarse diálisis (0% a 5%).

Consideraciones en Dietarias Alcohol: efecto adicional del SNC, evitar su uso.

Administración La dosis I.M. tiene una acción 4-10 mayor que la dosis oral, el decanoato debe ser administrado vía I.M. profunda (método Z-track).

Parámetros de Monitoreo Monitorear ECG durante 48 horas.

Valores de Referencia Terapéuticos: 5-20 ng/mL (SI: 10-40 nmol/L).

Interacciones en Análisis ↑ colesterol (S), glucosa; ↓ ácido úrico (S).

Información para el Paciente Evitar las bebidas alcohólicas, pueden provocar somnolencia, no discontinuar sin consultar con el médico.

Implicancias de Enfermería Evitar el contacto de la solución o inyección con la piel (dermatitis de contacto); observar si se presenta hipotensión al administrar I.M. o I.V.; el líquido oral debe diluirse solamente en: agua, salino, 7-UP®, leche homogeneizada, bebidas de naranja con gas, jugos de ananá, damasco, ciruela, naranja, jugo V8®, de tomate, y pomelo.

Información Adicional Efectos menos sedantes e hipotensivos que la clorpromazina.

Presentación

Concentrado, como clorhidrato:

Permitil®: 5 ng/mL con alcohol 1% (118 mL).

Prolixin®: 5 mg/mL con alcohol 14% (120 mL).

Elixir, como clorhidrato (Prolixin®) : 2,5 mg/5 mL con alcohol 14% (60 mL, 473 mL).

Inyección, como decanoato (Prolixin Decanoate®:): 25 mg/mL (1 mL, 5 mL).

Inyección, como enantato (Prolixin Enanthate®): 25 mg/mL (5mL).

Inyección, como clorhidrato (Prolixin®): 2,5 mg/mL (10 mL).

Comprimidos, como clorhidrato.

Permitil®: 2,5 mg, 5 mg, 10 mg.

Prolixin®: 1 mg, 2,5 mg, 5 mg, 10 mg.

- ◆ **Flufenazina, Clorhidrato de** ver Flufenazina en la página 120
- ◆ **Flufenazina, Decanoato de** ver Flufenazina en la página 120
- ◆ **Flufenazina, Enantato de** ver Flufenazina en la página 120

Flumazenil

Disponibilidad de Genérico No.

Marca Comercial en EE.UU. Romazicon™ Injection.

Marca Comercial en Canadá Anexate®.

Categoría Farmacológica Antídoto.

Indicaciones Para la reversión total o parcial de los efectos sedantes de las benzodiazepinas cuando:

1.la anestesia general ha sido inducida y/o mantenida con benzodiazepinas,

2.la sedación ha sido producida por benzodiazepinas en procedimientos diagnósticos y terapéuticos,

(Continúa)

Flumazenil (Continuación)

3. y ante el suministro de una sobredosis de benzodiazepinas.

Factor de Riesgo en el Embarazo C.

Contraindicaciones Hipersensibilidad al flumazenil o a las benzodiazepinas; pacientes que reciben benzodiazepinas para el control de las condiciones potencialmente graves (por ejemplo. el control de la presión intracraneal o el estado epiléptico); pacientes que presentan signos de sobredosis de antidepresivos cíclicos serios.

Advertencias / Precauciones

Riesgo de convulsiones = pacientes con alto riesgo:

Pacientes que reciben sedación a largo plazo con benzodiazepinas.

Pacientes con sobredosis de antidepresivos tricíclicos.

Suspensión de una droga concurrente sedante mayor.

Terapia reciente con dosis repetidas de benzodiazepinas parenterales.

Sacudidas mioclónicas o convulsiones previas a la administración de flumazenil.

Hipoventilación: No provoca reversión en la depresión respiratoria / hipoventilación o depresión cardíaca.

Resedación: Ocurre, con más frecuencia, en pacientes a los que se les administra una única dosis elevada o una dosis acumulativa de benzodiazepinas junto con un agente bloqueante neuromuscular y agentes anestésicos múltiples.

El flumazenil debe ser utilizado con precaución en la unidad de terapia intensiva debido al alto riesgo de dependencia a las benzodiazepinas no reconocido en dichas condiciones.

Reacciones Adversas

>10%: Gastrointestinales: Vómitos, nauseas.

1% a 10%:

Cardiovasculares: Palpitaciones.

Sistema nervioso central: Dolor de cabeza, ansiedad, nerviosismo, insomnio, llantos anormales, euforia, depresión, agitación, mareos, labilidad emocional, ataxia, despersonalización, aumento del llanto, disforia, paranoia.

Endocrinas y metabólicas: Golpes de calor.

Gastrointestinales: Xerostomía.

Locales: Dolor en el sitio de la inyección.

Neuromusculares y óseas: Temblor, debilidad, parestesia.

Oftalmológicas: Visión anormal, visión borrosa.

Respiratorias: Disnea, hiperventilación.

Misceláneas: Diaforesis.

<1%: Bradicardia, taquicardia, dolor de pecho, hipertensión, arritmia, convulsiones generalizadas, somnolencia, confusión, trastornos en el habla, audición anormal, hipo, síndrome de abstinencia, escalofríos.

Sobredosis / Toxicología Tratamiento: Administración de una probable sobredosis de benzodiazepinas: 0,2 mg (2 mL) suministrada I.V. durante 30 segundos; si no se obtiene el nivel de conciencia deseado después de 30 segundos, suministrar 0,3 mg (3 mL) durante 30 segundos; pueden administrarse dosis de 0,5 mg (5 mL) durante 30 segundos en intervalos de 1 minuto hasta una dosis acumulativa de 3 mg (30 mL); en ocasiones poco comunes, los pacientes con respuesta parcial con 3 mg requieren un titulado adicional hasta una dosis total de 5 mg; si el paciente no responde 5 minutos después de la dosis acumulativa de 5 mg, es probable que la principal causa de la sedación no sean las benzodiazepinas.

Interacciones Medicamentosas Utilizar con precaución en el tratamiento de las sobredosis cuando se trate de intoxicaciones mixtas; pueden presentarse efectos tóxicos (especialmente con antidepresivos cíclicos) con la reversión del efecto de las benzodiazepinas con el flumazenil.

Estabilidad Únicamente para uso I.V.; **compatible** con D5W, lactato de Ringer, o solución salina normal; una vez colocado en la jeringa o mezclado con la solución debe utilizarse dentro de las 24 horas; desechar cualquier solución que no haya sido utilizada después de 24 horas.

Mecanismo de Acción Inhibe competitivamente la actividad en el lugar de reconocimiento de las benzodiazepinas dentro del complejo receptor del GABA/benzodiazepina. El flumazenil no antagoniza el efecto sobre el SNC de las drogas que afectan las neuronas GABA-érgicas de otro modo que no sea mediante el receptor de benzodiazepinas (etanol, barbitúricos, anestesias generales) y no invierte los efectos de los opiáceos.

Farmacodinámica / Cinética

Comienzo de la acción: 1-3 minutos; 80% de la respuesta dentro de los 3 minutos. Efecto máximo: 6-10 minutos.

Duración: La resedación se produce generalmente dentro de la hora; la duración se encuentra en relación con la dosis suministrada y las concentraciones plasmáticas de benzodiazepinas; los efectos de reversión del flumazenil pueden desaparecer antes que los efectos de las benzodiazepinas.

Distribución: 0,63-1,06 L/kg.

V_d inicial: 0,5 L/kg.

V_{dss} 0,77-1,6 L/kg.

Fijación a proteínas: 40% a 50%.

Vida media, adultos:

Alfa: 7-15 minutos.

Terminal: 41-79 minutos.

Eliminación: La eliminación depende del torrente sanguíneo hepático; eliminado de modo hepático, 0,2 % inalterado en orina.

Posología Ver cuadro.

Resedación: Pueden suministrarse dosis repetidas a intervalos de 20 minutos según se requiera; repetir el tratamiento con una dosis de 1 mg (con un promedio de 0,5 mg/minuto) en cualquier momento y no superar los 3 mg en ningún momento. Después de la intoxicación con una alta dosis de benzodiazepinas, la duración de una sola dosis de flumazenil no se espera que supere 1 hora; si se desea, el tiempo de lucidez puede ser prolongado con repetidas dosis leves intravenosas de flumazenil, o con una infusión de 0,1-0,4 mg/hora. La mayoría de los pacientes con sobredosis de benzodiazepinas responden a una dosis acumulativa de 1-3 mg y las dosis >3 mg no producen con seguridad efectos adicionales. Pocas veces, los pacientes con respuesta parcial a 3 mg pueden requerir de una titulación adicional hasta una dosis total de 5 mg. **Si el paciente no responde después de 5 minutos de recibida una dosis acumulativa de 5 mg, es probable que la principal causa de sedacion no sean las benzodiazepinas.**

Dosis en insuficiencia renal: No es afectada significativamente por insuficiencia renal (Cl_{cr} <10 mL/minuto) o por hemodiálisis comenzando una hora después de administrada la droga.

Dosis en insuficiencia hepática: La dosis inicial de flumazenil utilizada para la reversión inicial de los efectos de las benzodiazepinas no se altera; sin embargo, dosis posteriores en pacientes con enfermedades en el hígado deben reducirse en cantidad o frecuencia.

Administración Sólo para uso I.V.; administrar a la vía infusión I.V. continua en una vena mayor para evitar posible dolor, flebitis.

Parámetros de Monitoreo Controlar si se presenta nueva sedación o depresión respiratoria.

Información para el Paciente El flumazenil no revierte consistentemente la amnesia; no realice actividades que requieran de atención por 18-24 horas después del alta; puede presentarse resedación en pacientes con benzodiazepinas que actúan durante un largo plazo (como el diazepam).

Implicancias de Enfermería Compatible con D5W, LR, NS.

Información Adicional No antagoniza los efectos sobre el SNC de otros agonistas del GABA (como el etanol, barbitúricos, o anestesias generales), ni revierte los narcóticos.

Presentación Inyección: 0,1 mg/mL (5mL, 10mL).

Flumazenil

Dosificación Pediátrica	
Se requieren nuevos estudios	
Dosificación Pediátrica para la **reversión de la sedación consciente:** vía intravenosa con una infusión intravenosa continua en una vena mayor para disminuir el dolor en el área de la inyección	
Dosis inicial	0,01 mg/kg durante 15 segundos (dosis máxima de 0,2 mg)
Repetición de la dosis	0,005-0,01 mg/kg (dosis máxima de 0,2 mg) repetida en intervalos de 1 minuto
Total máximo de la dosis acumulativa	1 mg
Dosificación Pediátrica para **el control de la sobredosis de benzodiazepinas:** vía intravenosa con una infusión intravenosa continua en una vena mayor para disminuir el dolor en el área de la inyección	
Dosis inicial	0,01 mg/kg (dosis máxima de 0,2 mg)
Repetición de dosis	0,01 mg/kg (dosis máxima de 0,2 mg) repetida en intervalos de 1 minuto
Total máximo de la dosis acumulativa	1 mg
En lugar de repetir las dosis de bolos, se han utilizado luego infusiones continuas de 0,005 - 0,01 mg/kg/h; se necesitan más estudios	
Dosificación en Adultos	
Dosificación en adultos para la **reversión de la sedación consciente:** vía intravenosa con una infusión intravenosa continua en una vena mayor para disminuir el dolor en el área de la inyección	
Dosis inicial	0,2 mg/kg vía intravenosa durante 15 segundos
Repetición de dosis	Si no se obtiene el nivel de conciencia deseado, puede repetirse 0,2 mg a intervalos de 1 minuto
Total máximo de la dosis acumulativa	1 mg (dosis normal 0,6-1 mg) **Si se presenta resedación:** puede repetirse la dosis a intervalos de 20 minutos con un máximo de 1 mg/dosis y 3 mg/h
Dosificación en adultos para **una presunta sobredosis de benzodiazepinas:** vía intravenosa con una infusión intravenosa continua en una vena mayor para disminuir el dolor en el área de la inyección	
Dosis inicial	0,2 mg durante 30 segundos
Repetición de dosis	0,5 mg durante 30 segundos repetidas en intervalos de 1 minuto
Total máximo de la dosis acumulativa	3 mg (dosis normal 1-3 mg) En pacientes con respuesta parcial a 3 mg puede requerirse la titulación adicional hasta una dosis total de 5 mg. Si no se observa respuesta en el paciente después de 5 minutos de recibida la dosis acumulativa de 5 mg, es probable que la principal causa de sedación no sean las benzodiazepinas. **Si se presenta resedación:** puede aplicarse la dosis repetida en intervalos de 20 minutos con un máximo de 1 mg/dosis y 3 mg/h

Fluoxetina

Información Relacionada

Cuadro Comparativo de Agentes Antidepresivos en la página 400.

Discontinuación de Drogas Psicotrópicas - Síntomas de Suspensión de la Administración y Recomendaciones en la página 432.

Información para el Paciente - Antidepresivos (ISRS) en la página 306.

Farmacocinética de los Inhibidores Selectivos de la Recaptación de Serotonina (ISRS) en la página 445.

Riesgos Teratogénicos de Medicamentos Psicotrópicos ver en la página 449.

Disponibilidad de Genérico No.

Marca Comercial en EE.UU. Prozac®

Sinónimos Clorhidrato de fluoxetina.

Categoría Farmacológica Antidepresivo, Inhibidores Selectivos de la Recaptación de Serotonina.

Indicaciones Tratamiento de depresión mayor; tratamiento de atracones y vómitos en pacientes con bulimia nerviosa de moderada a severa; ataques obsesivo-compulsivos.

Acciones secundarias: Trastornos de estrés post-traumático; trastornos en el sueño; trastornos en el control de los impulsos; trastornos de ansiedad; trastornos premenstruales.

Factor de Riesgo en el Embarazo C.

Contraindicaciones Hipersensibilidad a este agente. El uso de inhibidores de la MAO dentro de los 14 días previos; no se debe iniciar con un inhibidor de la MAO hasta 5 semanas después de la interrupción de la fluoxetina.

Advertencias / Precauciones

Puede presentarse potencial para reacciones severas cuando se la utiliza con inhibidores de la MAO – Síndrome serotonínico (hipertermia, rigidez muscular, cambios en el estado mental/agitación, inestabilidad autónoma). El uso de fluoxetina fue asociado con episodios de erupciones y reacciones alérgicas significativas; incluyendo vasculitis, reacciones anafilactoides, y enfermedades de inflamación pulmonar. Puede precipitar manía o hipomanía en pacientes con enfermedades bipolares. Puede provocar insomnio, ansiedad, nerviosismo o anorexia. Utilizar con precaución en pacientes en los que no se desea la pérdida de peso. Puede perjudicar el desempeño motor y cognitivo – precaución al operar maquinaria peligrosa y al conducir. Utilizar con precaución en pacientes con depresión, en especial cuando existe riesgo de suicidio. Utilizar con precaución en pacientes con antecedentes de convulsiones o en un estado que predisponga a las convulsiones, tales como lesión cerebral, alcoholismo, o terapia concurrente con otras drogas que disminuyen el umbral de las convulsiones. Utilizar con precaución en pacientes con disfunción hepática o renal y en personas mayores. Puede provocar hiponatremia/SSIHAD. Puede aumentar los riesgos asociados con el tratamiento electroconvulsivo. Utilizar con precaución en pacientes con riesgo de hemorragia o en aquéllos que reciben terapia anticoagulante concurrente – puede provocar deterioro en la función de las plaquetas. Puede alterar el control de la glucemia en pacientes con diabetes. Debido a la larga vida-media de la fluoxetina y sus metabolitos, los efectos e interacciones observados pueden persistir por períodos prolongados después de su discontinuación. Puede provocar o exacerbar la disfunción sexual.

Reacciones Adversas Los efectos adversos predominantes son sobre el SNC y de tipo GI.

>10%:

Sistema nervioso central: Dolor de cabeza, nerviosismo, insomnio, ansiedad, somnolencia.

Gastrointestinales: Náuseas, diarrea, xerostomía, anorexia.

Neuromusculares y óseas: Debilidad.

1% al 10%:

Cardiovasculares: Vasodilatación, palpitaciones, hipertensión.

(Continúa)

Fluoxetina (Continuación)

Sistema nervioso central: Amnesia, confusión, labilidad emocional, trastornos en el sueño, mareos, agitación, bostezos.

Dermatológicas: Erupción, prurito.

Endocrinas y metabólicas: SSIHAD, hipoglucemia, hiponatremia (personas mayores o pacientes de volumen reducido).

Gastrointestinales: Dispepsia, aumento del apetito, constipación, vómitos, flatulencias, pérdida de peso, aumento de peso.

Genitourinarias: disfunción sexual, frecuencia urinaria.

Neuromusculares y óseas: Temblor.

Oftalmológicas: Visión anormal.

Respiratorias: Faringitis.

Misceláneas: Diaforesis, fiebre, Síndrome de gripe.

<1%: Reacciones extrapiramidales (raro), euforia, alucinaciones, hostilidad, deshidratación, edema, gota, hipercolesteremia, hipocalemia, artritis, dolor de huesos, bursitis, calambres en las piernas, angina, insuficiencia cardiaca congestiva, arritmia, hipotensión, infarto de miocardio, síncope, taquicardia, estomatitis aftosa, colelitiasis, colitis, disfagia, gastritis, glositis, hipotiroidismo, asma, epistaxis, hipo, hiperventilación, anemia, equimosis, albuminuria, amenorrea, trastornos en la vista, reacciones anafilactoides, alergias, ideas suicidas.

Sobredosis / Toxicología

Signos y síntomas: Náuseas, vómitos, agitación, hipomanía, convulsiones.

Tratamiento: Después de iniciado el tratamiento esencial de la sobredosis, deben tratarse los síntomas tóxicos. Los convulsiones, por lo general, responden al diazepam en bolos I.V. (5-10 mg en adultos hasta 30 mg o 0,25-0,4 mg/kg/dosis para niños hasta 10 mg/dosis). Si las convulsiones no responden o se repiten, puede necesitarse fenitoína o fenobarbital.

Interacciones Medicamentosas Sustrato de enzima (menor) CYP2D6, sustrato de enzima CYP3A3/4; inductor de enzima CYP2C9; inhibidor de enzima CYP1A2, 2C19, 2D6, y 3A3/4.

La fluoxetina puede inhibir el metabolismo del alprazolam y el diazepam, resultando en un elevado nivel sérico; controlar si se presenta aumento en la sedación y deterioro psicomotor.

La fluoxetina puede inhibir el metabolismo de los antidepresivos tricíclicos (amitriptilina, desipramina, imipramina, nortriptilina), resultando en un elevado nivel sérico. Si la combinación está permitida, se debe utilizar una dosis baja de ADT (10-25 mg/día).

La fluoxetina puede provocar hiponatremia; pueden observarse efectos hiponatrémicos adicionales con el uso combinado de un diurético de asa (bumetanida, furosemida, torsemida); controlar si se presenta hiponatremia.

La fluoxetina puede inhibir la recaptación de serotonina; su uso junto con un agonista de serotonina (buspirona) puede provocar el síndrome serotonínico.

La fluoxetina puede inhibir el metabolismo de la carbamazepina resultando en un aumento en los niveles y toxicidad de la carbamazepina; controlar si se presentan alteraciones en la respuesta a la carbamazepina.

La ciproheptadina, un antagonista de serotonina puede inhibir los efectos de los inhibidores de la recaptación de la serotonina (fluoxetina); controlar si se presentan alteraciones en la respuesta antidepresiva.

La fluoxetina puede inhibir el metabolismo del dextrometorfan; se producen alucinaciones visuales en pacientes que reciben esta combinación; controlar si se presenta el síndrome serotonínico.

La fluoxetina puede inhibir el metabolismo del haloperidol y causar síntomas extrapiramidales (SEP); controlar si se presentan SEP en pacientes si se utilizó esta combinación.

La fluoxetina no debe utilizarse con IMAOs no selectivos (isocarboxacida, fenelzina). Se han informado casos con reacciones fatales. Dejar un lapso de 5 semanas entre la administración de Fluoxetina e IMAO, y de 2 semanas en el caso inverso.

Pacientes que reciben fluoxetina y litio pueden presentar neurotoxicidad. Si se utiliza esta combinación, controlar si se presenta neurotoxicidad.

La fluoxetina puede inhibir el metabolismo del metoprolol y propranolol resultando en toxicidad cardíaca; si se utiliza esta combinación, controlar si se presenta bradicardia, hipotensión, e insuficiencia cardíaca.

La fluoxetina puede inhibir la recaptación de serotonina; su uso combinado con otras drogas que inhiben la recaptación (nefazodona, sibutramina) puede causar el síndrome serotonínico. Controlar si el paciente presenta una respuesta alterada con la nefazodona; evitar la combinación con sibutramina.

La fluoxetina puede inhibir el metabolismo de la fenitoína y puede resultar en toxicidad con fenitoína; controlar si se presenta toxicidad con fenitoína (ataxia, confusión, mareos, nistagmo, movimientos musculares involuntarios).

Se ha informado que la fluoxetina puede causar manía o hipertensión cuando se la combina con selegilina; es preferible evitar esta combinación.

La fluoxetina puede inhibir el metabolismo del lovastatin, simvastatin resultando en miositis y rabdomiolisis; es preferible evitar estas combinaciones.

La fluoxetina combinada con tramadol (efectos serotonérgicos) pueden causar el síndrome serotonínico; controlar.

La fluoxetina puede inhibir el metabolismo de la trazodona resultando en un aumento de toxicidad; controlar.

La fluoxetina inhibe la recaptación de serotonina; el uso junto con triptófano, un precursor de serotonina, puede causar agitación e inquietud; es preferible evitar esta combinación.

La fluoxetina puede alterar la respuesta hipoprotombinémica a la wafarina; controlar.

Mecanismo de Acción Inhibe la recaptación de serotonina de la neurona del SNC; efecto mínimo o sin efecto en la recaptación de norepinefrina o dopamina; no se liga significantemente al alfa-adrenérgico, histamina o receptores colinérgicos.

Farmacodinámica / Cinética

Efecto antidepresivo máximo: Después de >4 semanas.

Absorción: Oral: Buena absorción.

Metabolismo: A la norfluoxetina (activa).

Vida media: Adultos: 2-3 días para la prodroga; 4-16 días para el metabolito (norfluoxetina); debido a la larga vida media, la resolución de las reacciones adversas después de la discontinuación puede ser lenta.

Concentración plasmática máxima: Dentro de las 6-8 horas.

Eliminación: En orina como fluoxetina (2,5% a 5%) y norfluoxetina (10%).

Posología Oral:

Niños <18 años: No se ha establecido la seguridad y la dosis; se ha informado de la experiencia preliminar en niños de 6-14 años utilizando dosis iniciales de 20 mg/día.

Adultos: 20 mg/día por la mañana; puede aumentarse después de varias semanas en incrementos de 20 mg/día; máximo: 80 mg/día; las dosis >20 mg deben ser divididas en una dosis por la mañana y otra al mediodía.

Dosis promedio:

20-40 mg/día para la depresión y 40-80 mg para el TOC.

20-60 mg/día para la obesidad.

60-80 mg/día para la bulimia nerviosa.

Véase: se utilizaron dosis menores de 5 mg/día para el tratamiento inicial.

Personas mayores: Algunos pacientes requieren de una dosis inicial de 10 mg/día con incrementos en la dosis de 10 y 20 mg cada varias semanas como sea tolerado; no debe administrarse por la noche excepto que el paciente sufra sedación.

Ajuste de la dosis en insuficiencia renal:

Estudios sobre la dosis individual: La farmacocinética de la fluoxetina y la norfluoxetina fue similar en los individuos con todos los niveles de insuficiencia en la función renal, incluyendo pacientes anéfricos con hemodiálisis crónica.

Administración crónica: Puede presentarse una acumulación adicional de fluoxetina o norfluoxetina en pacientes con severa insuficiencia en la función renal.

Hemodiálisis: No desaparece con hemodiálisis.

(Continúa)

Fluoxetina (Continuación)

Ajuste de la dosis en insuficiencia hepática: La eliminación de la vida media de la fluoxetina es prolongada en pacientes con insuficiencia hepática; para estos pacientes se debe utilizar una dosis menor o menos frecuente.

Pacientes con cirrosis: Administrar una dosis menor o a intervalos más espaciados.

Cirrosis compensada sin ascitis: Administrar el 50% de la dosis normal.

Consideraciones Dietarias Alcohol: evitar su uso.

Parámetros de Monitoreo Signos y síntomas de depresión, ansiedad, sueño.

Valores de Referencia Terapéutico: Fluoxetina: 100-800 ng/mL (SI: 289-2314 nmol/L); Norfluoxetina: 100-600 ng/mL (SI: 289-1735 nmol/L).

Interacciones en Análisis ↑ albúmina en orina.

Información para el Paciente Evitar las bebidas alcohólicas, tomarla por la mañana para evitar insomnio; la estimulación potencial de la fluoxetina y los efectos anoréxicos pueden ser molestos para algunos pacientes. Utilizar caramelos duros sin azúcar para la sequedad de boca; evitar las bebidas alcohólicas, puede causar somnolencia, la mejoría puede tardar varias semanas; incorporarse lentamente para evitar mareos.

Implicancias de Enfermería Facilitar un caramelo duro sin azúcar al paciente para la sequedad de boca.

Información Adicional Los ECG pueden revelar depresión en el segmento S-T; no demuestra ser teratogénico en roedores; los niveles plasmáticos pueden reflejar acertadamente la concentración de la droga en la sangre. La buspirona (15-60 mg/día) puede ser útil en el tratamiento de la disfunción sexual durante el tratamiento con un inhibidor selectivo de la recaptación de serotonina.

Presentación

Cápsulas, como clorhidrato: 10 mg, 20 mg.

Líquido, como clorhidrato (sabor a menta): 20 mg/ 5mL (120 mL).

Comprimidos, como clorhidrato: 10 mg (ranurado).

+ **Fluoxetina, Clorhidrato de** ver Fluoxetina en la página 127

Flurazepam

Información Relacionada

Uso de Ansiolíticos/Hipnóticos en Instituciones de Tratamiento Prolongado en la página 412.

Cuadro Comparativo de Benzodiazepinas en la página 417.

Dosis Máximas Recomendadas por las Normas de la OBRA Federal en la página 434.

Información para el Paciente – Ansiolíticos e Hipnóticos Sedantes (Benzodiazepinas) en la página 338.

Disponibilidad de Genérico Sí.

Marca Comercial en EE.UU. Dalmane®.

Marca Comercial en Canadá Apo®-Flurazepam; Novo-Flupam; PMS-Flupam; Somnol®; Som Pam®.

Sinónimos Clorhidrato de Flurazepam.

Categoría Farmacológica Benzodiazepina.

Indicaciones Tratamiento del insomnio a corto plazo.

Restricciones C-IV.

Factor de Riesgo en el Embarazo X.

Contraindicaciones Hipersensibilidad a esta droga o a cualquiera de sus componentes (puede existir sensibilidad cruzada con otras benzodiazepinas); glaucoma de ángulo estrecho; embarazo.

Advertencias / Precauciones Utilizar con precaución en personas mayores o pacientes débiles, pacientes con enfermedades hepáticas (inclusive alcohólicos), o insuficiencia renal. Los metabolitos activos con vidas media extensas demoran la acumulación y los efectos adversos. Utilizar con precaución en pacientes con enfermedades respiratorias, o perturbación del reflejo faríngeo. Evitar su uso en pacientes con síndrome de apnea.

Provoca depresión del SNC (con relación a la dosis), lo cual resulta en sedación, mareos, confusión, o ataxia que pueden afectar las capacidades físicas y mentales. Los pacientes deben ser precavidos al realizar actividades que requieran de atención mental (por ejemplo, al operar maquinarias o al conducir). Utilizar con precaución en pacientes que reciben otros depresores del SNC o agentes psicoactivos. Los efectos con otras drogas sedantes o el etanol pueden ser potenciados. Las benzodiazepinas han sido asociadas con caídas y lesiones traumáticas y deben ser utilizadas con extrema precaución en pacientes que se encuentran en riesgo de experimentar dichas situaciones (especialmente las personas mayores).

Utilizar con precaución en pacientes con depresión, en especial si existe riesgo de suicidio. Utilizar con precaución en pacientes con historia de droga-dependencia. Las benzodiazepinas han sido asociadas con la dependencia y los síntomas agudos de abstinencia al discontinuar o reducir la dosis. La abstinencia aguda, incluyendo convulsiones, se pueden precipitar en pacientes después de la administración del flumazenil a pacientes que reciben terapia con benzodiazepinas a largo plazo.

Como es un hipnótico, debe ser utilizado solamente después de la evaluación de las causas potenciales de los trastornos en el sueño. Si no se han solucionado los trastornos en el sueño después de 7-10 días, puede indicar la presencia de una enfermedad psiquiátrica o clínica. Si el insomnio empeora y emergen nuevas anomalías en el pensamiento o conducta, puede significar una enfermedad psiquiátrica o clínica y requiere de inmediata y cuidadosa evaluación.

Las benzodiazepinas han sido asociadas con amnesia anterógrada. Se ha informado sobre casos de reacciones paradójicas, incluyendo conductas hiperactivas o agresivas, con el uso de benzodiazepinas, especialmente en adolescentes/pediátricos, o pacientes psiquiátricos. No posee propiedades analgésicas, antidepresivas, o antipsicóticas.

Reacciones Adversas
Cardiovasculares: Palpitaciones, dolor en el pecho.
Sistema nervioso central: Somnolencia, ataxia, aturdimiento, trastornos en la memoria, depresión, dolor de cabeza, resaca, confusión, nerviosismo, mareos, caídas, aprehensión, irritabilidad, euforia, dificultad para hablar, insomnio, alucinaciones, reacciones paradójicas, habla excesiva.
Dermatológicas: Erupción, prurito.
Gastrointestinales: Xerostomía, constipación, salivación excesiva, cardialgia, malestar estomacal, náuseas, vómitos, diarrea, aumento o disminución del apetito, gusto amargo, aumento y pérdida de peso, aumento de salivación.
Hematológicas: Euforia, granulocitopenia.
Hepáticas: AST / ALT elevado, bilirrubina total, fosfatasa alcalina, ictericia colestática.
Neuromusculares y óseas: Disartria, dolor de cuerpo/articulaciones, retardo en los reflejos, debilidad.
Oftalmológicas: Visión borrosa, ardor en los ojos, dificultad para enfocar.
Óticas: Tinnitus.
Respiratorias: Apnea, falta de aire.
Misceláneas: Diaforesis, droga-dependencia.

Sobredosis / Toxicología
Signos y Síntomas: Depresión respiratoria, reflejos hipoactivos, marcha inestable, hipotensión.
Tratamiento: De apoyo; pocas veces se requiere ventilación mecánica. El flumazenil ha demostrado bloquear selectivamente la ligazón de las benzodiazepinas con los receptores del SNC, resultando en la reversión de la depresión del SNC inducida por las benzodiazepinas.

(Continúa)

Flurazepam (Continuación)

Interacciones Medicamentosas

La carbamazepina, la rifampicina, el rifabutin pueden aumentar el metabolismo del flurazepam y disminuye su efecto terapéutico; Considerar el uso de un agente sedante/hipnótico alternativo.

La cimetidina, ciprofloxacin, claritromicin, clozapina, depresores del SNC, diltiazem, disulfiram, digoxin, eritromicina, etanol, fluconazola, fluoxetina, fluvoxamina, jugo de pomelo, isoniacida, itroconazol, ketoconazol, labetalol, levodopa, loxapina, metoprolol, metronidazol, miconazol, nefazodona, omeprazol, fenitoína, rifabutin, rifampicina, troleandomicin, ácido valproico y verapamil pueden aumentar el nivel plasmático y/o la toxicidad del flurazepam; controlar si se presentan alteraciones en la respuesta de las benzodiazepinas.

Estabilidad Almacenar en recipientes resistentes a la luz.

Mecanismo de Acción Se une con los receptores estereoespecíficos de las benzodiazepinas en la neurona GABA post-sináptica en diferentes lugares de la formación reticular del SNC, incluyendo el sistema límbico. El aumento del efecto inhibitorio del GABA en la excitabilidad neuronal resulta del aumento de la permeabilidad de la membrana neuronal en los iones de cloruro. Este cambio en los iones de cloruro tiene como consecuencia la hiperpolarización (un estado de excitabilidad menor) y estabilización.

Farmacodinámica / Cinética

Comienzo del efecto hipnótico: 15-20 minutos.

Concentración máxima: 3-6 horas.

Duración de la Acción: 7-8 horas.

Metabolismo: En el hígado a N-desalquilflurazepam (activo).

Vida media: Adultos: 40-114 horas.

Posología Oral:

Niños:

<15 años: Dosis no establecida.

>15 años: 15 mg a la hora de acostarse.

Adultos: 15-30 mg a la hora de acostarse.

Consideraciones Dietarias Alcohol: efecto adicional sobre el SNC, evitar su uso.

Parámetros de Monitoreo Estado respiratorio y cardiovascular.

Valores de Referencia Terapéutico: 0-4 ng/mL (SI: 0-9 nmol/L); Metabolito N-desalquilflurazepam: 20-110 ng/mL (SI: 43-240 nmol/L); Tóxico: >0,12 µg/mL.

Interacciones en Análisis ↑ enzimas del hígado.

Información para el Paciente Evitar el alcohol y otros depresores del SNC; evitar las actividades que requieran de buena coordinación psicomotriz hasta que se observen los efectos del SNC; la droga puede provocar dependencia física o psicológica; evitar la interrupción abrupta después del uso prolongado.

Implicancias de Enfermería Proporcionar medidas de seguridad (por ejemplo, barandas laterales, luz de noche y botón de llamada); retirar del área todos los materiales con los que se pueda fumar; controlar la ambulación; evitar la interrupción abrupta en pacientes con terapia prolongada o convulsiones.

Información Adicional La interrupción abrupta después de su uso prolongado (generalmente >10 días) puede provocar síntomas de abstinencia.

Presentación Cápsulas, como clorhidrato: 15 mg, 30 mg.

• **Flurazepam, Clorhidrato de** ver Flurazepam en la página 130

Fluvoxamina

Información Relacionada

Cuadro Comparativo de Agentes Antidepresivos en la página 400.

Discontinuación de Drogas Psicotrópicas - Síntomas de Suspensión de la Administración y Recomendaciones en la página 432.

Información para el Paciente - Antidepresivos (ISRS) en la página 306.

Farmacocinética de los Inhibidores Selectivos de la Recaptación de Serotonina (ISRS) en la página 445.

Riesgos Teratogénicos de Medicamentos Psicotrópicos ver en la página 449.

Disponibilidad de Genérico No.

Marca Comercial en EE. UU. Luvox®.

Marca Comercial en Canadá Apo®-Fluvoxamine.

Categoría Farmacológica Antidepresivo, Inhibidor Selectivo de la Recaptación de Serotonina.

Indicaciones Tratamiento del trastorno obsesivo-compulsivo (TOC).
  Acciones secundarias: Tratamiento de la depresión; pánico.

Factor de Riesgo en el Embarazo C.

Contraindicaciones Hipersensibilidad a la fluvoxamina; uso concurrente con terfenadina, astemizol o cisapride; uso de inhibidores de la monoaminooxidasa en un espacio de 14 días.

Advertencias / Precauciones Posible reacción severa si se la utiliza con inhibidores de la MAO, puede provocar síndrome de la serotonina (hipertermia, rigidez muscular, cambios/agitación del estado mental, inestabilidad autónoma). Puede precipitar un salto al la manía o la hipomanía en pacientes con trastornos bipolares. Puede afectar la capacidad cognitiva o motriz (tener precaución al operar maquinaria y al conducir). Tener precaución en pacientes con depresión, en especial en aquéllos en los que existe riesgo de suicidio. Tener precaución en pacientes con antecedentes de convulsiones o que poseen predisposición a sufrir convulsiones, como aquéllos con daño cerebral, alcohólicos, o que realizan terapia concurrente con otras drogas que disminuyen el umbral de las convulsiones. Tener precaución en pacientes con disfunción hepática, y en personas mayores. Puede provocar hiponatremia / SSIHAD. Utilizar con precaución en pacientes con insuficiencia renal u otra deficiencia concurrente (deficiencia cardiovascular). Tener precaución en pacientes con riesgo de hemorragia o que reciben una terapia anticoagulante concurrente, aunque no se lo note, la fluvoxamina puede perjudicar la función de las plaquetas. Puede provocar o exacerbar la disfunción sexual.

Reacciones Adversas
  >10%:
    Sistema nervioso central: Dolor de cabeza, somnolencia, insomnio, nerviosismo, vértigo.
    Gastrointestinales: Náuseas, diarrea, sequedad de la boca.
    Neuromusculares y óseas: Debilidad.
  1% al 10%:
    Cardiovasculares: Palpitaciones.
    Sistema Nervioso Central: Somnolencia, dolor de cabeza, insomnio, vértigo, nerviosismo, manía, hipomanía, vértigo, dificultad en el pensamiento, agitación, ansiedad, malestar, amnesia, bostezos, hipertonía, estimulación del SNC, depresión.
    Endocrinas y metabólicas: disminución de la libido.
    Gastrointestinales: Dolor abdominal, vómitos, dispepsia, constipación, gusto desagradable, anorexia, flatulencias.
    Genitourinarias: Eyaculación tardía, impotencia, anorgasmia, frecuencia urinaria, retención urinaria.
    Neuromusculares y óseas: Temblores.
    Oftalmológicas: Visión borrosa.
    Respiratorias: Diseña.
    Misceláneas: Diaforesis.
  <1%: Angina, bradicardia, convulsiones, ataxia, acné, alopecia, sequedad de la piel, dermatitis, urticaria, retraso de la menstruación, disuria, lactancia, nocturia, trombocitopenia, transaminación hepática elevada, anemia, leucocitosis, reacciones extrapiramidales.

Sobredosis / Toxicología
  Signos y síntomas: Somnolencia, vómitos, diarrea, vértigo, letargo, taquicardia, bradicardia, hipotensión, alteraciones en el electrocardiograma, alteraciones en la función hepática, convulsiones.
  Tratamiento: Ante todo, sintomático y suplementario; el administrar carbón activo (Continúa)

Fluvoxamina (Continuación)

puede ser eficaz como método de emesis o lavado; no existen antídotos específicos para la fluvoxamina; se cree que la diálisis no es beneficiosa.

Interacciones Medicamentosas Sustrato de enzima CYP1A2; inhibidor de enzima CYP1A2, 2C9, 2C19, 2D6, y 3A3/4.

La fluvoxamina puede inhibir el metabolismo del alprazolam y el diazepam, provocando un aumento en los niveles plasmáticos; controlar que no aumente de la sedación o perjudique la función psicomotora.

La fluvoxamina puede provocar hiponatremia; pueden observarse efectos hiponatrémicos aditivos al combinarla con un diurético de asa (bumetadina, furosemida, torasemida); controlar que no exista hiponatremia.

La fluvoxamina inhibe la absorción de serotonina; la combinación con un agonista de la serotonina (buspirona) puede causar síndrome serotonínico.

La fluvoxamina puede inhibir el metabolismo de la carbamazepina, provocando un aumento de los niveles y la toxicidad de la carbamazepina; controlar que la respuesta a la CBZ sea la correcta.

La ciproheptadina, un antagonista de la serotonina, puede inhibir los efectos de los inhibidores de la absorción de la serotonina (fluvoxamina); controlar la respuesta antidepresiva.

La fluvoxamina no debe utilizarse con inhibidores de la MAO no selectivos (isocarboxacida, fenelzina). Se ha informado de reacciones fatales. Esperar hasta transcurridas dos semanas después de discontinuar la fluvoxamina para iniciar el uso de inhibidores de la MAO, e iniciar el uso de la fluvoxamina después de transcurridas dos semanas de haber suspendido los inhibidores de la MAO.

Los pacientes que reciban fluvoxamina y litio pueden desarrollar neurotoxicidad; si se utiliza la combinación, controlar que no exista neurotoxicidad.

La fluvoxamina inhibe la absorción de la serotonina; el combinarla con otras drogas que inhiben la absorción (nefazodona, sibutramina) puede causar síndrome serotonínico. Controlar la respuesta a la nefazodona; evitar combinarla con sibutramina.

La fluvoxamina combinada con tramadol (efectos serotonérgicos) puede causar síndrome serotonínico; controlar.

La fluvoxamina puede inhibir el metabolismo del trazodone, provocando un aumento de la toxicidad; controlar.

La fluvoxamina inhibe la absorción de la serotonina; el combinarla con triptofano, un precursor de la serotonina, puede causar agitación y nerviosismo; debe evitarse dicha combinación.

La fluvoxamina puede alterar la respuesta hipoprotombinémica a la warfarina; controlar.

La fluvoxamina inhibe el metabolismo de la clozapina; disminuir la dosis de la clozapina o utilizar un ISRS alternativo.

La fluvoxamina inhibe el metabolismo de la tacrina; utilizar un ISRS alternativo.

La fluvoxamina inhibe el metabolismo de la teofilina; controlar la toxicidad de la teofilina o utilizar un ISRS alternativo.

La fluvoxamina inhibe el metabolismo del triazolam; controlar que la respuesta sea la adecuada; considerar la posibilidad de disminuir la dosis del triazolam en un 50%.

La fluvoxamina puede aumentar las concentraciones plasmáticas de buspirona.

La fluvoxamina puede inhibir el metabolismo del tacrolimo, controlar los efectos adversos; considerar la posibilidad de utilizar otro ISRS.

Estabilidad Proteger de la humedad y almacenar en un ambiente cuya temperatura sea controlada y oscile entre los 15°C y los 30°C (59°F u 86°F); distribuir en envases herméticos.

Acción Terapéutica Inhibe la absorción de la serotonina de las neuronas del SNC; efecto mínimo o nulo en la absorción de norepinefrina y dopamina; no se fija significativamente al alfa-adrenérgico, a la histamina, ni a los receptores colinérgicos.

Farmacodinámica / Cinética

Distribución: Vd: ~25 L/kg.

Fijación a proteínas: ~80% (la mayoría a la albúmina).

Metabolismo: En el hígado.

Biodisponibilidad: 53%; la comida no la afecta de modo significativo.

Vida media: Adultos: 16 horas.

Concentración plasmática máxima: 3 horas.

Eliminación: A través de la orina.

Posología Oral:

Adultos: Inicial: 50 mg antes de acostarse; aumentar de a 50 mg en intervalos de entre 4 y 7 días; dosis usual: 100-300 mg/día; dividir la dosis diaria total en 2 dosis; administrar la dosis mayor antes de acostarse.

Personas mayores o pacientes con disfunción hepática: Disminuir la dosis, titular lentamente.

Consideraciones Dietarias Alcohol: posee efectos aditivos en el SNC, evitar su consumo.

Parámetros de Monitoreo Signos y síntomas de depresión, ansiedad, aumento o disminución del peso, absorción nutricional, sueño.

Información para el Paciente Evitar las bebidas alcohólicas; sus efectos secundarios favorables la convierten en un buen sustituto de los agentes tradicionales; los caramelos o la goma de mascar sin azúcar pueden evitar la sequedad bucal; evitar las bebidas alcohólicas, puede provocar somnolencia; la mejora puede tomar varias semanas; aumentar lentamente para evitar el vértigo. Como con todas las drogas psicoactivas, la fluvoxamina puede afectar la capacidad de discernimiento, de razonamiento, o las habilidades motrices, por lo que debe tenerse precaución al operar maquinaria peligrosa y al conducir, en especial al comenzar la terapia. Informar al médico de cualquier medicamento concurrente que esté consumiendo.

Información Adicional Modificar la dosis inicial y la posterior titulación de la dosis en personas mayores o pacientes con trastorno hepático.

Presentación Comprimidos: 50 mg, 100 mg.

Gabapentina

Información Relacionada

Estabilizadores del Ánimo ver página 442.

Información para el Paciente – Estabilizadores del Ánimo (Gabapentina) ver página 332.

Disponibilidad de Genérico No.

Marca Comercial en EE. UU. Neurontin®.

Categoría Farmacológica Anticonvulsivo, misceláneo.

Indicaciones Tratamiento complementario de convulsiones parciales con o sin generalización secundaria en adultos con epilepsia.

Acciones secundarias: Trastorno bipolar, dolor crónico, fobia social.

Factor de Riesgo en el Embarazo C.

Implicancias en el Embarazo / Lactancia

Efectos clínicos en el feto: No hay datos que afirmen que atraviesa la placenta; 4 informes de partos normales; 1 informe de un bebé con trastornos respiratorios, estenosis pilórica, hernia inguinal después del primer trimestre de exposición a la gabapentina y la carbamazepina; la epilepsia, la cantidad de medicamentos, los factores genéticos, o la combinación de todo esto puede influir en el carácter teratogénico de la terapia anticonvulsiva.

Lactancia: No existe información.

Contraindicaciones Hipersensibilidad a la gabapentina o sus componentes.

Advertencias / Precauciones Evitar la interrupción abrupta, puede provocar convulsiones; puede verse asociada con una leve incidencia (0,6%) sobre el estado epiléptico y muertes repentinas (0,0038 muertes/año); tener precaución en pacientes con disfunción renal severa; estudios realizados con ratas arrojaron que la droga se ve asociada con el adenocarcinoma pancreático en ratas macho; implicancia clínica desconocida. Puede causar depresión del SNC, la cual puede afectar habilidades físicas o mentales. Debe advertirse a los pacientes sobre el

(Continúa)

Gabapentina (Continuación)

riesgo de realizar tareas que requieran de atención mental (tales como operar maquinaria o conducir). Puede potenciar los efectos con otros agentes sedantes o con etanol.

Reacciones Adversas

>10%: Sistema nervioso central: Somnolencia, vértigo, ataxia, fatiga.

1% al 10%:

Cardiovasculares: Edema periférico.

Sistema nervioso central: Nerviosismo, amnesia, depresión, falta de coordinación, disartria, dificultad al pensar, espasmos.

Dermatológicas: Picazón.

Gastrointestinales: Dispepsia, xerostomía, sequedad en la garganta, constipación, estimulación del apetito (aumento de peso).

Genitourinarias: Impotencia.

Hematológicas: Leucopenia.

Neuromusculares y óseas: Dolor de espalda, mialgia, temblores.

Oftalmológicas: Diplopía, visión borrosa, nistagmo.

Respiratorias: Rinitis, faringitis, tos.

Sobredosis / Toxicología

Signos y síntomas: Se ha informado de sobredosis aguda hasta los 49 g; los síntomas de sobredosis aguda incluyen visión borrosa, dificultad al hablar, somnolencia, letargo y diarrea.

Tratamiento: Todos los pacientes se recuperaron con atención complementaria.

Interacciones Medicamentosas

La gabapentina no modifica las concentraciones plasmáticas de los medicamentos anticonvulsivos (tales como ácido valproico, carbamazepina, fenitoína, o fenobarbital).

Los antiácidos reducen la biodisponibilidad de la gabapentina en un 20%.

La cimetidina puede disminuir la depuración (en un 14%) de la gabapentina; la gabapentina puede aumentar la Cmax de la noretindrona en un 13%.

Acción Terapéutica

No se conoce exactamente la acción terapéutica, pero tiene propiedades en común con otros anticonvulsivos; aunque se halla relacionado con el GABA, no interactúa con los receptores del GABA.

Farmacodinámica / Cinética

Absorción: Vía oral: 50% a 60%.

Distribución: Vd: 0,6-0,8 L/kg.

Fijación a proteínas: 0%.

Vida media: 5-6 horas.

Eliminación: Vía renal, 56% a 80%.

Posología

Si se discontinúa la gabapentina de modo repentino, o se agrega otro anticonvulsivo a la terapia, debe hacérselo lentamente durante un mínimo de 1 semana.

Niños >12 años y adultos: Vía oral:

Inicial: 300 mg 3 veces/día, si es necesario la dosis debe aumentarse a cápsulas de 300 o 400 mg 3 veces/día hasta 1800 mg/día.

Dosis diaria total: 900-1800 mg/día, administrados en 3 dosis fraccionadas en intervalos de 8 horas.

Dolor: 300-1800 mg/día en 3 dosis fraccionadas ha sido la dosis más usual.

Trastorno bipolar: 300-3000 mg/día en 3 dosis fraccionadas.

Ajuste de la dosis en disfunción renal:

Cl_{cr} >60 mL/minuto: Administrar 1200 mg/día.

Cl_{cr} 30-60 mL/minuto: Administrar 600 mg/día.

Cl_{cr} 15-30 mL/minuto: Administrar 300 mg/día.

Cl_{cr} <15 mL/minuto: Administrar 150 mg/día.

Hemodiálisis: 200-300 mg después de cada diálisis de 4 horas luego de una dosis de 300-400 mg.

Consideraciones Dietarias

Alimento: No influye en la absorción; puede tomarse con o sin alimento.

Lípidos plasmáticos: Puede provocar aumento del colesterol, colesterol HDL, y triglicéridos. Se ha informado de casos de hiperlipidemia e hipercolesterolemia con gabapentina.

Administración Administrar la primera dosis antes de ir a acostarse para evitar la somnolencia.

Parámetros de Monitoreo Controlar los niveles plasmáticos de la terapia anticonvulsiva concomitante; el control rutinario de los niveles de gabapentina no es obligatorio.

Valores de Referencia La mínima concentración plasmática eficaz puede ser de 2 µg/mL; no se requiere realizar controles rutinarios de los niveles de droga.

Información para el Paciente Tomar sólo como se lo prescribe; puede provocar vértigo, somnolencia, y otros síntomas y signos de depresión del SNC; no operar maquinaria ni conducir hasta que haberse adaptado a la droga: puede administrarse con alimento.

Implicancias de Enfermería La dosis debe ajustarse para la función renal, y las personas mayores a menudo poseen una función renal reducida.

Información Adicional Si se discontinúa la gabapentina o se agrega otro anticonvulsivo a la terapia, se lo debe hacer lentamente durante un mínimo de 1 semana. La gabapentina, como el litio, se elimina vía renal.

Presentación Cápsula: 100 mg, 300 mg, 400 mg.

- **Genahist® Oral** ver Difenhidramina en página 95
- **Gen-XENE®** ver Clorazepato en página 71

Germander

Sinónimos Teucrium chamaedrys.

Categoría Farmacológica Hierba.

Indicaciones En la medicina no convencional para tratar la obesidad; digestivo; gota; trastornos de la vesícula biliar.

Reacciones Adversas Hepáticas: Ictericia, controles de la función hepática (elevados), necrosis hepática (centrolobular).

Sobredosis / Toxicología

Desintoxicación: Ipecacuana dentro de los 30 minutos o lavaje (dentro de 1 hora) / carbón activado con catártico.

Tratamiento: Terapia complementaria; aunque no existe información sobre seres humanos o animales, debido a que la supresión de glutotiona puede provocar un aumento de la hepatotoxicidad en ratones, existe una dosis limitada de N-acetil-sisteína.

Acción Terapéutica Hepatotóxicas; posibles a través de las isozimas del citocromo P-450 por medio de intermediarios reactivos (epóxidos) que son destoxificados por la glutationa; contiene derivados del polifenol, los diterpenes, los flavonoides, y los taninos.

Posología Dosis diaria: 600 mg a 1,62 g.

Información para el Paciente Se la considera peligrosa.

Información Adicional La Comisión E no la analizó; por lo general no se la vende en los EE.UU., sino en Europa; la planta se encuentra en Europa Oriental y el Mediterráneo; la dexametasona o el clotrimazol pueden aumentar la hepatotoxicidad; la hepatotoxicidad a menudo aparece 3-18 horas después de la ingesta; los capullos se utilizan en la medicina no convencional en Europa, no en EE.UU.

Presentación

Cápsulas: 200-275 mg (no se las comercializa más).

Té de hierbas: ~1 g de germander por saquito (no se lo comercializa más).

Ginkgo Biloba

Sinónimos CF100.

Categoría Farmacológica Hierba.

Indicaciones Dilata los vasos sanguíneos; el extracto de la planta / hoja ha sido uti-

(Continúa)

Ginkgo Biloba (Continuación)

lizado en Europa en casos de claudicación intermitente, trastornos arteriales y trastorno cerebrovascular (demencia); tinnitus, trastornos visuales, lesiones cerebrales traumáticas, vértigo de origen vascular.

Para la Comisión E: Síndromes demenciales, incluidas las alteraciones de la memoria, etc. (tinnitus, dolor de cabeza); estado de depresión, demencia degenerativa primaria, demencia vascular, o ambas.

En investigación: Asma, impotencia (masculina).

Contraindicaciones Embarazo, pacientes con problemas de coagulación; hipersensibilidad a las preparaciones de ginkgo biloba para la Comisión E.

Advertencias / Precauciones Utilizar con precaución después de una cirugía o de un trauma; puede tardar 1-2 meses en hacer efecto.

Reacciones Adversas

Cardiovasculares: Palpitaciones, hematomas subdurales bilaterales.

Sistema nervioso central: Dolor de cabeza (muy rara vez para la Comisión E), vértigo, convulsiones (en niños), nerviosismo.

Dermatológicas: Urticaria, queilitis.

Gastrointestinales: Náuseas, diarrea, vómitos, estomatitis, proctitis; muy rara vez, molestia estomacal o intestinal (para la Comisión E).

Oftalmológicas: Hifema.

Misceláneas: Alergias dermatológicas (muy rara vez para la Comisión E).

Sobredosis /Toxicología

Desintoxicación:

Vía cutánea: Enjuagar la piel durante 10 minutos puede prevenir la dermatitis por contacto cutáneo alérgico; quitar la ropa.

Vía oral: Lavaje (dentro de 1 hora) /carbón activado (no se necesitan laxantes).

Tratamiento: Terapia complementaria; aunque se posee poca información en los seres humanos, la piroxidina puede ser útil después de la ingesta de semillas o carozos de ginkgo en niños, dado que los efectos en el sistema nervioso central pueden deberse a la 4-o-metilpiroxidona (un compuesto antagonista a la piroxidona); los corticosteroides pueden utilizarse en reacciones cutáneas.

Interacciones Medicamentosas Debido a los efectos en el FAP, tener precaución en pacientes que reciban anticoagulantes o inhibidores de las plaquetas.

Acción Terapéutica Inhibe el agregado de plaquetas; el extracto de hoja de ginkgo biloba contiene terpinoides y flavonoides que pueden inactivar los radicales de oxígeno libres, provocando vasodilatación y efectos antagónicos del factor activador de plaquetas (FAP); la pulpa de la fruta contiene ácidos ginkólicos que son alérgenos (las semillas no sensibilizan).

Farmacodinámica /Cinética

Inicio de los efectos en el SNC: 1 hora.

Absorción máxima: 2-3 horas.

Duración de la acción: 7 horas.

Biodisponibilidad: 70% a 100%.

Vida media:

Ginkgolida A: 4 horas.

Ginkgolida B: 10,6 horas.

Bilobalida: 3,2 horas.

Posología Los efectos beneficiosos para la isquemia cerebral en personas mayores aparecen después de un mes de uso.

Posología: ~40 mg 3 veces/día en las comidas; 60-80 mg entre 2 y 3 veces/día, depende de las indicaciones; dosis máxima: 360 mg/día.

Isquemia cerebral: 120 mg/día en 2-3 dosis fraccionadas (24% de extracto flavonoide-glicósido, 6% de glicósidos de terpina).

Información Adicional Las semillas y la pulpa son venenosas; los efectos beneficiosos para la isquemia cerebral en personas mayores aparecen después de 1 mes de uso. Crece en plantaciones, las hojas se destilan con solvente orgánico (acetona) a una potencia de 24% de flavonoides y 6% de terpinoides. Puede aumentar las ondas alfa y disminuir los potenciales del electroencefalograma. Árbol caduco oriental con frutas similares a la ciruela (en otoño) y con flores en la primavera. Puede alcanzar una altura de 38 m (y una circunferencia de 7 m) y se lo encuentra en EE.UU., China y Japón. Posee reactividad cruzada con la dermatitis por contacto, puesto que la pulpa de fruta coexiste con la hiedra venenosa y el roble venenoso; los síntomas dermatológicos pueden durar 10 días, la corteza interna se utiliza como tintura de ropa marrón claro. El extracto de hoja se ha utilizado como hierba medicinal para tratar la demencia, el tinnitus crónico, el vértigo, la sordera coclear, y la impotencia.

Ginseng

Sinónimos P. Quinquefolium L.; P.trifolius L.

Categoría Farmacológica Hierba.

Indicaciones Ingrediente de uso popular para el té de hierbas; se lo conoce por sus efectos anti-stress y adaptogénicos. Aunque dichos efectos no han sido confirmados científicamente, existe mucha literatura científica "de sugerencia".

Contraindicaciones Cáncer de mamas positivo receptor de estrógeno.

Advertencias /Precauciones Puede existir nerviosismo durante los primeros días; tener precaución en pacientes con hipertensión o diabetes; evitar su uso prolongado.

Reacciones Adversas

Cardiovasculares: Taquicardia, hipertensión, taquicardia sinuosa.

Sistema nervioso central: Nerviosismo, agitación, manía, dolor de cabeza, inflamación del nervio ciático.

Dermatológicas: Síndrome de Stevens-Johnson.

Endocrinas y metabólicas: Hipoglucemia, sangrado vaginal, nódulos en las mamas.

Sobredosis /Toxicología

Signos y síntomas: El síndrome de abuso del Ginseng (se observó en pacientes que ingirieron 3-15 g/día durante un período de hasta 2 años) se caracteriza por la presencia de diarrea matinal, insomnio, euforia, edema, nerviosismo y erupciones cutáneas.

Desintoxicación: Por lo general la desintoxicación no es necesaria en ingestas <3 g; puede recurrirse a un lavaje (dentro de 1 hora) /carbón activo.

Interacciones Medicamentosas Puede disminuir los efectos de los diuréticos cruzados (furosemida); teóricamente, puede aumentar los efectos de los agentes antiplaquetarios, de los anticoagulantes, de los hipoglucémicos, y de los agentes hipotensivos.

Acción Terapéutica El agente activo (ginsenosidas) puede tener efectos en el SNC: efectos estimulantes, similares a los del estrógeno, antiinflamatorios, y antiplaquetarios; se lo utiliza como un adaptógeno; puede disminuir el colesterol; no es efectivo como afrodisíaco.

Posología Evitar el uso prolongado.

Té de hierbas: Por lo general, aproximadamente 1,75 g; 0,5-2 g/día.

Raíces secas: 0,6-3 g/día de raíces secas o preparaciones equivalentes.

Extracto etanólico: 0,5-6 mL 1-3 veces/día.

Raíces: 1-2 g/día.

Extracto: (7% ginsenosidas) 100-300 mg 3 veces/día.

Información Adicional Existen tres tipos de ginseng (americano, asiático y siberiano); poseen propiedades muy similares. En los EE.UU., la raíz de ginseng se obtiene del Panax quinquefolius L (ginseng americano) o del Panax trifolius L (ginseng enano). Las plantas se encuentran en áreas boscosas, miden unos 90 cm y poseen flores verde amarillentas y frutas rojas /amarillas (de junio a julio). Puede obtenerse información adicional en:

Departamento del Ginseng de Wisconsin

16-H Menard Plaza

Wausau, Wisconsin 54401

EE. UU.

(715) 845-7300

(Continúa)

Ginseng (Continuación)

Cápsulas: 100-200 mg de ginseng por cápsula (se observó la presencia de 0,4-23,2 mg de ginsenosida por cápsula). La mayoría de las marcas contienen <8% de concentración de ginsenosida/cápsula.

- **Goatweed** (Latín: Hypericum Perforatum) ver Hierba de San Juan en la página 256
- **Green Ginger** (Latín: Artemisia Absinthum) ver Ajenjo en la página 21
- **Habitrol® Patch** ver Nicotina en la página 199

Halazepam

Información Relacionada

Uso de Ansiolíticos/Hipnóticos en Instituciones de Tratamiento Prolongado en la página 412.

Cuadro Comparativo de Benzodiazepinas en la página 417.

Dosis Máximas Recomendadas por las Normas de la OBRA Federal en la página 434.

Información para el Paciente – Ansiolíticos e Hipnóticos Sedantes (Benzodiazepinas) en la página 338.

Disponibilidad de Genérico No.

Marca Comercial en EE. UU. Paxipam®.

Categoría Farmacológica Benzodiazepina.

Indicaciones Tratamiento de trastornos de la ansiedad.

Acciones secundarias: Hostilidad; esquizofrenia; síndrome de abstinencia del alcohol.

Restricciones C-IV.

Factor de Riesgo en el Embarazo D.

Contraindicaciones Hipersensibilidad a la droga o a cualquier componente de la fórmula (puede producirse sensibilidad cruzada con otras benzodiazepinas); glaucoma de ángulo estrecho; embarazo.

Advertencias / Precauciones Tener precaución en personas mayores o pacientes debilitados, pacientes con trastornos hepáticos (incluidos los alcohólicos), o insuficiencia renal. Los metabolitos activos que poseen una vida media prolongada pueden retardar la acumulación y provocar efectos adversos. Tener precaución en pacientes con trastornos respiratorios o perturbación del reflejo faríngeo. Evitar su uso en pacientes con apnea nocturna.

Provoca depresión del SNC (en relación con la dosis) que deriva en sedación, vértigo, confusión, o ataxia que pueden afectar la capacidad física y mental. Se debe advertir al paciente sobre el peligro de realizar tareas que requieran de concentración (tales como operar maquinaria o conducir). Tener precaución en pacientes que reciben otros depresores del SNC o agentes psicoactivos. Los efectos con otros sedantes o etanol pueden potenciarse. Las benzodiazepinas se han visto asociadas con caídas y lesiones traumáticas, por lo que se las debe utilizar con precaución en pacientes que corren riesgo de atravesar por estas situaciones (en especial en personas mayores).

Tener precaución en pacientes con depresión, en especial si puede haber riesgo de suicidio. Utilizar con precaución en pacientes con antecedentes de dependencia a la droga. Las benzodiazepinas se han visto asociadas a los síntomas de dependencia y al síndrome de abstinencia agudo al discontinuarla o reducir la dosis. El síndrome de abstinencia agudo, incluidas las convulsiones, puede verse acelerado al administrar flumazenil a pacientes que reciben una tratamiento prolongado de benzodiazepinas.

Las benzodiazepinas han sido asociadas con la amnesia anterógrada. Se ha observado la presencia de reacciones paradójicas, incluyendo hiperactividad y agresividad, en especial en adolescentes, niños y pacientes psiquiátricos. No posee propiedades analgésicas, antidepresivas ni antipsicóticas.

Reacciones Adversas

>10%: Sistema nervioso central: Somnolencia.

1% a 10%:
    Cardiovasculares: Taquicardia, hipotensión, bradicardia.
    Sistema nervioso central: Confusión, dolor de cabeza, apatía, euforia, desorientación.
    Dermatológicas: Dermatitis, erupción.
    Gastrointestinales: Aumento de la salivación, xerostomía, náuseas, sensación de mareo marino, constipación.
    Oftalmológicas: Visión borrosa.
<1%: Irregularidades en la menstruación, discrasias sanguíneas, disminución de los reflejos, dependencia a la droga.

Sobredosis / Toxicología Tratamiento: suplementario; rara vez se requiere de respiración artificial. Se ha demostrado que el flumazenil bloquea selectivamente la fijación de las benzodiazepinas con los receptores del SNC, lo que provoca la reversión de la depresión del SNC causada por las benzodiazepinas; sin embargo, su uso puede no alterar el curso de la sobredosis.

Interacciones Medicamentosas Sustrato de enzima CYP3A3/4.

La carbamazepina, la rifampicina y la rifabutina pueden aumentar el metabolismo del halazepam y disminuir su efecto terapéutico; considerar el uso de un agente sedante/hipnótico alternativo.

La cimetidina, ciprofloxacina, claritromicina, clozapina, depresores del SNC, diltiazem, disulfiram, digoxina, eritromicina, etanol, fluconazol, fluoxetina, fluvoxamina, jugo de pomelo, isoniacida, itraconazol, ketoconazol, labetalol, levodopa, loxapina, metoprolol, metronidazol, miconazol, nefazodona, omeprazol, fenitoína, rifabutina, rifampicina, troleandomicina, ácido valproico y verapamilo pueden aumentar los niveles plasmáticos y/o la toxicidad del halazepam; controlar que no exista una respuesta alterada a las benzodiazepinas.

Acción Terapéutica Se une con los receptores estereoespecíficos de las benzodiazepinas en la neurona GABA post-sináptica en diferentes lugares de la formación reticular del SNC, incluyendo el sistema límbico. Se produce un aumento del efecto inhibidor del GABA en la excitabilidad de la neurona debido al incremento de la permeabilidad de la membrana de la neurona a los iones de cloruro. Este intercambio de iones de cloruro provoca hiperpolarización (un estado de menor excitación) y estabilización.

Farmacodinámica / Cinética
Vida media:
    Prodroga: 14 horas.
    Metabolito activo (desmetildiazepam) 50-100 horas.
Concentración máxima: 1-3 horas.
Eliminación: <1%, sin alteraciones, a través de la orina.

Posología Vía oral:
Adultos: 20-40 mg 3-4 veces/día; por lo general, la dosis óptima alcanza los 80-160 mg/día. Si existen efectos colaterales con la dosis inicial, disminuir la dosis.
Pacientes ≥70 años o debilitados: 20 mg 1-2 veces/día, y ajustar la dosis según corresponda.

Parámetros de Monitoreo Estado respiratorio, cardiovascular y mental; síntomas de ansiedad.

Información para el Paciente Evitar el consumo de alcohol y otros depresores SNC, puede provocar somnolencia; evitar actividades que necesiten coordinación psicomotriz hasta tanto se descarten los efectos depresores del SNC; la droga puede provocar dependencia física o psicológica; evitar discontinuarla de modo abrupto después de un tratamiento prolongado.

Información Adicional El halazepam no ofrece ninguna ventaja adicional a las ofrecidas por otras benzodiazepinas.

Presentación Comprimidos: 20 mg, 40 mg.

• **Halcion®** ver Triazolam en página 283
• **Haldol®** ver Haloperidol en la página 142
• **Haldol® Decanoato** ver Haloperidol en la página 142

Haloperidol

Información Relacionada

Cuadro Comparativo de Agentes Antipsicóticos: ver página 407.

Pautas Generales sobre Medicamentos Antipsicóticos ver página 409.

Discontinuación de Drogas Psicotrópicas – Síntomas de Suspensión de la Administración y Recomendaciones: ver página 432.

Dosis Máximas Recomendadas por las Normas de la OBRA Federal ver página 434.

Compatibilidad de los Líquidos con Antipsicóticos y Estabilizadores del Animo ver página 441.

Información para el Paciente – Antipsicóticos (General) ver página 320.

Disponibilidad de Genérico Sí.

Marca Comercial en EE. UU. Haldol®; Haldol® Decanoato.

Marca Comercial en Canadá Haldol® LA; Peridol.

Sinónimos Decanoato de Haloperidol; Lactato de Haloperidol.

Categoría Farmacológica Agente antipsicótico, Butirofenona.

Indicaciones Tratamiento de la psicosis; control de los tics y la expresión vocal del desorden de Tourette en niños y adultos; severos problemas de comportamiento en niños.

Acciones secundarias: Puede utilizárselo en sedación de emergencia de pacientes con estados de agitación o delirio agudos.

Factor de Riesgo en el Embarazo C.

Contraindicaciones Hipersensibilidad al haloperidol componente de la fórmula; mal de Parkinson; depresión severa del SNC, depresión medular, deficiencias hepáticas o cardíacas severas; coma.

Advertencias / Precauciones Pueden existir casos de hipotensión, en especial si se la administra vía parenteral. El haloperidol decanoato no debe administrarse vía intravenosa. Evitar en casos de tirotoxicosis. Puede sedar, utilizar con precaución en trastornos que se caracterizan por la existencia de depresión del SNC. Tener precaución en pacientes con inestabilidad hemodinámica, predisposición a las convulsiones, daño cerebral subcortical, deficiencia renal o respiratoria. Se ha asociado la falta de motilidad y aspiración esofágica con el uso de antipsicóticos, tener precaución en pacientes con riesgo de neumonía (por ejemplo, aquéllos que sufren mal de Alzheimer). Tener precaución en pacientes con cáncer de mamas u otros tumores prolactina dependientes (puede elevar los niveles de prolactina). Puede alterar la regulación de la temperatura u ocultar la toxicidad de otras drogas debido a los efectos antieméticos. Puede alterar la conducción cardíaca (ha habido casos de arritmias con riesgo de muerte con dosis terapéuticas de antipsicóticos). Los efectos adversos del decanoato pueden prolongarse. Puede provocar hipotensión ortostática, tener precaución en pacientes que corren riesgo de sufrir dicho efecto y en aquéllos que no tolerarían episodios temporarios de hipotensión (deficiencias cerebrovasculares, deficiencias cardiovasculares, u otros medicamentos que puedan predisponer). Algunos comprimidos contienen tartrazina.

Puede causar efectos anticolinérgicos (confusión, agitación, constipación, sequedad de la boca, visión borrosa, retención urinaria). Por lo tanto, debe utilizárselo con precaución en pacientes con motilidad gastrointestinal excesiva, retención urinaria, hipertrofia prostática benigna, sequedad de la boca, o problemas visuales. Otros trastornos que pueden verse exacerbados por los bloqueadores colinérgicos son: el glaucoma de ángulo estrecho (se recomienda controlarlo) y agravamiento de la miastenia gravis. En relación con otros neurolépticos, es poco probable que el haloperidol produzca bloqueo colinérgico.

Puede provocar reacciones extrapiramidales, incluyendo un pseudo-parkinsonismo, reacciones distónicas agudas, acatisia, discinesia tardía (el riesgo a estas reacciones es elevado en relación con otros neurolépticos). Puede verse asociado con otro síndrome neuroléptico maligno (SNM) o retinopatía pigmentaria.

Reacciones Adversas

Cardiovasculares: Hipotensión, hipertensión, taquicardia, arritmias, oscilaciones anormales de la temperatura con repolarización ventricular prolongada.

Sistema nervioso central: Nerviosismo, ansiedad, reacciones extrapiramidales, reacciones distónicas, signos y síntomas de un pseudo-parkinsonismo, discinesia tardía, síndrome neuroléptico maligno (SNM), alteraciones en la regulación de la temperatura, acatisia, distonía tardía, insomnio, euforia, agitación, somnolencia, depresión, letargo, dolor de cabeza, confusión, vértigo, convulsiones.

Dermatológicas: Hiperpigmentación, prurito, erupción, dermatitis por contacto, alopecia, fotosensibilidad (poco usual).

Endocrinas y metabólicas: Amenorrea, galactorrea, ginecomastia, disfunción sexual, lactancia, congestión del pecho, mastalgia, irregularidad menstrual, hiperglucemia, hipoglucemia, hiponatremia.

Gastrointestinales: Náuseas, vómitos, anorexia, constipación, diarrea, salivación excesiva, dispepsia, sequedad de la boca.

Genitourinarias: Retención urinaria, priapismo.

Hematológicas: Ictericia colestática, ictericia obstructiva.

Oftalmológicas: Visión borrosa.

Respiratorias: Espasmo de la laringe, espasmo bronquial.

Misceláneas: Sofocamiento, diaforesis.

Sobredosis / Toxicología

Signos y síntomas: Sueño profundo, distonía, agitación, disrritmia, síntomas extrapiramidales.

Tratamiento: Después de iniciar el tratamiento esencial de la sobredosis, debe comenzarse el tratamiento de los síntomas tóxicos y el tratamiento complementario. Las arritmias cardíacas críticas a menudo responden a la lidocaína vía intravenosa, aunque también puede utilizarse otros antiarrítmicos. Los neurolépticos a menudo provocan síntomas extrapiramidales (por ejemplo, reacciones distónicas) que requieren de un tratamiento, el mesilato de benztropina I.V. de 1-2 mg (adultos) puede ser eficaz. Estos agentes generalmente surten efecto transcurridos 2-5 minutos.

Interacciones Medicamentosas Sustrato de enzima CYP1A2, sustrato de enzima CYP2D6 (menor); inhibidor de enzima CYP2D6, sustrato de enzima CYP2C8 y 3A3/4; inductor de enzimas CYP1A2, 2C y 3A3/4.

Los antipsicóticos inhiben la habilidad de la bromocriptina de disminuir las concentraciones plasmáticas de prolactina.

La benztropina (y otros anticolinérgicos) puede inhibir la respuesta terapéutica al haloperidol y pueden darse efectos anticolinérgicos excesivos.

La cloroquina puede aumentar las concentraciones de haloperidol.

Fumar puede aumentar el metabolismo hepático del haloperidol. Pueden necesitarse dosis superiores a las de los no fumadores.

El uso concurrente del haloperidol con un antihipertensivo puede generar efectos hipotensivos aditivos.

El uso concurrente con ADT puede provocar un aumento en la toxicidad o alterar la respuesta a la terapia.

El haloperidol puede inhibir los efectos antiparkinsonianos de la levodopa; evitar dicha combinación.

Es poco probable que el haloperidol combinado con el litio provoque neurotoxicidad.

Los barbitúricos pueden disminuir las concentraciones de haloperidol.

El propranolol puede aumentar las concentraciones de haloperidol.

La sulfadoxina-pirimetamina puede aumentar las concentraciones de haloperidol.

El haloperidol y los depresores del SNC (etanol, narcóticos) pueden provocar efectos depresores del SNC aditivos.

El haloperidol y la trazodona pueden provocar efectos hipotensivos aditivos.

La carbamazepina aparenta estimular el metabolismo del haloperidol. Controlar que la eficacia no se vea reducida.

La fluoxetina y la paroxetina pueden inhibir el metabolismo del haloperidol, provocando SEP; controlar los SEP.

Combinar haloperidol con indometacina puede provocar somnolencia, cansancio, y confusión; controlar que no existan efectos adversos.

(Continúa)

Haloperidol (Continuación)

La quinidina parece aumentar las concentraciones de haloperidol; controlar los SEP.

Estabilidad

Proteger las dosis vía oral de la luz.

La inyección del lactato de haloperidol debe almacenarse en un ambiente con temperatura controlada y poca luz, a temperaturas >40ºC; la exposición a la luz puede provocar decoloración y la aparición de un precipitado rojo grisáceo transcurridas algunas semanas.

El lactato de haloperidol puede administrarse mediante una infusión vía parenteral o vía intravenosa en soluciones D5W; las soluciones no estandarizadas no deben utilizarse puesto que se ha informado de casos de disminución de la estabilidad e incompatibilidad.

Dosis estandarizada: 0,5-100 mg/50-100 mL D5W.

La estabilidad de soluciones estandarizadas es de 38 días a temperatura ambiente (24°C).

Acción Terapéutica Bloquea los receptores postsinápticos mesolímbicos dopaminérgicos D_1 y D_2 del cerebro; disminuye la eliminación de hormonas del hipotálamo y de la hipófisis; se cree que deprime el sistema de activación reticular, afectando así el metabolismo basal, la temperatura corporal, el insomnio, la tonicidad de los vasomotores y la emesis.

Farmacodinámica / Cinética

Inicio de la sedación: I.V.: Dentro de 1 hora.

Duración de la acción: ~3 semanas en el decanoato.

Distribución: Atraviesa la placenta; se encuentra en la leche materna.

Fijación a proteínas: 90% .

Metabolismo: En el hígado a compuestos inactivos.

Biodisponibilidad: Vía oral: 60%.

Vida media: 20 horas.

Concentración plasmática máxima: 20 minutos.

Eliminación: 33% a 40%, a través de la orina dentro de los 5 días; un 15% es eliminado en las heces.

Posología

Niños: 3-12 años (15-40 kg): Vía oral:

Inicial: 0,05 mg/kg/día o 0,25-0,5 mg/día administrados en 2-3 dosis fraccionadas; aumentar de 0,25-0,5 mg cada 5-7 días; máximo: 0,15 mg/kg/día.

Mantenimiento habitual:

Agitación o hipercinesia: 0,01-0,03 mg/kg/día una vez al día.

Desórdenes no psicóticos: 0,05-0,075 mg/kg/día en 2-3 dosis fraccionadas.

Desórdenes psicóticos: 0,05-0,15 mg/kg/día en 2-3 dosis fraccionadas.

Niños 6-12 años: I.M.: (como lactato): 1-3 mg/dosis cada 4-8 horas, hasta un máximo de 0,15 mg/kg/día; cambiar a terapia vía oral tan pronto como sea posible.

Adultos:

Oral: 0,5-5 mg 2-3 veces/día; máximo usual: 30 mg/día.

I.M. (como lactato): 2-5 mg cada 4-8 horas, según sea necesario.

I.M. (como decanoato): Inicial: 10-20 veces la dosis diaria oral administrada en intervalos de 4 semanas.

Dosis de mantenimiento: 10-15 veces la dosis oral inicial; utilizada para estabilizar los síntomas psiquiátricos.

Sedación en Unidad de Terapia Intensiva:

I.M. /I.V.P. /I.V.P.B.: Pueden repetirse las dosis en bolo después de 30 minutos hasta que se logre calmar al paciente, administrar entonces 50% de la dosis máxima cada 6 horas.

Agitación leve: 0,5-2 mg.

Agitación moderada: 2,5-5 mg.

Agitación severa: 10-20 mg.

Vía oral: Agitación: 5-10 mg.

Infusión intravenosa continua (100 mg/100 mL D5W): Se han utilizado dosis de 1-40 mg/hora.

Tranquilización rápida de pacientes agitados (administrar cada 30-60 minutos):
Oral: 100 mg.
I.M.: 50 mg.
Dosis total promedio para la tranquilización: 300-600 mg.
Personas mayores (pacientes no psicóticos, comportamiento demencial):
Inicial: Vía oral: 0,25-0,5 mg 1-2 veces/día; aumentar la dosis 0,25-0,5 mg/día en intervalos de 4 a 7 días; aumentar los intervalos (dos veces/día, 3 veces/día, etc.) según sea necesario para controlar la respuesta o los efectos colaterales.
Hemodiálisis /diálisis peritoneal: No es necesaria una dosis suplementaria.

Consideraciones Dietarias Alcohol: Efectos aditivos en el SNC, evitar su consumo.

Administración La fórmula inyectable de decanoato debe administrarse sólo mediante la vía I.M. profunda (método Z-track), **no administrar el decanoato I.V.** Diluir el concentrado oral con agua o jugo antes de su administración.

Parámetros de Monitoreo Controlar la presión sanguínea ortoestática 3-5 días después de iniciar la terapia o aumentar la dosis; controlar que no exista temblor ni movimientos o postura anormal (síntomas extrapiramidales).

Valores de Referencia Terapéuticos: 5-15 ng/mL (SI: 10-30 nmol/L) (desórdenes psicóticos, menos para el síndrome de Tourette y la manía); Tóxicos: >42 ng/mL (SI: >84 nmol/L).

Interacciones de Análisis ↓ colesterol.

Información para el Paciente Puede causar somnolencia, nerviosismo, evitar el consumo de alcohol y otros depresores del SNC, levantar lentamente de la posición reclinada; el uso de medias puede ayudar a prevenir la hipotensión ortostática; no alterar la dosis ni discontinuar la droga sin consultar al médico; el concentrado oral debe diluirse en 60-120 ml de líquido (agua, jugo de frutas, bebidas carbonatadas, leche, o postre).

Implicancias de Enfermería Evitar el contacto con la piel con la suspensión o solución oral; puede provocar dermatitis por contacto.

Información Adicional Puede ser utilizada para la sedación de emergencia de pacientes con estado de agitación o delirio severos.

Presentación
Concentrado, vía oral, como lactato: 2 mg/mL (5 mL, 10 mL, 15 mL, 120 mL, 240 mL).
Inyección, como decanoato: 50 mg/mL (1 mL, 5 mL); 100 mg/mL (1 mL, 5 mL).
Inyección, como lactato: 5 mg/mL (1 mL, 2 mL, 2,5 mL, 10 mL).
Comprimidos: 0,5 mg, 1 mg, 2 mg, 5 mg, 10 mg, 20 mg.

* **Haloperidol, Decanoato de** ver Haloperidol en la página 142
* **Haloperidol, Lactato de** ver Haloperidol en la página 142
* **HCFA (Administración Financiera de Asistencia Médica) - Pautas sobre Drogas Innecesarias en Instituciones de Tratamiento Prolongado** en la página 439

Hexobarbital

Información Relacionada
Información para el Paciente - Ansiolíticos e Hipnóticos Sedantes (Benzodiazepinas) en la página 338.

Marca Comercial en EE. UU. Pre-Sed®.

Categoría Farmacológica Barbitúricos.

Indicaciones Droga preoperatoria; sedación de corto plazo para procedimientos de diagnóstico y cirugías menores; agente que potencia los analgésicos; droga postoperatoria; pacientes que sufren de estrés mental y emocional que no pueden dormir.

Factor de Riesgo en el Embarazo D.

Contraindicaciones Hipersensibilidad a los barbitúricos o a cualquier componente de la fórmula, insuficiencia hepática aguda; disnea u obstrucción de la vía respiratoria; porfiria.

Advertencias / Precauciones Puede existir dependencia a la droga, la interrupción abrupta puede causar síndrome de abstinencia, incluyendo el estado epiléptico en
(Continúa)

Hexobarbital (Continuación)

pacientes epilépticos. No administrar a pacientes con dolor agudo. Tener precaución en personas mayores o pacientes debilitados, pacientes con insuficiencia renal o trastornos hepáticos, o pacientes pediátricos. Puede provocar respuesta paradójica, incluyendo agitación e hiperactividad, en particular en pacientes con dolor agudo o pediátricos. Tener precaución en pacientes con depresión o tendencias suicidas, o en pacientes con antecedentes de abuso de drogas. Puede existir tolerancia y dependencia física y psicológica si el uso es prolongado. Se debe advertir al paciente sobre el peligro de realizar tareas que requieran de concentración (tales como operar maquinaria o conducir). Los efectos con otros sedantes o etanol pueden potenciarse. Puede provocar depresión respiratoria o hipotensión; tener precaución en pacientes hemodinámicamente inestables o en pacientes con trastornos respiratorios.

Interacciones Medicamentosas Sustrato de enzima CYP2C9 y 2C19.

Debe tenerse precaución al administrar barbitúricos con tranquilizantes o antihistamínicos de modo simultáneo, puesto que puede existir un efecto sinergético; se indican en estos casos dosis menores. El tratamiento previo con barbitúricos de pacientes inducidos con anticoagulantes orales del tipo cumarina puede prevenir la anticoagulación.

La rifampicina reduce las concentraciones plasmáticas de hexobarbital.

Acción Terapéutica Interfiere en la transmisión de impulsos del tálamo a la corteza del cerebro, provocando un desequilibrio en los mecanismos centrales inhibidores y facilitadores.

Farmacodinámica / Cinética Duración de la acción: ~1 hora.

Posología Oral:

Niños de 6 a 12 años: Entre un cuarto ($^1/_4$) y medio ($^1/_2$) comprimido ~15 minutos antes del procedimiento.

Niños >12 años: Entre un medio ($^1/_2$) y un comprimido ~15 minutos antes del procedimiento.

Adultos: 1-2 comprimidos ~15 minutos antes del procedimiento.

Información Adicional El efecto de este tranquilizante es veloz (10 minutos) y su duración es corta (1 hora). Está desarrollado de modo exclusivo para la odontología para ayudar a reducir los nervios del tiempo de espera. Un paciente tranquilo volverá y hablará de la causa de su visita.

Presentación Comprimidos, ranurados: 260 mg.

◆ **Hidrato de Cloral** ver Cloral, Hidrato de en la página 69

Hidroxicina

Información Relacionada

Uso de Ansiolíticos/Hipnóticos en Instituciones de Tratamiento Prolongado ver página 412.

Dosis Máximas Recomendadas por las Normas de la OBRA Federal ver página 434.

Disponibilidad de Genérico Sí.

Marca Comercial en EE. UU. Anxanil®; Atarax®; Atozine®; Durrax®; Hy-Pam®; Hyzine-50®; Neucalm®; Quiess®; Rezine®; Vamate®; Vistacon-50®; Vistaquel®; Vistaril®; Vistazine®.

Marca Comercial en Canadá Apo® Hydroxyzine; Multiplax®; Novo-Hydroxyzin; PMS-Hydroxyzine.

Sinónimos Clorhidrato de Hidroxicina; Pamoato de Hidroxicina.

Categoría Farmacológica Antiemético; Antihistamínico.

Indicaciones Tratamiento de la ansiedad; sedante preoperatorio; antipruriginoso.

Acciones secundarias: Antiemético; síntomas del síndrome de abstinencia del alcohol.

Factor de Riesgo en el Embarazo C.

Contraindicaciones Hipersensibilidad a la hidroxicina o a cualquier componente.

Advertencias / Precauciones Provoca sedación, tener precaución al realizar tareas que requieran de atención (tales como operar maquinaria o conducir). Los efectos con otros sedantes o etanol pueden potenciarse. No se recomienda administrarlo vía S.C, intra-arterial o vía intravenosa puesto que puede provocar trombosis o gangrena digital; la extravasación puede causar absceso estéril y endurecimiento del tejido; debe tenerse precaución en pacientes con glaucoma de ángulo estrecho, hipertrofia prostática, y obstrucción del cuello de la vejiga; también debe tenerse precaución en pacientes con asma o EPCO.

Las personas mayores no toleran bien los efectos colinérgicos. La hidroxicina puede ser útil como antipruriginoso de corta duración, pero no se la recomienda como sedante ni ansiolítico en personas mayores.

Reacciones Adversas

Sistema nervioso central: Somnolencia, dolor de cabeza, fatiga, nerviosismo, vértigo.

Respiratorias: Espesamiento de las secreciones bronquiales.

Gastrointestinales: Sequedad de la boca.

Neuromusculares y óseas: Temblores, parestesia, convulsiones.

Oftalmológicas: Visión borrosa.

Sobredosis / Toxicología

Signos y síntomas: convulsiones, sedación, hipotensión; no existe un tratamiento específico de la sobredosis de antihistamínicos, sin embargo, la mayor parte de su toxicidad se debe a los efectos colinérgicos; los inhibidores de la anticolinesterasa puede ser útiles al reducir la acetilcolinesterasa.

Tratamiento: En caso de sobredosis anticolinérgica con síntomas con riesgo de muerte, la fisostigmina de 1-2 mg (0,5 o 0,02 mg/kg en niños) I.V. puede administrarse lentamente para revertir los efectos.

Interacciones Medicamentosas El combinar la hidroxicina con depresores del SNC o con anticolinérgicos puede generar efectos depresores aditivos.

Estabilidad Proteger de la luz; almacenar a una temperatura de entre 15ºC y 30ºC y proteger del congelamiento; la dosis vía intravenosa es **incompatible** con la aminofilina, amobarbital, cloramfenicol, dimenhidrinato, heparina, penicilina G, pentobarbital, fenobarbital, fenitoína, ranitidina, sulfisoxazol y complejo de vitamina B y C.

Acción Terapéutica Compite con la histamina por los receptores H1 de las células de los nervios efectores del tracto intestinal, los vasos sanguíneos, y el tracto respiratorio. Sirve como relajante muscular, broncodilatador, antihistamínico, antiemético y analgésico.

Farmacodinámica / Cinética

Inicio del efecto: Dentro de los 15-30 minutos.

Duración: 4-6 horas.

Absorción: Vía oral: Rápida.

Metabolismo: Se desconoce el destino exacto.

Vida media: 3-7 horas.

Concentración plasmática máxima: Dentro de las 2 horas.

Posología

Niños:

Vía oral: 0,6 mg/kg/dosis cada 6 horas.

I.M.: 0,5-1 mg/kg/dosis cada 4-6 horas, según sea necesario.

Adultos:

Antiemético: I.M.: 25-100 mg/dosis cada 4-6 horas, según sea necesario.

Ansiedad: Oral: 25-100 mg 4 veces/día; dosis máxima: 600 mg/día.

Sedación preoperatoria:

Oral: 50-100 mg.

I.M.: 25-100 mg.

Tratamiento del prurito: Vía oral: 25 mg 3-4 veces/día.

Intervalo de dosis en caso de insuficiencia hepática: Cambiar el intervalo de dosis a períodos de 24 horas en pacientes con cirrosis biliar primaria.

Consideraciones Dietarias Alcohol: efectos aditivos en el SNC, evitar su consumo.

(Continúa)

Hidroxicina (Continuación)

Administración Para administración vía intramuscular en niños, las inyecciones deben darse en los músculos laterales medios del muslo; no se recomienda administrarla S.C., vía intra-arterial ni I.V., puesto que puede provocar trombosis y gangrena digital.

Parámetros de Monitoreo Alivio de síntomas, estado mental, presión sanguínea.

Valores de Referencia Nivel plasmático de hidroxicina de 5,6-41,8 mg/dL (13,2-102,0 nmol/L) terapéutico para el prurito en niños; el máximo nivel plasmático es de 73 mg/L después de la dosis de 0,7 mg/kg en adultos.

Información para el Paciente Provoca somnolencia, evitar el consumo de alcohol y otros depresores SNC; evitar actividades que necesiten coordinación psicomotriz hasta tanto se descarten los efectos depresores del SNC.

Implicancias de Enfermería La extravasación puede causar absceso estéril y endurecimiento del tejido; aplicar medidas de seguridad (levantar las barandas, luz durante la noche, botón de llamado); quitar cigarrillos, ceniceros, etc., de los alrededores; ayudar al paciente con paseos.

Información Adicional
Clorhidrato de hidroxicina: Anxanil®; Atarax®; Hydroxacen®; Quiess®; Vistaril® Injection; Vistazine®
Pamoato de hidroxicina: Hy-Pam®; Vistaril® cápsula y suspensión.

Presentación
Clorhidrato de hidroxicina:
Inyección: 25 mg/mL (1mL, 2 mL, 10 mL); 50 mg/mL (1 mL, 2mL, 10 mL).
Jarabe: 10 mg/5mL (120 mL, 480 mL, 4000 mL).
Comprimidos: 10 mg, 25 mg, 50 mg, 100 mg.
Pamoato de hidroxicina:
Cápsula: 25 mg, 50 mg, 100 mg.
Suspensión, vía oral: 25 mg/5mL (120 mL, 480 mL).

Imipramina
Información Relacionada
Cuadro Comparativo de Agentes Antidepresivos ver página 400.
Discontinuación de Drogas Psicotrópicas – Síntomas de Suspensión de la Administración y Recomendaciones ver página 432.
Dosis Máxima Recomendadas por las Normas de la OBRA Federal ver página 434.
Información para el Paciente – Antidepresivos (ADT) ver página 308.
Riesgos Teratogénicos de los Psicotrópicos ver página 449.

Disponibilidad de Genérico Sí: Comprimidos.

Marca Comercial en EE. UU. Janimine®; Tofranil®; Tofranil-PM®.

Marca Comercial en Canadá Apo®-Imipramine; Novo-Pramine; PMS-Imipramine.

Sinónimos Clorhidrato de Imipramina; Pamoato de Imipramina.

Categoría Farmacológica Antidepresivo, Tricíclico (Amina Terciaria).

Indicaciones Tratamiento de diversos tipos de depresión.
Acciones secundarias: Enuresis en niños; analgésico de ciertos tipos de dolor crónico y neuropático; pánico.

Factor de Riesgo en el Embarazo D.

Contraindicaciones Hipersensibilidad a la imipramina (puede existir reactividad cruzada con otras dibenzodiazepinas); uso de inhibidores de la monoaminooxidasa dentro de los 14 días; utilizar en pacientes que estén atravesando por la etapa de recuperación del infarto cardíaco.

Advertencias / Precauciones Puede causar sedación, lo que dificulta la realización de tareas que requieran de atención mental (tales como operar maquinaria o conducir). Puede provocar efectos colaterales aditivos con depresores del SNC y/o etanol. El grado de sedación es relativamente bajo en comparación con otros antidepresivos. Puede empeorar la psicosis en algunos pacientes, o precipitar un salto a la manía o la hipomanía en pacientes con trastornos bipolares. Puede provocar hiponatremia/SSIHAD. Puede aumentar los riesgos asociados a la terapia electroconvulsiva. Se debe discontinuar este agente, si es posible, antes de una cirugía electiva. La terapia no debe discontinuarse de modo abrupto en pacientes que han recibido dosis elevadas durante períodos prolongado.

Puede provocar hipotensión ortostática (el riesgo es moderado en relación con otros antidepresivos), tener precaución en pacientes con riesgo de hipotensión o en pacientes que no tolerarían ataques transitorios de hipotensión (enfermedades cardiovasculares o cerebrovasculares). El grado de bloqueo anticolinérgico producido por este agente es elevado en relación con otros antidepresivos cíclicos; tener precaución en pacientes con retención urinaria, hipertrofia prostática benigna, glaucoma de ángulo estrecho, sequedad de la boca, problemas en la visión, constipación, o antecedentes de obstrucción de intestinal.

Tener precaución en pacientes con depresión, en especial aquéllos en los que existe riesgo de suicidio. Tener precaución en pacientes con antecedentes de enfermedades cardiovasculares (incluyendo infarto de miocardio previo, apoplejía, taquicardia, o anormalidades en la conducción). Los riesgos de anormalidades en la conducción son relativamente bajos en relación con otros antidepresivos. Se recomienda el uso del electrocardiograma si las dosis son elevadas. Tener precaución en pacientes con antecedentes de convulsiones o que poseen predisposición a sufrir convulsiones, como aquéllos con daño cerebral, alcohólicos, o que realizan terapia concurrente con otras drogas que disminuyen el umbral de convulsiones. Tener precaución en pacientes con hipertiroidismo o en aquéllos que realizan un tratamiento con tiroides. Utilizar con precaución en pacientes con disfunción renal o hepática y en personas mayores. Se la ha asociado con la fotosensibilidad.

Reacciones Adversas

Cardiovasculares: Hipotensión ortostática, arritmias, taquicardia, hipertensión, palpitaciones, infarto cardíaco, bloqueo cardíaco, alteraciones en el electrocardiograma, ICC, apoplejía.

Sistema nervioso central: Vértigo, somnolencia, dolor de cabeza, agitación, insomnio, pesadillas, hipomanía, psicosis, fatiga, confusión, alucinaciones, desorientación, delirio, ansiedad, nerviosismo, convulsiones.

Endocrinas y metabólicas: Ginecomastia, crecimiento de las mamas, galactorrea, SSIHAD.

Gastrointestinales: Náuseas, sabor desagradable, aumento de peso, sequedad de la boca, constipación, íleo, estomatitis, calambres abdominales, vómitos, anorexia, trastornos epigástricos, diarrea, lengua negra, pérdida de peso.

Genitourinarias: Retención urinaria, impotencia.

Neuromusculares y óseas: Debilidad, insensibilidad, hormigueo, parestesia, falta de coordinación, ataxia, temblores, neuropatía periférica, síntomas extrapiramidales.

Oftalmológicas: Visión borrosa, dificultad para enfocar los objetos cercanos, midriasis.

Óticas: Tinnitus.

Misceláneas: Diaforesis.

<1%: Alopecia, fotosensibilidad, erupción, petequia, urticaria, prurito, eosinofilia, agranulocitosis, púrpura, trombocitopenia, aumento de las enzimas hepáticas, ictericia colestática.

(Continúa)

Imipramina (Continuación)

Sobredosis / Toxicología

Signos y síntomas: Confusión, alucinaciones, cianosis, taquicardia, retención urinaria, taquicardia ventricular, convulsiones.

Tratamiento: Después de iniciar el tratamiento esencial de la sobredosis, los síntomas tóxicos deben tratarse. Las arritmias ventriculares a menudo responden a la alcalización sistemática concurrente (bicarbonato de sodio, 0,5-2 mEq/kg, I.V.). Las arritmias que no respondan a esta terapia pueden responder a la lidocaína de 1 mg/kg I.V., seguida por una infusión titulada. La fisostigmina (adultos: 1-2 mg vía intravenosa administrada lentamente, niños: 0,5 mg I.V. administrada lentamente) puede ser indicada en arritmias cardíacas regresivas que ponen en riesgo la vida. Las convulsiones generalmente responden al diazepam en bolos I.V. (en adultos, 5-10 mg hasta 30 mg; en niños, 0,25-0,4 mg/kg/dosis, hasta 10 mg/dosis). Si las convulsiones no responden o recurren, la fenitoína o el fenobarbital pueden ser necesarios.

Interacciones Medicamentosas Sustrato de enzima CYP1A2, 2C9, 2C19, 2D6 y 3A3/4.

La carbamazepina, el fenobarbital, y la rifampicina pueden aumentar el metabolismo de la imipramina, lo que provoca la disminución de los efectos de la imipramina.

La imipramina inhibe la respuesta antihipertensiva a la betanidina, la clonidina, la debrisoquina, guanadrel, la guanetidina, la guanabenz, la guanfacina; controlar la presión arterial; considerar la posibilidad de alternar el agente antihipertensivo.

Discontinuar la clonidina de modo abrupto puede provocar una crisis de hipertensión, la imipramina puede aumentar la respuesta.

El uso con altetramina puede causar hipertensión ortostática.

La imipramina puede ser un aditivo o potenciar la acción de otros depresores del SNC (sedantes, hipnóticos, o etanol); al combinarla con inhibidores de la MAO, se han reportado fiebre, hipertensión, taquicardia, confusión, convulsiones, y muertes (síndrome serotonínico); debe evitarse dicha combinación. La imipramina puede aumentar el tiempo de coagulación en pacientes estabilizados con warfarina.

La cimetidina y el metilfenidato pueden aumentar el metabolismo de la imipramina.

Posee efectos anticolinérgicos aditivos observados en otros agentes anticolinérgicos.

Los inhibidores selectivos de la recaptación de serotonina (ISRS), en diversos grados, inhiben el metabolismo de los ADT, lo que puede generar toxicidad clínica.

El uso del litio con ADT puede aumentar el riesgo de neurotoxicidad.

Las fenotiazinas pueden aumentar la concentración de algunos ADT y los ADT pueden aumentar la concentración de fenotiazinas; controlar que la respuesta clínica sea la adecuada.

Los ADT pueden aumentar los efectos hipoglucémicos de la tolazamida, la clorpropamida, o la insulina; controlar el nivel de glucosa en sangre.

La coestiramina y el colestipol pueden adherirse a los ADT y disminuir su absorción; controlar que la respuesta sea la adecuada.

Los ADT pueden aumentar el efecto de las anfetaminas; controlar que no ya riesgo cardiovascular.

El verapamilo y el diltiazem aparentan disminuir el metabolismo de la imipramina y de otros ADT; controlar las concentraciones de ADT.

La respuesta presora a la epinefrina, la norepinefrina, y la fenilefrina vía intravenosa puede aumentar en pacientes que reciban ADT, debe evitarse dicha combinación.

El jugo de pomelo, indinavir y ritonavir pueden inhibir el metabolismo de la clomipramina y de otros ADT; controlar que no existan efectos adversos; puede ser necesario un aumento de la dosis de ADT.

La quinidina puede inhibir el metabolismo de los ADT, controlar que no existan efectos adversos.

La combinación de anticolinérgicos con ADT puede generar efectos anticolinérgicos aditivos; la combinación de beta-agonistas con ADT puede predisponer a la arritmia cardíaca.

Estabilidad Soluciones estables a un pH de 4-5; se pone amarillenta o rojiza al exponerla a la luz. La leve decoloración no afecta la potencia; si la decoloración en notoria, existe pérdida de potencia. Cápsulas estables hasta 3 años después de su fabricación.

Acción Terapéutica Tradicionalmente, se cree que aumenta la concentración sináptica de la serotonina y/o la norepinefrina en el sistema nervioso central, al inhibir su recaptación por medio de la membrana neuronal presináptica. Sin embargo, se han encontrado efectos receptores aditivos, incluyendo la desensibilización de la adenilciclasa, regulación a la baja de los receptores beta-adrenérgicos, y regulación a la baja de los receptores serotoninérgicos.

Farmacodinámica / Cinética

Efecto antidepresivo máximo: Por lo general, después de $\geq$2 semanas.

Absorción: Vía oral: Buena.

Distribución: Atraviesa la placenta.

Metabolismo: En el hígado por medio de enzimas microsomales a desipramina (activa) y otros metabolitos; metabolismo primario importante.

Vida media: 6-18 horas.

Eliminación: Casi todos los compuestos metabolizados son eliminados en la orina.

Posología El máximo efecto antidepresivo puede aparecer 2 o más semanas después de iniciar la terapia.

Niños: Oral:

Depresión: 1,5 mg/kg/día, aumentar la dosis 1 mg/kg cada 3-4 días, hasta una dosis máxima de 5 mg/kg/día en 1-4 dosis fraccionadas; controlar cuidadosamente, en especial con dosis $\geq$3,5 mg/kg/día.

Enuresis: $\geq$6 años: Inicial: 10-25 mg antes de acostarse, si la respuesta sigue siendo inadecuada después de 1 semana de terapia, aumentar 25 mg/día; la dosis no debe exceder los 2,5 mg/kg/día o 50 mg antes de acostarse si el niño tiene de 6 a 12 años, o los 75 mg antes de acostarse si el niño tiene $\geq$12 años.

Adyuvante en el tratamiento del dolor por cáncer: Inicial: 0,2-0,4 mg/kg antes de acostarse; la dosis debe aumentarse en un 50% cada 2-3 horas hasta alcanzar 1-3 mg/kg/dosis antes de acostarse.

Adolescentes: Vía oral: Inicial: 25-50 mg/día; aumentar de modo gradual a 100 mg/día en una o varias dosis.

Adultos:

Oral: Inicial: 25 mg 3-4 veces/día, aumentar de modo gradual, la dosis total puede administrarse antes de acostarse; máximo: 300 mg/día.

I.M.: Inicial: Hasta 100 mg/día en dosis fraccionadas; cambiar a la dosis vía oral lo antes posible.

Personas mayores: Inicial: 10-25 mg/día antes de acostarse; aumentar 10-25 mg cada 3 días en pacientes internados y cada una semana en pacientes externos, si se la tolera; dosis diaria promedio para alcanzar la concentración terapéutica: 100 mg/día; máximo: 50-150 mg/día.

Consideraciones Dietarias Alcohol: efectos aditivos en el SNC, evitar su consumo.

Parámetros de Monitoreo Controlar la presión sanguínea y el pulso antes y durante la terapia inicial; electrocardiograma, CSC; controlar el estado mental.

Valores de Referencia Terapéuticos: Imipramina y desipramina: 150-250 ng/mL (SI: 530-890 nmol/L); desipramina: 150-300 ng/mL (SI: 560-1125 nmol/L); Tóxicos: >500 ng/mL (SI: 446-893 nmol/L); se discute la utilidad de controlar los niveles plasmáticos.

Interacciones en Análisis $\uparrow$ glucosa.

Información para el Paciente Alcanzar los efectos esperados puede llevar 2-4 semanas; evitar consumir alcohol; no discontinuar la droga de modo abrupto; la orina puede tornarse verde azulada; puede causar somnolencia; evitar el consumo de alcohol y otros depresores del SNC; el agua, los caramelos o la goma de mascar sin azúcar pueden evitar la sequedad de la boca; levantarse lentamente para evitar mareos.

Implicancias de Enfermería Levantar las barandas de la cama, aplicar medidas de seguridad.

(Continúa)

Imipramina (Continuación)

Presentación

Cápsulas, como pamoato (Tofranil-PM®): 75 mg, 100 mg, 125 mg, 150 mg.
Inyección, como clorhidrato (Tofranil®): 12,5 mg/mL (2mL).
Comprimidos, como clorhidrato (Janimine®, Tofranil®): 10 mg, 25 mg, 50 mg.

- **Imipramina, Clorhidrato de** ver Imipramina en la página 148
- **Inapsine®** ver Droperidol en la página 104
- **Información para el Paciente – Agentes para el Tratamiento de Síntomas Extrapiramidales** ver página 348
- **Información para el Paciente – Ansiolíticos e Hipnóticos Sedantes (Barbitúricos)** ver página 340
- **Información para el Paciente – Ansiolíticos e Hipnóticos Sedantes (Benzodiazepinas)** ver página 338
- **Información para el Paciente – Ansiolíticos e Hipnóticos Sedantes (Buspirona)** ver página 342
- **Información para el Paciente – Ansiolíticos e Hipnóticos Sedantes (Zaleplon)** ver página 344
- **Información para el Paciente – Ansiolíticos e Hipnóticos Sedantes (Zolpidem)** ver página 346
- **Información para el Paciente – Antidepresivos (ADT) ver página 308**
- **Información para el Paciente – Antidepresivos (Bloqueador de Serotonina)** ver página 314
- **Información para el Paciente – Antidepresivos (Bupropion)** ver página 310
- **Información para el Paciente – Antidepresivos (IMAO)** ver página 316
- **Información para el Paciente – Antidepresivos (ISRS)** ver página 306
- **Información para el Paciente – Antidepresivos (Mirtazapina)** ver página 318
- **Información para el Paciente – Antidepresivos (Venlafaxina)** ver página 312
- **Información para el Paciente – Antipsicóticos (Clozapina)** ver página 323
- **Información para el Paciente – Antipsicóticos (Generales)** ver página 320
- **Información para el Paciente – Estabilizadores del Ánimo (Carbamazepina)** ver página 330
- **Información para el Paciente – Estabilizadores del Ánimo (Gabapentina)** ver página 332
- **Información para el Paciente – Estabilizadores del Ánimo (Lamotrigina)** ver página 334
- **Información para el Paciente – Estabilizadores del Ánimo (Litio)** ver página 326
- **Información para el Paciente – Estabilizadores del Ánimo (Valproico, Ácido)** ver página 328
- **Información para el Paciente – Estimulantes** ver página 336
- **Información para el Paciente – Medicamentos Misceláneos** ver página 350
- **Ionamin®** ver Fentermina en la página 118
- **Janimine®** ver Imipramina en la página 148
- **Jesuita, Té** ver Maté en la página 173

Kava

Sinónimos Awa; Kew; Piper methysticum; Tonga.

Categoría Farmacológica Hierba.

Indicaciones Estados de ansiedad nerviosa, stress, y agitación, según la Comisión E; utilizada para inducir el sueño y reducir la ansiedad.

Restricciones No consumirla durante más de 3 meses sin indicación médica, según la Comisión E.

Contraindicaciones Según la Comisión E: Embarazo, lactancia, depresión endógena. "Si se la consume durante un tiempo prolongado puede aparecer en tono amarillento en la piel, el pelo y las uñas. En dicho caso, se la debe discontinuar. En algunas oportunidades existe reacción alérgica cutánea. También se observaron trastornos de la acomodación (tales como agrandamiento de las pupilas y alteraciones del equilibrio oculomotor)."

Reacciones Adversas

Sistema nervioso central: Euforia, depresión, somnolencia.
Dermatológicas: Decoloración cutánea (uso prolongado).
Neuromusculares y óseas: Debilidad muscular.
Oftalmológicas: Molestias oculares.

Sobredosis / Toxicología

Signos y síntomas: Ataxia, sordera, color amarillento de la piel, sedación, efectos extrapiramidales.
Desintoxicación: Lavaje (en el término de 1 hora) /carbón activado con catártico.
Tratamiento: Terapia complementaria; puede tratar las reacciones extrapiramidales

con benztropina y/o difenhidramina.

Interacciones Medicamentosas El uso concomitante de kava y alprazolam puede provocar coma; puede potenciar el alcohol, los depresores del SNC, los barbitúricos y los psicofármacos.

Acción Terapéutica Contiene alfa-pironas en los extractos de la raíz; puede poseer propiedades antagonistas de los efectos dopaminérgicos centrales.

Posología Según la Comisión E: Hierba y preparaciones equivalentes a 60-120 mg de kavalactones.

Información Adicional Bebida de consumo social y religioso en las Islas del Pacífico Sur; posee uso medicinal como antiséptico genitourinario, antipirético, diurético, anestesia local, y relajante muscular; el arbusto puede crecer entre 2,4 y 6 m, posee tallos verdes y frutas redondas; la decoloración amarilla característica se asemeja a la pelagra, pero no responde a la nicotinamida.

* **Kemadrin®** ver Prociclidina en la página 231
* **Kew** ver Kava en la página 152
* **Klamath, Hierba de** ver Hierba de San Juan en la página 256
* **Klonopin™** ver Clonazepam en la página 63
* **L-3-Hidroxitirosina** ver Levodopa en la página 155
* **Lamictal®** ver Lamotrigina en la página 153

Lamotrigina

Información Relacionada
Estabilizadores del Ánimo ver página 442.
Información para el Paciente – Estabilizadores del Ánimo (Lamotrigina) ver página 334.

Disponibilidad de Genérico No.

Marca Comercial en EE. UU. Lamictal®.

Sinónimos BW-430C; LTG.

Categoría Farmacológica Anticonvulsivo, Misceláneo.

Indicaciones Terapia adyuvante en el tratamiento de las convulsiones parciales en adultos con epilepsia (no se ha establecido la seguridad y la eficacia en niños <16 años); terapia adyuvante en las convulsiones generalizadas del síndrome de Lennox-Gastaut en pacientes pediátricos y adultos; conversión a la monoterapia en adultos con convulsiones parciales que reciben un tratamiento con una sola droga inductora de enzimas.

Acciones secundarias: Trastornos bipolares.

Factor de Riesgo en el Embarazo C.

Contraindicaciones Hipersensibilidad a la lamotrigina o a cualquier componente.

Advertencias / Precauciones Lactancia, insuficiencia renal, hepática o cardíaca; evitar la discontinuarla de modo abrupto, en lo posible retirarla lentamente. Se ha informado de erupción severa y con riesgo de muerte; esto parece ocurrir con más frecuencia en pacientes pediátricos. Puede causar depresión del SNC, lo cual puede afectar la capacidad física y mental. Se debe advertir al paciente sobre el peligro de realizar tareas que requieran de rapidez mental (tales como operar maquinaria o conducir). Los efectos pueden potenciarse con otros sedantes o con etanol.

Reacciones Adversas
>10%:
Sistema nervioso central: Dolor de cabeza, náuseas, mareos, ataxia, somnolencia.
Oftalmológicas: Diplopía, visión borrosa.
Respiratorias: Rinitis.
1% a 10%:
Cardiovasculares: Acceso repentino de calor, palpitaciones.
Sistema nervioso central: Depresión, ansiedad, irritabilidad, confusión, dificultades en el habla, problemas de concentración, inestabilidad emocional, malestar, crisis, falta de coordinación, insomnio.

(Continúa)

Lamotrigina (Continuación)

Dermatológicas: Erupción por hipersensibilidad, síndrome de Stevens-Johnson, angioedema, prurito, alopecia, acné.

Gastrointestinales: Dolor abdominal, vómitos, diarrea, dispepsia, constipación, psoriasis, sequedad de la boca.

Neuromusculares y óseas: Temblores, artralgia, dolor en las articulaciones.

Oftalmológicas: Nistagmo, diplopía.

Renales: Hematuria.

Respiratorias: Tos.

Misceláneas: Gripe, fiebre.

Sobredosis / Toxicología

Desintoxicación: Lavaje /carbón activado con catártico.

Aumento de la eliminación: Una dosis múltiple de carbón activado puede ser eficaz.

Interacciones Medicamentosas

La lamotrigina puede aumentar el metabolito epóxido de la carbamazepina, lo que provoca toxicidad.

La carbamazepina, la fenitoína y el fenobarbital pueden disminuir las concentraciones de lamotrigina.

El ácido valproico inhibe el metabolismo de la lamotrigina.

La lamotrigina aumenta el metabolismo del ácido valproico.

Acción Terapéutica Es un derivado de la triazina que inhibe la liberación de glutamato (amino ácido excitante) y los canales de sodio sensibles al voltaje, lo cual estabiliza las membranas de las neuronas. La lamotrigina posee efectos inhibidores leves sobre el receptor 5HT3; el in vitro inhibe la reductasa del dihidrofolato.

Farmacodinámica / Cinética

Distribución: Vd: 1,1 L/kg.

Fijación a proteínas: 55%.

Metabolismo: Hepático y renal.

Vida media: 24 horas; aumenta a 59 horas con terapia concomitante de ácido valproico; disminuye a 15 horas con terapia concomitante de fenitoína o carbamazepina.

Niveles máximos: En el término de 1-4 horas.

Eliminación: En la orina, conjugada a la glucuronida.

Posología Oral:

Adultos: Dosis inicial: 50 mg/día durante 2 semanas, luego 100 mg en 2 dosis durante 2 semanas; de allí en adelante, la dosis diaria puede aumentarse 100 mg cada 1-2 semanas, hasta un máximo de 300-500 mg/día administrados en 2 dosis fraccionadas.

Con terapia concomitante con ácido valproico y otros depresores de los efectos anticolinérgicos: 25 mg día por medio durante 2 semanas; 25 mg/día durante 2 semanas; de allí en más, la dosis debe aumentarse 25-50 mg/día cada 1-2 semanas a 150 mg/día administrados en 2 dosis fraccionadas.

Consideraciones Dietarias Alimento: No posee efectos sobre la absorción, puede tomarse en las comidas; la droga puede provocar trastornos gastrointestinales.

Parámetros de Monitoreo Convulsiones, frecuencia y duración; concentraciones plasmáticas de anticonvulsivos concurrentes; reacciones de hipersensibilidad, en especial el erupción.

Valores de Referencia Terapéuticos: 2,4 mg/mL.

Información para el Paciente Consultar al médico de modo inmediato si aparece erupción o empeoran las convulsiones; puede causar mareos o sedación; evitar realizar tareas que requieran capacidad psicomotora hasta tanto se conozcan los efectos sobre el SNC; evitar discontinuarla de modo abrupto.

Información Adicional Escasa solubilidad en agua.

Presentación Comprimidos: 25 mg, 100 mg, 150 mg, 200 mg.

• **Larodopa®** ver Levodopa en la página 155
• **L-Deprenyl** ver Selegilina en la página 259

◆ **L-Dopa** ver Levodopa en la página 155

Levodopa

Información Relacionada

Discontinuación de Drogas Psicotrópicas - Síntomas de Suspensión de la Administración y Recomendaciones ver página 432.

Disponibilidad de Genérico No.

Marca Comercial en EE. UU. Dopar®; Larodopa.

Sinónimos L-3-Hidroxitirosina; L-Dopa.

Categoría Farmacológica Antiparkinsoniano (agonista de la dopamina).

Indicaciones Tratamiento del mal de Parkinson.

Acciones secundarias: Agente diagnóstico de la deficiencia de la hormona de crecimiento.

Factor de Riesgo en el Embarazo C.

Contraindicaciones Hipersensibilidad a la levodopa o a cualquier componente; glaucoma de ángulo estrecho; uso de inhibidores de la MAO en el término de 14 días (sin embargo, se la puede administrar de modo concomitante con la dosis recomendada por el fabricante de un inhibidor de la MAO con selectividad por la MAO tipo B); antecedentes de melanoma o cualquier lesión cutánea no diagnosticada.

Advertencias / Precauciones Tener precaución en pacientes con antecedentes de deficiencias cardiovasculares (incluidos el infarto cardíaco y la arritmia); con trastornos pulmonares como el asma, la psicosis, el glaucoma de ángulo estrecho, la úlcera péptica; o con insuficiencia renal, hepática o endocrina. El discontinuar la levodopa de modo abrupto puede agravar el mal de Parkinson. Las personas mayores pueden ser más sensibles a los efectos de la levodopa sobre el SNC. Puede causar o exacerbar la discinesia. Puede causar hipotensión ortoestática; los pacientes con mal de Parkinson aparentan poseer menor capacidad de respuesta. Tener precaución en pacientes con predisposición a la hipotensión (como aquéllos que reciben drogas antihipertensivas) o en pacientes que no tolerarían episodios de hipotensión transitorios (deficiencia cardiovascular o cerebrovascular). Controlar que no provoque depresión con tendencias suicidas. No se ha establecido la seguridad y eficacia en pacientes pediátricos. Algunos productos pueden contener tartrazina. Los agentes dopaminérgicos se han visto asociados con síndromes similares al síndrome neuroléptico maligno una vez que se discontinuó o redujo la dosis de modo significativo después de un uso prolongado. La piridoxina puede revertir los efectos de la levodopa. Han existido reacciones tóxicas al dextrometorfano.

Reacciones Adversas

Cardiovasculares: Hipotensión ortostática, arritmias, dolor de pecho, hipertensión, síncope, palpitaciones, flebitis. Sistema nervioso central: Mareos, ansiedad, confusión, pesadillas, dolor de cabeza, alucinaciones, fenómeno "on-off", disminución de la agudeza mental, trastornos de la memoria, desorientación, delirio, euforia, agitación, somnolencia, insomnio, trastorno de la marcha, nerviosismo, ataxia, síndrome extrapiramidal, caídas.

Gastrointestinales: Anorexia, náuseas, vómitos, constipación, sangrado gastrointestinal, úlcera del duodeno, diarrea, dispepsia, sabor desagradable, sialorrea, pirosis.

Genitourinarias: Decoloración de la orina, frecuencia urinaria.

Hematológicas: Anemia hemolítica, agranulocitosis, trombocitopenia, leucopenia, disminución de la hemoglobina y el hematocrito, alteraciones en el AST, el ALT, la DHL, la bilirrubina, la US, el análisis de Coombs.

Neuromusculares y óseas: Movimientos coreiformes e involuntarios, parestesia, dolor de huesos, dolor de hombros, calambres musculares, debilidad.

Oftalmológicas: Blefaroespasmo.

Renales: Dificultad al orinar.

Respiratorias: Disnea, tos.

Misceláneas: Hipo, decoloración del sudor.

Sobredosis / Toxicología

(Continúa)

Levodopa (Continuación)

Signos y síntomas: Palpitaciones, arritmia, espasmos, hipertensión o hipotensión

Tratamiento: Utilizar fluidos con precaución, para mantener la presión; puede precipitar arritmia.

Interacciones Medicamentosas

Las benzodiazepinas pueden inhibir los efectos antiparkinsonianos de la levodopa; controlar que el efecto no se vea reducido.

Los antipsicóticos pueden inhibir los efectos antiparkinsonianos de la levodopa a través del bloqueo de los receptores de la dopamina; utilizar antipsicóticos con escaso bloqueo de dopamina (clozapina, olanzapina, quetiapina).

Las dietas con alto contenido proteico pueden inhibir la eficacia de la levodopa; evitarlas.

El hierro se fija a la levodopa y reduce su biodisponibilidad; separar las dosis de hierro y levodopa.

El uso concurrente de levodopa con inhibidores de la MAO no selectivos puede provocar reacciones de hipertensión a través de un incremento en el almacenamiento y la liberación de la dopamina, la norepinefrina, o ambas. Utilizar con carbidopa para disminuir las reacciones si la combinación es necesaria; de lo contrario, evitar la combinación.

La L-metionina, la fenitoína, la piroxidina y la espiramicina pueden inhibir los efectos antiparkinsonianos de la levodopa.

La tacrina puede inhibir los efectos de la levodopa a través del aumento de la actividad colinérgica; realizar controles.

Acción Terapéutica Aumenta los niveles de dopamina en el cerebro, luego estimula los receptores dopaminérgicos del ganglio basal para mejorar el equilibrio entre la actividad colinérgica y la dopaminérgica.

Farmacodinámica / Cinética

Concentración plasmática máxima: Oral: 1-2 horas.

Metabolismo: La mayor parte de la droga es decarboxilada periféricamente a dopamina; pequeñas cantidades de levodopa llegan al cerebro, donde también son decarboxilados a dopamina activa.

Vida media: 1,2-2,3 horas.

Eliminación: La mayor parte, en la orina (80%) como dopamina, norepinefrina o ácido homovanílico.

Posología Oral:

Niños (administrar en una sola dosis para evaluar la deficiencia de la hormona de crecimiento):

0,5 g/m2 ó

<13,6 kg: 125 mg.

13,6-31,75 kg: 250 mg.

>31,75 lb: 500 mg.

Adultos: 500-1000 mg/día en dosis fraccionadas cada 6-12 horas; aumentar 100-750 mg/día cada 3-7 días hasta alcanzar la respuesta o llegar a la dosis total de 8000 mg

Puede ocurrir que no se obtenga una respuesta terapéutica notoria.

Administración Administrar en las comidas para disminuir el malestar gastrointestinal.

Parámetros de Monitoreo Concentraciones plasmáticas de la hormona de crecimiento.

Valores de Referencia El máximo nivel plasmático de 3,2 mg/L se alcanza después de la ingesta de 200 mg de levodopa.

Interacciones en Análisis Reacción positiva falsa de la glucosa en orina con Clinitest®; reacción negativa falsa al utilizar Clinistix®; falsa cetona en orina positiva con Acetest®, Ketostix®, Labstix®.

Información para el Paciente Evitar las vitamina B6 (piroxidina); se la puede tomar en las comidas para prevenir el malestar gastrointestinal; no discontinuarla aunque se crea que no está surtiendo efecto; pueden existir vértigo, mareos o desmayos al ponerse de pie o levantarse.

Implicancias de Enfermería Administrar en las comidas para evitar el malestar gastrointestinal; no masticar las cápsulas que contienen el producto en su interior.

Información Adicional Al aplicar una sola dosis no se observa la presencia de las reacciones adversas mencionadas.

Presentación
Cápsulas: 100 mg, 250 mg, 500 mg.
Comprimidos: 100 mg, 250 mg, 500 mg.

Levodopa y Carbidopa

Información Relacionada
Información para el Paciente – Drogas Misceláneas ver página 356.

Disponibilidad de Genérico Sí.

Marca Comercial en EE. UU. Sinemet®; Sinemet® CR.

Sinónimos Carbidopa y Levodopa.

Categoría Farmacológica Antiparkinsoniano (Agonista de la dopamina).

Indicaciones Mal de Parkinson idiopático; parkinsonismo postencefálico; parkinsonismo sintomático.

Factor de Riesgo en el Embarazo C.

Contraindicaciones Hipersensibilidad a la levodopa, a la carbidopa o a cualquier componente; glaucoma de ángulo estrecho; uso de inhibidores de la MAO en el término de 14 días (sin embargo, se la puede administrar de modo concomitante con la dosis recomendada por el fabricante de un inhibidor de la MAO con selectividad por la MAO tipo B); antecedentes de melanoma o cualquier lesión cutánea no diagnosticada.

Advertencias / Precauciones Tener precaución en pacientes con antecedentes de deficiencias cardiovasculares (incluidos el infarto cardíaco y la arritmia); con trastornos pulmonares como el asma, la psicosis, el glaucoma de ángulo estrecho, la úlcera péptica; o con insuficiencia renal, hepática o endocrina. El discontinuar la levodopa de modo abrupto puede agravar el mal de Parkinson. Las personas mayores pueden ser más sensibles a los efectos de la levodopa sobre el SNC. Puede causar o exacerbar la discinesia. Puede causar hipotensión ortostática; los pacientes con mal de Parkinson aparentan poseer menor capacidad de respuesta. Tener precaución en pacientes con predisposición a la hipotensión (como aquéllos que reciben drogas antihipertensivas) o en pacientes que no tolerarían episodios de hipotensión transitorios (deficiencia cardiovascular o cerebrovascular). Controlar que no provoque depresión con tendencias suicidas. Algunos productos pueden contener tartrazina. Los agentes dopaminérgicos se han visto asociados con síndromes similares al síndrome neuroléptico maligno una vez que se discontinuó o redujo la dosis de modo significativo después de un uso prolongado. Han existido reacciones tóxicas al dextrometorfano. La proteína en la dieta debe distribuirse durante el día para evitar las fluctuaciones en la absorción de la levodopa.

Reacciones Adversas
Cardiovasculares: Hipotensión ortoestática, arritmias, dolor de pecho, hipertensión, síncope, palpitaciones, flebitis.

Sistema nervioso central: Mareos, ansiedad, confusión, pesadillas, dolor de cabeza, alucinaciones, fenómeno "on-off", disminución de la agudeza mental, trastornos de la memoria, desorientación, delirio, euforia, agitación, somnolencia, insomnio, trastorno de la marcha, nerviosismo, ataxia, síndrome extrapiramidal, caídas.

Gastrointestinales: Anorexia, náuseas, vómitos, constipación, sangrado gastrointestinal, úlcera del duodeno, diarrea, dispepsia, sabor desagradable, sialorrea, pirosis.

Genitourinarias: Decoloración de la orina, frecuencia urinaria.

Hematológicas: Anemia hemolítica, agranulocitosis, trombocitopenia, leucopenia, disminución de la hemoglobina y el hematocrito, alteraciones en el AST, el ALT, la DHL, la bilirrubina, la US, el análisis de Coombs.

Neuromusculares y óseas: Movimientos coreicos e involuntarios, parestesia, dolor de huesos, dolor de hombros, calambres musculares, debilidad.

Oftalmológicas: Blefaroespasmo.

(Continúa)

Levodopa y Carbidopa (Continuación)

Renales: Dificultad al orinar.
Respiratorias: Disnea, tos.
Misceláneas: Hipo, decoloración del sudor.

Sobredosis / Toxicología

Signos y síntomas: Palpitaciones, arritmia, espasmos hipotensión; puede causar hipertensión o hipotensión.

Tratamiento: Utilizar fluidos, con precaución, para mantener la presión; puede precipitar arritmia.

Interacciones Medicamentosas

Las benzodiazepinas pueden inhibir los efectos antiparkinsonianos de la levodopa; controlar que el efecto no se vea reducido.

Los antipsicóticos pueden inhibir los efectos antiparkinsonianos de la levodopa a través del bloqueo de los receptores de la dopamina; utilizar antipsicóticos con escaso bloqueo de dopamina (clozapina, olanzapina, quetiapina).

Las dietas con alto contenido proteico pueden inhibir la eficacia de la levodopa; evitarlas.

El hierro se fija a la levodopa y reduce su biodisponibilidad; separar las dosis de hierro y levodopa.

El uso concurrente de levodopa con inhibidores de la MAO no selectivos puede provocar reacciones de hipertensión a través de un incremento en el almacenamiento y la liberación de la dopamina, la norepinefrina, o ambas. Utilizar con carbidopa para disminuir las reacciones si la combinación es necesaria; de lo contrario, evitar la combinación.

La L-metionina, la fenitoína, la piroxidina y la espiramicina pueden inhibir los efectos antiparkinsonianos de la levodopa.

La tacrina puede inhibir los efectos de la levodopa a través del aumento de la actividad colinérgica; realizar controles.

Acción Terapéutica Los síntomas del mal de Parkinson se deben a la falta de dopamina estrial; la levodopa circula en el plasma hacia la barrera sanguino-cerebral, a la cual atraviesa, y allí la convierten las enzimas estriales de la dopamina; la carbidopa inhibe la descomposición del plasma periférico de la levodopa al inhibir su decarboxilación, y de este modo aumenta la levodopa disponible en la barrera sanguíneo-cerebral.

Farmacodinámica / Cinética

Carbidopa:

Absorción: Oral: 40% a 70%.
Fijación a proteínas: 36%.
Vida media: 1-2 horas.
Eliminación: Se la elimina sin alteraciones.

Levodopa:

Absorción: Se la puede disminuir si se la administra con una comida con alto contenido proteico.
Vida media: 1,2-2,3 horas.
Eliminación: La mayor parte, en la orina (80%) como dopamina, norepinefrina o ácido homovanílico.

Posología Oral:

Adultos: Inicial: 25/100 2-4 veces/día, aumentar según sea necesario hasta alcanzar un máximo de 200/2000 mg/día.

Personas mayores: Inicial: 25/100 2 veces/día, aumentar según sea necesario.

Conversión de Sinemet® a Sinemet® CR (50/200): (Sinemet® (dosis diaria total de levodopa) / Sinemet® CR).

300-400 mg / 1 comprimido 2 veces/día.
500-600 mg / 1 _ comprimido 2 veces/día o 1 comprimido 3 veces/día.
700-800 mg / 4 comprimidos en 3 o más dosis fraccionadas.
900-1000 mg / 5 comprimidos en 3 o más dosis fraccionadas.

Intervalos entre dosis de Sinemet® CR debe ser de 4-8 horas mientras el paciente esté despierto.

Administración Administrar en las comidas para disminuir el malestar gastrointestinal

Parámetros de Monitoreo Presión sanguínea, de pie o sentado /supino; síntomas de mal de Parkinson, discinesia, estado mental.

Interacciones en Análisis Reacción positiva falsa de la glucosa en orina con Clinitest®; reacción negativa falsa al utilizar Clinistix®; falsa cetona en orina positiva con Acetest®, Ketostix®, Labstix®.

Información para el Paciente Evitar las vitamina B6 (piroxidina); no discontinuarla aunque se crea que no está surtiendo efecto; en lo posible, tomarla antes de las comidas; si existe malestar gastrointestinal, tomar con las comidas; no masticar cuando el producto se encuentra dentro de la cápsula; ponerse de pie o levantarse lentamente, puesto que pueden existir vértigo, mareos, o desmayos.

Implicancias de Enfermería Espaciar las dosis de modo parejo durante el día; administrarla con las comidas para disminuir el malestar gastrointestinal; no masticar las cápsulas que contienen el producto en su interior.

Información Adicional Se necesitan 50-100 mg/día de carbidopa para bloquear la conversión periférica de la levodopa a dopamina. El fenómeno "on-off" (un síndrome caracterizado períodos repentinos de actividad /inactividad de la droga) puede manejarse administrando dosis menores y más frecuentes de Sinemet® o agregando un agonista de la dopamina o selegilina; al agregar un agente nuevo, las dosis de Sinemet" usualmente puede disminuirse. Las proteínas en la dieta deben distribuirse durante el día para evitar fluctuaciones en la absorción de la levodopa. Se recomienda la levodopa cuando la rigidez es el síntoma predominante.

Presentación Comprimidos:
10/100: Carbidopa 10 mg y levodopa 100 mg.
25/100: Carbidopa 25 mg y levodopa 100 mg.
25/250: Carbidopa 25 mg y levodopa 250 mg.
Dosis de mantenimiento: Carbidopa 25 mg y levodopa 100 mg; carbidopa 50 mg y levodopa 200 mg.

Levometadil, Clorhidrato Acetato de

Información Relacionada
Tratamientos de Adicciones ver página 397.
Información para el Paciente – Medicaciones Misceláneas ver página 358.

Disponibilidad de Genérico No.

Marca Comercial en EE.UU. ORLAAM®.

Categoría Farmacológica Analgésico, Narcótico.

Indicaciones Control de la dependencia opiácea.

Restricciones C-II; debe ser suministrado sólo en un encuadre clínico designado.

Factor de Riesgo en el Embarazo C.

Advertencias / Precauciones

No se recomienda su uso fuera del tratamiento de la adicción opiácea; debe ser suministrado solamente por programas de tratamientos aprobados por la FDA (Administración de Alimentos y Medicamentos), DEA (Agencia de Narcóticos), y por las autoridades designadas del estado. Los programas del tratamiento que son aprobados deben suministrar y utilizar el levometadil sólo en forma oral y de acuerdo con las necesidades del tratamiento estipuladas por las regulaciones federales. Si no se cumple con estas necesidades puede tener como consecuencia la cesación del programa, dosis de ataque, revocación de la aprobación del programa, y posible procesamiento penal.

Reacciones Adversas
>10%:
Sistema nervioso central: Malestar.
Misceláneas: Gripe
1% a 10%:
Sistema nervioso central: Depresión del SNC, sedación, resfriados, sueños anormales, ansiedad, euforia, dolor de cabeza, insomnio, nerviosismo, hipestesia.

(Continúa)

Levodopa y Carbidopa (Continuación)

Endocrinas y metabólicas: sofocos (hombres 2:1).

Gastrointestinales: Dolor abdominal, constipación, diarrea, xerostomía, náuseas, vómitos.

Genitourinarias: Espasmos en la vía urinaria, dificultades en la eyaculación, mpotencia, disminución en el impulso sexual.

Neuromusculares y óseas: Artralgia, dolor de espaldas, debilidad.

Oftalmológicas: Miosis, visión borrosa.

<1%:

Cardiovasculares: Hipotensión postural.

Neuromusculares y óseas: Mialgia.

Oftalmológicas: Lágrimas.

Interacciones Medicamentosas

Los sedantes, los tranquilizantes, el propoxifeno, los antidepresivos, las benzodiazepinas, y el alcohol utilizados en combinación con ORLAAM® puede causar una seria sobredosis.

El ORLAAM® utilizado junto con la naloxona, la naltrexona, la pentazocina, la nalbutina, el butorfanol, y la buprenorfina puede provocar síntomas de abstinencia.

La meperidina y el propoxifeno puede ser inefectivo en pacientes que reciben OFLAAM®.

La carbamazepina, fenobarbital, rifampicina, y fenitoína pueden aumentar el metabolismo del ORLAAM® y resulta en un aumento en el efecto máximo del ORLAAM® y la disminución de la duración de la acción.

La eritromicina, la cimetidina, y el ketaconazol pueden atrasar el comienzo, disminuir la actividad, y/o aumentar la duración de la acción del ORLAAM® por medio de los inhibidores de enzima.

Estabilidad Almacenar a temperatura ambiente.

Mecanismo de Acción Agonista opioide sintético con acciones similares a la de la morfina; las principales acciones son la analgesia y sedación. Sus efectos clínicos en el tratamiento del abuso opiáceo ocurre mediante dos mecanismos: 1) sensibilidad cruzada para opiáceos del tipo de la morfina, suprimiendo los síntomas de abstinencia en pacientes con dependencia opiácea; 2) con administración oral crónica, puede producir suficiente tolerancia como para bloquear la posología subjetiva elevada de los opiáceos administrados parenteralmente.

Farmacodinámica / Cinética

Fijación a proteínas: 80%.

Metabolismo: Hepático a L-alfa-noracetilmetadol y L-alfa-dinoracetilmetadol (metabolitos activos).

Vida media: 35-60 horas.

Concentración plasmática máxima: 1,5-6 horas.

Eliminación: Los productos renales como metadol y normetadol.

Posología Adultos: Oral: 20-40 mg 3 veces/semana, con amplitudes de 10 mg hasta 140 mg 3 veces/semana; siempre diluir antes de la administración y mezclarla con diluente antes de suministrarla.

Parámetros de Monitoreo Adherencia del paciente al régimen y evasión de sustancias ilícitas; se recomienda análisis de la droga al azar.

Valores de Referencia Una dosis de 60 mg puede resultar en un nivel plasmático máximo de 130 ng/mL; a 24 horas, es 50 ng/mL.

Interacciones en Análisis Puede causar análisis positivo del opiáceo en la orina.

Implicancias de Enfermería La administración de la droga y su suministro debe llevarse a cabo únicamente en un encuadre clínico autorizado; puede causar potencialmente prolongación dol intervalo QT en los ECG (no hay relación con la dosis).

Presentación Solución, oral: 10 mg/mL (474 mL).

- **Lithane®** ver Litio en la página 161
- **Lithobid®** ver Litio en la página 161
- **Lithonate®** ver Litio en la página 161
- **Lithotabs®** ver Litio en la página 161

Litio

Información Relacionada

Compatibilidad de Líquidos con Antipsicóticos y Estabilizadores de Estado de Ánimo ver página 441.

Estabilizadores de Estado de Ánimo ver página 442.

Información para el Paciente - Estabilizadores de Estado de Ánimo (Litio) ver página 326.

Riesgos Teratogénicos de los Medicamentos Psicotrópicos ver página 449.

Disponibilidad de Genérico Sí.

Marca Comercial en EE.UU. Eskalith®; Eskalith CR®; Lithane®; Lithobid®; Lithonate®; Lithotabs®.

Sinónimos Carbonato de Litio; Citrato de Litio.

Categoría Farmacológica Litio.

Indicaciones Control de trastornos bipolares.

Acciones secundarias: Agente aumentativo potencial para antidepresivos; agresión; trastorno de estrés post-traumático.

Factor de Riesgo en el Embarazo D.

Contraindicaciones Hipersensibilidad al litio o a cualquiera de sus componentes; enfermedad cardiovascular y renal severa; debilitación, deshidratación, o depleción sódica severas.

Advertencias / Precauciones

La toxicidad del litio se encuentra estrechamente relacionada con los niveles séricos y pueden presentarse en dosis terapéuticas; las plasmáticas de litio requieren de un tratamiento de monitoreo. Utilizar con precaución en pacientes con enfermedades cardiovasculares o tiroideas, o en pacientes que reciben medicaciones que alteran la excreción de sodio (por ejemplo, diuréticos, inhibidores del ACE, NSAID – antiinflamatorio no esteroide). Algunos pacientes mayores pueden ser extremadamente sensibles a los efectos del litio, ver Posología y Valores de Referencia. La terapia crónica produce la disminución de la habilidad de concentración renal (nefrogénico DI). Controlar si se presentan alteraciones en la función renal, y puede requerirse una nueva evaluación del tratamiento.

Utilizar con precaución en pacientes que reciben medicamentos neurolépticos – un síndrome similar al SNM ha sido asociado con la terapia concurrente. El litio puede disminuir la atención del pacientes, afectando la habilidad para operar maquinaria o conducir. Los agentes de bloqueo neuromuscular deben ser administrados con precaución – la respuesta puede ser prolongada.

Las concentraciones plasmáticas elevadas pueden ser requeridas y toleradas durante una fase maníaca aguda; sin embargo, la tolerancia disminuye cuando los síntomas se reducen. Se deben mantener los fluidos normales y la ingestión de sal durante la terapia.

Reacciones Adversas

Cardiovasculares: Arritmias cardíacas, hipotensión, síndrome de seno enfermo, onda T expandida o invertida (reversible), edema.

Sistema nervioso central: Mareos, vértigo, dificultad para hablar, períodos de desmayo, convulsiones, sedación, insomnio, confusión, retardo psicomotriz, estupor, coma, distonía, fatiga, letargo, dolor de cabeza, pseudo-tumor cerebri.

Dermatológicas: Cabello seco o debilitado, foliculitis, alopecia, exacerbación de la soriasis, erupción.

Endocrinas y metabólicas: Bocio eutiroideo y/o hipotiroidismo, hipertiroidismo, hiperglucemia, diabetes insípida.

Gastrointestinales: Polidipsia, anorexia, náuseas, vómitos, diarrea, xerostomía, gusto metálico, aumento de pesado.

(Continúa)

Litio (Continuación)

Genitourinarias: Incontinencia, poliuria, glucosuria, oliguria, albuminuria.

Hematológicas: Leucocitosis.

Neuromusculares y óseas: Temblor, hiperirritabilidad de los músculos, ataxia, movimientos coreoatetósico, reflejos profundos hiperactivos de los tendones.

Oftalmológicas: Nistagmo, Visión borrosa.

Misceláneas: Decoloración de los dedos.

Sobredosis / Toxicología

Signos y Síntomas: Sedación, confusión, temblores, dolor de las articulaciones, alteraciones en la vista, convulsiones, coma.

Tratamiento: No hay un antídoto específico para la intoxicación con litio. En la ingestión aguda después de iniciado el control de la sobredosis esencial, debe iniciarse la corrección de fluidos y desequilibrio electrólito.

La hemodiálisis es el tratamiento que se utiliza para las intoxicaciones severas.

El carbón vegetal es inefectivo.

Interacciones Medicamentosas

El uso concurrente del litio con carbamazepina, diltiazem, fluoxetina, fluvoxamina, haloperidol, metildopa, fenotiazinas, ADT, y verapamil puede aumentar el riesgo de neurotoxicidad; controlar.

Los NSAID disminuyen la excreción renal del litio y, de esta manera, aumentan las concentraciones plasmáticas de litio; el sulindac y la aspirina pueden ser las excepciones; controlar.

El uso combinado del litio y clorpromazina puede reducir las concentraciones séricas de ambas drogas; controlar.

Los inhibidores del ACE pueden aumentar el riesgo de la toxicidad del litio mediante depleción sódica; controlar.

El litio y los IMAO deben evitarse, por lo general, debido a informes de hiperpirexia maligna fatal a causa de su uso.

El losartan puede reducir la eliminación renal del litio; controlar.

La fenitoína puede aumentar la toxicidad del litio; controlar.

El yoduro de potasio puede aumentar los efectos hipotiroideos del litio; controlar.

El uso combinado de litio y sibutramina puede aumentar el riesgo del síndrome serotonínico; es preferible evitar esta combinación.

El bicarbonato de sodio y la ingestión elevada de sodio puede reducir las concentraciones plasmáticas de litio mediante una eliminación aumentada; controlar.

Los diuréticos de tiazida aumentan la concentración plasmática de litio por medio de supresión del sodio.

Mecanismo de Acción

Altera el transporte de cationes a través de la membrana celular en las células nerviosas y muscular e influencia la recaptación de serotonina y/o norepinefrina. Se inhiben los sistemas segundos mensajeros que incluyen el ciclo fosfatidilinositol. Se inhibe la supersensibilidad del receptor postsináptico D_2.

Farmacodinámica / Cinética

Distribución: Vd: Inicial: 0,3-0,4 L/kg; Vdss: 0,7-1 L/kg; atraviesa la placenta; aparece en la leche materna a 35% a 50% las concentraciones plasmáticas.

Vida media: 18-24 horas; puede aumentar a más de 36 horas en personas mayores o en pacientes con insuficiencia renal.

Concentración plasmática máxima (producto de liberación no sostenible): Dentro de las 0,5-2 horas después de su absorción oral.

Eliminación: 90% a 98% de la dosis es eliminada en orina como droga inalterada; otras vías excretorias incluyen heces (1%) y sudor (4% a 5%).

Posología

Oral: Controlar las concentraciones plasmáticas y la respuesta clínica (eficacia y toxicidad) para determinar la dosis conveniente.

Niños 6-12 años: 15-60 mg/kg/día en 3-4 dosis divididas; la dosis no puede exceder la dosis normal de los adultos.

Adultos: 900-2400 mg/día en 3-4 dosis divididas o 900-1800 mg/día en dos dosis divididas de difusión sostenida.

Personas mayores: Dosis inicial: 300 mg dos veces al día; aumentar semanalmente en incrementos de 300 mg/día, niveles de monitoreo; rara vez requerido >900-1200 mg/día.

Ajuste de la dosis en insuficiencia renal:
Cl$_{cr}$ 10-50 mL/minuto: Administrar 50% a 75% de la dosis normal.
Cl$_{cr}$ <10 mL/minuto: Administrar 25% a 50% de la dosis normal.
Hemodiálisis: Dializable (50% a 100%).

Administración Administrar con las comidas para evitar malestar GI.

Parámetros de Monitoreo Suero de litio cada 4-5 días durante la terapia inicial; sacar las concentraciones plasmáticas de litio 12 horas después de la dosis; función renal, hepática, tiroidea, y cardiovascular; estado del fluido; electrolito sérico; recuento de glóbulos con diferencial, análisis de orina; controlar si se presentan signos de toxicidad.

Valores de Referencia Terapéutico: 0,6-1,2 mEq/L (SI: 0,6-1,2 mmol/L); para manía aguda: 0,9-1,2 mEq/L (SI: 0,9-1,2 mmol/L); para la protección de futuros episodios en la mayoría de los pacientes con trastornos bipolares: 0,6-0,9 mEq/L. Existe un mayor promedio de recaídas en sujetos que se encuentran mantenidos debajo de 0,4 mEq/L (SI: 0,4 mmol/L); Tóxico: >2 mEq/L (SI: >2 mmol/L).

Interacciones en Análisis ↑ calcio (S), glucosa, magnesio, potasio (S); ↓ tiroxina (S).

Información para el Paciente Evitar la realización de tareas que requieren de coordinación psicomotora hasta que se observen los efectos del SNC, se requiere el monitoreo del nivel sanguíneo para determinar la dosis conveniente; mantener estable la ingestión de sal y fluidos especialmente durante el verano; no romper ni masticar las presentaciones de dosis de acción prolongada o lenta, tragar entera.

Implicancias de Enfermería Administrar con las comidas para disminuir el malestar GI; evitar la deshidratación.

Información Adicional
Citrato de Litio: Cibalith-S®.
Carbonato de Litio: Eskalith®, Lithane®, Lithobid®, Lithonate®, Lithotabs®.

Presentación
Cápsulas, como carbonato: 150 mg, 300 mg, 600 mg.
Jarabe, como citrato: 300 mg/5 mL (5 mL, 10 mL, 480 mL).
Comprimidos, como carbonato: 300 mg.
Comprimidos:
Liberación controlada, como carbonato: 450 mg.
Liberación lenta, como carbonato: 300 mg.

- **Litio, Carbonato de** ver Litio en la página 161
- **Litio, Citrato de** ver Litio en la página 161

Lorazepam

Información Relacionada
Uso de Ansiolíticos/Hipnóticos en Instituciones de Tratamiento Prolongado en la página 412.
Cuadro Comparativo de Benzodiazepinas en la página 417.
Dosis Máximas Recomendadas por las Normas de la OBRA Federal en la página 434.
Información para el Paciente – Ansiolíticos e Hipnóticos Sedantes (Benzodiazepinas) en la página 338.

Disponibilidad de Genérico Sí.

Marca Comercial en EE.UU. Ativan®.

Marca Comercial en Canadá Apo®-Lorazepam; Novo-Lorazepam; Nu-Loraz; PMS-Lorazepam; Pro-Lorazepam®.

Categoría Farmacológica Benzodiazepina.

Indicaciones
Oral: Control de trastornos de ansiedad o alivio a corto plazo de los síntomas de ansiedad o ansiedad asociada con síntomas depresivos.
I.V.: estado de mal epiléptico, preanestesia.
Acciones secundarias: Desintoxicación de alcohol; insomnio; catatonia psicogénica; convulsiones complejas parciales; antiemético adjunto.

(Continúa)

Lorazepam (Continuación)

Restricciones C-IV.

Factor de Riesgo en el Embarazo D.

Implicancias en el Embarazo / Lactancia

Efectos clínicos en el feto: Atraviesa la placenta. Puede provocar depresión respiratoria o hipotonía si se la administra cerca del parto.

Amamantamiento / Lactancia: Atraviesa a la leche materna y no hay información acerca de efectos clínicos en el niño. Las declaraciones de la Academia de Pediatría de los Estados Unidos de Norteamérica pueden ser de gran interés.

Contraindicaciones
Hipersensibilidad a esta droga o a cualquiera de sus componentes (puede existir sensibilidad cruzada con otras benzodiazepinas); glaucoma de ángulo estrecho grave; apnea (parenteral); inyección intra-arterial de la fórmula parenteral; insuficiencia respiratoria severa (excepto durante ventilación mecánica); embarazo.

Advertencias / Precauciones

Utilizar con precaución en personas mayores o en pacientes debilitados, en pacientes con enfermedades hepáticas (incluyendo alcohólicos) o insuficiencia renal. Utilizar con precaución en pacientes con enfermedades respiratorias o insuficiencia en el reflejo faríngeo. La dosis inicial en personas mayores o pacientes debilitados no debe exceder los 2 mg. El uso prolongado de lorazepam posiblemente puede tener relación con enfermedades GI, incluyendo dilatación esofágica.

La fórmula parenteral del lorazepam contiene glicol polietileno y glicol propileno. Cada agente ha sido asociado con toxicidades específicas cuando se los administra en infusiones prolongadas de dosis elevadas. También contiene alcohol bencílo - evitar la inyección rápida en neonatos o infusiones prolongadas. Debe evitarse la a inyección intra-arterial y la extravasación. La administración concurrente con escopolamina tiene como resultado un aumento en el riesgo de alucinaciones, sedación, y conducta irracional.

Produce depresión del SNC (en relación a la droga) que tiene como resultado la sedación, mareos, confusión, o ataxia pudiendo afectar las capacidades físicas y mentales. Los pacientes deben ser precavidos al realizar tareas que requieran de atención mental (por ejemplo, al operar maquinaria o conducir). Utilizar con precaución en pacientes que reciben otros depresores del SNC o agentes psicoactivos. Pueden potenciarse los efectos con otras drogas sedantes o etanol. Las benzodiazepinas han sido asociadas con caídas y lesiones traumáticas y deben ser utilizadas con extrema precaución en pacientes que están en riesgo de estas situaciones (especialmente las personas mayores).

El lorazepam puede causar amnesia anterógrada. Se han informado reacciones paradójicas, incluyendo la conducta hiperactiva o agresiva con el uso de benzodiazepinas, en especial en pacientes adolescentes/pediátricos o psiquiátricos. No posee propiedades analgésicas, antidepresivas, o antipsicóticas.

Utilizar con precaución en pacientes con depresión, especialmente si hay riesgo de suicidio. Utilizar con precaución en pacientes con historia de droga-dependencia. Las benzodiazepinas han sido asociadas con la dependencia y los síntomas agudos de abstinencia cuando se interrumpe o se reduce la dosis. La abstinencia aguda incluyendo convulsiones, puede ser precipitada después de la administración del flumazenil a pacientes que reciben terapia con benzodiazepinas a largo plazo.

Como agente hipnótico, debe ser utilizado sólo después de la evaluación de las causas potenciales de los trastornos del sueño. La imposibilidad de resolver estos trastornos del sueño después de 7-10 días puede indicar enfermedad psiquiátrica o clínica. El empeoramiento del insomnio o la aparición de nuevas anomalías en el pensamiento o en la conducta puede indicar la presencia de una enfermedad psiquiátrica o clínica y requiere de inmediata y cuidadosa evaluación.

Reacciones Adversas

>10%:

Sistema nervioso central: Sedación.

Respiratorias: Depresión respiratoria.

1% a 10%:

Cardiovasculares: Hipotensión.

Sistema nervioso central: Confusión, mareos, acatisia, inestabilidad, dolor de cabeza, depresión, desorientación, amnesia.

Dermatológicas: Dermatitis, erupción.

Gastrointestinales: Aumento o pérdida de peso, náuseas, cambios en el apetito.

Neuromusculares y óseas: Debilidad.

Respiratorias: Congestión nasal, hiperventilación, apnea.

<1%:

Irregularidades en la menstruación, aumento de la salivación, discrasias sanguíneas, retraso en los reflejos, dependencia física y psicológica con el uso prolongado.

Sobredosis / Toxicología

Signos y síntomas: Confusión, coma, reflejos hiperactivos, disnea, respiración fatigosa

El tratamiento para la sobredosis de benzodiazepinas es de apoyo. Muy rara vez se necesita ventilación mecánica.

Se ha demostrado que el flumazenil bloquea selectivamente la fijación de las benzodiazepinas con los receptores del SNC, y tiene como resultado la reversión de la depresión del SNC inducida por las benzodiazepinas, pero no de la depresión respiratoria.

Interacciones Medicamentosas

El alcohol y otros depresores del SNC pueden aumentar los efectos del SNC del lorazepam.

Los anticonceptivos orales pueden aumentar la eliminación del lorazepam.

El lorazepam puede disminuir la eficacia antiparkinsoniana de la levodopa.

La scopolamina en combinación con el lorazepam parenteral puede aumentar la incidencia de sedación, alucinaciones, y conducta irracional.

La teofilina y otros estimulantes del SNC pueden provocar los efectos sedantes del lorazepam.

Se han informado casos de depresión respiratoria significativa, estupor, y/o hipotensión con el uso concomitante de la loxapina y lorazepam. Utilizar con precaución si se requiere la administración concomitante de loxapina y drogas del SNC.

Estabilidad

Las ampollas intactas deben refrigerarse, protegerse de la luz; no utilizar soluciones decoloradas o precipitadas.

Puede conservarse a temperatura ambiente hasta 60 días.

Estabilidad de la mezcla parenteral a temperatura ambiente (25°): 24 horas.

Diluyente estándar: 1 mg/100 mL D5W.

I.V. es incompatible cuando se administra en la misma línea con foscarnet, ondansetron, sargramostim.

Mecanismo de Acción

Fija los receptores estereoespecíficos de las benzodiazepinas de la neurona GABA post-sináptica en diferentes lugares de la formación reticular del SNC, incluyendo el sistema límbico. El aumento del efecto inhibitorio del GABA en la excitabilidad neuronal resulta del aumento de la permeabilidad de la membrana neuronal en los iones de cloruro. Este cambio en los iones de cloruro tiene como consecuencia la hiperpolarización (un estado de excitabilidad menor) y estabilización.

Farmacodinámica / Cinética

Comienzo de la hipnosis: I.M.: 20-30 minutos.

Duración: 6-8 horas.

Absorción: Oral, I.M.: Informar después de la administración.

Distribución: Atraviesa la placenta; aparece en la leche materna.

V_d:

Neonatos: 0,76 L/kg.

Adultos: 1,3 L/kg.

Fijación a proteínas: 85%, una fracción libre puede ser significativamente mayor en las personas mayores.

Metabolismo: En el hígado en compuestos inactivos.

Vida media:

Neonatos: 40,2 horas.

(Continúa)

Lorazepam (Continuación)

Niños más grandes: 10,5 horas.

Adultos: 12,9 horas.

Personas mayores: 15,9 horas.

Ultima etapa de la enfermedad renal: 32-70 horas.

Eliminación: Eliminación urinaria y un mínimo por eliminación fecal.

Posología

Antiemético:

Niños 2-15 años: I.V.: 0,05 mg/kg (hasta 2 mg/dosis) antes de la quimioterapia.

Adultos: Oral, I.V.: 0,5-2 mg cada 4-6 horas como sea necesario.

Ansiedad y sedación:

Infantes y niños: Oral, I.V.: Normal: 0,05 mg/kg/dosis (valor: 0,02-0,09 mg/kg) cada 4-8 horas.

Adultos: Oral: 1-10 mg/día en 2-3 dosis divididas; dosis normal: 2-6 mg/día en dosis divididas.

Personas mayores: 0,5-4 mg/día.

Insomnio: Adultos: Oral: 2-4 mg a la hora de acostarse.

Preoperatorio: Adultos:

I.M.: 0,05 mg/kg administrados 2 horas antes de la cirugía; dosis máxima habitual: 2 mg/dosis.

I.V.: 0,044 mg/kg 15-20 minutos antes de la cirugía; dosis máxima habitual: 2 mg/dosis.

Amnesia operativa: Adultos: I.V.: Hasta 0,05 mg/kg; máximo: 4 mg/dosis; puede repetirse en 10-15 minutos.

Estado epiléptico: I.V.:

Infantes y niños: 0,1 mg/kg I.V. suministrada lentamente durante 2-5 minutos; no exceder 4 mg/dosis única ; puede repetirse una segunda dosis de 0,05 mg/kg I.V. suministrada lentamente en 10-15 minutos si es necesario.

Adolescentes: 0,07 mg/kg I.V. suministrada lentamente durante 2-5 minutos; no exceder 4 mg/dosis; puede repetirse en 10-15 minutos.

Adultos: 4 mg/dosis suministrada lentamente durante 2-5 minutos; puede repetirse en 10-15 minutos; dosis máxima habitual: 8 mg.

Tranquilización rápida de pacientes agitados (administrar cada 30-60 minutos):

Oral: 1-2 mg.

I.M.: 0,5-1 mg.

Promedio de dosis total para la tranquilización: 4-8 mg.

Consideraciones Dietarias Alcohol; se ha informado depresión del SNC adicional con el uso de benzodiazepinas; evitar o restringir el alcohol.

Administración

El lorazepam puede ser administrado por vía I.M. o I.V.

I.M.: Debe ser administrado profundo en la masa muscular.

I.V.: No exceder los 2 mg/minuto o 0,05 mg/kg durante 2-5 minutos.

Diluir la dosis I.V. con igual volumen de diluyente compatible (D5W, NS, SWI).

Debe inyectarse lentamente con aspiraciones repetidas para asegurar que la inyección se esta realizando de modo intra-arterial y que no se ha producido extravasación perivascular.

Parámetros de Monitoreo Estado respiratorio y cardiovascular, presión sanguínea, frecuencia cardíaca, síntomas de ansiedad.

Valores de Referencia Terapéutico: 50-240 ng/mL (SI: 156-746 nmol/L).

Interacciones en Análisis Puede aumentar los resultados de los análisis de la función del hígado.

Información para el Paciente Aconsejar al paciente sobre la potencialidad de dependencia física y psicológica con el uso crónico; no consumir alcohol; avisar al paciente sobre posible amnesia retrógrada después del uso I.V. o I.M.; causa somnolencia, insuficiencia en el juicio o coordinación.

Implicancias de Enfermería Conservar la solución inyectable en la heladera; **su inyección con descuido puede provocar arterioespasmo, y resultar en gangrena que puede requerir amputación;** debe disponerse de un equipo de resucitación de emergencia al administrar vía I.M.; previo al uso I.V., la inyección de lorazepam debe ser diluida con igual cantidad de diluente compatible; debe inyectarse lentamente con aspiraciones repetidas para asegurar que la inyección se esta realizando de modo intra-arterial y que no se ha producido extravasación perivascular; proporcionar medidas de seguridad (por ejemplo, barandas, luz de noche, y botón de llamada); supervisar ambulación.

Información Adicional Dosis oral >0,09 mg/kg produce ↑ ataxia sin ↑ el beneficio sedante vs. dosis menores; es preferible un ansiolítico cuando se requiere de vía I.M.

Presentación

Inyección: 2 mg/mL (1 mL, 10 mL); 4 mg/mL (1 mL, 10 mL).

Solución, concentrado oral, alcohol y sin colorante: 2 mg/mL (30 mL).

Comprimidos: 0,5 mg, 1 mg, 2 mg.

Loxapina

Información Relacionada

Cuadro Comparativo de Agentes Antipsicóticos ver página 407.

Pautas Generales sobre Medicamentos Antipsicóticos ver página 409.

Discontinuación de Drogas Psicotrópicas – Síntomas de Suspensión de la Administración y Recomendaciones: ver página 432.

Dosis Máximas Recomendadas por las Normas de la OBRA Federal en la página 434.

Compatibilidad de los Líquidos con Antipsicóticos y Estabilizadores del Animo ver página 441.

Información para el Paciente – Antipsicóticos (General): ver página 320.

Disponibilidad de Genérico Sí.

Marca Comercial en EE.UU. Loxitane®; Loxitane® C; Loxitane® I.M.

Marca Comercial en Canadá Loxapac®.

Sinónimos Clorhidrato de Loxapina; Succinato de Loxapina; Succinato de la Oxilapina.

Categoría Farmacológica Agente Antipsicótico, Dibenzoxazepina.

Indicaciones Control de trastornos psicóticos.

Factor de Riesgo en el Embarazo C.

Contraindicaciones Hipersensibilidad a la loxapina y a cualquier componente; depresión del SNC severa y coma.

Advertencias / Precauciones

Puede provocar hipotensión, especialmente con la administración I.M. Dado que produce una sedación moderada, se debe utilizar con precaución en trastornos donde la depresión del SNC es una característica. Utilizar con precaución en la enfermedad de Parkinson. Precaución en pacientes con inestabilidad hemodinámica; depresión medular; predisposición a convulsiones; lesión en la subcorteza cerebral; enfermedad cardíaca, hepática, renal y respiratoria severas. La dismotilidad esofágica y la aspiración han sido asociadas con el uso de antipsicóticos – utilizar con precaución en pacientes con riesgo de neumonía (por ejemplo, enfermedad de Alzheimer). Precaución en el cáncer de mamas u otros tumores prolactino-dependientes (puede elevar los niveles de prolactina). Puede alterar la termorregulación o enmascarar la toxicidad de otras drogas debido a los efectos antieméticos. Puede alterar la conducción cardíaca; se han producido arritmias graves con las dosis terapéuticas de fenotiazinas. Puede provocar hipotensión ortostática – utilizar con precaución en pacientes con riesgo de estos efectos o en aquéllos que pueden tolerar episodios hipotensivos transitorios (enfermedad cerebrovascular, enfermedad cardiovascular, y otros medicamentos que pueden predisponer). No se ha establecido la efectividad y la seguridad de la loxapina en pacientes pediátricos.

Las fenotiazinas pueden causar efectos anticolinérgicos (confusión, agitación, constipación, sequedad de boca, visión borrosa, retención urinaria); por lo tanto, deben ser utilizadas con precaución en pacientes con reducida motilidad gastrointestinal, retención urinaria, hipertrofia prostática benigna, xerostomía, o problemas en la vista. Algunas condiciones que pueden ser exacerbadas por el bloqueo colinérgico, incluyen el glaucoma de ángulo estrecho (se recomienda realizar un chequeo) y el empeoramiento de la miastenia grave. En relación a otros
(Continúa)

Loxapina (Continuación)

antipsicóticos, la loxapina tiene una baja potencia de bloqueo colinérgico.

Puede causar reacciones extrapiramidales, incluyendo el pseudo-parkinsonismo, reacciones distónicas agudas, acatisia, y discinesia tardía (el riesgo de presentar estas reacciones es moderado-elevado en relación a otros neurolépticos). Puede ser asociado con el síndrome neuroléptico maligno (SNM) o retinopatía pigmentaria.

Reacciones Adversas

Cardiovasculares: Hipotensión ortostática, taquicardia, arritmias, ondas T anormales con prolongada repolarización ventricular, hipertensión, hipotensión, mareos, síncope.

Sistema nervioso central: Somnolencia, reacciones extrapiramidales (distonía, acatisia, pseudo-parkinsonismo, discinesia tardía, acinesia), mareos, desmayos, ataxia, insomnio, agitación, tensión, convulsiones, dificultad para hablar, confusión, dolor de cabeza, síndrome neuroléptico maligno (SNM), alteraciones en la termorregulación central.

Dermatológicas: Erupción, prurito, fotosensibilidad, dermatitis, alopecia, seborrea.

Endocrinas y metabólicas: Agrandamiento de los senos, galactorrea, amenorrea, ginecomastia, irregularidad menstrual.

Gastrointestinales: Xerostomía, constipación, náuseas, vómitos, congestión nasal, aumento y pérdida de peso, íleo adinámico, polidipsia.

Genitourinarias: Retención urinaria, disfunción sexual.

Hematológicas: Agranulocitosis, leucopenia, trombocitopenia.

Neuromusculares y óseas: Debilidad.

Oftalmológicas: Visión borrosa.

Sobredosis / Toxicología

Signos y síntomas: Sueño profundo, distonía, agitación, disrritmias, síntomas extrapiramidales, hipotensión, convulsiones.

Tratamiento: Después de iniciado el manejo esencial de la sobredosis, debe iniciarse el tratamiento de los síntomas tóxicos y el tratamiento de apoyo.

La hipotensión, generalmente, responde a los fluidos I.V. o a la posición de Trendelenburg. Si no responde a estas medidas, puede requerirse el uso de un inótropo parenteral (por ejemplo, norepinefrina 0,1-0,2 mcg/kg/minuto titulado para lograr respuesta).

Las convulsiones, comúnmente, responden al diazepam (bolos I.V. 5-10 mg en adultos cada 15 minutos si es necesario hasta un total de 30 mg; I.V. 0,25-0,4 mg/kg/dosis hasta un total de 10 mg en niños) o a la fenitoína o al fenobarbital.

Las arritmias cardíacas críticas, por lo general, responden a la fenitoína I.V. (15 mg/kg hasta 1 gramo), mientras que se pueden utilizar otros antiarrítmicos.

Los neurolépticos, generalmente provocan síntomas extrapiramidales (por ejemplo, reacciones distónicas) y requieren de su control con difenhidramina 1-2 mg/kg (adultos) hasta un máximo de 50 mg I.M. o I.V. de aplicación lenta seguida de la dosis de mantenimiento por 48-72 horas. Cuando estas reacciones no responden a la difenhidramina, el mesilato de benztropina I.V. 1-2 mg (adultos) puede ser efectivo. Estos agentes son, por lo general, efectivos dentro de los 2-5 minutos.

Interacciones Medicamentosas

Los antipsicóticos inhiben la habilidad de la bromocriptina de disminuir las concentraciones plasmáticas de prolactina.

La benztropina (y otros anticolinérgicos) pueden inhibir la respuesta terapéutica a la loxapina y pueden presentarse efectos anticolinérgicos excesivos.

La cloroquina puede aumentar las concentraciones de loxapina.

El fumar cigarrillos puede aumentar el metabolismo hepático de la loxapina. Puede requerirse de mayores dosis, en comparación con las dosis suministradas a no fumadores.

El uso concurrente de loxapina junto con antihipertensivos puede producir efectos hipotensivos adicionales.

El uso concurrente con ADT puede producir aumento en la toxicidad o alteraciones en la respuesta terapéutica.

La loxapina puede inhibir el efecto antiparkinsoniano de la levodopa.

La loxapina junto con el litio puede, rara vez, producir neurotoxicidad.

Los barbitúricos pueden reducir las concentraciones de loxapina.

El propranolol puede aumentar las concentraciones de loxapina.

La sulfadoxina-pirimetamina puede aumentar las concentraciones de loxapina.

La loxapina y posiblemente otros antipsicóticos de baja potencia pueden revertir los efectos presores de la epinefrina.

La loxapina y los depresores del SNC (etanol, narcóticos) puede provocar efectos del SNC adicionales.

La loxapina y la trazodona pueden provocar efectos hipotensivos adicionales.

Se ha informado que hubo casos poco usuales de depresión respiratoria, estupor, y/o hipotensión significativas con el uso concomitante de loxapina y lorazepam; utilizar con precaución si se requiere la administración concomitante de loxapina y drogas del SNC.

Estabilidad Proteger de la luz; preparar en viales ámbar u opacos.

Mecanismo de Acción Bloquea los receptores postsinápticos mesolímbicos D_1 y D_2 en el cerebro; y posee, también, actividad de bloqueo $5HT_2$ de serotonina.

Farmacodinámica / Cinética

Comienzo del efecto neuroléptico: Oral: Dentro de los 20-30 minutos.

Concentración plasmática máxima: 1,5-3 horas.

Duración: ~ 12 horas.

Metabolismo: Hepático para conjugación glucurónida.

Vida media, bifásica:

Inicial: 5 horas.

Terminal: 12-19 horas.

Eliminación: En la orina y en un menor grado, en las heces.

Posología Adultos:

Oral: 10 mg dos veces al día, aumentar la dosis hasta que se controlen los síntomas psicóticos; valor de dosis habitual: 20-100 mg/día en dosis divididas de 2-4 veces/día; no se recomienda dosis >250 mg/día.

Personas mayores: 20-60 mg/día.

I.M.: 12,5-50 mg cada 4-6 horas o cada más según sea necesario y cambiar a terapia oral lo antes posible.

Tranquilización rápida de pacientes agitados:

Oral: 25 mg.

I.M.: 10-15 mg.

Dosis total promedio para la tranquilización: 30-60 mg.

Consideraciones Dietarias Alcohol: efecto del SNC adicional, evitar su uso.

Administración El inyectable es sólo para uso I.M.

Parámetros de Monitoreo ECG, análisis de sangre, presión sanguínea, electrolitos, pH.

Valores de Referencia No son de utilidad.

Interacciones en Análisis Falso-positivos en fenilcetonuria, amilasa, uroporfirinas, urobilinógeno; ↑ análisis de la función del hígado, colesterol (S), prolactina, glucosa; ↓ ácido úrico (S).

Información para el Paciente Puede provocar somnolencia; evitar el consumo de bebidas alcohólicas; puede perjudicar el juicio o la coordinación; puede causar fotosensibilidad; evitar la excesiva luz solar; no interrumpir el tratamiento sin antes consultar al médico.

Información Adicional

Clorhidrato de loxapina: Loxitane® C concentrado oral, Loxitane® I.M.

Succinato de loxapina: Loxitane® cápsula.

Presentación

Cápsula, como succinato: 5 mg, 10 mg, 25 mg, 50 mg.

Concentrado, oral, como clorhidrato: 25 mg/mL (120 mL gotero).

Inyección, como clorhidrato: 50 mg/mL (1 mL).

* **Loxitane® I.M.** ver Loxapina en la página 167
* **LTG** ver Lamotrigina en la página 153
* **Ludiomil®** ver Maprotilina en la página 170
* **Luminal®** ver Fenobarbital en la página 114

Lúpulo

Sinónimos Humulus Lupulus. Quinquefolium L.; P.trifolius L.

Categoría Farmacológica Hierba.

Indicaciones Se lo utiliza en la medicina con hierbas como ayuda para dormir (en algunas ocasiones se lo combina con la raíz valeriana).
Para la Comisión E: Trastornos del ánimo como el nerviosismo y la ansiedad, trastornos del sueño.

Reacciones Adversas No se conoce ninguna relacionada con la hierba (como para la Comisión E); Dermatológicas: Dermatitis por contacto (ante la exposición a extractos).

Sobredosis /Toxicología Desintoxicación:
Vía oral: No provocar emesis; lavaje (dentro de 1 hora) /carbón activado con catártico.
Cutánea: Enjuagar con agua y jabón.

Acción Terapéutica Posee varios ácidos amargos (lupulona, mircena, humulona) que pueden poseer actividad antimicrobiana, inhibir la actividad del músculo liso, y exhibir la depresión del SNC; puede irritar la piel.

Posología Para la Comisión E: Una dosis de 0,5 g.

Información Adicional Enredadera perenne, con alturas de hasta 7,5 m. Se la encuentra en Alemania y en el noroeste del Pacífico; pierde la mayoría de su actividad (85%) después de 9 meses de almacenamiento; no se lo debe confundir con el Lúpulo Salvaje (Bryonia).

* **Luvox®** ver Fluvoxamina en la página 132
* **LY170053** ver Olanzapina en la página 205
* **Ma-Huang** ver Efedra en la página 106

Maprotilina

Información Relacionada

Cuadro Comparativo de Agentes Antidepresivos ver página 400.
Discontinuación de Drogas Psicotrópicas – Síntomas de Suspensión de la Administración y Recomendaciones en la página 432.
Dosis Máxima Recomendadas por las Normas de la OBRA Federal ver página 434.
Información para el Paciente – Antidepresivos (ADT) ver página 308.
Riesgos Teratogénicos de los Psicotrópicos ver página 449.

Disponibilidad de Genérico Sí.

Marca Comercial en EE.UU. Ludiomil®.

Sinónimos Clorhidrato de maprotilina.

Categoría Farmacológica Antidepresivo, Tetracíclico.

Indicaciones Tratamiento de la depresión y la ansiedad asociada con depresión.
Acciones secundarias Bulimia; úlceras duodenales; enuresis; síntomas urinarios de esclerosis múltiple; dolor; ataques de pánico; esquizofrenia; cefalea por tensión; abstinencia de cocaína.

Factor de Riesgo en el Embarazo B.

Contraindicaciones Hipersensibilidad a la maprotilina; uso de inhibidores de monoaminooxidasa dentro de los 14 días; el uso en pacientes que se encuentran en la fase aguda de recuperación de IM.

Advertencias / Precauciones

Puede provocar sedación, perjudicando la realización de tareas que requieren de atención mental (por ejemplo, operar maquinaria o conducir). Puede producirse un efecto sedante adicional con el uso de otros depresores del SNC y/o etanol. El grado de sedación es elevado, en relación a otros antidepresivos. Puede empeorar la psicosis en algunos pacientes o precipitar manía o hipomanía en pacientes con enfermedades bipolares. Puede aumentar los riesgos asociados con la terapia electroconvulsiva. Debe discontinuarse este agente, si es posible, antes de una cirugía electiva. El tratamiento no debe ser bruscamente interrumpido en pacientes que reciben dosis elevadas durante períodos prolongados.

Puede provocar hipotensión ortostática (el riesgo es moderado con respecto a otros antidepresivos) – utilizar con precaución en pacientes con riesgo de hipotensión o en pacientes que no tolerarían satisfactoriamente episodios transitorios de hipotensión (enfermedades cardiovasculares o enfermedades cerebrovasculares). El grado de bloqueo anticolinérgico que produce este agente es moderado con respecto a otros antidepresivos cíclicos, sin embargo, aún así se debe ser precavido en pacientes con retención urinaria, hipertrofia prostática benigna, glaucoma de ángulo estrecho, xerostomía, problemas en la vista, constipación, o historia de obstrucción de intestino.

Utilizar con precaución en pacientes con depresión, especialmente si existe riesgo de suicidio. Utilizar con precaución en pacientes con historia de enfermedad cardiovascular (incluyendo IM previo, apoplejía, taquicardia, o anomalías en la conducción). El riesgo de anomalías en la conducción es moderada con respecto a otros antidepresivos. Utilizar con precaución en pacientes con convulsiones previas o en estado que predisponga a convulsiones, tales como lesión cerebral, alcoholismo, o terapia concurrente con otras drogas que disminuyan el umbral de posibles convulsiones. Utilizar con precaución en pacientes con hipertiroides o en aquéllos que reciben suplemento de tiroides. Utilizar con precaución en pacientes con disfunción hepática o renal y en personas mayores.

Reacciones Adversas

>10%:
Sistema nervioso central: Somnolencia.
Gastrointestinales: Xerostomía.

1% a 10%: Sistema nervioso central: Insomnio, nerviosismo, ansiedad, agitación, mareos, fatiga, dolor de cabeza.
Gastrointestinales: Constipación, náuseas.
Neuromusculares y óseas: Temblor, debilidad.
Oftalmológicas: Visión borrosa.

<1%: Hipotensión, hipertensión, taquicardia, palpitaciones, arritmias, bloqueo cardíaco, síncope, confusión, alucinaciones, desorientación, delirio, inquietud, pesadillas, hipomanía, manía, exacerbación de psicosis, hiperglucemia, agrandamiento de los senos, erupción, petequias, fotosensibilidad, diaforesis (excesiva), vómitos, diarrea, gusto amargo, dolor epigástrico, calambres abdominales, disfagia, aumento y pérdida de peso, edema de testículos, retención urinaria, disminución de la libido, impotencia, entumecimiento, hormigueo, hiperactividad motora, acatisia, convulsiones, SEP, ataxia, disartria, dificultad para enfocar los objetos cercanos, midriasis, tinnitus.

Sobredosis / Toxicología

Signos y síntomas: Agitación, confusión, alucinaciones, retención urinaria, hipotermia, hipotensión, convulsiones, taquicardia ventricular.

Tratamiento: Después de iniciado el control de la sobredosis esencial, debe iniciarse el tratamiento de los síntomas tóxicos.

Las arritmias ventriculares, por lo general responden a la alcalinización sistémica (bicarbonato de sodio 0,5-2 mEp/kg I.V.). Las arritmias que no responden a esta terapia, pueden responder a la lidocaína 1 mg/kg I.V. seguida de una infusión titulada. La fisostigmina (1-2 mg I.V. lentamente en adultos o 0,5 mg I.V. lentamente en niños) puede ser la indicada para revertir arritmias cardíacas graves.

Las convulsiones generalmente responden al diazepam en bolos I.V. (5-10 mg en adultos hasta 30 mg o 0,25-0,4 mg/kg/dosis en niños hasta 10 mg/dosis). Si las convulsiones no responden o reaparecen, puede requerirse la fenitoína y el fenobarbital.

Interacciones Medicamentosas Sustrato de enzima CYP1A2 y 2D6

La carbamazepina, el fenobarbital, y la rifampicina pueden aumentar el metabolismo de la maprotilina, y tiene como resultado una disminución en el efecto de la maprotilina.

(Continúa)

Maprotilina (Continuación)

La maprotilina inhibe la respuesta antihipertensiva a la betanidina, clonidina, debrisoquina, guanadrel, guanetidina, guanabenz, guanfacina; controlar la presión arterial; considerar un agente antihipertensivo alternativo.

La discontinuación abrupta de la clonidina puede causar crisis hipertensiva, la maprotilina puede aumentar la respuesta.

El uso con altretamina puede provocar hipertensión ortostática.

La maprotilina puede ser adicional con el uso o puede potenciar la acción de otros depresores del SNC (sedantes, hipnóticos, o etanol); con inhibidores de la MAO, hiperpirexia, hipertensión, taquicardia, confusión, convulsiones, y se ha informado sobre casos de muerte (síndrome serotonínico), debe evitarse esta combinación.

La maprotilina puede aumentar el tiempo de la protrombina en pacientes estabilizados con warfarina.

La cimetidina y el metilfenidato pueden disminuir el metabolismo de la maprotilina.

Se han observado efectos anticolinérgicos adicionales con otros agentes anticolinérgicos.

Los ISRS, en distintos grados, inhiben el metabolismo de los ADT y puede causar toxicidad clínica.

El uso de litio junto con ADT puede aumentar el riesgo de neurotoxicidad.

Las fenotiazinas pueden aumentar la concentración de algunos ADT y los ADT pueden aumentar la concentración de fenotiazinas; controlar si se presentan alteraciones en la respuesta clínica.

Los ADT pueden aumentar los efectos hipoglucémicos de tolazamida, clorpropamida, o insulina; controlar si se presentan cambios en los niveles de glucosa en sangre.

La colestiramina y el colestipol puede fijar los ADT y reducir su absorción; controlar si se presentan alteraciones en la respuesta.

Los ADT pueden aumentar el efecto de las anfetaminas; controlar si se presentan efectos CV adversos.

El verapamil y el diltiazem parecen disminuir el metabolismo de la imipramina y potencialmente otros ADT; controlar si se produce un aumento en las concentraciones de ADT. La respuesta presora a la epinefrina, norepinefrina, y fenilefrina I.V. puede aumentarse en pacientes que reciben ADT; es preferible evitar esta combinación.

El jugo de pomelo, el indinavir, y el ritonavir pueden inhibir el metabolismo de la clomipramina y potencialmente otros ADT; controlar si hay alteraciones en los efectos; puede requerirse una disminución en la dosis de los ADT.

La quinidina puede inhibir el metabolismo de los ADT; controlar si hay alteraciones en los efectos.

El uso combinado de anticolinérgicos con ADT puede producir efectos anticolinérgicos adicionales; el uso combinado de beta-agonistas con ADT pueden predisponer al paciente a arritmias cardíacas.

Mecanismo de Acción Tradicionalmente, se cree que aumenta la concentración sináptica de norepinefrina en el sistema nervioso central a través de la inhibición de su recaptación por la membrana neuronal presináptica. Sin embargo, se han observado efectos receptores adicionales, que incluyen desensibilización de adenilciclasa, baja regulación de receptores beta-adrenérgicos, y baja regulación de los receptores de serotonina.

Farmacodinámica / Cinética

Absorción: Lenta.

Fijación a proteínas: 88%.

Metabolismo: en el hígado para activar y desactivar compuestos.

Vida media: 27-58 horas (promedio, 43 horas).

Concentración plasmática máxima: Dentro de las 12 horas.

Eliminación: En la orina (70%) y en las heces (30%).

Posología Oral:

Niños 6-14 años: 10 mg/día, aumentar a una dosis máxima diaria de 75 mg.

Adultos: Iniciar con 75 mg/día, aumentar 25 mg cada 2 semanas hasta 150-225 mg/día; suministrada en 3 dosis divididas o en una única dosis diaria.

Personas mayores: Inicial: 25 mg a la hora de acostarse, aumentar 25 mg cada 3 semanas en pacientes internados y cada 1 semana en pacientes ambulatorios si se tolera; dosis habitual de mantenimiento: 50-75 mg/día, se pueden necesitar dosis mayores en pacientes que no responden.

Consideraciones Dietarias Alcohol: efectos del SNC adicionales, evitar su uso.

Parámetros de Monitoreo Controlar la presión sanguínea y el pulso antes y durante la terapia inicial; evaluar el estado de ánimo y las reacciones somáticas; controlar el apetito y el peso.

Valores de Referencia Terapéutico: 200-600 ng/mL (SI: 721-2163 nmol/L).

Información para el Paciente Evitar el consumo de alcohol; no discontinuar abruptamente la medicación; puede provocar somnolencia; puede no realizar el efecto completo por 3-6 semanas; Los sorbos de agua, los chicles sin azúcar, o los caramelos duros pueden ser útiles para la sequedad de boca; incorporarse lentamente para no marearse.

Implicancias de Enfermería Puede aumentar el apetito y posiblemente el antojo de dulces; por lo general, se requiere de 2-3 semanas para que se observen los efectos terapéuticos; puede provocar constipación y retención urinaria severos; recomendar al paciente que informe si presenta síntomas de estomatitis, sialadenitis, y xerostomía; tomar precauciones para las convulsiones.

Información Adicional Falta de olfato, gusto amargo; prácticamente no se han observado convulsiones en las 5-30 horas después de la ingestión de la droga.

Presentación Comprimidos, como clorhidrato: 25 mg, 50 mg, 75 mg.

- **Maprotilina, Clorhidrato de** ver Maprotilina en la página 170

Maté

Sinónimos Ilex paraguariensis; Té jesuita; Té paraguayo, Té misionero.

Categoría Farmacológica: Hierba.

Indicaciones En la medicina herbaria como depurativo, estimulante, diurético, infección en el tracto urinario, cálculos en riñón y vejiga, insuficiencia cardiaca congestiva.

Para Comisión E: fatiga física.

Reacciones Adversas

Cardiovasculares: Taquicardia.

Sistema nervioso central: Fiebre, desorientación.

Dermatológicas: Piel enrojecida.

Gastrointestinales: Xerostomía.

Genitourinarias: Retención urinaria.

Oftalmológicas: Midriasis.

Misceláneas: Incidencia del cáncer esofágico y del cáncer de vejiga, aumentada cuando se utiliza con tabaco (en usuarios crónicos).

Sobredosis / Toxicología

Desintoxicación: Lavaje (dentro de la hora) / carbón vegetal activado con catártico.

Tratamiento: Terapia de apoyo; se ha utilizado la fisostigmina (0,5 en niños, hasta 4 mg en adultos como dosis total) para el tratamiento de la toxicidad anticolinérgica severa producida por la ingestión de Té Paraguayo contaminado con agentes anticolinérgicos. Esta modalidad no debe ser utilizada para el tratamiento de los efectos de la exposición a la cafeína.

Mecanismo de Acción La planta contiene cafetaína; las hojas contienen rutina, alfa-amirina, trigonellina, colina y ácido ursólico; los tés contienen cafeína; pueden contener también, alcaloides belladona como contaminación.

Maté *(Continuación)*

Posología
Una taza de mate (~240 ml) es equivalente a 25-50 mg de cafeína.

Para la Comisión E: Dosis diaria: 3 g de la droga (hierba seca); preparaciones equivalentes.

Información Adicional Un arbusto trepador perenne que puede crecer hasta 20 pies; nativo de los países de Sudamérica; flores blancas verdosas con pequeñas bayas de color rojo fuerte; las hojas contienen tanto como 2% de cafeína junto con teofilina (0,05%); un niño presentó apnea después de haber sido amamantado por su madre que consumía mate; los tés deben ser utilizados con precaución en pacientes con elevada presión sanguínea, diabetes o enfermedades de úlcera.

* **Matricaria chamomilla** *ver* Chamomilla *en la página 59*
* **Matricarta recutita** *ver* Chamomilla *en la página 59*
* **Maximum Strength Nytol® [OTC]** *ver* Difenhidramina *en la página 95*
* **Mazanor®** *ver* Mazindol *en esta página*

Mazindol

Marca Comercial en EE.UU. Mazanor®, Sanorex®.

Categoría Farmacológica Anoréxico.

Indicaciones Adjunto a corto plazo para la obesidad exógena.

Contraindicaciones Hipersensibilidad al Mazindol.

Reacciones Adversas
Cardiovasculares: Palpitaciones, taquicardia, edema.

Sistema nervioso central: Insomnio, sobrestimulación, mareos, disforia, somnolencia, depresión, dolor de cabeza, inquietud.

Dermatológicas: Erupción, viscosidad.

Endocrinas y metabólicas: Cambios en la libido.

Gastrointestinales: Náuseas, constipación, vómitos, xerostomía, gusto desagradable, diarrea, calambres abdominales.

Genitourinarias: Disuria, poliuria, impotencia.

Neuromusculares y óseas: Temblor, debilidad.

Oftalmológicas: Visión borrosa, opacidades en la cornea.

Misceláneas: Diaforesis (excesiva).

Interacciones Medicamentosas
El mazindol puede disminuir el efecto hipotensivo de la guanetidina; controlar los aumentos de Mazindol en los efectos presores de las catecolaminas exógenas (norepinefrina) y los aumentos potenciales de la presión sanguínea en pacientes que reciben medicaciones simpaticomiméticas.

Mecanismo de Acción Un isoindole con actividad farmacológica similar a la anfetamina; produce estimulación del SNC en humanos y en animales y parece actuar principalmente en el sistema límbico.

Farmacodinámica / Cinética
Vida media: 33-55 horas.

Eliminación: Renal.

Posología Oral: Adultos: Dosis inicial, 1 mg una vez al día y ajustar según la respuesta del paciente; dosis habitual, 1 mg 3 veces al día, 1 hora antes de las comidas, o 2 mg al día, 1 hora antes del almuerzo; administrar con las comidas para evitar malestar GI.

Presentación Comprimidos:
Mazanor®: 1 mg.
Sanorex®: 1 mg, 2 mg.

Melatonina

Sinónimos N-Acetil-5-metoxitriptamina.

Categoría Farmacológica Hormona; Hipnótico; Misceláneo.

Indicaciones Trastornos del sueño (insomnio), alteración del ritmo circadiano (como la causada por el "jet lag"); la FDA (Administración de Alimentos y Medicamentos) sólo la aprueba (como droga huérfana) para el tratamiento de trastornos del sueño por alteración del ritmo circadiano en pacientes no videntes que no perciben la luz.

Reacciones Adversas No se conoce el porcentaje:

Sistema nervioso central: Somnolencia, disforia (especialmente en pacientes depresivos), vértigo, dolor de cabeza.

Dermatológicas: Prurito.

Gastrointestinales: Náuseas.

Misceláneas: Aumento de la fosfatasa alcalina.

Acción Terapéutica Una hormona generada y segregada en la glándula pineal provoca un aumento de la serotonina y el ácido aminobutírico del hipotálamo. La secreción aumenta durante la noche; disminuye la eliminación de neopterina; evita la apoptosis; aumenta la actividad de la timo.

Farmacodinámica / Cinética

Absorción: Rápida.

Concentración plasmática máxima: 1 hora.

Posología Oral:

Síndrome de los husos horarios: 5 mg/día (a las 18:00 hs.) durante 1 semana, comenzar una semana antes del viaje.

Efectos hipnóticos: Oral: 0,1-0,3 mg (durante el día); 1-10 (por la noche).

Insomnio: 5-75 mg por la noche.

Valores de Referencia La media de base del nivel plasmático de melatonina es de 80 pg/mL (valor: 0-200) entre las 02:00 − 04:00 hs. El aumento de los niveles endógenos se observa después de las 09:00 hs.; después de administrar una dosis oral de 2,5 mg, los niveles plasmáticos de melatonina alcanzan los 8,50 pg/mL.

Presentación

Comprimidos: 3 mg.

Comprimidos sublinguales: 2,5 mg.

- **Mellaril®** *ver* Tioridazina *en la página 271*
- **Mellaril-S®** *ver* Tioridazina *en la página 271*

Meprobamato

Información Relacionada

Uso de Ansiolíticos/Hipnóticos en Instituciones de Tratamiento Prolongado *en la página 412.*

Dosis Máximas Recomendadas por las Normas de la OBRA Federal *en la página 434.*

Disponibilidad de Genérico Sí.

Marcas Comerciales en los EE.UU. Equanil®; Miltown®; Neuramate®.

Marcas Comerciales en Canadá Apo®-Meprobamate; Meditran®; Novo-Mepro.

Categoría Farmacológica Agente ansiolítico, Misceláneo.

Indicaciones Tratamiento de trastornos de la ansiedad.

Acciones secundarias: Contracción muscular; dolor de cabeza; tensión premenstrual; contracciones en el esfínter externo; rigidez muscular; opistótonos asociado al tétanos.

Restricciones C-IV.

Factor de Riesgo en el Embarazo D.

Contraindicaciones Porfiria intermitente aguda; hipersensibilidad al meprobamato, a compuestos relacionados con él (incluido el carisoprodol), o a cualquiera de los componentes de la fórmula; depresión previa del SNC; glaucoma de ángulo estrecho; dolor severo no controlado; embarazo.

(Continúa)

Meprobamato *(Continuación)*

Advertencias / Precauciones Puede existir dependencia física y psicológica y abuso de la droga; el discontinuarla de modo abrupto puede provocar síndrome de abstinencia. Tener precaución en pacientes con depresión, tendencias suicidas, o con antecedentes de abuso de drogas. Puede provocar depresión del SNC, lo que puede afectar la capacidad física y mental. Se debe advertir al paciente sobre el peligro de realizar tareas que requieran de atención mental (tales como operar maquinaria o conducir). Se pueden potenciar los efectos con el uso de otros sedantes o etanol. No se lo recomienda en niños <6 años; puede existir reacción alérgica en pacientes con antecedentes de trastornos dermatológicos (por lo general, en la cuarta dosis). Tener precaución en pacientes con deficiencia renal o hepática, o con antecedentes de convulsiones. Tener precaución en ancianos, puesto que puede causar confusión, trastornos cognitivos, o sedación excesiva.

Reacciones Adversas

Cardiovasculares: Síncope, edema periférico, palpitaciones, taquicardia, arritmia.

Sistema nervioso central: Mareos, ataxia, somnolencia, excitación paradójica, confusión, dificultades en el habla, dolor de cabeza, euforia, escalofríos, vértigo, parestesia, sobreestimulación.

Dermatológicas: Erupción, púrpura, dermatitis, síndrome de Stevens-Johnson, petequia, equimosis.

Gastrointestinales: Diarrea, vómitos, náuseas.

Hematológicas: Leucopenia, eosinofilia, agranulocitosis, anemia aplástica.

Neuromusculares y óseas: Debilidad.

Oftalmológicas: Visión borrosa, trastorno de la acomodación.

Renales: Deficiencia renal.

Respiratorias: Jadeo, disnea, broncoespasmos, edema angioneurótico.

Interacciones Medicamentosas Aumento de la toxicidad: Los depresores del SNC (etanol) pueden aumentar la depresión del SNC.

Acción Terapéutica Afecta el tálamo y el sistema límbico; también aparenta inhibir los reflejos espinales multineuronales.

Farmacodinámica / Cinética

Comienzo de la sedación: Oral: En el lapso de 1 hora.

Distribución: Atraviesa la placenta; aparece en la leche materna.

Vida media: 10 horas.

Eliminación: En la orina (del 8% al 20% como droga no alterada) y en las heces (10% como metabolitos).

Posología Oral:

Niños 6-12 años: 100-200 mg, 2-3 veces/día.

Dosis de mantenimiento: 200 mg, 2 veces/día.

Adultos: 400 mg, 3-4 veces/día, hasta 2400 mg/día.

Dosis de mantenimiento: 400-800 mg 2 veces/día.

Intervalo de la dosis en caso de insuficiencia renal:

Cl$_{cr}$ 10-50 mL/minuto: Administrar cada 9-12 horas.

Cl$_{cr}$ <10 mL/minuto: Administrar cada 12-18 horas.

Hemodiálisis: Moderadamente dializable (20% a 50%).

Ajuste de la dosis en caso de insuficiencia hepática: Probablemente sea necesario en pacientes con trastornos en el hígado.

Consideraciones Dietarias Alcohol: Efectos sobre el SNC, evitar su uso.

Parámetros de Monitoreo Estado mental.

Valores de Referencia Terapéuticos: 6-12 mg/mL (SI: 28-55 mmol/L); Tóxicos: >60 mg/mL (SI: >275 mmol/L).

Información para el Paciente Puede provocar somnolencia; evitar bebidas alcohólicas.

Implicancias de Enfermería Ayudar al paciente con paseos.

Información Adicional Se debe retirar la droga de modo gradual durante 1-2 semanas; la benzodiazepina y la buspirona son mejores opciones para el tratamiento de trastornos de la ansiedad.

Presentación
Cápsulas, dosis de mantenimiento: 200 mg, 400 mg.
Comprimidos: 200 mg, 400 mg, 600 mg.

• **Meridia®** *ver* Sibutramina *en la página 263*

Mesoridazina

Información Relacionada
Cuadro Comparativo de Agentes Antipsicóticos: *ver página 407.*
Pautas Generales sobre Medicamentos Antipsicóticos *ver página 409.*
Discontinuación de Drogas Psicotrópicas – Síntomas de Suspensión de la Administración y Recomendaciones: *ver página 432.*
Dosis Máximas Recomendadas por las Normas de la OBRA Federal *en la página 434.*
Compatibilidad de los Líquidos con Antipsicóticos y Estabilizadores del Animo *ver página 441.*
Información para el Paciente – Antipsicóticos (General) *ver página 320.*

Disponibilidad de Genérico No.

Marcas Comerciales en los EE.UU. Serentil®.

Sinónimos Besilato de Mesoridazina.

Categoría Farmacológica Agente Antipsicótico, Fenotiazina, Piperidina.

Indicaciones Esquizofrenia; trastornos del comportamiento en pacientes con deficiencia mental y síndrome cerebral crónico; alcoholismo (agudo y crónico); manifestaciones psiconeuróticas (ansiedad, tensión).

Factor de Riesgo en el Embarazo C.

Contraindicaciones Hipersensibilidad a la mesoridazina o a alguno de los componentes (puede existir reactividad cruzada con las fenotiazinas); depresión severa del SNC y coma.

Advertencias / Precauciones Puede provocar hipotensión, en particular si se administra I.M. Posee alto poder sedante, tener precaución en trastornos que se caracterizan por la depresión del SNC. Tener precaución en casos de mal de Parkinson. Tener precaución en pacientes hemodinámicamente inestables; supresión de la médula espinal; predisposición a las convulsiones; daño cerebral subcortical; deficiencia cardíaca, hepática, renal, o respiratoria severa. La carencia de motilidad del esófago y la aspiración se han visto asociadas con el uso de antipsicóticos, tener precaución en pacientes con riesgo de neumonía (por ejemplo, con mal de Alzheimer). Tener precaución en pacientes con cáncer de mamas u otro tumor prolactino dependiente (puede elevar los niveles de prolactina). Puede provocar alteraciones en la temperatura o enmascarar la toxicidad de otras drogas debido a los efectos antieméticos. Puede alterar la conducción cardíaca; existieron casos de arritmias con riesgo de muerte con dosis terapéuticas de fenotiazinas. Puede provocar hipotensión ortostática; tener precaución en pacientes con riesgo de sufrir este efecto, o en aquellos que no tolerarían episodios hipotensivos transitorios (accidente cerebrovascular, deficiencia cardiovascular, u otros medicamentos que pueden predisponer).

Las fenotiazinas pueden provocar efectos anticolinérgicos (confusión, agitación, constipación, sequedad de la boca, visión borrosa, retención urinaria). Por lo tanto, se las debe utilizar con precaución en pacientes con escasa motilidad intestinal, retención urinaria, hipertrofia prostática benigna, xerostomía o problemas visuales. El glaucoma de ángulo estrecho (se recomienda su control) puede verse exacerbado por el bloqueo colinérgico y la miastenia gravis puede empeorar. En relación con otros antipsicóticos, la mesoridazina posee una elevada potencia de bloqueo colinérgico.

Puede provocar reacciones extrapiramidales, incluidos el mal de Parkinson, las reacciones distónicas agudas, la acatisia, y la discinesia tardía (el riesgo a estas reacciones es relativamente escaso en relación con otros neurolépticos). Puede verse asociada con el síndrome neuroléptico maligno (SNM) o con la retinopatía pigmentaria (en particular si las dosis son >1 g/día).

(Continúa)

Mesoridazina *(Continuación)*

Reacciones Adversas

Cardiovasculares: Hipotensión, hipotensión ortostática, taquicardia, prolongación de la onda QT, síncope, edema.

Sistema nervioso central: Pseudo-parkinsonismo, acatisia, distonías, discinesia tardía, mareos, somnolencia, nerviosismo, ataxia, dificultades en el habla, síndrome neuroléptico maligno (SNM), alteraciones en la temperatura, disminución del umbral de convulsiones.

Dermatológicas: Mayor sensibilidad al sol, erupción, picazón, edema angioneurótico, dermatitis, decoloración de la piel (gris azulado).

Endocrinas y metabólicas: Alteraciones en el ciclo menstrual, alteraciones en la libido, ginecomastia, lactancia, galactorrea.

Gastrointestinales: Constipación, xerostomía, aumento de peso, náuseas, vómitos, dolor de estómago.

Genitourinarias: Dificultad al orinar, trastornos en la eyaculación, impotencia, enuresis, incontinencia, priapismo, retención urinaria.

Hematológicas: Agranulocitosis, leucopenia, eosinofilia, trombocitopenia, anemia, anemia aplástica.

Hepáticas: Ictericia colestática, hepatotoxicidad.

Neuromusculares y óseas: Debilidad, temblores, rigidez.

Oftalmológicas: Retinopatía pigmentaria, fotofobia, visión borrosa, alteraciones en la cornea y el cristalino.

Respiratorias: Congestión nasal.

Misceláneas: Diaforesis (disminuida).

Sobredosis / Toxicología

Signos y síntomas: Sueño profundo, letargo, síntomas extrapiramidales, movimientos musculares anormales involuntarios, hipotensión.

Tratamiento:

Después de iniciar el tratamiento básico de la sobredosis, debe iniciarse un tratamiento de los síntomas tóxicos y un tratamiento complementario.

La hipotensión suele responder a los fluidos I.V. o a la posición de Trendelenburg. Si no responde a dichas medidas, puede ser necesario utilizar un inotropo parenteral.

Las convulsiones suelen responder al diazepam (en adultos, bolos de 5-10 mg I.V. cada 15 minutos, según fuere necesario, hasta un total de 30 mg; en niños, bolos de 0,25-0,4 mg/kg/dosis I.V. hasta un total de 10 mg) o a la fenitoína o el fenobarbital.

Las arritmias cardíacas críticas suelen responder a la fenitoína I.V. (15 mg/kg, hasta 1 g), aunque también se puede utilizar otros antiarrítmicos.

Los síntomas extrapiramidales (por ejemplo, las reacciones distónicas) pueden tratarse con benztropina mesilato I.V. de 1-2 mg (adultos).

Interacciones Medicamentosas

Las fenotiazinas inhiben la capacidad de la bromocriptina de disminuir las concentraciones plasmáticas de prolactina.

La benztropina (y otros anticolinérgicos) pueden inhibir la respuesta terapéutica a la mesoridazina, y pueden producirse efectos anticolinérgicos excesivos.

La cloroquina puede aumentar las concentraciones de mesoridazina.

Fumar cigarrillos puede aumentar el metabolismo hepático de la mesoridazina. Puede ser necesario administrar dosis mayores que las de los no fumadores.

El uso concurrente de la mesoridazina con un antihipertensivo puede provocar efectos hipotensivos aditivos.

La mesoridazina puede inhibir los efectos antihipertensivos de la guanetidina y el guanadrel.

El uso concurrente con ADT puede provocar un aumento de la toxicidad o alterar la respuesta terapéutica.

La mesoridazina puede inhibir los efectos antiparkinsonianos de la levodopa; evitar dicha combinación.

La combinación de mesoridazina y litio rara vez produce neurotoxicidad.

Los barbitúricos pueden reducir las concentraciones de mesoridazina.

El propranolol puede aumentar las concentraciones de mesoridazina.

La sulfadoxina-pirimetamina puede aumentar las concentraciones de mesoridazina.

La mesoridazina y otros antipsicóticos de escasa potencia pueden revertir los efectos presores de la epinefrina.

La mesoridazina y los depresores del SNC (etanol, narcóticos) pueden provocar efectos depresores del SNC aditivos.

La mesoridazina y la trazodona pueden provocar efectos hipotensivos.

Estabilidad Proteger la droga (en todas sus presentaciones) de la luz; pueden utilizarse soluciones amarillentas; se la debe presentar en frascos color ámbar u opacos. Las soluciones pueden diluirse o mezclarse con jugos de fruta u otros líquidos, pero se las debe administrar inmediatamente después de la mezcla; no diluir grandes cantidades ni almacenar droga diluida.

Acción Terapéutica Bloqueo de los receptores postsinápticos del SNC de la dopamina[2] en las áreas mesolímbicas y mesocorticales.

Farmacodinámica / Cinética

Duración de la acción: 4-6 horas.

Absorción: Muy errática con comprimidos orales; mucho más segura con líquidos orales.

Fijación a proteínas: 91% a 99%.

Vida media: 24-48 horas.

Concentración plasmática máxima: 2-4 horas.

Estado estable plasmático: 4-7 horas.

Eliminación: En la orina.

Posología El concentrado puede diluirse inmediatamente antes de la administración con agua destilada, agua acidificada, jugo de pomelo o naranja; no preparar ni almacenar grandes cantidades de droga diluida.

Adultos:

Oral: 25-50 mg, 3 veces/día; máximo: 100-400 mg/día.

I.M.: Inicial: 25 mg, repetir a los 30-60 minutos, según sea necesario; dosis óptima: 25-200 mg/día.

Hemodiálisis: No es dializable (0% a 5%).

Consideraciones Dietarias Alcohol: Efectos aditivos en el SNC; evitar su consumo.

Administración Controlar que no exista hipotensión al administrar I.M. o I.V., diluir el concentrado oral antes de administrarlo; no mezclar soluciones orales de mesoridazina con litio, dichos líquidos orales son incompatibles al mezclarlos.

Parámetros de Monitoreo Presión sanguínea ortostática; temblores, trastorno de la marcha, movimientos anormales del tronco, el cuello, la boca o las extremidades; controlar los comportamientos por los que se administra la droga; controlar la función hepática (en especial en casos con fiebre con síntomas de gripe).

Valores de Referencia Inútiles.

Interacciones en Análisis ↑ colesterol (S), glucosa; ↓ ácido úrico (S); tests de embarazo positivos falsos.

Información para el Paciente Puede provocar somnolencia o nerviosismo, evitar el alcohol y otros depresores del SNC; no modificar la dosis ni discontinuarla sin consultar al médico; evitar la exposición excesiva / intensa al sol, realizar controles oftalmológicos anuales.

Implicancias de Enfermería Controlar que no exista hipotensión al administrar I.M. o I.V., diluir el concentrado oral antes de administrarlo.

Información Adicional La administración simultánea de dos o más antipsicóticos no mejora la respuesta clínica y puede aumentar la posibilidad de efectos adversos.

Presentación

Inyección, como besilato: 25 mg/mL (1 mL).

Líquido oral, como besilato: 25 mg/mL (118 mL).

Comprimidos, como besilato: 10 mg, 25 mg, 50 mg, 100 mg.

◆ **Mesoridazina, Besilato de** *ver* Mesoridazina *en la página 177*

Metadona

Información Relacionada

Tratamiento de Adicciones *ver página 397.*

Información para el Paciente – Medicamentos Misceláneos *ver página 360.*

Disponibilidad de Genérico Sí.

Marca Comercial en EE.UU. Dolophine®.

Marca Comercial en Canadá Methadose®.

Sinónimos Clorhidrato de Metadona.

Categoría Farmacológica Analgésico, Narcótico.

Indicaciones Tratamiento del dolor agudo; desintoxicación y tratamiento de mantenimiento de la adicción a narcóticos.

Factor de Riesgo en el Embarazo B (D si se lo utiliza por períodos prolongados o si la dosis es elevada).

Contraindicaciones Hipersensibilidad a la metadona o a cualquiera de los componentes.

Advertencias / Precauciones La dosis debe aumentarse lentamente puesto que los efectos de la metadona en la respiración duran más que sus efectos analgésicos; debido a su prolongada vida media y su riesgo de acumulación, no es la mejor opción en ancianos, quienes pueden ser particularmente sensibles a los efectos depresores de SNC y a la constipación. Puede provocar deficiencia respiratoria o desencadenar una depresión respiratoria preexistente. Puede existir dependencia a la droga; el interrumpirla de modo abrupto puede precipitar síndrome de abstinencia. Tener precaución en pacientes ancianos, debilitados o pediátricos. Tener precaución en pacientes con depresión o tendencias suicidas, o en pacientes con antecedentes de abuso de drogas. Puede existir tolerancia o dependencia física y psicológica si el uso es prolongado. Tener precaución en pacientes con insuficiencia hepática, pulmonar, o renal. Puede provocar depresión del SNC, lo que puede afectar la capacidad física o mental. Se debe advertir al paciente sobre el peligro de realizar tareas que requieran de atención mental (tales como operar maquinaria o conducir). Los efectos con otras drogas o etanol pueden ser potenciados. Los ancianos pueden ser más sensibles a los efectos depresores del SNC y a la constipación. Tener precaución en pacientes con daño cerebral o presión intracraneal elevada, disfunción del tracto biliar o pancreatitis; antecedentes de obstrucción del íleo o el intestino, glaucoma, hipertiroidismo, insuficiencia suprarrenal, hipertrofia prostática o estrechez urinaria, depresión del SNC, psicosis tóxica, alcoholismo, delirium tremens, o cifoscoliosis. Los comprimidos deben utilizarse sólo vía oral y no deben utilizarse como inyección.

Reacciones Adversas

Cardiovasculares: Bradicardia, vasodilatación periférica, paro cardíaco, síncope, sensación de desmayo.

Sistema nervioso central: Euforia, disforia, dolor de cabeza, insomnio, agitación, desorientación, somnolencia, vértigo, mareos, sedación.

Dermatológicas: Prurito, urticaria, erupción.

Endocrinas y metabólicas: Disminución de la libido.

Gastrointestinales: Náuseas, Vómitos, constipación, anorexia, calambres estomacales, xerostomía, espasmos del tracto biliar.

Genitourinarias: Retención urinaria o ganas de ir al baño, efecto antidiurético, impotencia.

Neuromusculares y óseas: Debilidad.

Oftalmológicas: Miosis, molestias visuales.

Respiratorias: Depresión respiratoria, paro respiratorio.

Misceláneas: Dependencia física y psicológica.

Sobredosis / Toxicología

Signos y síntomas: Depresión respiratoria, depresión del SNC, miosis, hipotermia, colapso circulatorio, convulsiones.

Tratamiento: Naloxona de 2 mg I.V. (0,01 mg/kg en niños), repetir la administración según sea necesario, hasta un total de 10 mg.

Interacciones Medicamentosas Sustratos de enzimas CYP1A2, 2D6, y 3A3/4; inhibidor de CYP2D6.

Los barbitúricos, la carbamazepina, la fenitoína, la primidona y la rifampicina pueden disminuir las concentraciones plasmáticas de metadona a través del aumento del metabolismo hepático; controlar el síndrome de abstinencia de la metadona. Pueden ser necesarias dosis más elevadas.

El fluconazol, el itraconazol, y el ketoconazol aumentan las concentraciones plasmáticas de metadona a través de la inhibición de la CYP3A4; puede existir un elevado efecto narcótico.

Estabilidad Nivel elevado de **incompatibilidad** con otros agentes I.V. al mezclarlo.

Acción Terapéutica Se fija a los receptores de opiáceos del SNC, e inhibe así los canales del dolor, alterando la percepción y la respuesta al dolor; provoca depresión del SNC generalizada.

Farmacodinámica / Cinética
Oral:
Comienzo de la analgesia: En un lapso de 0,5-1 hora.
Duración: 6-8 horas, aumenta a 22-48 horas al repetir las dosis.
Parenteral:
Comienzo del efecto: Dentro de los 10-20 minutos.
Máximo efecto: En un lapso de 1-2 horas.
Distribución: Atraviesa la placenta; aparece en la leche materna.
Fijación a proteínas: 80% a 85%.
Metabolismo: En el hígado (N-desmetilación).
Vida media: 15-29 horas, puede prolongarse con pH alcalino.
Eliminación: En la orina (<10% como droga sin alteraciones); aumento de la eliminación vía renal con pH úrico <6.

Posología
Niños: Analgesia:
Oral, I.M., S.C.: 0,7 mg/kg/24 horas fraccionados cada 4-6 horas según sea necesario, o 0,1-0,2 mg/kg cada 4-12, según sea necesario; máximo: 10 mg/dosis.
I.V.: 0,1 mg/kg cada 4 horas al iniciar, durante 2-3 dosis, luego cada 6-12 horas, según sea necesario; máximo: 10 mg/dosis.
Adultos:
Analgesia: Oral, I.M., S.C.: 2,5-10 mg cada 3-8 horas, según sea necesario, hasta 5-20 mg cada 6-8 horas.
Desintoxicación: Oral: 15-40 mg/día; no exceder los 21 días y no repetir antes de transcurridas 4 semanas después de la finalización del período anterior.
Mantenimiento de la dependencia opiácea: Oral: 20-120 mg/día.

Ajuste de la dosis en caso de insuficiencia renal: Cl_{cr} <10 mL/minuto: Administrar del 50% al 75% de la dosis normal.

Ajuste / Comentarios en caso de insuficiencia hepática: Evitar en caso de insuficiencia hepática severa.

Nota Importante: La metadona se acumula al repetir las dosis, puede ser necesario disminuir la dosis después de 3-5 días para prevenir efectos tóxicos. En algunos pacientes un intervalo de 8-12 horas puede ser suficiente (control del dolor).

Parámetros de Monitoreo Alivio del dolor, estado mental y respiratorio, presión sanguínea

Valores de Referencia Terapéuticos: 100-400 ng/mL (SI: 0,32-1,29 mmol/L); Tóxicos: >2 mg/mL (SI: >6,46 mmol/L).

Interacciones en Análisis ↑ tiroxina (S), aminotransferasa (ALT / AST) (S).

Información para el Paciente Puede provocar somnolencia, evitar consumir alcohol y otros depresores del SNC.

Implicancias de Enfermería Controlar que no exista un exceso de sedación ni depresión respiratoria, implementar las medidas de seguridad, ayudar al paciente con paseos.

(Continúa)

Metadona *(Continuación)*

Presentación
Inyección, como clorhidrato: 10 mg/mL (1mL, 10 mL, 20 mL).
Solución, como clorhidrato:
  Oral: 5 mg/5 mL (5 mL, 500 mL); 10 mg/5 mL (500 mL)
  Oral, concentrado: 10 mg/mL (30 mL).
Comprimidos, como clorhidrato: 5 mg, 10 mg.
Comprimido, dispersable, como clorhidrato: 40 mg.

- **Metadona, Clorhidrato de** *ver* Metadona *en la página 180*
- **Metaminodiazepóxido, Clorhidrato de** *ver* Clordiazepóxido *en la página 73*

Metanfetamina

Información Relacionada
Información para el Paciente - Estimulantes *en la página 336.*
Agentes Estimulantes usados para TDAH *ver en la página 448.*

Marca Comercial en EE. UU. Desoxyn®; Desoxyn Gradumet®.

Sinónimos Clorhidrato de Desoxiefedrina; Clorhidrato de Metanfetamina.

Categoría Farmacológica Estimulante.

Indicaciones Tratamiento de trastornos de déficit de atención / hiperactividad; obesidad exógena (complemento a corto plazo).
  Acciones secundarias: Narcolepsia.

Restricciones C-II.

Factor de Riesgo en el Embarazo C.

Contraindicaciones Hipersensibilidad a las aminas simpatomiméticas; pacientes con arterioesclerosis avanzada, enfermedad cardiovascular sintomática, hipertensión de moderada a severa (fase II o III), hipertiroidismo, glaucoma, estados de agitación, pacientes con antecedentes de abuso de drogas; uso durante el tratamiento con inhibidores de la MAO o dentro de las 2 semanas de finalizado dicho tratamiento. El uso de estimulantes está contraindicado en niños con trastornos de déficit de atención / hiperactividad y síndrome de Tourette concomitante c tics.

Advertencias / Precauciones Tener precaución en pacientes con trastornos bipolares, diabetes mellitus, enfermedades cardiovasculares, convulsiones, insomnio, porfiria, o hipertensión leve (fase I). Puede exacerbar los síntomas de trastornos del comportamiento y cognitivos en pacientes psicóticos. Existe riesgo de dependencia a la droga (evitar discontinuarla de modo abrupto en pacientes que la han recibido por períodos prolongados). Utilizarla en planes de adelgazamiento sólo cuando otras terapias no han sido eficaces. Los productos pueden contener tartrazina, utilizar con precaución en pacientes con posible sensibilidad. El uso estimulante en niños se ha visto asociado con la falta de crecimiento.

Reacciones Adversas
Cardiovasculares: Hipertensión, taquicardia, palpitaciones.
Sistema nervioso central: Nerviosismo, dolor de cabeza, exacerbación de tics fónicos y motrices y del síndrome de Tourette, mareos, psicosis, disforia, sobreestimulación, euforia, insomnio.
Dermatológicas: Erupción, urticaria.
Endocrinas y metabólicas: Alteraciones en la libido.
Gastrointestinales: Diarrea, náuseas, vómitos, calambres estomacales, constipación, anorexia, pérdida del peso, xerostomía, gusto desagradable.
Genitourinarias: Impotencia.
Neuromusculares y óseas: Temblores.
Misceláneas: Falta de crecimiento en niños, tolerancia y síndrome de abstinencia si el uso es prolongado.

Sobredosis / Toxicología
Signos y síntomas: Convulsiones, hiperactividad, letargo, hipertensión.
Tratamiento: No existe un antídoto específico contra la intoxicación con dextroanfetamina y la mayor parte del tratamiento es suplementaria. La hiperactividad y

la agitación suelen responder a la reducción de estímulos sensitivos; sin embargo, en la agitación extrema puede ser necesario el haloperidol (2-5 mg I.M. para adultos). La hipertermia se trata mejor con medidas de enfriamiento externas. Cuando es severa o no responde, puede ser necesario recurrir a una parálisis muscular con pancuronio. Por lo general, la hipertensión es temporal y no requiere de un tratamiento a menos que sea severa. Ante niveles de presión sanguínea diastólica >110 mm Hg, debe iniciarse una infusión de nitroprusiato. Por lo general, las convulsiones responden a regímenes de mantenimiento del diazepam I.V. y/o la fenitoína.

Interacciones Medicamentosas Sustrato de enzima CYP2D6.

La insulina y los requisitos hipoglucémicos orales en la diabetes pueden ser disminuidos con el uso de metanfetamina y una dieta concomitante.

La metanfetamina puede disminuir los efectos hipertensivos de la guanetidina.

El uso de la metanfetamina con inhibidores de la MAO está contraindicado.

Los antipsicóticos pueden antagonizar los efectos estimulantes del SNC de la metanfetamina.

El uso concurrente de metanfetamina y ADT y de aminas simpatomiméticas que actúan en forma indirecta debe dosificarse cuidadosamente.

Acción Terapéutica Amina simpatomimética relacionada con la efedrina y la anfetamina con actividad estimulante del SNC; las acciones periféricas incluyen el aumento de la presión sanguínea sistólica y diastólica y la leve acción estimulante broncodilatadora y respiratoria.

Posología Oral:

Trastornos de la concentración: Niños >6 años: 2,5-5 mg 1-2 veces/día, puede aumentarse de a 5 mg por semana hasta alcanzar la respuesta óptima, por lo general 20-25 mg/día.

Obesidad exógena: Niños >12 años y Adultos: 5 mg, 30 minutos antes de las comidas; fórmula de acción prolongada: 10-15 mg por la mañana; el tratamiento debe durar sólo unas semanas.

Parámetros de Monitoreo Ritmo cardíaco, ritmo respiratorio, presión sanguínea, actividad del SNC.

Valores de Referencia Terapéuticos: 20-30 ng/mL.

Interacciones en Análisis Pueden existir ensayos positivos de inmunidad erróneos ante la administración simultánea de ranitidina, fenilpropanolamina, bronfeniramina, clorpromazina, fluspirileno o pipotiazina.

Información para el Paciente Tomarla durante el día para evitar el insomnio; no discontinuar de modo abrupto, puede causar dependencia física y psicológica si su uso es prolongado; no masticar los comprimidos.

Implicancias de Enfermería La dosis no debe darse a la noche o antes de ir a dormir; no partir el comprimido de uso prolongado.

Información Adicional La metanfetamina ilícita puede contener plomo; la orina alcalinizante puede prolongar la vida media de la metanfetamina y elevar el nivel sanguíneo; la efedrina es una sustancia precursora en la fabricación ilícita de metanfetamina; la efedrina se extrae al disolver los comprimidos de efedrina en agua o alcohol (50.000 comprimidos pueden brindar 1 kg de efedrina); entre un 50% y un 70% del peso de la efedrina se convierte en metanfetamina. 3,4-metileno dioximetanfetamina (jerga: XTC, éxtasis, Adam) afecta los conductos serotoninérgicos, dopaminérgicos y noradrenérgicos. Como tal, puede provocar síndrome serotonínico asociado con hipertermia maligna y rabdomiolisis.

Presentación

Comprimidos, como clorhidrato: 5 mg.

Comprimidos, alivio prolongado, como clorhidrato (Gradumet®): 5 mg, 10 mg, 15 mg.

◆ **Metanfetamina, Clorhidrato de** *ver* Metanfetamina *en la página 182*

Metilfenidato

Información Relacionada

Efectos Secundarios Inducidos por la Clozapina *ver página 419.*

(Continúa)

Metilfenidato *(Continuación)*

Información para el Paciente - Estimulantes *ver página 336.*
Agentes Estimulantes usados para TDAH *ver página 448.*

Disponibilidad de Genérico Sí.

Marcas Comerciales en los EE.UU. Ritalin®; Ritalin-SR®.

Marcas Comerciales en Canadá PMS-Methylphenidate; Riphenidate.

Sinónimos Clorhidrato de Metilfenidato.

Categoría Farmacológica Estimulante.

Indicaciones Tratamiento del trastorno de la concentración; tratamiento sintomático de la narcolepsia.

Acciones secundarias: Depresión (en especial en ancianos o enfermos).

Restricciones C-II.

Factor de Riesgo en el Embarazo C.

Contraindicaciones Hipersensibilidad a las aminas simpatomiméticas; pacientes con arterioesclerosis avanzada, deficiencia cardíaca sintomática, hipertensión de moderada a severa (fase II o III), hipertiroidismo, glaucoma, estados de agitación; pacientes con antecedentes de abuso de drogas; uso dentro de los 14 días de discontinuada la terapia con inhibidores de la MAO; los estimulantes están contraindicados en niños con trastorno de déficit de atención / hiperactividad y síndrome de Tourette o tics concomitantes.

Advertencias / Precauciones No se ha establecido la seguridad y la eficacia en niños <6 años. Usar con precaución en pacientes con trastornos bipolares, diabetes mellitus, deficiencia cardiovascular, convulsiones, insomnio, porfiria, o hipertensión leve (fase I). Puede exacerbar los síntomas de trastornos del comportamiento y cognitivos en pacientes psicóticos. Puede existir dependencia a la droga; evitar discontinuarla de modo abrupto en pacientes que la recibieron durante un período prolongado. El uso de estimulantes se ha visto asociado con la falta de crecimiento.

Reacciones Adversas

Cardiovasculares: Taquicardia, bradicardia, angina, hipertensión, hipotensión, palpitaciones, arritmia cardíaca.

Sistema nervioso central: Nerviosismo, insomnio, dolor de cabeza, discinesia, psicosis tóxica, síndrome de Tourette, SNM, mareos, somnolencia.

Dermatológicas: Erupción.

Endocrinas y metabólicas: Retraso del crecimiento.

Gastrointestinales: Náuseas, vómitos, anorexia, dolor abdominal, pérdida de peso.

Hematológicas: Trombocitopenia, anemia, leucopenia.

Oftalmológicas: Visión borrosa.

Misceláneas: Reacciones por hipersensibilidad.

Sobredosis / Toxicología

Signos y síntomas: Vómitos, agitación temblores, hiperpirexia, contracción muscular, alucinaciones, taquicardia, midriasis, sudoración, palpitaciones.

Tratamiento: No existe un antídoto específico para la intoxicación con metilfenidato y la mayor parte del tratamiento es complementario. La hiperactividad y la agitación suelen responder ante la disminución de las benzodiazepinas, sin embargo, si la agitación es extrema puede ser necesario el haloperidol (de 2,5 mg I.M. para adultos). El mejor tratamiento para la hipertermia son la medidas de enfriamiento externas; cuando es severa o no responde, puede ser necesaria una parálisis muscular con pancuronio. La hipertensión suele ser temporaria, y por lo general no requiere de un tratamiento, a menos que sea severa. En caso de presión sanguínea diastólica >110 mm Hg, debe iniciarse una infusión de nitroprusiato. Las convulsiones suelen responder al diazepam I.V. y/o a los regímenes de mantenimiento con fenitoína.

Interacciones Medicamentosas

El metilfenidato puede antagonizar el bloqueo adrenérgico de la guanetidina y el guanadrel e inhibir el efecto antihipertensivo; utilizar un antihipertensivo alternativo.

El metilfenidato puede provocar efectos hipertensivos si se la combina con inhibidores de la MAO; evitar dicha combinación.

Se ha informado de la presencia de SNM en un paciente que recibía metilfenidato y venlafaxina.

Acción Terapéutica Estimulante leve del SNC; bloquea el mecanismo de reabsorción de neuronas dopaminérgicas; aparenta estimular la corteza cerebral y las estructuras subcorticales similares a las anfetaminas.

Farmacodinámica / Cinética

Comprimido de alivio inmediato:

Máximo efecto estimulante cerebral: En un lapso de 2 horas.

Duración: 3-6 horas.

Comprimido de efecto prolongado:

Máximo efecto: Dentro de las 4-7 horas.

Duración: 8 horas.

Absorción: Lenta e incompleta en el tracto GI.

Metabolismo: En el hígado, vía hidroxilación a ácido ritolínico.

Vida media: 2-4 horas.

Eliminación: En la orina como metabolitos y droga sin alteraciones con 45% a 50% eliminada en las heces vía bilis.

Posología Oral: (Discontinuar periódicamente para reevaluar, o si no se observa ninguna mejora en el lapso de 1 mes).

Niños ≥6 años: Trastorno de déficit de atención / hiperactividad: Inicial: 0,3 mg/kg/dosis o 2,5-5 mg/dosis antes del desayuno y el almuerzo; aumentar 0,1 mg/kg/dosis o 5-10 mg/día por semana; dosis usual: 0,5-1 mg/kg/día; dosis máxima: 2 mg/kg/día o 60 mg/día.

Adultos:

Narcolepsia: 10 mg 2-3 veces/día, hasta 60 mg/día.

Depresión: Inicial: 2,5 mg todas las mañanas antes de las 09:00 hs.; la dosis puede aumentarse 2,5-5 mg cada 2-3 días, según sea tolerada, hasta un máximo de 20 mg/día; se la puede fraccionar (por ejemplo, a las 07:00 hs. y a las 12:00 hs), pero no se la debe administrar después del mediodía; no utilizar el producto de alivio prolongado.

Parámetros de Monitoreo Presión sanguínea, ritmo cardíaco, signos y síntomas de depresión.

Valores de Referencia Terapéuticos: 5-40 ng/mL.

Interacciones en Análisis Pueden existir ensayos inmunológicos positivos erróneos ante la combinación con ranitidina, fenilpropanolamina, bromfeniramina, clorpromazina, fluspirilena, o pipotiazina.

Información para el Paciente La última dosis diaria debe administrarse varias horas antes de retirarla; no discontinuar de modo abrupto; el uso prolongado puede provocar dependencia.

Implicancias de Enfermería No partir ni dejar que el paciente mastique la presentación de difusión prolongada; para evitar el insomnio de modo eficaz, la dosis debe administrarse antes del mediodía.

Información Adicional El tratamiento con metilfenidato debe incluir "vacaciones de la droga" o discontinuación periódica para determinar las necesidades del paciente, disminuir la tolerancia y limitar la inhibición del crecimiento lineal y el peso; algunos pacientes pueden necesitar 3 dosis/día para el tratamiento del TDAH (por ejemplo, una dosis adicional a las 16:00 hs.).

Presentación

Comprimidos, como clorhidrato: 5 mg, 10 mg, 20 mg.

Comprimidos, como clorhidrato, alivio prolongado: 20 mg.

Mirtazapina

Información Relacionada

Cuadro Comparativo de Agentes Antidepresivos *en la página 400.*
Información para el Paciente - Antidepresivos (Mirtazapina) *en la página 318.*
Riesgos Teratogénicos de Medicamentos Psicotrópicos *ver en la página 449.*

Disponibilidad de Genérico No.

Marcas Comerciales en los EE.UU. Remeron®.

Categoría Farmacológica Antidepresivo, Antagonista de Alpha-2.

Indicaciones Tratamiento de la depresión.

Factor de Riesgo en el Embarazo C.

Contraindicaciones Hipersensibilidad a la mirtazapina; uso de inhibidores de la MAO en los 14 días anteriores.

Advertencias / Precauciones Discontinuar de modo inmediato si aparecen síntomas o signos de neutropenia/agranulocitosis. Puede provocar sedación que resultará en una disminución de la capacidad para realizar tareas que requieren de atención (por ejemplo operar maquinaria o conducir). Los efectos sedantes pueden ser aditivos con otros depresores del SNC y/o el etanol. El nivel de sedación es moderado en comparación con otros antidepresivos. Puede empeorar la psicosis en algunos pacientes o precipitar una tendencia a la manía o hipomanía en pacientes con trastorno bipolar. El riesgo de hipotensión ortostática o efectos anticolinérgicos es escaso en relación con otros antidepresivos. La incidencia de disfunción sexual con mirtazapina generalmente es menor que con ISRS.

Puede aumentar el apetito y estimular el aumento de peso, puede aumentar los niveles plasmáticos de colesterol y triglicéridos. Tener precaución en pacientes con depresión, en particular si existe riesgo de suicidio. Tener precaución en pacientes con crisis convulsivas previas o trastornos que predispongan a convulsiones como el daño cerebral, el alcoholismo, o la terapia concurrente con otras drogas que disminuyen el umbral de las convulsiones. Tener precaución en pacientes con disfunción hepática o renal y en ancianos.

Reacciones Adversas

>10%:
  Sistema nervioso central: Somnolencia.
  Endocrinas y metabólicas: Aumento del colesterol.
  Gastrointestinales: Constipación, xerostomía, aumento del apetito, aumento de peso.
1 al 10%:
  Cardiovasculares: Hipertensión, edema periférico, edema.
  Sistema nervioso central: Mareo, sueños anormales, pensamientos anormales, confusión, malestar.
  Endocrinas y metabólicas: Aumento de los triglicéridos.
  Gastrointestinales: Vómitos, anorexia.
  Genitourinarias: Frecuencia urinaria.
  Neuromusculares y óseas: Mialgia, dolor de espalda, artralgias, temblores, debilidad.
  Respiratorias: Disnea.
  Misceláneas: Síntomas similares a los de la gripe, sed.
<1%: Hipotensión ortostática, convulsiones (se informó de 1 caso), deshidratación, pérdida de peso, agranulocitosis, neutropenia, linfoadenopatía, exámenes que indican aumento de la función hepática.

Sobredosis / Toxicología

Los signos y síntomas de la sobredosis incluyen desorientación, somnolencia, problemas de memoria y taquicardia.
Tratamiento: No existe un antídoto específico; establecer y mantener una vía respiratoria para asegurar una correcta oxigenación y ventilación; debe considerarse el uso de carbón activado; controlar los signos cardíacos y vitales con medidas sintomáticas y complementarias generales; considerar la posibilidad de utilizar más de una droga.

Interacciones Medicamentosas Sustrato de enzima CYP1A2, 2C9, 2D6 y 3A3/4. Afección aditiva de la capacidad cognitiva y motora con la producida por el alcohol, las benzodiazepinas, y otros depresores del SNC.

Pueden existir reacciones serias o fatales al administrarla con inhibidores de la MAO o dentro de los 14 días de haberlos discontinuado.

Acción Terapéutica La mirtazapina es un antidepresivo tetracíclico que actúa por medio de su efecto antagonista alpha2-adrenérgico central presináptico, el cual aumenta la liberación de norepinefrina y serotonina. También es un potente antagonista de los receptores 5HT2 y 5HT3 y de los receptores de la histamina H1, y un antagonista periférico moderado alpha1-adrenérgico y muscarínico; no inhibe la reabsorción de la norepinefrina y la serotonina.

Farmacodinámica / Cinética

Fijación a proteínas: 85%.

Metabolismo: Extensivo por medio de las enzimas del citocromo P-450 en el hígado.

Biodisponibilidad: 50%.

Vida media: 20-40 horas.

Concentración plasmática máxima: En un lapso de 2 horas.

Eliminación: Metabolismo hepático extensivo vía desmetilación e hidroxilación, metabolitos eliminados principalmente a nivel renal (75%) y algunos en las heces (15%); la eliminación se dificulta en pacientes con disfunción renal o hepática.

Posología Adultos: Oral: Inicial: 15 mg por la noche, aumentar lentamente hasta llegar a los 15-45 mg/día con aumentos dosis cada 1-2 semanas como mínimo; existe una relación inversa entre dosis y sedación.

Consideraciones Dietarias Alcohol: Efectos depresores del SNC, evitar su consumo.

Parámetros de Monitoreo Se debe controlar que el paciente no presente signos de agranulocitosis o neutropenia severa como dolor de garganta, estomatitis, otros signos de infección o escasos GB; controlar que exista una mejoría en los signos y síntomas de la depresión, la mejoría puede observarse de 1 a 4 semanas después de iniciada la terapia.

Valores de Referencia Máximo nivel plasmático después de una dosis oral de 20 mg: ~100 ng/mL.

Información para el Paciente Tener en cuenta el riesgo a desarrollar una agranulocitosis; consultar al médico si aparece algún síntoma de infección (como fiebre, escalofríos, dolor de garganta, úlcera de la membrana mucosa y, en especial, síntomas gripales); puede afectar la capacidad mental, y en particular la capacidad motriz; puede afectar la capacidad para conducir, operar maquinaria, o realizar tareas que requieran concentración; evitar realizar tareas peligrosas hasta haber comprobado que la terapia no afecta la capacidad para realizarlas; evitar el consumo de alcohol.

Información Adicional Nota: Una vez discontinuados los inhibidores de la MAO, esperar al menos 14 días para iniciar la terapia con mirtazapina; una vez discontinuada la mirtazapina, esperar al menos 14 días para iniciar la terapia con inhibidores de la MAO.

Presentación Comprimidos: 15 mg, 30 mg.

- **Mitran® Oral** *ver* Clordiazepóxido *en la página 73*
- **Moban®** *ver* Molindona *en la página 189*

Modafinil

Marcas Comerciales en los EE.UU. Provigil®.

Marcas Comerciales en Canadá Alertec®.

Categoría Farmacológica Estimulante.

Indicaciones Mantiene más despiertos a los pacientes con sueño excesivo durante el día debido a la narcolepsia.

Restricciones C-IV.

Factor de Riesgo en el Embarazo C.

(Continúa)

Modafinil *(Continuación)*

Implicancias en el Embarazo / Lactancia En la actualidad, no existen estudios en seres humanos que controlen la teratogenicidad de la droga. Se han observado casos de toxicidad embrional del modafinil en pruebas con animales al administrarles dosis mayores a las terapéuticas. Por lo tanto, debe tenerse precaución en caso de embarazo y se lo debe utilizar sólo cuando su beneficio supere el riesgo que acarrea. No se sabe si el modafinil es segregado en la leche materna y, por lo tanto, debe tenerse precaución al utlizarlo en mujeres en período de lactancia.

Contraindicaciones Hipersensibilidad al modafinil o a cualquier componente.

Advertencias / Precauciones Antecedentes de angina, alteraciones de ECG isquémico, hipertrofia del ventrículo izquierdo, o prolapso de la válvula mitral clínicamente significativo con el uso de estimulantes del SNC; tener precaución al administrar modafinil a pacientes con antecedentes de psicosis o antecedente reciente de infarto del miocardio. No se ha estudiado de modo adecuado su uso en pacientes con hipertensión, por lo que se aconseja controlar periódicamente a pacientes hipertensivos que reciban modafinil; tener precaución si se opera maquinaria o se conduce, aunque no se ha demostrado que el modafinil afecte las funciones, todos los agentes que activan el SNC puede alterar la capacidad mental y/o motriz. La eficacia de los anticonceptivos orales puede disminuir, por lo que se recomienda utilizar otro método anticonceptivo.

Reacciones Adversas Se limitan a informes que fueron iguales o mayores que los casos relacionados con placebos.

<10%:

Cardiovasculares: Dolor de pecho (2%), hipertensión (2%), hipotensión (2%), vasodilatación (1%), arritmia (1%), síncope (1%).

Sistema nervioso central: Dolor de cabeza (50%, en comparación con un 40% en los placebos), nerviosismo (8%), mareos (5%), depresión (4%), ansiedad (4%), catalepsia (3%), insomnio (3%), escalofríos (2%), fiebre (1%), confusión (1%), amnesia (1%), sensibilidad emocional (1%), ataxia (1%).

Dermatológicas: Sequedad de la piel (1%).

Endocrinas y metabólicas: Hiperglucemia (1%), albuminuria (1%).

Gastrointestinales: Diarrea (8%), náuseas (13%, en comparación con un 4% en los placebos), xerostomía (5%), vómitos (1%), úlceras bucales (1%), gingivitis (1%). Genitourinarias: Anormalidades en la orina (1%), retención urinaria (1%), trastornos en la eyaculación (1%).

Hematológicas: Eosinofilia (1%).

Hepáticas: Anormalidades en la PFH (3%).

Neuromusculares y óseas: Parestesias (3%), discinesia (2%), dolor de cuello (2%), hipertonía (2%), rigidez del cuello (1%), trastornos en las articulaciones (1%), temblores (1%).

Oftalmológicas: Ambliopía (2%), visión borrosa (2%).

Respiratorias: Faringitis (6%), rinitis (11%, en comparación con un 8 % en los placebos), trastornos pulmonares (4%), disnea (2%), asma (1%), epistaxis (1%).

Sobredosis / Toxicología Los signos y síntomas de una sobredosis incluyen agitación, irritabilidad, agresividad, confusión, nerviosismo, temblores, trastornos del sueño, palpitaciones, disminución del tiempo de coagulación, y aumento leve o moderado de los parámetros hemodinámicos; el tratamiento es sintomático y complementario, no existe información que sugiera la utilidad de la diálisis o la alteración del pH urinario para aumentar la eliminación; realizar controles cardiacos.

Interacciones Medicamentosas El modafinil puede interactuar con drogas que son inhibidas, inducidas o metabolizadas por las isoenzimas del citocromo P-450; específicamente el modafinil es un sustrato de isoenzima 3A4 e induce las isoenzimas CYP1A2, CYP2B6 y CYP3A4, como consecuencia, el modafinil puede disminuir las concentraciones plasmáticas de las drogas metabolizadas por la enzima CPY3A4 como los anticonceptivos orales, la ciclosporina y, en un grado menor, la teofilina; los agentes que inducen las CYP3A4, incluyendo el fenobarbital, la carbamazepina y la rifampicina, pueden disminuir los niveles de modafinil; hay pruebas que permiten afirmar que el modafinil puede inducir su propio metabolismo.

Efectos aumentados: Como el modafinil inhibe las isoenzimas CYP2C19, las concentraciones plasmáticas de las drogas metabolizadas por esta enzima pueden aumentar; estos agentes incluyen el diazepam, la mefenitoína, la fenitoína y el propranolol, y debido a que el modafinil puede inhibir la isoenzima CYP2C9, los niveles de warfarina y fenitoína pueden aumentar; en casos de deficiencia de la isoenzima CYP2D6, en los que actúa la CYP2C19 como conducto metabólico secundario, las concentraciones de antidepresivos tricíclicos e inhibidores selectivos de la absorción de serotonina pueden aumentar durante la coadministración.

Acción Terapéutica No se conoce con claridad el mecanismo de acción exacto, no aparenta alterar la liberación de dopamina y norepinefrina, puede ejercer su efecto estimulante mediante la disminución de la neurotransmisión a través del GABA, aunque dicha teoría aún no se ha evaluado a fondo; diversos estudios también sugieren que para que actúe el modafinil se requiere un sistema alfa-adrenérgico central intacto; la droga aumenta las ondas alfa de alta frecuencia al disminuir la actividad de las onda delta y teta, y estos efectos coinciden con el aumento generalizado de concentración mental.

Farmacodinámica / Cinética El modafinil es un compuesto racémico (10% d-isómero y 90% l-isómero en estado estable) cuyo enantiómeros poseen diversas farmacocinéticas.

Distribución: V_d: 0,9 L/kg.

Fijación a proteínas: 60%, mayormente a la albúmina.

Metabolismo: En el hígado; diversos conductos, incluyendo el sistema del citocromo P-450.

Vida media: Vida media efectiva: 15 horas; tiempo para alcanzar el estado estable: 2-4 días.

Concentración plasmática máxima: 2-4 horas.

Eliminación: Renal, como metabolitos (<10% eliminad sin alteraciones).

Posología

Narcolepsia: Inicial: 1 dosis diaria de 200 mg por la mañana.

Dosis de 400 mg/día, administradas en una sola dosis, se han tolerado bien, pero no existen pruebas consistentes de que dicha dosis otorgue un beneficio adicional.

Ajuste de la dosis en ancianos: La eliminación de modafinil y sus metabolitos puede verse reducida a causa de la edad y, como consecuencia, debe considerarse la posibilidad de utilizar dosis menores.

Ajuste de la dosis en caso de insuficiencia renal: Información inadecuada para determinar su seguridad y eficacia en casos de insuficiencia renal.

Ajuste de la dosis en caso de insuficiencia hepática: La dosis debe reducirse a la mitad de la dosis recomendada para pacientes con función hepática normal.

Información para el Paciente Tomar durante el día para evitar insomnio; puede provocar dependencia si su uso es prolongado; se debe recordar a los pacientes que consulten al médico en caso de embarazo, intención de quedar embarazada, o lactancia de un bebé; se debe advertir al paciente que no se ha estudiado la combinación con alcohol y que es mejor evitar dicha combinación. Los pacientes deben informar al médico/farmacéutico sobre cualquier medicamento concomitante que estén tomando, debido a la interacción que puede existir entre drogas.

Presentación Comprimidos: 100 mg, 200 mg.

Molindona

Información Relacionada

Cuadro Comparativo de Agentes Antipsicóticos *ver página 407.*

Guía de Medicamentos Antipsicóticos *ver página 409.*

Discontinuación de Drogas Psicotrópicas – Síntomas de Suspensión de la Administración y Recomendaciones *ver página 432.*

Dosis Máximas Recomendadas por la Normas de la OBRA Federal *en la página 434.*

Información para el Paciente – Antipsicóticos (General) *en la página 320.*

(Continúa)

Molindona *(Continuación)*

Disponibilidad de Genérico No.

Marcas Comerciales en los EE.UU. Moban®.

Sinónimos Clorhidrato de Molindona.

Categoría Farmacológica Agente Antipsicótico, Dihidoindolina.

Indicaciones Tratamiento de trastornos psicóticos.

Factor de Riesgo en el Embarazo C.

Contraindicaciones Hipersensibilidad a la molindona (puede existir reactividad cruzada con las fenotiazinas); depresión severa del SNC, coma.

Advertencias / Precauciones Puede sedar, tener precaución en trastornos que se caracterizan por la depresión del SNC. Tener precaución en pacientes con mal de Parkinson. Tener precaución en pacientes hemodinámicamente inestables; supresión de la médula espinal; predisposición a las convulsiones; daño cerebral subcortical; deficiencia cardíaca, hepática, renal, o respiratoria severa. La carencia de motilidad del esófago y la aspiración se han visto asociadas con el uso de antipsicóticos, tener precaución en pacientes con riesgo de neumonía (por ejemplo, con mal de Alzheimer). Tener precaución en pacientes con cáncer de mamas u otro tumor que dependa de la prolactina (puede elevar los niveles de prolactina). Puede provocar alteraciones en la temperatura o enmascarar la toxicidad de otras drogas debido a los efectos antieméticos. Puede alterar la conducción cardíaca; existieron casos de arritmias con riesgo de muerte con dosis terapéuticas de neurolépticos. Puede provocar hipotensión ortostática; tener precaución en pacientes con riesgo de sufrir este efecto, o en aquellos que no tolerarían episodios hipotensivos temporarios (accidente cerebrovascular, deficiencia cardiovascular, u otros medicamentos que pueden predisponer a ello).

Puede provocar efectos anticolinérgicos (confusión, agitación, constipación, sequedad de la boca, visión borrosa, retención urinaria); por lo tanto, se las debe utilizar con precaución en pacientes con escasa motilidad intestinal, retención urinaria, hipertrofia prostática benigna, xerostomía o problemas visuales. El glaucoma de ángulo estrecho (se recomienda su control) puede verse exacerbado por el bloqueo colinérgico y la miastenia gravis puede empeorar. En relación con otros antipsicóticos, la molindona posee una elevada potencia de bloqueo colinérgico.

Puede provocar reacciones extrapiramidales, incluidos el mal de Parkinson, las reacciones distónicas agudas, la acatisia, y la discinesia tardía (el riesgo a estas reacciones es relativamente escaso en relación con otros neurolépticos). Puede verse asociada con el síndrome neuroléptico maligno (SNM) o con la retinopatía pigmentaria.

Reacciones Adversas

Cardiovasculares: Hipotensión ortostática, taquicardia, arritmias.

Sistema nervioso central: Reacciones extrapiramidales (acatisia, pseudo-parkinsonismo, distonía, discinesia tardía), depresión mental, alteraciones en la temperatura, sedación, somnolencia, nerviosismo, ansiedad, hiperactividad, euforia, convulsiones, síndrome neuroléptico maligno (SNM).

Dermatológicas: Prurito, erupción, fotosensibilidad.

Endocrinas y metabólicas: Alteraciones en el ciclo menstrual, edema de mamas, amenorrea, galactorrea, ginecomastia.

Gastrointestinales: Constipación, xerostomía, náuseas, salivación, aumento de peso, pérdida de peso.

Genitourinarias: Retención urinaria, priapismo.

Hematológicas: Leucopenia, leucocitosis.

Oftalmológicas: Visión borrosa, pigmentación de la retina.

Misceláneas: Diaforesis (disminuida).

Sobredosis / Toxicología

Signos y síntomas: Sueño profundo, síntomas extrapiramidales, arritmia cardíaca, convulsiones, hipotensión.

Tratamiento: Después de iniciar el tratamiento básico de la sobredosis, debe iniciarse un tratamiento de los síntomas tóxicos y un tratamiento complementario.

La hipotensión suele responder a los fluidos I.V. o a la posición de Trendelenburg. Si no responde a dichas medidas, puede ser necesario utilizar un inotropo parenteral (por ejemplo, la norepinefrina 0,1-0,2 mcg/kg/minuto titulado a la respuesta). Las convulsiones suelen responder al diazepam (en adultos, bolos de 5-10 mg I.V. cada 15 minutos, según fuere necesario, hasta un total de 30 mg; en niños, bolos de 0,25-0,4 mg/kg/dosis I.V. hasta un total de 10 mg) o a la fenitoína o el fenobarbital. Las arritmias cardíacas críticas también suelen responder a la fenitoína I.V. (15 mg/kg, hasta 1 g), aunque también se puede utilizar otros antiarrítmicos. Los neurolépticos suelen provocar síntomas extrapiramidales (por ejemplo, reacciones distónicas) que requieren un tratamiento con difenhidramina de 1-2 mg/kg (adultos), hasta un máximo de 50 mg I.M. o I.V. aplicada lentamente, seguida por una dosis de mantenimiento durante 48-72 horas. Cuando estas reacciones no responden a la difenhidramina, el mesilato de benztropina I.V. de 1-2 mg (adultos) puede ser eficaz. Estos agentes suelen ser eficaces en un lapso de 2-5 minutos.

Interacciones Medicamentosas Sustrato de enzima CYP2D6.

Los antipsicóticos inhiben la capacidad bromocriptina de disminuir las concentraciones plasmáticas de prolactina.

La benztropina (y otros anticolinérgicos) pueden inhibir la respuesta terapéutica a la molindona, y pueden producirse efectos anticolinérgicos excesivos.

La cloroquina puede aumentar las concentraciones de molindona.

Fumar cigarrillos puede aumentar el metabolismo hepático de la molindona. Puede ser necesario administrar dosis mayores que las de los no fumadores.

El uso concurrente de la molindona con un antihipertensivo puede provocar efectos hipotensivos aditivos.

La molindona puede inhibir los efectos antihipertensivos de la guanetidina y el guanadrel.

El uso concurrente con ADT puede provocar un aumento de la toxicidad o alterar la respuesta terapéutica.

La molindona puede inhibir los efectos antiparkinsonianos de la levodopa; evitar dicha combinación.

La combinación de molindona y litio rara vez produce neurotoxicidad.

Los barbitúricos pueden reducir las concentraciones de molindona.

El propranolol puede aumentar las concentraciones de molindona.

La sulfadoxina-pirimetamina puede aumentar las concentraciones de molindona.

La molindona y otros antipsicóticos de escasa potencia pueden revertir los efectos presores de la epinefrina.

La molindona y los depresores del SNC (etanol, narcóticos) pueden provocar efectos depresores del SNC aditivos.

La molindona y la trazodona pueden provocar efectos hipotensivos.

Estabilidad Proteger de la luz; presentarla en frascos color ámbar u opacos.

Acción Terapéutica La acción terapéutica es igual a la de la clorpromazina; sin embargo, provoca más efectos extrapiramidales y menor sedación que la clorpromazina.

Farmacodinámica / Cinética

Metabolismo: En el hígado.

Vida media: 1,5 horas.

Concentración plasmática máxima: Oral: En un lapso de 1,5 horas

Eliminación: Principalmente en la orina y las heces (90% dentro de las 24 horas).

Posología Oral:

Niños:

3-5 años: 1-2,5 mg/día fraccionados en 4 dosis.

5-12 años: 0,5-1 mg/kg/día fraccionado en 4 dosis.

Adultos: 50-75 mg/día, aumentar en intervalos de 3-4 días, hasta 225 mg/día.

Consideraciones Dietarias Alcohol: evitar su consumo.

Parámetros de Monitoreo Controlar la presión sanguínea y el pulso antes y durante la terapia inicial, evaluar el estado mental; controlar el peso.

(Continúa)

Molindona *(Continuación)*

Valores de Referencia Valor antipsicótico: 27-69 ng/mL; se observo un nivel de 152 ng/mL con rabdomiolisis.

Interacciones en Análisis ↑ colesterol (S), glucosa, prolactina; ↓ ácido úrico (S).

Información para el Paciente La sequedad de la boca puede evitarse bebiendo agua o consumiendo goma de mascar sin azúcar o caramelos ácidos; evitar el consumo de alcohol; es muy importante conservar el régimen de drogas establecido; puede existir fotosensibilidad al sol, no discontinuar de modo abrupto; el efecto total puede no alcanzarse hasta transcurridas 3-4 semanas; puede tomarse toda la dosis antes de ir a dormir para evitar la sedación durante el día; consultar al médico si existen movimientos involuntarios o nerviosismo.

Implicancias de Enfermería Puede aumentar el apetito y necesidad de comer algo dulce; controlar que no existan signos de SNM o discinesia tardía.

Información Adicional La administración simultánea de dos o más antipsicóticos no mejora la respuesta clínica y puede aumentar la posibilidad de efectos adversos.

Presentación

Concentrado, oral, como clorhidrato: 20 mg/mL (120 mL).

Comprimidos, como clorhidrato: 5 mg, 10 mg, 25 mg, 50 mg, 100 mg.

* **Molindona, Clorhidrato de** *ver* Molindona *en la página 189.*
* **Mood Stabilizers (inglés): Estabilizadores del Ánimo** *ver página 442.*
* **Mormon, Té de** *ver* Efedra *en la página 106.*
* **N-Acetil-5-metoxitriptamina** *ver* Melatonina *en la página 175.*
* **N-alilnoroximorfina, Clorhidrato de** *ver* Naloxona *en la página 193.*

Nalmefeno

Marca Comercial en EE.UU. Revex®.

Categoría Farmacológica Antídoto.

Indicaciones Reversión total o parcial de los efectos opiáceos, incluyendo la depresión respiratoria inducida por los opiáceos naturales o sintéticos; reversión de la depresión opiácea postoperatoria; tratamiento de la sobredosis opiácea.

Factor de Riesgo en el Embarazo B.

Contraindicaciones Hipersensibilidad al nalmefeno, a la naltrexona, o a los componentes.

Advertencias / Precauciones Puede provocar síntomas de síndrome de abstinencia aguda en pacientes opiáceo dependientes; si el opiáceo utilizado es de acción prolongada puede existir recurrencia de la depresión respiratoria; controlar al paciente hasta que no exista riesgo de depresión respiratoria. No se ha establecido la seguridad y eficacia en niños. Evitar la reversión abrupta de los efectos opiáceos en pacientes con riesgo cardiovascular elevado o que han recibido drogas con potencial cardiotóxico. Estudios en animales indican que el nalmefeno no puede revertir por completo la depresión respiratoria inducida por la buprenorfina.

Reacciones Adversas

>10%: Gastrointestinales: Náuseas.

1% al 10%:

Cardiovasculares: Taquicardia, hipertensión, hipotensión, vasodilatación.

Sistema nervioso central: Fiebre, mareos, dolor de cabeza, escalofríos.

Gastrointestinales: Vómitos.

Misceláneas: Dolor postoperatorio.

<1%: Arritmia, bradicardia, nerviosismo, confusión, somnolencia, agitación, depresión, prurito, diarrea, xerostomía, retención urinaria, temblores, mioclono, faringitis.

Sobredosis / Toxicología Signos y síntomas: No se conoce de síntomas en la sobredosis significativa; sin embargo, el uso de dosis elevadas de opiáceos para lograr un bloqueo total de los antagonistas de opiáceos ha provocado reacciones respiratorias y circulatorias adversas.

Interacciones Medicamentosas El posible riesgo de convulsiones puede verse aumentado al administrar simultáneamente flumazenil y nalmefeno.

Acción Terapéutica Como análogo 6-metileno de la naltrexona, el nalmefeno actúa como antagonista de los receptores de opiáceos, previniendo o revirtiendo la depresión respiratoria, la sedación y la hipotensión inducida por los opiáceos; no se ha demostrado que posea su propia actividad farmacológica (por ejemplo, agonista de opiáceos).

Farmacodinámica / Cinética

Comienzo de la acción: I.M., S.C.: 5-15 minutos.

Distribución: Vd : 8,6 L/kg; rápida.

Fijación a proteínas: 45%.

Metabolismo: Hepático, por medio de la unión de la glucuronida a metabolitos con escasa o sin actividad.

Biodisponibilidad: I.M., I.V., S.C.: 100%.

T_{max}: I.M.: 2,3 horas; I.V.: <2 minutos; S.C.: 1,5 horas.

Vida media: 10,8 horas.

Concentración plasmática máxima: 2,3 horas.

Eliminación: <5% eliminado sin alteraciones en la orina, 17% en las heces; depuración: 0,8 L/hora/kg.

Posología

Reversión de la depresión opiácea postoperatoria: Producto con etiqueta azul (100 mcg/mL): Titular para revertir los efectos no deseados de los opiáceos; dosis inicial para pacientes que no son opiáceo dependientes: 0,25 mcg/kg, seguidos por aumentos de 0,25 mcg/kg en intervalos de 2 a 5 minutos; es poco probable que se logre una respuesta terapéutica mayor después de administrada una dosis total >1 mcg/kg.

Tratamiento de la sobredosis de opiáceos: Producto con etiqueta verde (1000 mcg/mL): Dosis inicial: 0,5 mg/70 kg en 2-5 minutos; se puede repetir la dosis 1mg/70kg en 2-5 minutos; es muy probable que el aumentar la dosis total a más de 1,5 mg/70 kg no influya en la respuesta y sí puede provocar tensión cardiovascular y precipitar el síndrome de abstinencia. (Si se sospecha de la existencia de dependencia a los opiáceos, administrar una dosis de prueba de 0,1 mg/70 kg; si no se observan síntomas de abstinencia después de transcurridos 2 minutos, pueden administrarse las dosis recomendadas).

Ajuste de la dosis en caso de insuficiencia renal o hepática: No es necesario si se la administra de una sola vez, sin embargo, se recomienda administrar lentamente (en 60 segundos) las dosis de incremento para reducir al mínimo la hipertensión y los mareos.

Consideraciones Dietarias Controlar el poder de la dosis antes de su uso para evitar errores; controlar que el paciente no posea síntomas de síndrome de abstinencia, en especial aquellos físicamente dependientes que están doloridos o poseen riesgo cardiovascular.

Información Adicional Deben tomarse los pasos adecuados para prevenir el uso de una dosis inadecuada; el propósito del tratamiento en postoperatorios es revertir los efectos opiáceos excesivos sin provocar una reversión completa ni dolor agudo.

Si se sospecha de la existencia de dependencia a los opiáceos, el nalmefeno sólo debe utilizarse en la sobredosis de opiáceos si las posibilidades de sobredosis son elevadas en base a antecedentes o si existe depresión respiratoria con contracción pupilar.

Presentación Inyección, como clorhidrato: 100 mcg/mL (producto con etiqueta azul) (1 mL); 1000 mcg/mL (producto con etiqueta verde) (2 mL).

Naloxona

Marcas Comerciales en los EE.UU. Narcan® Injection.

Sinónimos Clorhidrato de N-alilnoroximorfina; Clorhidrato de Naloxona.

Categoría Farmacológica Antídoto.

Indicaciones Reversión total o parcial de los efectos opiáceos, incluyendo la depresión respiratoria inducida por los opiáceos naturales o sintéticos, incluidos el propoxifeno, la metadona, y ciertos analgésicos agonistas-antagonistas combinados: la nalbufina, la pentazocina y el butorfanol.

(Continúa)

Naloxona *(Continuación)*

Posible tolerancia a los opiáceos o sobredosis aguda de opiáceos.

Agente adyuvante para aumentar la presión sanguínea en el tratamiento del shock séptico.

Acciones secundarias: Ingesta de alcohol o PCP (fenciclidina).

Factor de Riesgo en el Embarazo B.

Contraindicaciones Hipersensibilidad a la naloxona o a cualquier componente.

Advertencias / Precauciones Tener precaución en pacientes con deficiencias cardiovasculares o que reciben medicamentos con posibles efectos cardiovasculares adversos (tales como hipotensión, edema pulmonar o arritmia), puesto que la naloxona se asocia con el edema pulmonar agudo. Deben evitarse las dosis excesivas después del uso de opiáceos en cirugías, ya que la naloxona puede aumentar la presión sanguínea y anular la anestesia; puede precipitar síntomas de síndrome de abstinencia en pacientes adictos a los opiáceos, incluyendo el dolor, la hipertensión, la sudoración, la agitación, la irritabilidad; en neonatos: llanto y falta de apetito. Puede existir recurrencia de la respiración respiratoria si los opiáceos involucrados son de acción prolongada; controlar al paciente hasta que no exista riesgo de depresión respiratoria.

Reacciones Adversas

Cardiovasculares: Hipertensión, hipotensión, taquicardia, arritmia ventricular, paro cardíaco.

Sistema nervioso central: Irritabilidad, ansiedad, síndrome de abstinencia de opiáceos, nerviosismo, convulsiones.

Gastrointestinales: Náuseas, vómitos, diarrea.

Neuromusculares y óseas: Temblores.

Respiratorias: Disnea, edema pulmonar, goteo nasal, estornudos.

Misceláneas: Diaforesis.

Sobredosis / Toxicología Tratamiento: La naloxona es la mejor droga para la depresión respiratoria causada por la sobredosis de opiáceos.

Advertencia: Los efectos de la naloxona se deben a su acción en la reversión opiácea, no debido a algún efecto sobre los receptores opiáceos. Por lo tanto, los efectos adversos son secundarios a la reversión (síndrome de abstinencia) de la analgesia y sedación opiácea, la que puede provocar reacciones severas.

Interacciones Medicamentosas Disminución en el efecto de los analgésicos opiáceos.

Estabilidad Proteger de la luz; estable en 0,9% de cloruro de sodio y D5W a 4 mcg/mL durante 24 horas; no mezclar con soluciones alcalinas.

Acción Terapéutica Antagonista de opiáceos puro que enfrenta y desplaza a los opiáceos en los receptores de opiáceos.

Farmacodinámica / Cinética

Comienzo del efecto:

Endotraqueal, I.M., S.C.: Dentro de los 2-5 minutos.

I.V.: Dentro de los 2 minutos.

Duración: 20-60 minutos; por lo general se necesitan dosis mayores, puesto que la duración es menor que la de la mayoría de los opiáceos.

Distribución: Atraviesa la placenta.

Metabolismo: Principalmente por medio de la glucuronidación en el hígado.

Vida media:

Neonatos: 1,2-3 horas.

Adultos: 1-1,5 horas.

Eliminación: En la orina como metabolito.

Posología I.M., I.V. (preferible), intratraqueal, S.C.:

Reversión opiácea postanestesia: Bebes y niños: 0,01 mg/kg; puede repetirse cada 2-3 minutos, de acuerdo con la respuesta.

Intoxicación con opiáceos:

Recién nacidos (incluyendo prematuros) a 5 años o <20 kg: 0,1 mg/kg; repetir cada 2-3 minutos si es necesario; puede ser necesario repetir las dosis cada 20-60 minutos.

>5 años o ≥20 kg: 2 mg/dosis; si no existe respuesta, repetir cada 2-3 minutos; puede ser necesario repetir las dosis cada 20-60 minutos.

Infusión continua: I.V.: Niños y adultos: Si se requiere infusión continua, calcular la dosis/hora basándose en la dosis intermitente eficaz utilizada y la duración de la respuesta adecuada observada, titular la dosis en 0,04-0,16 mg/kg/hora durante 2-5 días en niños, hasta 0,8 mg/kg/hora en adultos; a veces, la infusión continua utiliza 2/3 de la ampolla inicial de naloxona por hora; agregar 10 veces dicha dosis a cada litro de D5W y realizar una infusión a un ritmo de 100 mL/hora; la mitad de la ampolla inicial debe administrarse 15 minutos después de iniciar la infusión continua, para prevenir una disminución de los niveles de naloxona; disminuir el ritmo de infusión según sea necesario para asegurar una ventilación adecuada.

Sobredosis con opiáceos: Adultos: I.V.: 0,4-2 mg cada 2-3 minutos según sea necesario; puede ser necesario repetir las dosis cada 20-60 minutos, si no se observa ninguna respuesta después de los 10 mg, revisar el diagnóstico. **Advertencia:** Utilizar incrementos de 0,1-0,2 mg en pacientes opiáceo dependientes y en pacientes postoperatorios para evitar grandes cambios cardiovasculares.

Parámetros de Monitoreo Ritmo respiratorio, ritmo cardíaco, presión sanguínea.

Interacciones en Análisis No da un resultado positivo falso de opiáceos en las enzimas de la orina.

Implicancias de Enfermería El uso de naloxona neonatal (0,02 mg/mL) ya no se recomienda, puesto que provoca volúmenes de fluido inadecuados, en especial en neonatos; la preparación de 0,4 mg/mL está disponible y se la puede dosificar con precisión con jeringas del tamaño apropiado (1 mL).

Información Adicional Puede contener metil y propilbarabenos.

Presentación

Inyección, como clorhidrato: 0,4 mg/mL (1 mL, 2 mL, 10 mL); 1 mg/mL (2 mL, 10 mL). Inyección, neonatal, como clorhidrato: 0,02 mg/mL (2 mL).

* **Naloxona, Clorhidrato de** *ver* Naloxona *en la página 193*

Naltrexona

Información Relacionada

Tratamiento de Adicciones *ver página 397.*

Información para el Paciente – Medicamentos Misceláneos *ver página 362.*

Marca Comercial en EE.UU. ReVia®.

Categoría Farmacológica Antídoto.

Indicaciones Tratamiento de la dependencia al alcohol; bloqueo de los efectos de opiáceos administrados vía exógena.

Factor de Riesgo en el Embarazo C.

Contraindicaciones Hipersensibilidad a la naltrexona; dependencia opiácea o uso corriente de analgésicos opiáceos; síndrome de abstinencia de opiáceos agudo; imposibilidad de pasar la prueba con Narcan® o exámenes positivos opiáceos en orina; hepatitis aguda o disfunción hepática.

Advertencias / Precauciones Puede existir daño hepatocelular relacionado con la dosis; el margen de división entre la seguridad aparente y las dosis hepáticas parece ser sólo el quíntuple o menos. Puede precipitar los síntomas de síndrome de abstinencia en pacientes adictos a los opiáceos, incluyendo dolor, hipertensión, sudoración, agitación, irritabilidad; en neonatos: llanto y falta de apetito. Tener precaución en pacientes con disfunción hepática o renal.

Los pacientes a los que se ha tratado con naltrexona pueden responder a dosis menores que las usadas anteriormente. Esto podría provocar intoxicación opiácea con riesgo de muerte. Se debe advertir al paciente que puede ser más sensible a dosis menores de opiáceos después de discontinuado el tratamiento con naltrexona. El uso de naltrexona no elimina ni diminuye los síntomas de síndrome de abstinencia.

(Continúa)

Naltrexona *(Continuación)*

Reacciones Adversas
>10%:
  Sistema nervioso central: Insomnio, nerviosismo, dolor de cabeza, poca energía.
  Gastrointestinales: Calambres abdominales, náuseas, vómitos.
  Neuromusculares y óseas: Artralgia.
1% a 10%:
  Sistema nervioso central: Aumento de la energía, tristeza, irritabilidad, mareos, ansiedad, somnolencia.
  Dermatológicas: Erupción.
  Endocrinas y metabólicas: Polidipsia.
  Gastrointestinales: Diarrea, constipación.
  Genitourinarias: Eyaculación tardía, impotencia.
<1%: Aumento de la presión sanguínea, edema, palpitaciones, taquicardia, síndrome de abstinencia de opiáceos, depresión, paranoia, fatiga, nerviosismo, confusión, desorientación, alucinaciones, pesadillas, intento de suicidio, visión borrosa, congestión nasal, rinorrea con picazón, estornudos.

Sobredosis / Toxicología
Signos y síntomas: Convulsiones clónico-tónicas, deficiencia respiratoria; los pacientes que recibieron hasta 800 mg/día durante 1 semana no mostraron toxicidad; se observaron convulsiones y deficiencia respiratoria en animales.

Interacciones Medicamentosas
La naltrexona disminuye los efectos de productos que contiene opiáceos.
Se ha informado de la presencia de letargo y somnolencia al combinar naltrexona y tioridazina.

Acción Terapéutica
La naltrexona (un antagonista puro de los opiáceos) es un derivado ciclopropil de la oximorfona similar estructuralmente a la naloxona y la nalorfina (un derivado de la morfina); actúa como antagonista en los receptores de opiáceos.

Farmacodinámica / Cinética
Duración de la acción:
  50 mg: 24 horas.
  100 mg: 48 horas.
  150 mg: 72 horas.
Absorción: Oral: Casi por completo.
Distribución: Vd: 19 L/kg; distribuido en el cuerpo, pero existe una variación interindividual considerable.
Fijación a proteínas: 21 %.
Metabolismo: Sufre un metabolismo primario extensivo a 6-b-naltrexol.
Vida media: 4 horas; 6-b-naltrexol: 13 horas.
Máxima concentración plasmática: Dentro de los 60 minutos.
Eliminación: Principalmente en la orina como metabolitos y droga sin alteraciones.

Posología
No administrarla hasta que el paciente esté libre de opiáceos durante 7-10 días según lo determine el análisis de orina.
Adultos: Oral: 25 mg; si no existen signos de síndrome de abstinencia en el lapso de 1 hora, administrar otros 25 mg; el régimen de mantenimiento es flexible, variable e individual (50 mg/día a 100-150 mg 3 veces/semana durante 12 semanas).
Advertencias respecto de la dosis en caso de insuficiencia renal/hepática: Tener precaución en pacientes con insuficiencia renal y hepática. Se informó de un aumento de aproximadamente 5 o 10 veces en el AUC de la naltrexona en pacientes con cirrosis hepática compensada o descompensada respectivamente, en comparación con la función hepática normal.

Parámetros de Monitoreo
Para el síndrome de abstinencia de opiáceos; exámenes de la función hepática.

Valores de Referencia
Máxima concentración plasmática de naltrexona después de una dosis oral de 100 mg: 44 mg/L.

Interacciones en Análisis
Eleva la gonadotropina, cortisol plasmático.

Información para el Paciente Provoca síndrome de abstinencia de opiáceos; puede existir sobredosis seria después de intentar lograr el efecto bloqueante de la naltrexona.

Implicancias de Enfermería Controlar el síndrome de abstinencia de opiáceos

Información Adicional Se han tolerado hasta 800 mg/día en adultos son efectos adversos.

Presentación Comprimidos, como clorhidrato: 50 mg.

- **Narcan® Injection** *ver* Naloxona *en la página 193.*
- **Nardil®** *ver* Fenelzina *en la página 111.*
- **Navane®** *ver* Tiotixeno *en la página 274.*

Nefazodona

Información Relacionada

Cuadro Comparativo de Agentes Antidepresivos *ver página 400.*

Información para el Paciente - Antidepresivos (Bloqueante de Serotonina) *ver página 314.*

Disponibilidad de Genérico No.

Marcas Comerciales en los EE.UU. Serzona®.

Sinónimos Clorhidrato de Nefazodona.

Categoría Farmacológica Antidepresivo, Inhibidor / Antagonista de la Absorción de Serotonina.

Indicaciones Tratamiento de la depresión.

Acciones secundarias: Trastorno del estrés post-traumático.

Factor de Riesgo en el Embarazo C.

Contraindicaciones Hipersensibilidad a la nefadozona o a compuestos relacionados (fenilpiperazinas); uso concurrente o uso de inhibidores de la MAO dentro de los 14 días; uso en pacientes durante la fase de recuperación de infarto agudo del miocardio; el uso concurrente con terfenadina, astemizol o cisaprida; por lo general, se contraindica la terapia concurrente con triazolam (la dosis debe reducirse un 75%, lo que a menudo puede ser imposible debido a las presentaciones que se encuentran disponibles).

Advertencias / Precauciones La nefazodona no debe iniciarse hasta transcurrida una semana de discontinuados los inhibidores de la MAO. Puede causar sedación, lo que afecta la realización de tareas que requieren atención mental (tales como operar maquinaria o conducir). Los efectos sedantes pueden ser aditivos con otros depresores del SNC. No potencia el etanol, pero no se recomienda su uso. En particular, se debe evitar el uso de triazolobenzodiazepinas (alprazolam y triazolam), puesto que el metabolismo de dichas drogas puede verse afectado. El grado de sedación es escaso en comparación con otros antidepresivos. Puede empeorar la psicosis en algunos pacientes o precipitar una tendencia a la manía o hipomanía en pacientes con trastorno bipolar. Puede aumentar los riesgos asociados con la terapia electroconvulsiva. Este medicamento debería discontinuarse, de ser posible, antes de una cirugía electiva. El tratamiento no debe interrumpirse abruptamente en pacientes que reciben dosis elevadas durante períodos prolongados. Rara vez se ha informado de casos de priapismo. La incidencia de disfunción sexual con nefadozona suele ser menor que con ISRS.

Tener precaución en pacientes con riesgo de hipotensión o en pacientes con dificultad para tolerar una crisis hipotensiva transitoria (patología cardiovascular o cerebrovascular). El riesgo de hipotensión postural es escaso en comparación con otros antidepresivos. Tener precaución en pacientes con retención urinaria, hipertrofia prostática benigna, glaucoma de ángulo estrecho, xerostomia, problemas visuales, constipación o antecedentes de obstrucción intestinal (debido a efectos anticolinérgicos). El grado de bloque anticolinérgico producido por este medicamento es escaso en comparación con otros ADT.

Tener precaución en pacientes con depresión, en especial si existe riesgo de suicidio. Tener precaución en pacientes con antecedentes de convulsiones o trastornos que predispongan a convulsiones tales como daño cerebral, alcoholis-
(Continúa)

Nefazodona *(Continuación)*

mo o terapia concurrente con otras drogas que posean escaso umbral de convulsiones. Tener precaución en pacientes con disfunción hepática o renal y en ancianos. Tener precaución en pacientes con antecedentes de patología cardiovascular (incluyendo un IM previo, apoplejía, taquicardia o anormalidades en la irrigación). Sin embargo, el riesgo de anormalidades en la irrigación con este medicamento es escaso en relación con otros antidepresivos.

Reacciones Adversas

>10%:

Sistema nervioso central: Dolor de cabeza, somnolencia, insomnio, agitación, mareos.

Gastrointestinales: Xerostomia, náuseas, constipación.

Neuromusculares y óseas: Debilidad.

1 al 10%:

Cardiovasculares: Hipotensión postural.

Sistema nervioso central: Mareo, confusión, problemas de memoria, sueños anormales, falta de concentración, ataxia.

Dermatológicas: Prurito, erupción.

Gastrointestinales: Vómitos, dispepsia, diarrea, aumento del apetito, sed, gusto desagradable.

Neuromusculares y óseas: Artralgia, parestesia, temblores.

Oftalmológicas: Visión borrosa, anormalidades en la visión, defectos en el campo visual.

Respiratorias: Tos.

Óticas: Tinnitus.

Misceláneas: Fiebre.

Sobredosis / Toxicología

Signos y síntomas: Mareos, vómitos, hipotensión, taquicardia, incontinencia, letargo, priapismo.

Tratamiento: Después de iniciar el tratamiento esencial de la sobredosis, se debe tratar los síntomas tóxicos. Las arritmias ventriculares suelen responder a ampollas de 1,5 mg/kg, seguidos por una infusión de 2 mg/minuto con alcalinización sistemática concurrente (bicarbonato de sodio de 0,5-2 mEq/kg I.V.). Las convulsiones suelen responder a ampollas de diazepam I.V. (5-10 mg para adultos hasta 30 mg, o una dosis de 0,25-0,4 mg/kg/ para niños hasta una dosis de 10 mg). Si las convulsiones no responden o recurren, puede ser necesario utilizar fenitoína o fenobarbital. La hipotensión se trata mejor con fluidos I.V. y ubicando al paciente en la posición de Trendelenburg.

Interacciones Medicamentosas Sustrato de enzima CYP3A3/4; inhibidor de enzima CYP3A3/4

Los estatines (en especial el lovastatin y el simvastatin) se han visto asociados con la miositis y la rabdomiolisis al combinarlos con la nefazodona.

La nefazodona tiende a aumentar las concentraciones plasmáticas de cisaprida a través de la inhibición de la CYP3A3/4; dicha combinación puede provocar arritmia cardíaca, por lo que se la debe evitar.

La combinación de nefazodona con ISRS puede provocar síndrome serotonínico.

La nefazodona inhibe el metabolismo del triazolam (disminuir la dosis un 75%) y del alprazolam (disminuir la dosis un 50%).

Acción Terapéutica Inhibe la absorción neuronal de la serotonina y la norepinefrina; bloquea los receptores 5HT₂ y alfa; no posee afinidad significativa con los receptores alpha₂ beta-adrenérgicos, 5-HT1A, colinérgicos, dopaminérgicos o de benzodiazepinas.

Farmacodinámica / Cinética

Comienzo del efecto: Los efectos terapéuticos tardan al menos 2 semanas en aparecer.

Metabolismo: En el hígado a 3 metabolitos activos; triazolediona, hidroxinefazodona y m-clorofenilpiperazina (mCFP).

Vida media: 2-4 horas (prodroga), los metabolitos activos viven más.

Eliminación: Principalmente como metabolitos en la orina, y en segundo lugar en las heces.

Posología Oral: Adultos: 200 mg/día, inicialmente en 2 dosis fraccionadas, y luego 300-600 mg/día en 2 dosis fraccionadas.

Consideraciones Dietarias Alcohol: Efectos aditivos en el SNC, evitar su consumo.

Valores de Referencia Aún no se han definido los niveles plasmáticos terapéuticos.

Información para el Paciente Comer algo antes de tomarla; puede administrarse antes de irse a acostar si existe somnolencia; puede tomar 2-4 semanas alcanzar el efecto óptimo; evitar moverse bruscamente.

Implicancias de Enfermería Administrar la dosis después de las comidas puede disminuir los mareos y la hipotensión postural, pero también puede disminuir la absorción y, por lo tanto, la eficacia; utilizar barandas en la cama si el paciente es anciano; observar la respuesta del paciente y comparar con los niveles de admisión; ayudar al paciente mediante paseos; presión sanguínea y pulso sentado y de pie.

Información Adicional La disfunción sexual que provoca puede ser menor que la de otros antidepresivos; el alimento retrasa la absorción; las mujeres y los ancianos que reciben dosis individuales alcanzan concentraciones plamáticas mucho mayores que las alcanzadas en hombres.

Presentación Comprimidos, como clorhidrato: 50 mg, 100 mg, 150 mg, 200 mg, 250 mg.

- **Nefazodona, Clorhidrato de** *ver* Nefazodona *en la página 197*
- **Nembutal®** *ver* Fenobarbital *en la página 114*
- **Neucalm®** *ver* Hidroxicina *en la página 146*
- **Neuramate®** *ver* Meprobamato *en la página 175*
- **Neurontin®** *ver* Gabapentin *en la página 135*
- **Nicoderm® Patch** *ver* Nicotina *en esta página*
- **Nicorette® DS Gum** *ver* Nicotina *en esta página*
- **Nicorette® Gum** *ver* Nicotina *en esta página*

Nicotina

Información Relacionada

Tratamiento de Adicciones *ver página 397*.

Información para el Paciente – Medicamentos Misceláneos *ver página 364*.

Marca Comercial en EE.UU. Habitrol™ Patch; Nicoderm® Patch; Nicorette® DS Gum; Nicorette® Gum; Nicotrol® NS Nasal Spray; Nicotrol® Patch (OTC); Prostep® Patch.

Marca Comercial en Canadá Nicorette®; Nicorette® Plus.

Categoría Farmacológica Ayuda para dejar de fumar.

Indicaciones Tratamiento que ayuda a dejar de fumar mediante el alivio de los síntomas de síndrome de abstinencia de nicotina.

Factor de Riesgo en el Embarazo D (transdérmica) / X (goma de mascar).

Contraindicaciones No fumadores; pacientes con antecedentes de hipersensibilidad o alergia a la nicotina o a cualquiera de los componentes utilizados en el sistema transdérmico; pacientes que están fumando después de un infarto de miocardio; mujeres embarazadas o en período de lactancia; pacientes con arritmias con peligro de muerte, o angina de pecho severa o que está empeorando; trastorno de la articulación temporomandibular activa (goma de mascar).

Advertencias / Precauciones Tener precaución en caso de inflamación orofaríngeo y en pacientes con antecedentes de esofagitis, úlcera péptica, deficiencia de la arteria coronaria, trastorno vasoespástico, angina, hipertensión, hipertiroidismo, feocromocitoma, diabetes, insuficiencia renal severa e insuficiencia hepática. La nicotina es una de los agentes tóxicos más potentes; aunque la goma de mascar es utilizada para ayudar al paciente a vencer un peligro para su salud, también se la debe considerar un peligro en sí misma. El inhalador debe utilizarse con precaución en pacientes con trastorno broncoespático (es preferible utilizar otras presentaciones de reemplazo de nicotina).

(Continúa)

Nicotina *(Continuación)*

Spray nasal de nicotina: Dosis mortal: 40 mg.

Reacciones Adversas

Goma de mascar:

>10%:

Cardiovasculares: Taquicardia.

Sistema nervioso central: Dolor de cabeza (leve).

Gastrointestinales: Náuseas, vómitos, indigestión, salivación excesiva, eructos, aumento del apetito.

Misceláneas: Dolor bucal o de garganta, dolor de los músculos de la mandíbula, hipo.

1% a 10%:

Sistema nervioso central: Insomnio, mareos, nerviosismo.

Endocrinas y metabólicas: Dismenorrea.

Gastrointestinales: Distensión GI, eructos.

Neuromusculares y óseas: Dolor muscular.

Respiratorias: Ronquera.

Misceláneas: Hipo.

<1%: Fibrilación del atrio, eritema, picazón, reacciones de hipersensibilidad.

Sistemas transdérmicos:

>10%:

Sistema nervioso central: Insomnio, sueños anormales.

Dermatológicas: Prurito, eritema.

Locales: Reacción en el lugar de aplicación.

Respiratorias: Rinitis, tos, faringitis, sinusitis.

1% a 10%:

Cardiovasculares: Dolor de pecho.

Sistema nervioso central: Disforia, ansiedad, dificultad en la concentración, mareos, somnolencia.

Dermatológicas: Erupción.

Gastrointestinales: Diarrea, dispepsia, náuseas, xerostomía, constipación, anorexia, dolor abdominal.

Neuromusculares y óseas: Artralgia, mialgia.

<1%: Fibrilación del atrio, nerviosismo, temblores, gusto desagradable, sed, picazón, reacciones de hipersensibilidad.

Sobredosis / Toxicología

Signos y síntomas: Náuseas, vómitos, dolor abdominal, confusión mental, diarrea, salivación, taquicardia, colapso respiratorio y cardiovascular.

Tratamiento Después de la desintoxicación es sintomático y complementario; quitar el parche, higienizar el área con agua y secar, no utilizar jabón puesto que puede aumentar la absorción.

Interacciones Medicamentosas Substrato de enzima CYP2B6 y 2A6; inductor de enzima CYP1A2.

La nicotina aumenta los efectos bloqueantes hemodinámicos y aurículoventriculares de la adenosina; realizar controles.

La cimetidina aumenta las concentraciones de nicotina; por lo tanto, puede disminuir la cantidad necesaria de goma de mascar o parches.

Controlar la hipertensión emergente con el tratamiento en pacientes tratados con la combinación de parches de nicotina y bupropion.

Acción Terapéutica La nicotina es uno de los alcaloides naturales que muestran sus efectos primarios a través de la estimulación autónoma de los ganglios. El otro alcaloide es la lobelina, la que posee varios efectos similares a los de la nicotina pero menos potentes. la nicotina es un estimulante potente de los ganglios y del sistema nervioso central, y alcanza sus efectos a través de receptores específicos de la nicotina. Pueden observarse efectos bifásicos, depende de la dosis administrada. El efecto principal de la nicotina en dosis pequeñas es la estimulación de todos los ganglios autónomos; con dosis elevadas, después de la estimulación inicial existe un bloqueo de transmisión. Los efectos bifásicos también son evidentes en la médula suprarrenal; existe una descarga de catecolaminas ante dosis pequeñas, mientras que la eliminación de catecolaminas se ve imposibilitada ante dosis elevadas en respuesta a la estimulación del nervio esplácnico. La estimulación del sistema nervioso central (SNC) se caracteriza por la presencia de temblores, y excitación respiratoria. Sin embargo, pueden existir convulsiones ante dosis más elevadas, junto con deficiencia respiratoria secundaria a la parálisis central y al bloqueo periférico de los músculos respiratorios.

Farmacodinámica / Cinética La nicotina intranasal es la que más se aproxima al tiempo para alcanzar los niveles plasmáticos de nicotina observados después de fumar.

Duración de la acción: Transdérmica: 24 horas.

Absorción: Transdérmica: Lenta.

Metabolismo: En el hígado, principalmente a cotinina, que posee 1/5 de la actividad.

Máxima concentración plasmática: Transdérmica: 8-9 horas.

Eliminación: A través de los riñones; la depuración renal es pH dependiente.

Posología

Goma de mascar: Masticar una goma de mascar cuando se tiene ganas de fumar, hasta 30 gomas de mascar/día; la mayoría de los pacientes necesitan 10-12 gomas de mascar/día.

Parche transdérmico (debe advertirse al paciente que debe dejar de fumar por completo antes de iniciar el tratamiento): Cambiar el parche cada 24 horas sobre la piel sin bello, limpia y seca, en el pecho o en la parte superior del brazo; cada parche debe aplicarse en un lugar diferente.

Dosis inicial: 21 mg/día durante 4-8 semanas para la mayoría de los pacientes.

Primera dosis de desacostumbramiento: 14 mg/día durante 2-4 semanas.

Segunda dosis de desacostumbramiento: 7 mg/día durante 2-4 semanas.

La dosis inicial en pacientes de <37 kg, que fuman <10 cigarrillos/día, o que poseen antecedentes de deficiencia cardiovascular: 14 mg/día durante 4-8 semanas, seguido de 7 mg/día durante 2-4 semanas.

En pacientes que reciben >600 mg/día de cimetidina: Disminuir al parche que le sigue en tamaño en escala descendente.

No se ha demostrado que el uso de parches de nicotina transdérmicos después de 3 meses sea beneficioso.

Spray: 1-2 pulverizaciones/hora; no exceder las 5 dosis (10 pulverizaciones) por hora; cada dosis (2 pulverizaciones) contiene 1 mg de nicotina. Advertencia: Una dosis de 40 mg puede ser causar la muerte.

Parámetros de Monitoreo Controlar el ritmo cardíaco y la presión sanguínea de modo periódico durante el tratamiento; discontinuar la terapia si existen signos de toxicidad de la nicotina (tales como dolor de cabeza severo, mareos, confusión mental, problemas de audición y visión, dolor abdominal; pulso rápido, débil e irregular; salivación, náuseas, vómitos, diarrea, sudor frío, debilidad); si existe erupción, debe discontinuarse el tratamiento; debe considerarse la posibilidad de discontinuar el tratamiento si otros efectos adversos con el parche, como mialgia, artralgia, sueños anormales, insomnio, nerviosismo, sequedad de la boca, sudoración).

Valores de Referencia Nivel plasmático >50 ng/mL asociado con toxicidad; nivel plasmático de nicotina de 13.600 ng/mL asociado con riesgo de muerte; nivel plasmático mínimo después de fumar un cigarrillo: 5-30 ng/mL; nivel plasmático de nicotina promedio de 0,001 mg/L en niños que viven en hogares sin fumadores y de 0,004 mg/L en niños que viven en hogares con fumadores.

Información para el Paciente Se debe enseñar al paciente a utilizar el parche de modo adecuado; consultar al médico ante la presencia de erupción, picazón o ardor al utilizar el parche; no fumar al utilizar parches; masticar lentamente para evitar el dolor de mandíbula y para aprovechar el efecto al máximo.

Implicancias de Enfermería Debe indicarse al paciente que debe masticar lentamente para evitar el dolor de mandíbula y aprovechar el efecto al máximo; no cortar los parches; el uso de un corticosteroide en aerosol puede disminuir la irritación local en los lugares de aplicación de los parches.

(Continúa)

Nicotina *(Continuación)*

Información Adicional Los cigarrillos poseen 10-25 mg de nicotina; el uso de un corticosteroide en aerosol puede disminuir la irritación local en los lugares de aplicación de los parches.

Presentación

Parches transdérmicos:

Habitrol™: 21 mg/día; 14 mg/día; 7 mg/día (30 unidades/caja).

Nicoderm®: 21 mg/día; 14 mg/día; 7 mg/día (14 unidades/caja).

Nicotrol® (OTC): 15 mg/día (liberado en forma gradual durante 16 horas).

ProStep®: 22 mg/día; 11 mg/día (7 unidades/caja).

Goma de mascar, como polacrilex: 2 mg/goma (OTC) (96 unidades/caja); 4 mg/goma (96 unidades/caja).

Spray nasal: 0,5 mg/pulverización (10 mg/mL – 200 pulverizaciones) (10 mL).

- **Nicotrol® NS Nasal Spray** *ver* Nicotina *en la página 199*
- **Nicotrol® Patch (OTC)** *ver* Nicotina *en la página 199*
- **Nitalapram** *ver* Citalopram *en la página 59*
- **Nordryl® Injection** *ver* Difenhidramina *en la página 95*
- **Nordryl® Oral** *ver* Difenhidramina *en la página 95*
- **Norpramin®** *ver* Desipramina *en la página 83*

Nortriptilina

Información Relacionada

Discontinuación de Drogas Psicotrópicas – Síntomas de Suspensión de la Administración y Recomendaciones *en la página 432.*

Dosis Máximas Recomendadas por las Normas de la OBRA Federal *en la página 434.*

Información para el Paciente - Antidepresivos (ADT) *en la página 308.*

Disponibilidad de Genérico Sí.

Marcas Comerciales en EE.UU. Aventyl®; Pamelor®.

Marcas Comerciales en Canadá Apo®-Nortriptyline.

Sinónimos Clorhidrato de Nortriptilina.

Categoría Farmacológica Antidepresivo, Tricíclico (Amina Secundaria).

Indicaciones Tratamiento de la depresión.

Acciones secundarias: Dolor crónico.

Factor de Riesgo en el Embarazo D.

Contraindicaciones Hipersensibilidad a la droga y a sustancias químicas similares; uso de inhibidores de la MAO dentro de los 14 días; uso en pacientes que atraviesan el período de recuperación de infarto agudo de miocardio.Advertencias / Precauciones Puede provocar sedación que causará una disminución de la capacidad para realizar tareas que requieran de atención mental (tales como operar maquinaria o conducir). Los efectos sedantes pueden ser aditivos con otros depresores del SNC y/o el etanol. El nivel de sedación es escaso a moderado en comparación con otros antidepresivos. Puede empeorar la psicosis en algunos pacientes o precipitar una tendencia a la manía o hipomanía en pacientes con trastorno bipolar. Puede aumentar los riesgos asociados con la terapia electroconvulsiva. Este medicamento debe discontinuarse, de ser posible, antes de una cirugía electiva. El tratamiento no debe interrumpirse abruptamente en aquellos pacientes que reciben dosis elevadas durante períodos prolongados. Puede alterar los niveles de glucosa, tener precaución en pacientes con diabetes.

Puede provocar hipotensión ortostática (el riesgo es escaso en relación con otros antidepresivos), tener precaución en pacientes con riesgo de hipotensión o en pacientes con dificultad para tolerar una crisis hipotensiva transitoria (deficiencia cardiovascular o cerebrovascular). El grado de bloqueo anticolinérgico producido por este medicamento es moderado en relación con otros antidepresivos cíclicos, sin embargo, debe tenerse precaución en pacientes con retención urinaria, hipertrofia prostática benigna, glaucoma de ángulo estrecho, xerostomia, problemas visuales, constipación o antecedentes de obstrucción intestinal.

Tener precaución en pacientes con depresión, especialmente si existe riesgo de suicidio. Tener precaución en pacientes con antecedentes de deficiencia cardiovascular (incluyendo un infarto de miocardio previo, apoplejía, taquicardia o anormalidades en la irrigación). El riesgo de anormalidades en la irrigación con este medicamento es moderado en relación con otros antidepresivos. Tener precaución en pacientes con antecedentes de convulsiones o estados que predisponen a convulsiones tales como daño cerebral, alcoholismo o tratamiento con otras drogas que puedan disminuir el umbral de la convulsión. Tener precaución en pacientes hipertiroideos o en aquéllos que reciben un suplemento tiroideo. Usar con cautela en pacientes con insuficiencia hepática o renal y en ancianos.

Reacciones Adversas

Cardiovasculares: Hipotensión cardiovascular, arritmia, hipertensión, bloqueo cardíaco, taquicardia, palpitaciones, infarto de miocardio.

Sistema nervioso central: Confusión, delirio, alucinaciones, nerviosismo, insomnio, desorientación, ansiedad, agitación, pánico, pesadillas, hipomanía, exacerbación de la psicosis, falta de coordinación, ataxia, síntomas extrapiramidales, convulsiones.

Dermatológicas: Alopecia, fotosensibilidad, erupción, petequia, urticaria, picazón.

Endocrinas y metabólicas: Disfunción sexual, ginecomastia, crecimiento de las mamas, galactorrea, aumento o disminución de la libido, aumento de los niveles de azúcar en sangre, SSIHAD.

Gastrointestinales: Xerostomia, constipación, vómitos, anorexia, diarrea, calambres abdominales, lengua negra, náuseas, sabor desagradable, aumento o disminución de peso.

Genitourinarias: Retención urinaria, orina tardía, impotencia, edema testicular.

Hematológicas: Rara vez agranulocitosis, eosinofilia, púrpura, trombocitopenia.

Hepáticas: Aumento de las enzimas hepáticas, ictericia colestática.

Neuromusculares y óseas: Temblor, falta de sensibilidad, hormigueo, parestesia, neuropatía periférica.

Oftalmológicas: Visión borrosa, dolor de ojos, trastorno de la acomodación, midriasis.

Óticas: Tinnitus.

Misceláneas: Diaforesis (excesiva), reacciones alérgicas.

Sobredosis / Toxicología

Signos y síntomas: Agitación, confusión, alucinaciones, retención urinaria, hipotermia, hipotensión, convulsiones, taquicardia ventricular.

Tratamiento: Después de iniciar el tratamiento esencial de la sobredosis, deben tratarse los síntomas tóxicos. Las arritmias ventriculares suelen responder con 15-20 mg/kg de fenitoína (en adultos) con una alcanilización sistémica concurrente (bicarbonato de sodio de 0,5-2 mEq/kg I.V.). Las arritmias que no responden a este tratamiento pueden responder con 1 mg/kg de lidocaína IV, seguido de una infusión titulada. Se puede indicar fisostigmina (1-2 mg I.V. lentamente aplicado en adultos ó 0,5 mg I.V. lentamente en niños) para revertir arritmias cardíacas con riesgo de muerte. Las convulsiones suelen responder a ampollas de diazepam I.V. (5-10 mg para adultos, hasta 30 mg, o una dosis de 0,25-0,4 mg/kg/ para niños, hasta una dosis de 10mg). Si las convulsiones no responden o recurren, puede ser necesario utilizar fenitoína o fenobarbital.

Interacciones Medicamentosas Sustrato de enzima CYP1A2 y 2D6.

La carbamazepina, fenobarbital y rifampicina pueden aumentar el metabolismo de la nortriptilina, lo que disminuirá los efectos de la nortriptilina.

La nortriptilina inhibe la respuesta antihipertensiva a la betanidina, la clonidina, el debrisoquin, el guanadrel, la guanetidina, el guanabenz, la guanfacina; controlar la presión sanguínea; considerar un medicamento antihipertensivo alternativo.

La interrupción abrupta de la clonidina podría provocar una crisis hipertensiva; la nortriptilina puede aumentar la respuesta.

El uso con altretamina puede provocar hipertensión ortostática.

La nortriptilina puede ser aditiva o puede potenciar la acción de otros depresores del SNC (sedantes, hipnóticos o etanol). Con inhibidores de la MAO, se ha observado hiperpirexia, hipertensión, taquicardia, confusión, convulsiones y se han

(Continúa)

Nortriptilina *(Continuación)*

reportado casos de muerte (síndrome serotonínico), debe evitarse dicha combinación.

La nortriptilina puede aumentar el tiempo de la protrombina en pacientes estabilizados con warfarina.

La cimetidina y el metilfenidato pueden disminuir el metabolismo de la nortriptilina.

Se han observado efectos anticolinérgicos aditivos con otros medicamentos anticolinérgicos.

Los ISRS, en diversos grados, inhiben el metabolismo de los ADT, pudiendo producir toxicidad clínica.

El uso de litio con un ADT puede aumentar el riesgo de neurotoxicidad.

Las fenotiacinas pueden aumentar la concentración de algunos ADT y éstos a su vez pueden aumentar la concentración de fenotiacinas; controlar cualquier alteración en la respuesta clínica.

Los ADT pueden incrementar los efectos hipoglucémicos de la tolazamida, de la clorpropamida o de la insulina; controlar eventuales cambios en los niveles de glucosa en sangre.

La colestiramina y el colestipol pueden fijar los ADT y reducir su absorción; controlar cualquier alteración en la respuesta.

Los ADT pueden aumentar el efecto de las anfetaminas; controlar efectos cardiovasculares adversos.

El verapamil y el diltiazem disminuyen, aparentemente, el metabolismo de la imipramina y potencialmente de otros ADT; controlar que no exista un aumento en las concentraciones de ADT. La respuesta presora a la epinefrina., la norepinefrina y la fenilefrina I.V. puede intensificarse en pacientes que reciben ADT, evitar dicha combinación.

El jugo de pomelo, el indinavir y el ritonavir pueden inhibir el metabolismo de la clomipramina y potenciar otros ADT; controlar que no exista una alteración en los efectos; puede ser necesaria una disminución en la dosis de ADT.

La quinidina puede inhibir el metabolismo de los ADT, controlar una posible alteración en los efectos.

La combinación de anticolinérgicos con ADT puede producir efectos anticolinérgicos aditivos; la combinación de beta-agonistas con ADT puede predisponer a los pacientes a arritmias cardíacas.

Estabilidad Proteger de la luz.

Acción Terapéutica Se cree que aumenta la concentración de serotonina y/o norepinefrina en el SNC al inhibir su reabsorción por medio de la membrana neuronal presináptica. Sin embargo, se han observado otros efectos receptores, incluyendo la insensibilización de la ciclasa de adenil, la disminución de receptores beta-adrenérgicos, y la disminución de receptores de la serotonina.

Farmacodinámica / Cinética

Comienzo de la acción: 1-3 semanas antes de que se observen los efectos terapéuticos.

Distribución: Vd: 21 L/kg.

Fijación a proteínas: 93% a 95%.

Metabolismo: Sufre un metabolismo de primer paso significativo; la desintoxicación principal se produce en el hígado.

Vida media: 28-31 horas.

Máxima concentración plasmática: Oral: Dentro de las 7-8,5 horas.

Eliminación: Como metabolitos y pequeñas cantidades de droga sin alteraciones en la orina; pequeñas cantidades se eliminan a nivel biliar.

Posología Oral:

Enuresis nocturna:

Niños

6-7 años (20-25 kg): 10 mg/día.

8-11 años (25-35 kg): 10-20 mg/día.

>11 años (35-54 kg): 25-35 mg/día.

Depresión:

Adolescentes: 30-50 mg/día en dosis fraccionadas.

Adultos: 25 mg 3-4 veces/día, hasta 150 mg/día.

Ancianos (Nota: La nortriptilina es uno de los ADT mejor tolerados por los ancianos).

Inicial: 10-25 mg antes de acostarse.

La dosis puede aumentarse de a 25 mg cada 3 días en pacientes internados y semanalmente en pacientes externos, según cómo se la tolere.

Dosis usual de mantenimiento: Una sola dosis de 75 mg antes de acostarse, sin embargo, puede ser necesario utilizar dosis mayores o menores para permanecer en el nivel terapéutico.

Ajuste de la dosis en caso de insuficiencia hepática: Se recomienda el uso de dosis menores y de titulación más lenta en dosis de individualización.

Consideraciones Dietarias Alcohol: Efectos aditivos en SNC, evitar su consumo.

Parámetros de Monitoreo Controlar la presión sanguínea y el pulso (ECG, control cardíaco) antes y durante el tratamiento inicial; controlar el peso.

Valores de Referencia Terapéuticos: 50-150 ng/mL (SI: 190-570 nmol/L); Tóxicos: >500 ng/mL (SI: >1900 nmol/mL.

Interacciones en Análisis ↑ glucosa.

Información para el Paciente Evitar la ingesta de alcohol; no discontinuar el medicamento de modo abrupto; puede tornar la orina verde azulada; puede causar somnolencia; el efecto total puede tardar 3-6 semanas en alcanzarse; la sequedad de la boca puede contrarrestarse con sorbos de agua, goma de mascar sin azúcar o caramelos ácidos.

Implicancias de Enfermería Controlar el estado mental; puede aumentar el apetito y el paciente puede sentir necesidad de comer algo dulce.

Información Adicional Pueden transcurrir 2 o más semanas de iniciado el tratamiento hasta a observar el máximo efecto terapéutico; metabolito de la amitriptilina.

Presentación

Cápsulas, como clorhidrato: 10 mg, 25 mg, 50 mg, 75 mg.
Solución, como clorhidrato: 10 mg/5 mL (473 mL).

• **Nortriptilina, Clorhidrato de** *ver* Nortriptilina *en la página 202*
• **Nytol® Oral (OTC)** *ver* Difenhidramina *en la página 95*
• ***OBRA - Dosis Máximas Recomendadas por las Normas de la OBRA Federal*** ver *página 434*

Olanzapina

Información Relacionada

Cuadro Comparativo de Agentes Antipsicóticos *ver página 407.*
Pautas Generales sobre Medicamentos Antipsicóticos *ver página 409.*
Antipsicóticos Atípicos *ver página 415.*
Discontinuación de Drogas Psicotrópicas – Síntomas de Suspensión de la Administración y Recomendaciones *ver página 432.*
Información para el Paciente – Antipsicóticos (General) *ver página 320.*

Marcas Comerciales en EE.UU. Zyprexa™.

Sinónimos LY170053.

Categoría Farmacológica Agente Antipsicótico, Tienobenzodiazepina.

Indicaciones Tratamiento de manifestaciones de trastornos psicóticos.

Factor de Riesgo en el Embarazo C.

Contraindicaciones Hipersensibilidad a la olanzapina o a cualquier componente.

Advertencias / Precauciones Sedante de moderado a elevado, tener precaución en caso de trastornos que se caracterizan por la depresión del SNC. Tener precaución en caso de mal de Parkinson. Tener precaución en pacientes inestables hemodinámicamente; depresión medular; predisposición a las convulsiones; daño cerebral subcortical; deficiencia cardíaca o respiratoria, insuficiencia hepática o renal. La falta de motilidad y la aspiración del esófago se han sido asociadas con el uso de antipsicóticos, tener precaución en pacientes con riesgo a neumonía (como los que poseen mal de Alzheimer). Tener precaución en caso de cáncer de mamas u otros

(Continúa)

Olanzapina *(Continuación)*

tumores dependientes de la prolactina (puede elevar los niveles de prolactina). Puede alterar los niveles de temperatura u ocultar la toxicidad de otras drogas debido a sus efectos antieméticos. Han existido casos de arritmia con peligro de muerte al utilizar dosis terapéuticas de algunos neurolépticos. Puede existir un importante aumento de peso.

Puede causar efectos anticolinérgicos (constipación, sequedad de la boca, visión borrosa, retención urinaria); por lo tanto, se los debe utilizar con precaución en pacientes con escasa motilidad gastrointestinal, retención urinaria, hipertrofia prostática benigna, xerostomía, o problemas visuales. Otra de los trastornos que puede verse exacerbado por el bloqueo colinérgico es el glaucoma de ángulo estrecho (se recomienda realizar controles), y la miastenia gravis puede empeorar. En comparación con otros neurolépticos, la potencia de la olanzapina como bloqueante colinérgico es moderada.

Puede provocar reacciones extrapiramidales, incluyendo pseudoparkinsonismo, reacciones distónicas agudas, acatisia y discinesia tardía (el riesgo a dichas reacciones es escaso en relación con otros neurolépticos). Puede verse asociada con el síndrome neuroléptico maligno (SNM).

Reacciones Adversas

>10%: Sistema nervioso central: Dolor de cabeza, somnolencia, insomnio, agitación, nerviosismo, hostilidad, mareos.

1% a 10%:

Cardiovasculares: Hipotensión postural, taquicardia, hipotensión, edema periférico.

Sistema nervioso central: Reacciones distónicas, crisis de mal de Parkinson, amnesia, euforia, tartamudeo, acatisia, ansiedad, cambios de personalidad, fiebre.

Dermatológicas: Erupción.

Gastrointestinales: Xerostomia, constipación, dolor abdominal, aumento de peso, aumento del apetito.

Genitourinarias: Síndrome premenstrual.

Neuromusculares y óseas: Artralgia, rigidez del cuello, espasmos, hipertonía, temblor.

Oftalmológicas: Ambliopía.

Respiratorias: Rinitis, tos, faringitis.

<1%: Discinesia tardía, síndrome neuroléptico maligno, convulsiones, priapismo

Sobredosis / Toxicología

Signos y síntomas: Presencia de somnolencia y dificultad para hablar en un paciente que recibió 300 mg de olanzapina

Tratamiento: Complementario; el carbono activo de 1 g redujo el C_{max} y el AUC un ~60.

Interacciones Medicamentosas

Substrato de enzima CYP1A2, substrato de enzima CYP2C19 (menor), y substrato de enzima CYP2D6 (menor).

Puede observarse una disminución de los efectos con inductores de la enzima del citocromo P-450 tales como la rifampicina, omeprazol, carbamazepina y el cigarrillo.

Los efectos pueden verse potenciados con inhibidores de la CYP1A2 tales como la fluvoxamina.

Aumento de la sedación con alcohol u otros depresores del SNC, aumento del riesgo de hipotensión e hipotensión ortostática con otros antihipertensivos.

La olanzapina puede antagonizar los efectos de la levodopa y de los agonistas de la dopamina.

El carbón activado disminuyó el Cmax y el AUC un 60%.

Acción Terapéutica

La olanzapina es un neuroléptico de tienobenzodiazepina; se cree que actúa antagonizando la actividad de la dopamina y la serotonina. Es un antagonista monoaminérgico selectivo de elevada fijación a la serotonina 5HT2A y 5HT2C, a la dopamina D1-4, a la muscarina M1-5, a la histamina H1 y a los receptores alfa1-adrenérgicos. La olanzapina posee escasa fijación al GABA-A, las benzodiazepinas y los receptores beta-adrenérgicos.

Farmacodinámica / Cinética

Absorción: Buena; el alimento no la afecta.

Distribución: Vd: Extensiva, 1000 L.

Fijación a proteínas, plasmática: el 93% se fija a la albúmina y a la glicoproteína alfa1.

Metabolismo: Altamente metabolizada mediante glucuronidación directa y oxidación mediante el citocromo P-450.

Concentración máxima: ~6 horas.

Vida media: 21-54 horas; aproximadamente 1,5 veces mayor en ancianos.

Eliminación: 57% en la orina, 30% en las heces, 7% eliminado sin alteraciones; 40% de aumento de la depuración de olanzapina en fumadores.

La diálisis no la elimina.

Posología Adultos >18 años: Oral: Dosis inicial usual: 5-10 mg una vez al día; aumentar a 10 mg una vez al día durante los siguientes 5-7 días, después de lo cual debe ajustarse de a 5 mg/día cada 1 semana, hasta un máximo de 20 mg/día; se han utilizado dosis de 30-50 mg/día.

Interacciones en Análisis Aumento de ALT, AST, GGT, prolactina, creatinfosfoquinasa (CPK), eosinofilos.

Información para el Paciente Tener en cuenta el riesgo de hipotensión ortoestática; la droga puede afectar la capacidad cognitiva y motora; consultar al médico en caso de embarazo; consultar al médico si se está tomando o se planeo tomar alguna otra droga; evitar el consumo de alcohol; evitar la exposición al calor y la deshidratación.

Presentación Comprimidos: 2,5 mg, 5 mg, 7,5 mg, 10 mg.

+ **Orap**™ *ver* Pimozida *en la página 224*
+ **ORLAAM**® *ver* Clorhidrato de Acetato de Levometadil *en la página 159*

Orlistat

Información Relacionada

Información para el Paciente – Medicamentos Misceláneos *ver página 366*.

Marca Comercial en EE. UU. Xenical®.

Categoría Farmacológica Inhibidor de la lipasa.

Índice de Masa Corporal (IMC), kg/m²
Altura (m)

METROS: PESO KG	1,5	1,6	1,7	1,8	1,9	2,0
60	26,7	23,4	20,8	18,5	16,6	15,0
64	28,4	25,0	22,1	19,8	17,7	16,0
68	30,2	26,6	23,5	21,0	18,8	17,0
72	32,0	28,1	24,9	22,2	19,9	18,0
76	33,8	29,7	26,3	23,5	21,1	19,0
80	35,6	31,3	27,7	24,7	22,2	20,0
84	37,3	32,8	29,1	25,9	23,3	21,0
88	39,1	34,4	30,4	27,2	24,4	22,0
92	40,9	35,9	31,8	28,4	25,5	23,0
96	42,7	37,5	33,2	29,6	26,6	24,0
100	44,4	39,1	34,6	30,9	27,7	25,0
104	46,2	40,6	36,0	32,1	28,8	26,0
108	48,0	42,2	37,4	33,3	29,9	27,0
112	49,8	43,8	38,8	34,6	31,0	28,0

Indicaciones Tratamiento de la obesidad, incluyendo pérdida de peso y control del peso al utilizarlo en combinación con una dieta reducida en calorías; disminuye el

(Continúa)

Orlistat *(Continuación)*

riesgo de recuperar peso después de adelgazar; se lo indica en pacientes obesos con un índice de masa corporal inicial (IMC) ≥ 30 kg/m² o ≥ 27 kg/m² en presencia de otro factor de riesgo; ver tabla.

Factor de Riesgo en el Embarazo B.

Implicancias en el Embarazo / Lactancia No existen estudios adecuados y bien controlados del orlistat en embarazadas. Como los estudios reproductivos en animales no siempre predicen la respuesta en humanos, no se recomienda el uso de orlistat durante el embarazo. Se realizaron estudios de teratogenicidad en ratas y conejos con dosis de hasta 800 mg/kg/día. Ninguno de los estudios mostró embriotoxicidad o teratogenicidad. Esta dosis es 23 y 47 veces la dosis diaria en humanos calculada en base a la masa corporal de ratas y conejos, respectivamente. No se sabe si el orlistat se secreta en la leche humana. Por lo tanto, no debe ser tomado por mujeres en período de lactancia.

Contraindicaciones Síndrome crónico de mala absorción o colestasis; hipersensibilidad al orlistat o a cualquier componente.

Advertencias / Precauciones Advertir al paciente que debe cumplir las indicaciones nutricionales; los episodios gastrointestinales adversos pueden aumentar si se lo ingiere con una dieta elevada en grasas (>30% del total de calorías diarias provenientes de grasas). La ingesta diaria de grasas debe estar distribuida entre las tres comidas. Si se lo toma con una comida elevada en grasas, aumenta la posibilidad de sufrir efectos gastrointestinales. Debe aconsejarse al paciente que tome un suplemento multivitamínico que contenga vitaminas solubles en grasas para asegurar una correcta nutrición, puesto que el orlistat ha demostrado disminuir la absorción de algunas vitaminas solubles en grasas y de los betacarotenos. El suplemento debe tomarse una vez al día, por lo menos 2 horas antes o después de administrar orlistat (por ejemplo, antes de ir a dormir). En algunos pacientes el nivel de oxalato urinario puede aumentar después del tratamiento; tener precaución al prescribirlo a pacientes con antecedentes de hiperoxaluria o nefrolitiasis de oxalato de calcio. Como con cualquier agente para la pérdida de peso, existe la posibilidad de utilizarlo en pacientes inapropiados (tales como pacientes con anorexia nerviosa o bulimia).

Reacciones Adversas Se desconoce el porcentaje: Dolor de cabeza, mareos, trastorno del sueño, ansiedad, depresión, sequedad de la piel, manchas oleosas, flatulencias, necesidad repentina de defecar, deposición grasosa / oleosa, evacuación oleosa, aumento de la defecación, incontinencia fecal, dolor de espalda, dolor de las extremidades inferiores, artritis, mialgia, trastornos en las articulaciones, tendinitis, otitis, gripe; infección del tracto respiratorio; síntomas auditivos, nasales y de garganta.

Sobredosis / Toxicología Se han estudiado dosis individuales de 800 mg y dosis múltiples de 400 mg 3 veces al día durante 15 días en pacientes con peso normal y obesos, y no se hallaron respuestas adversas significativas; en caso de sobredosis significativa, se recomienda mantener al paciente en observación durante 24 horas.

Interacciones Medicamentosas Efecto disminuido: La absorción de la vitamina K puede disminuir al recibir orlistat.

Posología 120 mg 3 veces/día con cada comida principal que contenga grasas (hasta 1 hora después de haber comido); omitir la dosis si la comida se saltea o no contiene grasas.

Parámetros de Monitoreo Alteraciones en los parámetros de coagulación.

Presentación Cápsulas: 120 mg.

- **Ormazina** *ver* Clorpromazina *en la página 76*

Oxazepam

Información Relacionada

Uso de Ansiolíticos/Hipnóticos en Instituciones de Tratamiento Prolongado *ver página 412.*

Cuadro Comparativo de Benzodiazepinas *ver página 417*.

Dosis Máximas Recomendadas por las Normas de la OBRA Federal *ver página 434*.

Información para el Paciente – Ansiolíticos e Hipnóticos Sedantes (Benzodiazepinas) *ver página 338*.

Disponibilidad de Genérico Sí.

Marcas Comerciales en EE.UU. Serax®.

Marcas Comerciales en Canadá Apo®-Oxazepam; Novo-Oxazepam; Oxpam®; PMS-Oxazepam; Zapex®.

Categoría Farmacológica Benzodiazepina.

Indicaciones Tratamiento de la ansiedad y de los síntomas de abstinencia del alcohol.

Acciones secundarias: Anticonvulsivo en el tratamiento de crisis parciales simples.

Restricciones C-IV.

Factor de Riesgo en el Embarazo D.

Contraindicaciones Hipersensibilidad a la droga o a cualquiera de los componentes de la fórmula (puede existir sensibilidad cruzada con otras benzodiazepinas); glaucoma de ángulo estrecho (aunque no figura en el prospecto del producto, las benzodiazepinas están contraindicadas); no se lo indica para el tratamiento de la psicosis; embarazo.

Advertencias / Precauciones Puede causar hipotensión (rara vez); tener precaución en pacientes con deficiencia cardiovascular o cerebral, o en pacientes que no tolerarían disminuciones temporales de la presión sanguínea. El Serax® 15 contiene tartrazina; no se recomienda su uso en pacientes pediátricos <6 años; no se ha establecido la dosis entre los 6-12 años.

Tener precaución en pacientes ancianos o debilitados, pacientes con insuficiencia hepática (incluidos los alcohólicos), o insuficiencia renal. Tener precaución en pacientes con deficiencia respiratoria o trastorno del reflejo faríngeo. Evitar su uso en pacientes con apnea nocturna.

Provoca depresión del SNC (en relación con la dosis), lo que causa sedación, mareos, confusión o ataxia, lo cual puede afectar la capacidad física y mental. Se debe advertir al paciente sobre el riesgo de realizar tareas que requieran de atención mental (tales como operar maquinaria o conducir). Tener precaución en pacientes que reciben otros depresores del SNC o agentes psicoactivos. Se pueden potenciar los efectos con el uso de otros sedantes o etanol. Las benzodiazepinas se han visto relacionadas con caídas y lesiones con traumatismo, por lo que debe tenerse precaución al utilizarlas en pacientes con riesgo a sufrir dichos accidentes (en especial en los ancianos).

Tener precaución en pacientes con depresión, en especial aquellos con riesgo de suicidio. Tener precaución en pacientes con antecedentes de droga dependencia. Las benzodiazepinas se han visto asociadas con síntomas de dependencia y síndrome de abstinencia aguda al discontinuar o reducir la droga. El síndrome de abstinencia aguda, incluidas las convulsiones, puede precipitarse después de administrar flumazenil en pacientes que reciben tratamiento prolongado con benzodiazepinas.

Se ha asociado a las benzodiazepinas con la amnesia anterógrada. Se ha informado de reacciones paradójicas, incluidos comportamientos hiperactivos o agresivos, con el uso benzodiazepinas, en especial pacientes adolescentes / pediátricos o psiquiátricos. No posee propiedades analgésicas, antidepresivas o antipsicóticas.

Reacciones Adversas

Cardiovasculares: Síncope (rara vez), edema.

Sistema nervioso central: Somnolencia, ataxia, mareos, vértigo, trastorno de la memoria, dolor de cabeza, reacciones paradójicas (excitación, estimulación del efecto), letargo, amnesia, euforia.

(Continúa)

Oxazepam *(Continuación)*

Dermatológicas: Erupción.
Endocrinas y metabólicas: Disminución de la libido, irregularidad menstrual.
Genitourinarias: Incontinencia.
Hematológicas: Leucopenia, discrasia sanguínea.
Hepáticas: Ictericia.
Neuromusculares y óseas: Disartria, temblores, disminución de los reflejos.
Oftalmológicas: Visión borrosa, diplopía.
Misceláneas: Dependencia a la droga.

Sobredosis / Toxicología

Signos y síntomas: Somnolencia, confusión, letargo, reflejos hipoactivos, disnea, hipotensión, dificultad al hablar, falta de coordinación.
Tratamiento: El tratamiento de la sobredosis de benzodiazepinas es complementario. Rara vez se requiere respiración artificial. El flumazenil ha demostrado bloquear de modo selectivo la fijación de las benzodiazepinas a los receptores del SNC, lo que provoca la reversión de la depresión del SNC inducida por benzodiazepinas, pero no revierte la depresión respiratoria provocada por toxicidad.

Interacciones Medicamentosas

El alcohol y otros depresores del SNC puede aumentar los efectos del oxazepam sobre el SNC.
Los anticonceptivos orales pueden aumentar la depuración del oxazepam.
El oxazepam puede disminuir la eficacia antiparkinsoniana de la levodopa.
La teofilina y otros estimulantes del SNC pueden antagonizar los efectos sedantes del oxazepam.
La fenitoína puede aumentar la depuración del oxazepam.

Acción Terapéutica Se fija a los receptores estereoespecíficos de la benzodiazepina en la neurona GABA postsináptica en diferentes puntos dentro de la formación reticular del sistema nervioso central, incluido el sistema límbico. El aumento del efecto inhibidor del GABA en la excitabilidad neuronal provoca un aumento en la permeabilidad de la membrana neuronal a los iones de cloruro. Este cambio de iones de cloruro provoca hiperpolarización (un estado de excitación menor) y estabilización.

Farmacodinámica / Cinética

Absorción: Oral: Casi completa.
Fijación a proteínas: 86% a 99%.
Metabolismo: En el hígado, a compuestos inactivos (principalmente como glucuronidas).
Vida media: 2,8-5,7 horas.
Máxima concentración plasmática: Dentro de las 2-4 horas.
Eliminación: Se excreta droga sin alteraciones (50%) y metabolitos; se excreta sin necesidad de metabolismo hepático.

Posología Oral:
Niños: Se ha administrado 1 mg/kg/día.
Adultos:
Ansiedad:10-30 mg 3-4 veces/día.
Síndrome de abstinencia: 15-30 mg 3-4 veces/día.
Hipnótico: 15-30 mg.
Hemodiálisis: No dializable (0% a 5%).

Consideraciones Dietarias Alcohol: Efectos aditivos del SNC, evitar su consumo.

Administración Administrar vía oral en dosis fraccionadas.

Parámetros de Monitoreo Estado cardiovascular y respiratorio.

Valores de Referencia Terapéuticas: 0,2-1,4 mg/mL (SI: 0,7-4,9 mmol/L).

Información para el Paciente Evitar la ingesta de alcohol y otros depresores del SNC; evitar realizar tareas que requieran buena coordinación psicomotora hasta que se conozcan los efectos en el SNC; la droga puede provocar dependencia física o psicológica; evitar discontinuarla de modo abrupto después de un uso prolongado.

Implicancias de Enfermería Aplicar las medidas de seguridad (tales como levantar las barandas de la cama, luz durante la noche y botón de llamado); retirar cigarrillos, ceniceros, etc. del área; ayudar al paciente con paseos.

Información Adicional No está destinado al tratamiento de la ansiedad y en trastornos menores asociados con la vida cotidiana; los tratamiento que duren más de 4 meses deben ser reevaluados para determinar la necesidad del paciente de recibir la droga.

Presentación
Cápsulas: 10 mg, 15 mg, 30 mg.
Comprimidos: 15 mg.

- **Oxilapina, Succinato de** *ver* Loxapina *en la página 167*
- **Oxydess® II** *ver* Dextroanfetamina *en la página 86*
- **P. Quinquefolium L.** *ver* Ginseng *en la página 139*
- *P. Trifolius L.* *ver* Ginseng *en la página 139*
- **Pamelor®** *ver* Nortriptilina *en la página 202*
- **Paracetaldehida** *ver* Paraldehida *en esta página*
- **Paraguay, té de** *ver* Mate *en la página 173*
- **Paral®** *ver* Paraldehida *en esta página*

Paraldehida

Información Relacionada
Uso de Ansiolíticos/Hipnóticos en Instituciones de Tratamiento Prolongado *ver* página 412.

Marcas Comerciales en EE.UU. Paral®.

Sinónimos Paracetaldehida.

Categoría Farmacológica Anticonvulsivo.

Indicaciones Tratamiento convulsiones asociadas con el estado epiléptico, el tétano, la eclampsia, y la toxicidad de drogas convulsivas.

Acciones secundarias: Temblores por delirio, sedante/hipnótico.

Factor de Riesgo en el Embarazo C.

Contraindicaciones Insuficiencia hepática severa, deficiencia respiratoria, inflamación o úlcera del GI, disulfiram.

Advertencias / Precauciones Tener precaución en pacientes con asma u otro trastorno broncopulmonar.

Reacciones Adversas
>10%:
Sistema nervioso central: Somnolencia.
Dermatológicas: Erupción.
Gastrointestinales: Aliento fuerte y desagradable, náuseas, vómitos, dolor estomacal, irritación de la membrana mucosa.
Respiratorias: Tos.
1% a 10%:
Sistema nervioso central: Torpeza, mareos, "efecto resaca".
Locales: Trombocitopenia.
1%:
Cardiovasculares: Colapso cardiovascular, edema pulmonar.
Sistema nervioso central: Dependencia psicológica y física si el uso es prolongado.
Endocrinas y metabólicas: Acidosis metabólica.
Hepáticas: Hepatitis.
Respiratorias: Depresión respiratoria.

Sobredosis / Toxicología
Signos y síntomas: Hipotensión, depresión respiratoria, acidosis metabólica, edema pulmonar, hemorragia pulmonar, gastritis hemorrágica, insuficiencia renal; existieron casos de muerte con dosis de 12-25 mL.
Tratamiento: La acidosis metabólica debe tratarse con bicarbonato de sodio; puede ser necesario recurrir a una hemodiálisis para tratar la acidosis y ayudar a la función renal.

(Continúa)

Paraldehida *(Continuación)*

Interacciones Medicamentosas

Los barbitúricos y el alcohol pueden aumentar la depresión del SNC.

El uso concurrente de paraldehida y disulfiram provoca la "reacción disulfiram"; se contraindica dicha combinación.

Estabilidad Al exponerla al aire o la luz, se descompone a acetaldehida, la cual se oxidiza a ácido acético; almacenarla en frascos bien cerrados; proteger de la luz.

Acción Terapéutica Se desconoce la acción terapéutica; provoca depresión del SNC, incluido el sistema de activación reticular ascendente que proporciona sedación / hipnosis y actividad anticonvulsiva. La actividad hipnótica es veloz, induce al sueño en 10-15 minutos. No posee propiedades analgésicas y puede reducir la excitación o el delirio en presencia de dolor.

Farmacodinámica / Cinética

Comienzo de la hipnosis:

Oral: Dentro de los 10-15 minutos.

I.M.: Dentro de los 2-3 minutos.

Duración: 6-8 horas.

Distribución: Atraviesa la placenta.

Metabolismo: ~70% a 80% de la dosis metabolizada en el hígado.

Vida media: 3,5-10 horas.

Eliminación: Hasta 30% excretada como droga sin alteraciones a través de los pulmones; cantidades ínfimas eliminadas en la orina sin alteraciones.

Posología

Oral: Diluir en leche o jugo de frutas frío para disimular el sabor y el olor. Ver tabla.

Paraldehida

	Sedante	Hipnótico	Convulsiones
Adultos Oral, rectal	5-10 mL	10-30 mL	
Niños Oral, rectal	0,15 mL/Kg	0,3 mL/Kg	0,3 mL/Kg cada 2-4 horas vía rectal; dosis máxima: 5 mL

Rectal: Mezclar la paraldehida 2:1 con aceite (semilla de algodón u oliva).

Ajuste de la dosis en caso de insuficiencia hepática: Puede ser necesario disminuir la dosis.

Información para el Paciente No intentar realizar tareas que requieran coordinación psicomotriz hasta tanto se conozcan los efectos de la droga en el SNC; no consumir alcohol; puede provocar dependencia física y psicológica; no utilizarla si la solución tiene un color amarronado.

Implicancias de Enfermería Descartar el contenido no utilizado de cualquier recipiente que haya estado abierto durante más de 24 horas; no utilizar la solución si está decolorada; no utilizar instrumental de plástico para administrarla; la solución parenteral puede administrarse vía oral; se la debe administrar con leche o jugo de frutas frío o diluida a 200 mL con solución salina.

Información Adicional No discontinuarla de modo abrupto en pacientes que reciban terapia crónica.

Presentación Líquido, oral o rectal: 1 g/mL (30 mL).

- **Parlodel®** *ver* Bromocriptina *en la página 46*
- **Parnate®** *ver* Tranilcipromina *en la página 279*

Paroxetina

Información Relacionada

Cuadro Comparativo de Agentes Antidepresivos *ver página 400.*

Discontinuación de Drogas Psicotrópicas- Síntomas de Suspensión de la Administración y Recomendaciones *ver página 432.*

Información para el Paciente - Antidepresivos (ISRS) *ver página 306.*
Farmacocinética de los Inhibidores Selectivos de la Recaptación de Serotonina (ISRS) *ver página 445.*

Disponibilidad de Genérico No.

Marcas Comerciales en EE.UU. Paxil™.

Categoría Farmacológica Antidepresivo, Inhibidor Selectivo de la Recaptación de Serotonina.

Indicaciones Tratamiento de la depresión; tratamiento del pánico con o sin agorafobia; trastorno obsesivo-compulsivo; trastorno de la ansiedad social (fobia social).
Acciones secundarias: Puede ser útil en trastornos de la alimentación, TAG, trastornos premenstruales, trastorno del control impulsivo; y estrés post-traumático.

Factor de Riesgo en el Embarazo C.

Contraindicaciones Hipersensibilidad a la paroxetina; uso de inhibidores de la MAO dentro de los 14 días.

Advertencias / Precauciones Posible reacción severa al utilizarla con inhibidores de la MAO; puede existir síndrome serotonínico (hipertermia, rigidez muscular, alteraciones / agitación del estado mental, inestabilidad autónoma). Puede precipitar una tendencia a la manía o hipomanía en pacientes con trastorno bipolar. Es poco probable que afecte la capacidad cognitiva o motriz; tener precaución al operar maquinaria o conducir. Sus efectos sedantes y anticolinérgicos son escasos en comparación con otros antidepresivos cíclicos. Tener precaución en pacientes con depresión, en particular en aquellos con riesgo de suicidio. Tener precaución en pacientes con antecedentes de convulsiones o trastornos que predispongan a convulsiones tales como daño cerebral, alcoholismo o terapia concurrente con otras drogas que posean escaso umbral de convulsiones. Tener precaución en pacientes con disfunción hepática o renal y en ancianos. Puede provocar hiponatremia / SSIHAD. Tener precaución en pacientes con riesgo de hemorragia o que reciben una terapia anticoagulante; puede afectar el agregado de plaquetas. Tener precaución en pacientes con insuficiencia renal u otro trastorno concurrente (debido a la escasa experimentación). Puede provocar o exacerbar la disfunción sexual.

Reacciones Adversas
>10%:
Sistema nervioso central: Dolor de cabeza, somnolencia, mareos, insomnio.
Gastrointestinales: Náuseas, xerostomia, constipación, diarrea.
Genitourinarias: Trastornos en la eyaculación.
Neuromusculares y óseas: Debilidad.
Misceláneas: Diaforesis.
1% a 10%:
Cardiovasculares: Palpitaciones, vasodilatación, hipotensión postural.
Sistema nervioso central: Nerviosismo, ansiedad, bostezos, sueños anormales.
Dermatológicas: Erupción.
Endocrinas y metabólicas: Disminución de la libido, eyaculación tardía.
Gastrointestinales: Anorexia, flatulencias, vómitos, dispepsia, gusto desagradable.
Genitourinarias: Frecuencia urinaria, impotencia.
Neuromusculares y óseas: Temblores, parestesia, miopatía, mialgia.
<1%: Bradicardia, hipotensión, migraña, acinesia, manía, síntomas extrapiramidales, alopecia, acné, amenorrea, colitis, anemia, leucopenia, artritis, dolor de ojos, dolor de oídos, asma, bruxismo, sed.

Sobredosis / Toxicología
Signos y síntomas: Náuseas, vómitos, mareos, taquicardia, dilatación de las pupilas.
Tratamiento: No existen antídotos específicos. Después de intentar la desintoxicación, el tratamiento es complementario y sintomático. Es muy probable que la diuresis forzada, la diálisis y la hemoperfusión sean beneficiosas.

Interacciones Medicamentosas Sustrato de enzima CYP2D6 (menor); inhibidor de enzima CYP2D6 y 1A2, e inhibidor de enzima CYP3A3/4 (débil).
La paroxetina inhibe el metabolismo de los antidepresivos tricíclicos (la amitriptilina, la desipramina, la imipramina, la nortriptilina), lo que genera niveles plas-
(Continúa)

Paroxetina *(Continuación)*

méticos elevados. Si dicha combinación es necesaria, debe utilizarse una dosis pequeña de ADT (10-25 mg/día).

La paroxetina puede provocar hiponatremia. Puede observarse la presencia de efectos hiponatrémicos aditivos al combinarla con diuréticos de asa (bumetadina, furosemida, torsemida); controlar que no exista hiponatremia.

La paroxetina inhibe la recaptación de serotonina. El combinarla con un agonista de la serotonina puede provocar síndrome serotonínico.

La paroxetina inhibe el metabolismo del dextrometorfano; se observó la presencia de alucinaciones en un paciente que recibió dicha combinación; controlar que no exista síndrome serotonínico.

La paroxetina puede inhibir el metabolismo del haloperidol y provocar síntomas extrapiramidales (SEP); controlar que no existan SEP si se utiliza dicha combinación.

La paroxetina no debe utilizarse con inhibidores de la MAO no selectivos (isocarboxazida, fenelzina). Se ha informado de la existencia de reacciones mortales. Esperar que hayan transcurrido dos semanas de finalizada la terapia con fluoxetina para comenzar a administrar inhibidores de la MAO, y viceversa.

La paroxetina inhibe la recaptación de serotonina; el combinarla con otras drogas que inhiban la recaptación (nefazodona, sibutramina) puede causar síndrome serotonínico. Controlar que la respuesta sea la adecuada al utilizar nefazodona; evitar combinarla con sibutramina.

Se ha informado que la paroxetina causa manía o hipertensión al combinarla con selegilina; es preferible evitar dicha combinación.

La combinación de paroxetina y tramadol (efectos serotonérgicos) puede causar síndrome serotonínico; realizar controles.

La paroxetina puede alterar la respuesta hipoprotombineica a la warfarina; realizar controles.

La cimetidina puede reducir el metabolismo primario de la paroxetina, lo que provocará un aumento de las concentraciones plasmáticas de paroxetina; considerar la posibilidad de utilizar otro antagonista de la H_2.

Acción Terapéutica La paroxetina es un ISRS que no posee relación química con los antidepresivos tricíclicos, tetracíclicos, etc.; posiblemente, inhibición de la recaptación de serotonina de la actividad de la serotonina estimulada por la sinapsis cerebral.

Farmacodinámica / Cinética

Metabolismo: Extensivo, posterior a la absorción llevada a cabo por las enzimas del citocromo P-450.

Vida media: 21 horas.

Eliminación: Los metabolitos son eliminados en la bilis y la orina.

Posología Adultos: Oral:

Depresión: 20 mg una vez al día (máximo: 60 mg/día), preferentemente por la mañana; en pacientes ancianos, debilitados, o con insuficiencia renal o hepática, comenzar con 10 mg/día (máximo: 40 mg/día); ajustar la dosis cada 7 días.

Pánico y trastorno obsesivo compulsivo: Dosis diaria recomendada: 40 mg, dicha dosis debe administrarse después de una prueba adecuada con una dosis de 20 mg/día que luego se aumenta.

Parámetros de Monitoreo Controlar la función hepática y renal, la presión sanguínea y el ritmo cardíaco.

Valores de Referencia Dosis orales de 40 mg produjeron un máximo nivel plasmático de 26,6 ng/mL.

Interacciones en Análisis ↑ linfocitos.

Información para el Paciente Tener precaución al realizar tareas que requieran de atención mental (tales como operar maquinaria o conducir); evitar consumir bebidas alcohólicas; consultar al médico en caso de embarazo / lactancia.

Implicancias de Enfermería Ofrecer al paciente caramelos sin azúcar para la sequedad bucal.

Información Adicional Propiedades similares al maleato de fluvoxamina; la buspirona (15-60 mg/día) puede ser útil para el tratamiento de la disfunción sexual durante el tratamiento con ISRS.

Presentación Comprimidos: 10 mg, 20 mg, 30 mg, 40 mg.

* **Paxil™** *ver* Paroxetina *en la página 212*
* **Paxipam®** *ver* Halazepam *en la página 140*

Pemolina

Información Relacionada

Información para el Paciente - Estimulantes *en la página 336.*

Disponibilidad de Genérico No.

Marcas Comerciales en los EE.UU. Cylert®.

Sinónimos Fenilisohidantoína; PIO.

Categoría Farmacológica Estimulante.

Indicaciones Tratamiento del trastorno de déficit de atención / hiperactividad (TDAH) (no principal).

Acciones secundarias: Narcolepsia.

Restricciones C-IV.

Factor de Riesgo en el Embarazo B.

Contraindicaciones Hipersensibilidad a la pemolina o a cualquier componente; insuficiencia hepática (incluidas anormalidades en los exámenes básicos de la función hepática); niños <6 años; síndrome de Tourette).

Advertencias /Precauciones No se la considera la principal terapia del TDAH debido a su relación con la insuficiencia hepática. Antes de iniciar la terapia, debe obtenerse un consentimiento informado firmado, previa discusión de los riesgos y los beneficios. La terapia debe discontinuarse si no se observa una respuesta después de 3 semanas. La pemolina no debe iniciarse en pacientes con anormalidades en los exámenes básicos de la función hepática, y se la debe discontinuar si existen anormalidades clínicas significativas en la función hepática durante la terapia. Tener precaución en pacientes con insuficiencia renal o psicosis. En general, los estimulantes deben utilizarse con precaución en pacientes con trastorno bipolar, diabetes mellitus, deficiencias cardiovasculares, insomnio, porfiria, o hipertensión (aunque se ha demostrado que el aumento en la presión sanguínea causado por la pemolina es escaso en comparación con otros estimulantes). Puede exacerbar los síntomas de trastorno del comportamiento o cognitivo en pacientes psicóticos. Puede existir dependencia a la droga; evitar discontinuarla de modo abrupto después de haberla administrado durante un período prolongado. El uso de estimulantes ha sido asociado con la falta de crecimiento, se recomienda realizar controles exhaustivos.

Reacciones Adversas

Sistema nervioso central: Insomnio, mareos, somnolencia, depresión mental, irritabilidad, convulsiones, precipitación del síndrome de Tourette, alucinaciones, dolor de cabeza, trastornos del movimiento.

Dermatológicas: Erupción.

Endocrinas y metabólicas: Falta de crecimiento en niños.

Gastrointestinales: Anorexia, pérdida de peso, dolor estomacal, náuseas.

Hematológicas: Anemia aplástica.

Hepáticas: Aumento de la enzima hepática (a menudo reversible después de discontinuar la droga), hepatitis, ictericia, insuficiencia hepática.

Sobredosis / Toxicología

Síntomas y signos: Taquicardia, alucinaciones, agitación.

Tratamiento: No existe un antídoto específico contra la intoxicación, por lo que la mayor parte del tratamiento es complementaria. La hiperactividad y la agitación suelen responder a un leve estímulo sensorial o a las benzodiazepinas, no obstante, el uso de haloperidol (2-5 mg I.M. para adultos) puede ser necesario en caso de extrema agitación.

(Continúa)

Pemolina *(Continuación)*

La hipertermia se trata mejor con métodos externos de enfriamiento o, de ser severa o no responder, puede ser necesaria una parálisis muscular con pancuronio.

Interacciones Medicamentosas

La combinación de pemolina con antiepilépticos puede disminuir el umbral de convulsión.

Tener precaución al utilizar la pemolina con otros medicamentos que actúen sobre el SNC.

Acción Terapéutica Bloquea el mecanismo de recaptación de las neuronas dopaminérgicas, aparenta actuar en la corteza cerebral y las estructuras subcorticales; estimulante del SNC y respiratorio con efectos simpatomiméticos débiles; la acción puede lograrse a través del aumento de la dopamina en el SNC.

Farmacodinámica / Cinética

Máximo efecto: 4 horas.

Duración: 8 horas.

Fijación a proteínas: 50%.

Metabolismo: Parcialmente en el hígado.

Vida media:

Niños: 7-8,6 horas.

Adultos: 12 horas.

Máxima concentración plasmática: Oral: Dentro de las 2-4 horas.

Eliminación: En la orina; sólo pequeñas cantidades pueden detectarse en las heces.

Posología Niños ≥6 años: Oral: Inicial: 37,5 mg administrados una vez al día por la mañana, aumentar de a 18,75 mg/día por semana; dosis efectiva usual: 56,25-75 mg/día; máximo: 112,5 mg/día; frecuencia de la dosis: 0,5-3 mg/kg/24 horas; los beneficios pueden tardar 3 o 4 semanas en aparecer.

Ajuste de la dosis /comentarios en caso de insuficiencia renal: Cicr <50 mL/minuto: Evitar su uso.

Consideraciones Dietarias Alcohol: Efectos aditivos en el SNC, evitar su consumo.

Parámetros de Monitoreo Realizar controles periódicos de base de la función hepática durante la terapia.

Valores de Referencia Valor plasmático terapéutico: 1-7 µg/mL.

Información para el Paciente Evitar la cafeína; evitar las bebidas alcohólicas; la última dosis diaria debe administrarse varias horas antes de acostarse; no discontinuar de modo abrupto; el uso prolongado puede provocar dependencia.

Implicancias de Enfermería Administrar el medicamento por la mañana.

Información Adicional El tratamiento del TDAH debería incluir "vacaciones de la droga" o discontinuación periódica del estimulante para analizar las necesidades del paciente y disminuir la tolerancia y limitar la falta de crecimiento y las alteraciones en el peso.

Presentación

Comprimidos: 18,75 mg; 37,5 mg; 75mg.

Comprimidos masticables: 37,5 mg.

Pentobarbital

Información Relacionada

Uso de Ansiolíticos/Hipnóticos en Instituciones de Tratamiento Prolongado *ver página 412.*

Dosis Máximas Recomendadas por las Normas de la OBRA Federal *ver página 434.*

Información para el Paciente - Ansiolíticos e Hipnóticos Sedantes (Barbitúricos) *ver página 340.*

Disponibilidad de Genérico Sí.

Marcas Comerciales en los EE.UU. Nembutal®.

Marcas Comerciales en Canadá Sodio de Pentobarbital.

Categoría Farmacológica Anticonvulsivo, Barbitúrico; Barbitúrico.

Indicaciones Uso sedante/hipnótico; preanestésico; coma por dosis elevada de barbitúricos para el tratamiento del aumento de la presión sanguínea intracranial o del estado epiléptico que no responde a otro tratamiento.

Acciones secundarias: Examen de tolerancia durante el síndrome de abstinencia de sedantes hipnóticos.

Restricciones C-II (cápsulas, inyección); C-III (supositorios).

Factor de Riesgo en el Embarazo D.

Contraindicaciones Hipersensibilidad a los barbitúricos o a cualquiera de los componentes del formulado; insuficiencia hepática severa; disnea u obstrucción del conducto respiratorio; porfiria.

Advertencias / Precauciones Puede existir tolerancia al efecto hipnótico; no utilizar durante >2 semanas para tratar el insomnio. Puede existir dependencia a la droga, el discontinuarla de modo abrupto puede provocar síndrome de abstinencia, incluido el estado epiléptico en pacientes epilépticos. No administrar a pacientes con dolor agudo. Tener precaución con pacientes ancianos, debilitados, pediátricos, o con insuficiencia hepática o renal. Puede provocar respuestas paradójicas, incluyendo agitación e hiperactividad, en particular en pacientes con dolor agudo o pediátricos. Tener precaución en pacientes con depresión o tendencia suicida, o en pacientes con antecedentes de abuso de drogas. Si el uso es prolongado, puede existir tolerancia o dependencia física y psicológica a la droga.

Puede provocar depresión del SNC, lo cual puede afectar la capacidad física y mental. Se debe advertir al paciente sobre el riesgo de realizar tareas que requieran de atención mental (tales como operar maquinaria o conducir). Se pueden potenciar los efectos con el uso de otros sedantes o etanol. No se recomienda el uso de este agente como hipnótico en ancianos debido a su prolongada vida media y a la dependencia física y psicológica que puede generar.

Puede provocar depresión respiratoria o hipotensión, en particular si se lo administra I.V. Tener precaución en pacientes inestables hemodinámicamente. Se han utilizado dosis elevadas (dosis iniciales de 15-35 mg/kg cada 1-2 horas) para inducir el coma con pentobarbital, pero dichas dosis suelen provocar hipotensión que requiere una terapia vasopresora.

Reacciones Adversas

Cardiovasculares: Bradicardia, hipotensión, síncope .

Sistema nervioso central: Somnolencia, letargo, excitación o depresión del SNC, trastornos cognitivos, efecto "resaca", confusión, somnolencia, agitación, hipercinesia, ataxia, nerviosismo, dolor de cabeza, insomnio, pesadillas, alucinaciones, ansiedad, mareos.

Dermatológicas: Erupción, dermatitis exfoliativa, síndrome de Stevens-Johnson.

Gastrointestinales: Náuseas, vómitos, constipación.

Hematológicas: Agranulocitosis, trombocitopenia, anemia megaloblástica.

Locales: Dolor en el lugar de inyección, tromboflebitis con el uso I.V.

Renales: Oliguria.

Respiratorias: Laringoespasmo, depresión respiratoria, apnea (en especial al administrar rápidamente I.V.), hipoventilación, apnea.

Misceláneas: Gangrena en caso de inyección intra-arterial negligente.

Sobredosis / Toxicología

Signos y síntomas: Marcha inestable, dificultad al hablar, confusión, ictericia, hipotermia, hipotensión, depresión respiratoria, coma.

Tratamiento: Si existe hipotensión, administrar fluidos I.V. y ubicar al paciente en la posición de Trendelenburg. Si no responde, puede ser necesario utilizar un vasopresor (por ejemplo, la dopamina, la epinefrina). La diuresis alcalina forzada no es útil en el tratamiento de intoxicaciones con barbitúricos de corta acción. La hemoperfusión o hemodiálisis de carbón activado puede ser útil en las intoxicaciones más difíciles de tratar, en especial en presencia de niveles plasmáticos de barbitúricos muy elevados cuando el paciente está en coma, en estado de shock, o sufre de insuficiencia renal.

(Continúa)

Pentobarbital *(Continuación)*

Interacciones Medicamentosas Los barbitúricos son inductores de enzimas. Debe controlarse a los pacientes al iniciar o interrumpir estas drogas, para verificar el aumento y la disminución del efecto terapéutico respectivamente.

Efecto disminuido: El pentobarbital puede reducir la eficacia de los beta-bloqueantes, el cloramfenicol, la cimetidina, la clozapina, los corticosteroides, la ciclosporina, la disopramida, la doxicilina, la etosuxamida, la furosemida, el griseofulvin, el haloperidol, la lamotrigina, la metadona, la nifedipina, los anticonceptivos orales, la fenotiazina, la fenitoína, la propafenona, los psicotrópicos, la quinidina, el tracolimo, los ADT, la teofilina, la warfarina y el verapamil.

Aumento de la toxicidad al combinarlo con otros depresores del SNC, benzodiazepinas, ácido valproico, cloramfenicol, o antidepresivos; puede provocar depresión aditiva respiratoria y del SNC. Los IMAO pueden prolongar el efecto del pentobarbital; los barbitúricos estimulan el metabolismo de los beta-bloqueantes y disminuyen sus concentraciones plasmáticas. Considerar la posibilidad de utilizar un beta-bloqueante que se elimine vía renal (atenolol, nadolol). Los barbitúricos pueden aumentar el potencial hepatotóxico del acetaminofen a través del incremento de la formación de metabolitos. Los barbitúricos pueden aumentar el metabolismo del cloramfenicol y el cloramfenicol puede inhibir el metabolismo de los barbitúricos. Los barbitúricos pueden aumentar el metabolismo de los corticosteroides, la ciclosporina, la disopramida, el griseofulvin, la nifedipina, los anticonceptivos orales, la fenitoína, la propafenona, la quinidina, el verapamil; puede ser útil realizar ajustes en la dosis. Los barbitúricos pueden aumentar el metabolismo de la metadona, lo que provocará síndrome de abstinencia de la metadona.

Estabilidad Proteger de la luz; las soluciones acuosas no son estables; la presentación disponible en el mercado (que contiene glicol de propileno) es más estable; un bajo nivel de pH puede producir un precipitado; utilizar sólo la solución transparente.

Acción Terapéutica Barbitúricos de corta acción con propiedades sedantes, hipnóticas y anticonvulsivas. Los barbitúricos deprimen la corteza sensitiva, disminuyen la actividad motora, alteran la función del cerebelo, y provocan somnolencia, sedación e hipnosis. En caso de dosis elevadas, los barbitúricos presentan actividad anticonvulsiva; los barbitúricos producen depresión respiratoria que depende de la droga.

Farmacodinámica / Cinética
Comienzo de la acción:
  Oral, rectal: 15-60 minutos.
  I.M.: Dentro de los 10-15 minutos.
  I.V.: En un lapso de 1 minuto.
Duración:
  Oral, rectal: 1-4 horas.
  I.V.: 15 minutos.
Distribución: Vd:
  Niños: 0,8 L/kg.
  Adultos: 1 L/kg.
Fijación a proteínas: 35% a 55%.
Metabolismo: Extensivo en el hígado mediante la hidroxilación y la oxidación de conductos.
Vida media, terminal:
  Niños: 25 horas.
  Adultos, normal: 22 horas; frecuencia: 35-50 horas.
Eliminación: <1% eliminado sin alteraciones vía renal.

Posología
Niños:
  Sedante: Oral: 2-6 mg/kg/día fraccionado en 3 dosis; máximo: 100 mg/día.
  Hipnótico: I.M.: 2-6 mg/kg; máximo: 100 mg/dosis.
  Rectal:
    De 2 meses a 1 año (3-6 kg): 30 mg.

1-4 años (6-12 kg): 30-60 mg.
5-12 años (12-24 kg): 60 mg.
12-14 años (24-30 kg): 60-120 mg.
ó
<4 años: 3-6 mg/kg/dosis.
>4 años: 1,5-3 mg/kg/dosis.
Sedación preoperatoria o antes de un procedimiento: ≥6 meses:
Oral, I.M., rectal: 2-6 mg/kg; máximo: 100 mg/dosis.
I.V.: 1-3 mg/kg hasta un máximo de 100 mg hasta quedarse dormido.
Niños de 5-12 años: Sedación consciente antes de un procedimiento: I.V.: 2 mg/kg 5-10 minutos antes del procedimiento, puede repetirse una vez.
Adolescentes: Sedación consciente: Oral, I.V.: 100 mg antes de un procedimiento.
Adultos:
Hipnótico:
Oral: 100-200 mg antes de acostarse o 20 mg 3-4 veces/día para la sedación durante el día.
I.M.: 150-200 mg.
I.V.: Inicial: 100 mg, puede repetirse cada 1-3 minutos hasta una dosis total de 200-500 mg.
Rectal: 120-200 mg antes de acostarse.
Sedación preoperatoria: I.M.: 150-200 mg.
Niños y Adultos: Coma con barbitúricos en pacientes con lesiones en la cabeza: I.V.: Dosis inicial: 5-10 mg/kg administrados lentamente durante 1-2 horas; controlar la presión sanguínea y el ritmo respiratorio; Infusión de mantenimiento: Inicial: 1 mg/kg/hora; puede aumentarse a 2-3 mg/kg/hora; mantener la salva-supresión en el EEG.
Examen de tolerancia: 200 mg cada 2 horas hasta que aparezcan signos de intoxicación durante las 2 horas posteriores a la dosis; dosis máxima: 1000 mg.
Ajuste de la dosis en caso de insuficiencia hepática: Disminuir la dosis en pacientes con insuficiencia hepática severa.

Consideraciones Dietarias Alcohol: Efectos aditivos del SNC, evitar su consumo.

Administración El pentobarbital puede administrarse mediante inyección I.M. profunda o I.V. leve: No debe inyectarse más de 5 mL (250 mg) en un mismo lugar puesto que puede provocar irritación del tejido. Las dosis I.V. pueden administrarse sin diluir, pero no se las debe administrar a mayor velocidad que 50 mg/minuto; las soluciones parenterales son altamente alcalinas; evitar la extravasación; evitar la administración I.V. >50 mg/minuto; evitar la inyectarla vía intra-arterial.

Parámetros de Monitoreo Estado respiratorio (en la sedación consciente, incluye la oximetría del pulso), estado cardiovascular, estado del SNC; controles cardíacos y de la presión sanguínea.

Valores de referencia Terapéuticos: Hipnóticos: 1-5 mg/mL (SI: 4-22 mmol/L), Coma: 10-50 mg/mL (SI: 88-221 mmol/L); Tóxicos: >10 mg/mL (SI: >44 mmol/L).

Interacciones Medicamentosas ↑ amoníaco (B); ↓ bilirrubina.

Información para el Paciente Evitar la consumir alcohol y otros depresores del SNC; evitar conducir y otras tareas peligrosas; evitar discontinuarla de modo abrupto; puede provocar dependencia física o psicológica; no variar la dosis sin consultar al médico.

Implicancias de Enfermería Evitar la extravasación; aplicar las medidas de seguridad para evitar lesiones; posee varias incompatibilidades al administrarla I.V.

Información Adicional Pentobarbital: Nembutal® elixir de sodio de pentobarbital: Nembutal® cápsula, inyección y supositorio.
Contenido de sodio de la inyección de 1 mL: 5 mg (0,2 mEq).

Presentación
Cápsulas, como sodio (C-II): 50 mg, 100 mg.
Elixir (C-II): 18,2 mg/5 mL (473 mL, 4000 mL).
Inyección, como sodio (C-II): 50 mg/mL (1 mL, 2 mL, 20 mL, 50 mL).
Supositorio rectal (C-III): 30 mg, 60 mg, 120 mg, 200 mg.

• **Pentobarbital, Sodio de** ver Pentobarbital *en la página 216*

• **Pentothal® Sodium** *ver* Tiopental *en la página 268*

Perfenazina

Información Relacionada

Cuadro Comparativo de Agentes Antipsicóticos *en la página 407.*

Pautas Generales sobre Medicamentos Antipsicóticos *en la página 409.*

Discontinuación de Drogas Psicotrópicas – Síntomas de Suspensión de la Administración y Recomendaciones *en la página 432.*

Dosis Máximas Recomendadas por las Normas de la OBRA Federal *en la página 434.*

Información para el Paciente – Antipsicóticos (General) *en la página 320.*

Disponibilidad de Genérico Sí.

Marca Comercial en EE.UU. Trilafon®.

Marca Comercial en Canadá Apo®-Perphenazine; PMS-Perphenazine.

Categoría Farmacéutica Agente Antipsicótico, fenotiazina, piperazina.

Indicaciones Control de las manifestaciones de trastornos psicóticos; náuseas y vómitos; síntomas de conducta en pacientes con deficiencia mental.

Acciones secundarias: Abstinencia del alcohol; demencia en personas mayores; síndrome de Tourette; corea de Huntington; tortícolis espasmódica; síndrome de Reye.

Factor de Riesgo en el Embarazo C.

Contraindicaciones Hipersensibilidad a la perfenazina o a cualquier componente (puede presentarse reactividad cruzada entre fenotiazinas); depresión del SNC severa, lesión cerebral subcortical, depresión medular, discrasias sanguíneas, y coma.

Advertencias / Precauciones Puede provocar hipotensión, en particular con la administración parenteral. Puede ser sedante, utilizar con precaución en trastornos donde la depresión del SNC es una característica. Utilizar con precaución en la enfermedad de Parkinson. Precaución en pacientes con inestabilidad hemodinámica; precisposición a convulsiones; enfermedades cardíacas, hepáticas, renales, o respiratorias severas. La dismotilidad esofágica y la aspiración han sido asociadas con el uso de antipsicóticos – utilizar con precaución en pacientes con riesgo de neumonía (por ejemplo, la enfermedad de Alzheimer). Precaución en el cáncer de mamas u otros tumores prolactino-dependientes (puede aumentar los niveles de prolactina). Puede alterar la termorregulación y enmascarar la toxicidad de otras drogas debido a sus efectos antieméticos. Puede alterar la conducción cardíaca – se han presentado arritmias graves con dosis terapéuticas de fenotiazinas. Puede provocar hipotensión ortostática - utilizar con precaución en pacientes con riesgo de estos efectos o en aquéllos que tolerarían episodios hipotensivos transitorios (enfermedad cerebrovascular, enfermedad cardiovascular, u otros medicamentos que puedan predisponer).

Las fenotiazinas pueden provocar efectos anticolinérgicos (confusión, agitación, constipación, sequedad de boca, visión borrosa, retención urinaria); por lo tanto, deben utilizarse con precaución en pacientes con reducida motilidad gastrointestinal, retención urinaria, hipertrofia prostática benigna, xerostomía, o problemas en la vista. Los estados que pueden ser exacerbados por el bloqueo colinérgico incluyen el glaucoma de ángulo estrecho (se recomienda realizar un chequeo) y la desmejora de la miastenia grave. La perfenazina tiene una baja potencia de bloqueo colinérgico en relación a otros neurolépticos.

Puede provocar reacciones extrapiramidales, que incluyen pseudo-parkinsonismo, reacciones distónicas agudas, acatisia, y discinesia tardía (los riesgos de estas reacciones son moderados-elevados en relación a otros neurolépticos). Puede ser asociadas con el síndrome neuroléptico maligno (SNM) o retinopatía pigmentaria.

Reacciones Adversas

Cardiovasculares: Hipotensión, hipotensión ortostática, hipertensión, taquicardia, bradicardia, mareos, paro cardíaco.

Sistema nervioso central: Signos extrapiramidales (pseudo-parkinsonismo, acatisia, distonias, discinesia tardía), mareos, edema cerebral, convulsiones, dolor de cabeza, somnolencia, excitación paradójica, inquietud, hiperactividad, insomnio, síndrome neuroléptico maligno (SNM), deterioro en la termorregulación.

Dermatológicas: Sensibilidad aumentada al sol, erupción, decoloración de la piel (azul-gris).

Endocrinas y metabólicas: Hipoglucemia, hiperglucemia, galactorrea, lactancia, agrandamiento de los pechos, ginecomastia, irregularidades menstruales, amenorrea, SSIHAD, cambios en la libido.

Gastrointestinales: Constipación, aumento de peso, vómitos, dolor de estómago, náuseas, xerostomía, salivación, diarrea, anorexia, íleo.

Genitourinarias: Dificultad para orinar, trastornos en la eyaculación, incontinencia, poliuria, disfunción de la eyaculación, priapismo.

Hematológicas: Agranulocitosis, leucopenia, eosinofilia, anemia hemolítica, púrpura trombocitopénica, pancitopenia.

Hepáticas: Ictericia colestática, hepatotoxicidad.

Neuromusculares y óseas: Temblor.

Oftalmológicas: Retinopatía pigmentaria, visión borrosa, cambios de cornea y lente.

Respiratorias: Congestión nasal.

Misceláneas: Diaforesis.

Sobredosis / Toxicología

Signos y síntomas: Sueño profundo, distonía, agitación, coma, movimientos anormales involuntarios de los músculos, hipotensión, arritmias.

Tratamiento:

Después de haber iniciado el manejo de la sobredosis esencial, debe iniciarse con el tratamiento de los síntomas tóxicos y el tratamiento de apoyo

La hipotensión, por lo general responde a fluidos I.V. o a la posición de Trendelenburg. Si no responde a estas medidas, puede requerirse el uso de un inotropo parenteral (por ejemplo, norepinefrina 0,1-0,2 mcg/kg/minuto titulado para que responda).

Los convulsiones, generalmente responden al diazepam (I.V. 5-10 mg bolo en adultos cada 15 minutos si se requiere, hasta un total de 30 mg; I.V. 0,25-0,4 mg/kg/dosis hasta un total de 10 mg en niños) o a la fenitoína o fenobarbital.

Los síntomas extrapiramidales (por ejemplo, reacciones distónicas) pueden ser controlados con difenhidramina. Cuando estas reacciones no responden a la difenhidramina, el mesilato de benztropina puede ser efectivo.

Interacciones Medicamentosas Sustrato de enzima CYP2D6; inhibidor de enzima CYP2D6.

Las fenotiazinas inhiben la capacidad de la bromocriptina de disminuir las concentraciones séricas de prolactina.

La benztropina (y otros anticolinérgicos) pueden inhibir la respuesta terapéutica a la perfenazina y pueden presentarse efectos anticolinérgicos excesivos.

La cloroquina puede aumentar las concentraciones de perfenazina.

El fumar cigarrillos puede aumentar el metabolismo hepático de la perfenazina. Se pueden requerir dosis mayores en fumadores que en no fumadores.

El uso concurrente de perfenazina con un antihipertensivo puede provocar efectos hipotensivos adicionales.

El uso concurrente con ADT puede producir un aumento en la toxicidad o alteraciones en la respuesta terapéutica.

La perfenazina puede inhibir el efecto antiparkinsoniano de la levodopa; evitar esta combinación.

La perfenazina junto con el litio pueden, ocasionalmente, producir neurotoxicidad.

Los barbitúricos pueden reducir las concentraciones de perfenazina.

El propranolol puede aumentar las concentraciones de perfenazina.

La sulfadoxina-pirimetamina puede aumentar las concentraciones de perfenazina.

La perfenazina y, posiblemente, otros antipsicóticos de baja potencia pueden revertir los efectos presores de la epinefrina.

(Continúa)

Perfenazina *(Continuación)*

La perfenazina y los depresores del SNC (etanol, narcóticos) pueden provocar efectos depresores del SNC adicionales.

La perfenazina y la trazodona puede producir efectos hipotensivos adicionales.

Estabilidad No mezclar con bebidas que contengan cafeína (café, cola), taninos (té), o pectinados (jugo de manzana) ya que existe incompatibilidad física; utilizar ~ 60 mL de diluyente por cada 5 mL del concentrado; proteger todas las presentaciones de la luz; puede utilizarse la solución trasparente o ligeramente amarilla; debe ser preparadas en viales/frascos color ámbar u opacos. Las soluciones pueden diluirse o mezclarse con jugos de frutas u otros líquidos pero deben ser administradas inmediatamente después de mezclados; no preparar diluidos en gran cantidad ni almacenar los diluidos en gran cantidad.

Acción Terapéutica Bloquea los receptores postsinápticos mesolímbicos dopaminérgicos en el cerebro; presenta un efecto de bloqueo alfa-adrenérgico y deprime la liberación de hormonas hipotalámicas e hipofisisarias.

Farmacodinámica / Cinética

Absorción: Oral: Buena absorción.

Distribución: Atraviesa la placenta.

Metabolismo: En el hígado.

Vida media: 9 horas.

Concentración plasmática máxima: Dentro de las 4-8 horas.

Eliminación: En la orina y bilis.

Posología

Niños:

Psicosis: Oral:

1-6 años: 4-6 mg/día en dosis divididas.

6-12 años: 6 mg/día en dosis divididas.

>12 años: 4-16 mg 2-4 veces/día.

I.M.: 5 mg cada 6 horas.

Náuseas / Vómitos: I.M.: 5 mg cada 6 horas.

Adultos:

Psicosis:

Oral: 4-16 mg 2-4 veces/día sin exceder los 64 mg/día.

I.M.: 5 mg cada 6 horas hasta 15 mg/día en pacientes ambulatorios y 30 mg/día en pacientes hospitalizados.

Náuseas / Vómitos:

Oral: 8-16 mg/día en dosis divididas hasta 24 mg/día.

I.M.: 5-10 mg cada 6 horas según se requiera hasta 15 mg/día en pacientes ambulatorios y 30 mg/día en pacientes hospitalizados.

I.V. (severo): 1 mg en intervalos de 1 a 2 minutos hasta un total de 5 mg.

Hemodiálisis: No dialisable (0% a 5%).

Ajuste de la dosis en insuficiencia hepática: Debe considerarse una disminución en la dosis en pacientes con enfermedad en el hígado aunque no hay guías específicas disponibles.

Consideraciones Dietarias Alcohol: Efectos aditivos sobre el SNC, evitar su uso.

Administración Diluir la concentración oral en al menos _ de taza de agua, jugo o leche; para el uso I.V., la inyección debe ser disuelta en al menos 0,5 mg/mL con salino normal y suministrada a una velocidad de 1 mg/minuto; controlar si se presenta temblor y movimientos o posturas anormales.

Parámetros de Monitoreo Presión cardíaca, sanguínea (hipotensión cuando se administra I.M. o I.V.); estado respiratorio.

Valores de Referencia 2-6 nmol/L.

Interacciones en Análisis ↑ colesterol (S), glucosa; ↑ ácido úrico (S); análisis de embarazo falso positivo.

Información para el Paciente Puede provocar somnolencia, deterioro en el juicio y coordinación; informar ante cualquier sentimiento de inquietud o cualquier movimiento involuntario; evitar el alcohol y otros depresores del SNC; no alterar la dosis ni discontinuarla sin antes consultar con el médico.

Implicancias de Enfermería Diluir la concentración oral en al menos ¹/₄ de taza de agua, jugo o leche; para el uso I.V., la inyección debe ser disuelta en al menos 0,5 mg/mL con salino normal y suministrada a una velocidad de 1 mg/minuto; controlar si se presenta hipotensión cuando se administra I.M. o I.V. durante los primeros 3-5 días de iniciada la terapia o de realizado un ajuste en la dosis.

Información Adicional La coadministración de 2 o más antipsicóticos no mejora la respuesta clínica y puede aumentar el potencial para efectos adversos.

Presentación
Concentrado, Oral: 16 mg/5 mL (118 mL).
Inyección: 5 mg/mL (1 mL).
Comprimidos: 2 mg, 4 mg, 8 mg, 16 mg.

◆ **Perfenazina y Amitriptilina** *ver* Amitriptilina y Perfenazina *en la página 30*

Pergolide

Información Relacionada
Discontinuación de Drogas Psicotrópicas - Síntomas de Suspensión de la Administración y Recomendaciones *en la página 432.*

Disponibilidad de Genérico No.

Marcas Comerciales en EE.UU. Permax®.

Sinónimos Mesilato de Pergolide.

Categoría Farmacológica Agente Anti-parkinsoniano (Agonista de la dopamina); Derivado del Ergot.

Indicaciones Tratamiento adicional de la levodopa/carbidopa en casos de mal de Parkinson.

Factor de Riesgo en el Embarazo B.

Contraindicaciones Hipersensibilidad al medilato de pergolide u otros derivados del ergot.

Advertencias / Precauciones Existen casos de hipotensión sintomática en un 10% de los pacientes; tener precaución en pacientes con antecedentes de arritmia cardíaca, alucinaciones o trastorno mental.

Reacciones Adversas
>10%:
Sistema nervioso central: Mareos, somnolencia, confusión, alucinaciones, distonía.
Gastrointestinales: Náuseas, constipación.
Neuromusculares y óseas: Discinesia.
Respiratorias: Rinitis.
1% a 10%:
Cardiovasculares: Infarto de miocardio, hipotensión postural, síncope, arritmia, edema periférico, vasodilatación, palpitaciones, dolor de pecho, hipertensión.
Sistema nervioso central: Escalofríos, insomnio, ansiedad, psicosis, síntomas extrapiramidales, falta de coordinación.
Dermatológicas: Erupción.
Gastrointestinales: Diarrea, dolor abdominal, xerostomía, anorexia, aumento de peso, dispepsia, gusto desagradable.
Hematológicas: Anemia.
Neuromusculares y óseas: Debilidad, mialgia, temblores, SNM (si la dosis se reduce de modo abrupto), dolor.
Oftalmológicas: Anormalidades en la visión, diplopía.
Respiratorias: Disnea, epistaxis.
Misceláneas: Síntoma de gripe, hipo.

Sobredosis / Toxicologia
Signos y síntomas: Vómitos, hipotensión, agitación, alucinaciones, extrasístole ventricular, posibles convulsiones; poca información sobre la sobredosis.
Tratamiento: Complementario, y puede necesitar antiarrítmicos y/o neurolépticos para la agitación; la hipotensión, cuando no responde a los fluidos I.V. o a la posición de Trendelenburg, suele responder a las infusiones de norepinefrina iniciadas a 0,1-0,2 mcg/kg/minuto, seguidas por una infusión titulada. Si existen

(Continúa)

Pergolide *(Continuación)*

signos de estimulación del SNC, puede indicarse un neuroléptico; pueden indicarse antiarrítmicos, controlar el ECG; el carbono activo es útil para prevenir un exceso de absorción y para acelerar la eliminación.

Interacciones Medicamentosas

Tener precaución con otras drogas de elevada fijación a proteínas plasmáticas.

Los antagonistas de dopamina (como los antipsicóticos y la metoclopramida) pueden disminuir los efectos del pergolide; por lo general debe evitarse dichas combinaciones.

Acción Terapéutica El pergolide es un ergot alcaloide semisintético similar a la bromocriptina pero más potente (10-1000 veces) y de acción más prolongada; es un agonista central activo de la dopamina que estimula los receptores de D_1 y D_2. Se cree que el pergolide ejerce su efecto terapéutico mediante la estimulación directa de los receptores de dopamina postsináptica del sistema nigrostriatal.

Farmacodinámica / Cinética

Absorción: Oral: Buena.

Fijación a proteínas: Plasmática 90%.

Metabolismo: Extensivo, en el hígado (primario).

Eliminación: ~50% eliminado en la orina y 50% en las heces.

Posología Al agregar pergolide a la levodopa /carbidopa, la dosis estas últimas puede y debe disminuir. Los pacientes que dejan de responder a la bromocriptina pueden verse beneficiados si se la cambia por pergolide.

Adultos: Oral: Iniciar con 0,05 mg/día durante 2 días, luego aumentar la dosis de a 0,1 ó 0,15 mg/día cada 3 días durante los siguientes 12 días, aumentar la dosis de a 0,25 mg/día cada 3 días hasta lograr la dosis terapéutica óptima, hasta un máximo de 5 mg/día; dosis usual: 2-3 mg/día en 3 dosis fraccionadas.

Parámetros de Monitoreo Presión sanguínea (sentado y de pie), síntomas de mal de Parkinson, discinesia, estado mental.

Información para el Paciente Puede causar hipotensión, incorporarse lentamente después haber permanecido sentado/recostado durante un período prolongado; tomarla con alimento para disminuir el malestar GI, puede causar somnolencia y afectar la capacidad cognitiva y la coordinación; consultar al médico en caso de síntomas inusuales en el SNC, palpitaciones, dolor de pecho o movimientos involuntarios.

Implicancias de Enfermería Controlar la ortostasis y otros efectos adversos; levantar las barandas de la cama y aplicar las medidas de seguridad; ayudar al paciente mediante paseos, puede provocar hipotensión postural y somnolencia.

Presentación Comprimidos, como mesilato: 0,05 mg, 0,25 mg, 1 mg.

- **Pergolide, Mesilato de** *ver* Pergolide *en la página anterior*
- **Permax®** *ver* Pergolide *en la página anterior*
- **Permitil® Oral** *ver* Flufenazina *en la página 120*
- **Phenazine®** *ver* Prometazina *en la página 239*
- **Phendry© Oral [OTC]** *ver* Difenhidramina *en la página 95.*
- **Phenergan®** *ver* Prometazina *en la página 239*

Pimozida

Información Relacionada

Cuadro Comparativo de Agentes Antipsicóticos *en la página 407.*

Pautas Generales sobre Medicamentos Antipsicóticos *en la página 409.*

Discontinuación de Drogas Psicotrópicas – Síntomas de Suspensión de la Administración y Recomendaciones *en la página 432.*

Información para el Paciente – Antipsicóticos (General) *en la página 320.*

Disponibilidad de Genérico No.

Marcas Comerciales en los EE.UU. Orap™.

Categoría Farmacológica Agente Antipsicótico, difenilbutiloperidina.

Indicaciones Supresión de los tics motores y fónicos severos en pacientes con trastorno de Tourette que no han respondido satisfactoriamente al tratamiento típico.

Acciones secundarias: Psicosis; se ha informado del uso en individuos con delirio centralizado en síntomas físicos (por ejemplo, preocupación por infestación parasitaria).

Factor de Riesgo en el Embarazo C.

Contraindicaciones Hipersensibilidad a la pimozida o a cualquier componente; depresión del SNC severa, coma, historia de disrritmia, síndrome de intervalo QT prolongado, uso concurrente de antibioticos macrólidos (tales como la eritromicina o claritromicina), antifúngico azole, tics simples además de Tourette, inhibidores de proteasa (por ejemplo, ritonavir, saquinavir, indinavir, nelfinavir), nefazodona, y zileuton.

Advertencias / Precauciones Puede causar hipotensión, utilizar con precaución en pacientes con inestabilidad autonómica. Moderadamente sedante, utilizar con precaución en trastornos donde la depresión del SNC es una característica. Utilizar con precaución en la enfermedad de Parkinson. Precaución en pacientes con inestabilidad hemodinámica; depresión medular; predisposición a convulsiones; lesión cerebral subcortical; enfermedad cardíaca, hepática, renal, o respiratoria severas. La dismotilidad esofágica y la aspiración han sido asociadas con el uso de antipsicóticos - utilizar con precaución en pacientes con riesgo de neumonía (por ejemplo, enfermedad de Alzheimer). Tener precaución en el cáncer de mamas o en otros tumores prolactino-dependientes (puede aumentar los niveles de prolactina). Puede alterar la termorregulación o enmascarar la toxicidad de otras drogas debido a los efectos antieméticos. Puede alterar la conducción cardíaca. Se han producido arritmias graves con las dosis terapéuticas de fenotiazinas. Puede producir hipotensión ortostática - utilizar con precaución en pacientes con riesgo de estos efectos o en aquéllos que no tolerarían episodios hipotensivos transitorios (enfermedad cerebrovascular, enfermedad cardiovascular, u otros medicamentos que puedan predisponer).

Puede provocar efectos anticolinérgicos (confusión, agitación, constipación, sequedad de la boca, visión borrosa, retención urinaria); por lo tanto, deben ser utilizados con precaución en pacientes con reducida motilidad gastrointestinal, retención urinaria, hipertrofia prostática benigna, xerostomía, o problemas visuales. Las condiciones que pueden ser también exacerbadas por el bloqueo colinérgico incluyen el glaucoma de ángulo estrecho (se recomienda realizar un chequeo) y el agravamiento de la miastenia grave. Con respecto a los neurolépticos, la pimozida tiene una potencia moderada de bloqueo colinérgico.

Puede causar reacciones extrapiramidales, incluyendo el pseudo-parkinsonismo, reacciones distónicas agudas, acatisia, y discinesia tardía (el riesgo de estas reacciones es elevado con respecto a otros neurolépticos). Puede ser asociada con el síndrome neuroléptico maligno (SNM) o retinopatía pigmentaria.

Evitar el jugo de pomelo debido a la inhibición potencial del metabolismo de la pimozida.

Reacciones Adversas

Cardiovasculares: Hinchazón de cara, taquicardia, hipotensión ortostática, dolor de pecho, hipertensión, palpitaciones, arritmias ventriculares, prolongación del intervalo QT.

Sistema nervioso central: Signos extrapiramidales (acatisia, acinesia, distonía, pseudo-parkinsonismo, discinesia tardía), somnolencia, SNM, dolor de cabeza, mareos, excitación.

Dermatológicas: Erupción.

Endocrinas y metabólicas: Edema de pechos, libido reducida.

Gastrointestinales: Constipación, xerostomía, aumento o pérdida de peso, náuseas, salivación, vómitos, anorexia.

Genitourinarias: Impotencia.

Hematológicas: Discrasias sanguíneas.

Hepáticas: Ictericia.

(Continúa)

Pimozida *(Continuación)*

Neuromusculares y óseas: Debilidad, temblor.
Oftalmológicas: Trastornos visuales, dificultad para enfocar los objetos cercanos, visión borrosa.
Misceláneas: Diaforesis.

Sobredosis / Toxicología

Signos y síntomas: Hipotensión, depresión respiratoria, anormalidades en el ECG, síntomas extrapiramidales.
Tratamiento: Siguiendo los intentos de desintoxicación, el tratamiento es de apoyo y sintomático. Las convulsiones pueden ser tratados con diazepam, fenitoína, o fenobarbital.

Interacciones Medicamentosas Sustrato de enzima CYP3A3/4.

Los antipsicóticos inhiben la capacidad de la bromocriptina de disminuir las concentraciones séricas de prolactina.
La benztropina (y otros anticolinérgicos) pueden inhibir la respuesta terapéutica a la pimozida y pueden presentarse efectos anticolinérgicos.
La cloroquina puede aumentar las concentraciones de pimozida.
Al fumar cigarrillos puede aumentarse el metabolismo hepático de la pimozida. Pueden requerirse dosis mayores con respecto a los no fumadores.
El uso concurrente de pimozida junto con un antihipertensivo puede producir efectos hipotensivos adicionales.
La pimozida puede inhibir los efectos antihipertensivos de la guanetidina o el guanadrel.
El uso concurrente con ADT puede producir un aumento en la toxicidad o una respuesta terapéutica alterada.
La pimozida puede inhibir el efecto antiparkinsoniano de la levodopa; evitar esta combinación.
La pimozida con el litio puede, rara vez, producir neurotoxicidad.
Los barbitúricos pueden reducir las concentraciones de pimozida.
El propranolol puede aumentar las concentraciones de pimozida.
La sulfadoxina-pirimetamina puede aumentar las concentraciones de pimozida.
La pimozida y posiblemente otros antipsicóticos de baja potencia pueden revertir los efectos presores de la epinefrina.
La pimozida y los depresores del SNC (etanol, narcóticos) pueden producir efectos depresores del SNC adicionales.
La pimozida y la trazodona pueden producir efectos hipotensivos adicionales.
La carbamazepina puede estimular el metabolismo de la pimozida; controlar si se reduce la eficacia.
Los antibióticos macrólidos (claritromicina, eritromicina, diritromicina, y troleandomicina), antifúngicos azole, inhibidores de proteasa, nefadozona y zileuton inhiben el metabolismo de la pimozida y puede predisponer a arritmias graves.

Acción Terapéutica Un potente antagonista receptor de dopamina de acción central que tiene como resultado los efectos neurolépticos característicos.

Farmacodinámica / Cinética

Absorción: Oral: 50%.
Fijación a proteínas: 99%.
Metabolismo: En el hígado con metabolismo de primer paso significativo.
Vida media: 50 horas.
Concentración plasmática máxima: Dentro de las 6-8 horas.
Eliminación: En orina.

Posología Niños > 12 años y Adultos: Oral: Inicial: 1-2 mg/día, luego aumentar la dosis según se requiera cada dos días; la proporción es generalmente 7-16 mg/día. Dosis máxima: 20 mg/día o 0,3 mg/kg/día no debe excederse.

Nota: Se han producido muertes repentinas e inesperadas en pacientes que recibían dosis >10 mg.

Ajuste de la dosis en insuficiencia hepática: Se requiere una reducción en la dosis en pacientes con enfermedades en el hígado.

Valores de Referencia La dosis de 3 mg produce un nivel plasmático de 3,3 ng/mL.

Interacciones en Análisis ↑ prolactina (S).

Información para el Paciente El tratamiento con pimozida expone al paciente a serios riesgos; el uso crónico de pimozida en pacientes con trastornos de Tourette debe considerarse detenidamente por el paciente (o por la familia del paciente) y el médico que sigue el caso. Debido a que el objetivo del tratamiento es la mejoría de los síntomas, la opinión del paciente acerca de la necesidad del tratamiento y la evaluación de la respuesta es fundamental para determinar el impacto de la terapia y la relación riesgo-beneficio.

Implicancias de Enfermería Debe obtenerse un ECG de base y un ECG con el incremento en la dosis.

Información Adicional Es menos sedante pero tiene mayor probabilidad de causar signos extrapiramidales agudos con respecto a la clorpromazina.

Presentación Comprimidos: 2 mg.

- **PIO** *ver* Pemolina *en la página 215*
- **Piper methysticum** *ver* Kava *en la página 152*
- **Placidyl®** *ver* Etclorvinol *en la página 110*

Polygonum Multiflorum

Categoría Farmacológica Hierba.

Indicaciones Raíz tuberosa (en bruto o procesada) para el vértigo, insomnio, constipación.

Reacciones Adversas

Cardiovasculares: Palpitaciones.
Sistema nervioso central: Mareos, fiebre.
Dermatológicas: Eritema, erupción, prurito.
Gastrointestinales: Náuseas, diarrea.
Hepáticas: Hepatitis, ictericia.
Oftalmológicas: Visión borrosa.
Respiratorias: Taquipnea.

Sobredosis / Toxicología Tratamiento: Terapia de apoyo; puede resolverse la hepatitis dentro de las 3 semanas al discontinuar la droga; pueden utilizarse antihistamínicos para el prurito.

Acción Terapéutica Contiene dos antraquinonas (emodina, fiscina) que pueden causar catarsis y una hepatitis tóxica.

Información Adicional Planta trepadora perenne nativa de Japón.

- **Poptillo** *ver* Efedra *en la página 106*

Pramipexol

Información Relacionada

Información para el Paciente - Medicamentos Misceláneos *en la página 368.*

Marca Comercial en EE. UU.: Mirapex®.

Categoría Farmacológica Agente Antiparkinsoniano (Agonista de dopamina).

Indicaciones Tratamiento de los signos y síntomas de la enfermedad de Parkinson idiopática.

Acciones secundarias: Tratamiento de la depresión.

Factor de Riesgo en el Embarazo C.

Contraindicaciones Pacientes en los que se conoce la hipersensibilidad a la pramixola o a cualquiera de los ingredientes del producto.

Advertencias / Precauciones Debe tomarse precaución en pacientes con insuficiencia renal y en pacientes con discinesias preexistentes. Puede producir hipotensión ortostática; los pacientes con la enfermedad de Parkinson parecen presentar un deterioro en la capacidad para responder a desafíos posturales. Utilizar con precaución en pacientes con riesgo de hipotensión (por ejemplo, en aquéllos que reciben drogas antihipertensivas) o en aquellos pacientes con dificultad para tolerar episodios hipotensivos transitorios (enfermedad cardiovascular o enfer-

(Continúa)

Pramipexol *(Continuación)*

medad cerebrovascular). Los pacientes con Parkinson que son tratados con agonistas dopaminérgicos, por lo general, requieren un minucioso control de posibles signos o síntomas de hipotensión postural, especialmente durante un reajuste en la dosis, y deben ser informados acerca de sus riesgos. Puede producir alucinaciones, especialmente en personas mayores. Se han observado cambios degenerativos patológicos en las retinas de ratas albinas durante los estudios con este agente, pero no se los ha observado en las retinas de ratas pigmentadas ni en otras especies. La importancia de esta información para los seres humanos se desconoce aún.

Aunque no se ha informado acerca del pramipexol, otros agentes dopaminérgicos han sido asociados con un síndrome similar al síndrome neuroléptico maligno al suspender o reducir significativamente la dosis después de su uso a largo plazo. Los agentes dopaminérgicos del tipo derivados del ergot han sido asociado también con complicaciones fibróticas, tales como retroperitoneo, pulmones, y pleura.

Reacciones Adversas

> 10 %:

Cardiovasculares: Hipotensión postural.

Sistema nervioso central: Astenia, mareos, somnolencia, insomnio, alucinaciones, sueños anormales.

Gastrointestinales: Náuseas, constipación.

Neuromusculares y óseas: Debilidad, discinesia, síndrome extrapiramidal.

1 % a 10 %

Cardiovasculares: Edema, hipotensión postural, síncope, taquicardia, dolor de pecho.

Sistema nervioso central: Malestar, confusión, amnesia, distonías, acatisia, anomalías en el pensamiento, mioclono, hiperestesia, anomalías en la marcha, hipertonía, paranoia.

Endocrinas y metabólicas: Disminución en el libido.

Gastrointestinales: Anorexia, pérdida de peso, xerostomía.

Genitourinarias: Frecuencia urinaria (hasta 6%), impotencia.

Neuromusculares y óseas: Movimientos nerviosos de los músculos, calambres en las piernas, artritis, bursitis.

Oftalmológicas: Anomalías en la vista (3%).

Respiratorias: Disnea, rinitis.

< 1 % Niveles de transaminasa en el hígado elevados.

Interacciones Medicamentosas

La cimetidina en combinación con el pramipexol produce un aumento de 50% en el AUC y un 40% en su vida media.

Las drogas segregadas por el sistema de transmisión catiónica (diltiazem, triamtereno, verapamil, quinidina, quinina, ranitidina) disminuyen la depuración del pramipexol en ~ 20%.

Los antagonistas de dopamina (antipsicóticos, metoclopramida) pueden disminuir la eficacia del pramipexol.

Acción Terapéutica El pramipexol es un agonista de la dopamina no derivado del ergot específicamente para los receptores de la dopamina correspondientes al subtipo D_2, y se ha demostrado también que se fija a los receptores D_3 y D_4. Al fijarse a estos receptores, se cree que el pramipexol puede estimular la actividad de la dopamina en los nervios del cuerpo estriado y la sustancia nigra.

Farmacodinámica / Cinética

Fijación a proteínas: 15%.

Biodisponibilidad: 90%.

Vida media: ~ 8 horas (12-14 horas en personas mayores).

Concentración plasmática máxima: Dentro de las 2 horas.

Eliminación: Orina, 90% recuperada como droga no metabolizada.

Posología Adultos: Oral: Inicial: 0,375 mg/día suministrada en 3 dosis divididas, aumentar gradualmente en 0,125 mg/dosis cada 5-7 días; promedio: 1,5-4,5 mg/día.

Consideraciones Dietarias La ingestión de alimento no afecta el grado de absorción de la droga, aunque el tiempo para la máxima concentración plasmática se demora 60 minutos cuando es suministrada con la comida.

Administración La dosis debe ser titulado gradualmente en todos los pacientes para evitar el comienzo de efectos colaterales intolerables. La dosis debe aumentarse para lograr el máximo efecto terapéutico, equilibrado contra los efectos colaterales de discinesia, alucinaciones, somnolencia, y sequedad de la boca.

Parámetros de Monitoreo Controlar si se produce una mejoría en los síntomas de la enfermedad de Parkinson (por ejemplo, memoria, conducta, actividades de la vida diaria, exámenes motores), presión sanguínea, cambios en el peso, y frecuencia cardíaca.

Información para el Paciente Consultar con el médico o con el farmacéutico antes de tomar otro medicamento, inclusive productos de venta libre; son especialmente importantes otros medicamentos que pueden causar sueño, tales como los tranquilizantes, algunos medicamentos para el resfrío o alergia, analgésicos narcóticos, o medicamentos que relajan los músculos. Comunicar al médico si se ingiere alcohol ya que esto puede aumentar el potencial de somnolencia o sedación.

Presentación Comprimidos: 0,125 mg; 0,25 mg; 1 mg; 1,5 mg.

Prazepam

Información Relacionada

Cuadro Comparativo de Benzodiazepinas *ver página 417.*

Dosis Máximas Recomendadas por las Normas de la OBRA Federal *en la página 434.*

Información para el Paciente – Ansiolíticos y Sedantes Hipnóticos (Benzodiazepinas) *en la página 338.*

Disponibilidad de Genérico Sí.

Marca Comercial en EE. UU. Centrax®.

Categoría Farmacológica Benzodiazepina.

Indicaciones Tratamiento de la ansiedad.

Acciones secundarias: Abstinencia de alcohol; úlcera duodenal; adicción narcótica; espasticidad; convulsiones parciales.

Restricciones C-IV.

Factor de Riesgo en el Embarazo D.

Contraindicaciones Hipersensibilidad a esta droga o a cualquiera de los componentes de su fórmula (puede presentarse sensibilidad cruzada con el uso de otras benzodiazepinas); glaucoma de ángulo estrecho; embarazo.

Advertencias / Precauciones Utilizar con precaución en personas mayores o pacientes debilitados, en pacientes con enfermedad hepática (inclusive alcohólicos), o insuficiencia renal. Utilizar con precaución en pacientes con enfermedad respiratoria, o deterioro en el reflejo faríngeo. Evitar el uso en pacientes con apnea.

Produce depresión del SNC (en relación a la dosis) que tiene como resultado sedación, mareos, confusión, o ataxia y puede deteriorar las capacidades físicas y mentales. Se debe advertir al paciente sobre el peligro de realizar tareas que requieran atención mental (tales como operar maquinaria o conducir). Utilizar con precaución en pacientes que reciben otros depresores del SNC u otros agentes psicoactivos. Pueden potenciarse los efectos con otras drogas sedantes o etanol. Las benzodiazepinas han sido asociadas con caídas y lesiones traumáticas y deben ser utilizadas con extrema precaución en pacientes en riesgo de estas situaciones (especialmente en personas mayores).

Utilizar con precaución en pacientes con depresión, especialmente si existe riesgo de suicidio. Utilizar con precaución en pacientes con historia de droga-dependencia. Las benzodiazepinas han sido asociadas con la dependencia y los síntomas de abstinencia agudos al descontinuar o reducir la dosis. El síndrome de abstinencia agudo, incluyendo convulsiones, pueden precipitarse después de la administración de flumazenil a pacientes que reciben terapia con benzodiazepinas a largo plazo.

(Continúa)

Prazepam *(Continuación)*

Las benzodiazepinas han sido asociadas con la amnesia anterógrada. Se ha informado acerca de reacciones paradójicas, conducta hiperactiva o agresiva inclusive, con el uso de benzodiazepinas, especialmente en pacientes adolescentes/pediátricos o psiquiátricos. No posee propiedades analgésicas, antidepresivas, ni antipsicóticas.

Reacciones Adversas

Cardiovasculares: Hipotensión.

Sistema nervioso central: Somnolencia, fatiga, deterioro en la coordinación, sensación de vacío en la cabeza, deterioro en la memoria, insomnio, depresión, dolor de cabeza, ansiedad, confusión, nerviosismo, síncope, mareos, acatisia, ataxia, sueños vividos.

Dermatológicas: Erupción, prurito.

Endocrinas y metabólicas: disminución de la libido, irregularidades en la menstruación.

Gastrointestinales: Xerostomía, constipación, diarrea, disminución en la salivación, náuseas, vómitos, aumento o disminución del apetito, aumento en la salivación, aumento o pérdida de peso.

Hematológicas: Discrasias sanguíneas.

Neuromusculares y óseas: Disartria, temblor, calambres en los músculos, rigidez, debilidad, disminución de los reflejos.

Oftalmológicas: Visión borrosa, aumento en la presión lenticular.

Óticas: Tinnitus.

Respiratorias: Congestión nasal, hiperventilación.

Misceláneas: Diaforesis, droga-dependencia.

Sobredosis / Toxicología

Signos y síntomas: Somnolencia, confusión, coma, reflejos hipoactivos, disnea, hipotensión, dificultad para hablar, deterioro en la coordinación.

Tratamiento: El tratamiento para la sobredosis de benzodiazepinas es de apoyo. Rara vez se requiere ventilación mecánica. Se ha demostrado que el flumazenil bloquea selectivamente la ligazón de las benzodiazepinas con los receptores del SNC, y tienen como resultado una reversión de la depresión del SNC inducida por benzodiazepinas, pero no de la depresión respiratoria.

Interacciones Medicamentosas

Disminución del efecto terapéutico: La carbamazepina, la rifampicina, el rifabutin pueden aumentar el metabolismo del prazepam y disminuir su efecto terapéutico; considerar el uso de un agente sedante / hipnótico alternativo.

Aumento en la toxicidad: La cimetidina, ciprofloxacin, claritromicina, clozapina, depresores del SNC, diltiazem, disulfiram, digoxina, eritromicina, etanol, fluconazol, fluoxetina, fluvoxamina, jugo de pomelo, isoniazida, itraconazol, ketoconazol, labetalol, levodopa, loxapina, metoprolol, metronidazol, miconazol, nefazodona, omeprazol, fenitoína, rifabutin, rifampicina, troleandomicina, ácido valproico, y verapamil pueden aumentar el nivel sérico y/o la toxicidad del prazepam; controlar si se producen alteraciones en la respuesta de las benzodiazepinas.

Acción Terapéutica

Se fija a los receptores estereoespecíficos de las benzodiazepinas de la neurona GABA post-sináptica en diferentes lugares de la formación reticular del SNC, incluyendo el sistema límbico. El aumento del efecto inhibitorio del GABA en la excitabilidad neuronal resulta del aumento de la permeabilidad de la membrana neuronal en los iones de cloruro. Este cambio en los iones de cloruro tiene como consecuencia la hiperpolarización (un estado de excitabilidad menor) y estabilización.

Farmacodinámica / Cinética

Acción Máxima: Dentro de las 6 horas.

Duración: 48 horas.

Metabolismo: Metabolismo de primer paso hepático.

Vida media:

Prodroga: 78 minutos.

Desmetildiazepam: 30-100 horas.

Eliminación: Excreción renal de drogas inalteradas y principalmente N-desmetil-diazepama (activo).

Posología Adultos: Oral: 30 mg/día en dosis divididas, puede aumentarse gradualmente hasta un máximo de 60 mg/día.

Parámetros de Monitoreo Estado respiratorio y cardiovascular.

Valores de Referencia Terapéuticos: 50-240 ng/mL (SI: 156-746 nmol/L).

Información para el Paciente Evitar el alcohol y otros depresores del SNC; evitar las actividades que requieren buena coordinación psicomotora hasta que se conozcan los efectos del SNC; la droga puede producir dependencia física y psicológica; evitar la suspensión abrupta después de su uso prolongado.

Implicancias de Enfermería Suministrar medidas de seguridad, quitar todos lo elementos para fumar de la zona, controlar la ambulación.

Información Adicional El prazepam no brinda ventajas significativas sobre otras benzodiazepinas.

Presentación
Cápsulas: 5 mg, 10 mg, 20 mg.
Comprimidos: 5 mg, 10 mg.

♦ **Pre-Sed®** *ver* Hexobarbital *en la página 145*

Prociclidina

Información Relacionada
Cuadro Comparativo de Agentes Antiparkinsonianos *ver página 406.*
Información para el Paciente – Agentes para el Tratamiento de Síntomas Extrapiramidales *ver página 348.*

Disponibilidad de Genérico No.

Marca Comercial en EE. UU. Kemadrin®.

Marca Comercial en Canadá PMS-Procyclidine; Procyclid.

Sinónimos Clorhidrato de Prociclidina.

Categoría Farmacológica Agente Anticolinérgico; Agente Anti-Parkinsoniano (Anticolinérgico).

Indicaciones Alivia los síntomas del síndrome parkinsoniano y los síntomas extrapiramidales inducidos por medicamentos.

Factor de Riesgo en el Embarazo C.

Contraindicaciones Glaucoma de ángulo cerrado; la seguridad de su uso en niños no se ha establecido aún.

Advertencias / Precauciones Utilizar con precaución en climas calurosos o durante el ejercicio. Las personas mayores, por lo general, desarrollan un aumento en la sensibilidad y requieren una regulación estricta en la dosis. Los efectos colaterales pueden ser aún más severos en personas mayores con cambios ateroesclerósicos. Utilizar con precaución en pacientes con taquicardia, arritmias cardíacas, hipertensión, hipotensión, hipertrofia prostática (especialmente en personas mayores) o con cualquier a presentar retención urinaria, trastornos en el hígado o riñones y enfermedades obstructivas del tracto GI o GU. Cuando se la administra en grandes dosis o a pacientes susceptibles, puede producir debilidad e inestabilidad para mover grupos de músculos en particular.

Reacciones Adversas
Cardiovasculares: Taquicardia, palpitaciones.
Sistema nervioso central: Confusión, somnolencia, dolor de cabeza, pérdida de la memoria, fatiga, ataxia, vahído, sensación de vacío en la cabeza.
Dermatológicas: Piel seca, aumento en la sensibilidad a la luz, erupción.
Gastrointestinales: Constipación, xerostomía, garganta seca, náuseas, vómitos, dolor epigástrico.
Genitourinarias: Dificultad al orinar.
Neuromusculares y óseas: Debilidad.
Oftalmológicas: Aumento del dolor intraocular, visión borrosa, midriasis.
Respiratorias: Nariz seca.
Misceláneas: Diaforesis (reducida).

(Continúa)

Prociclidina *(Continuación)*

Sobredosis / Toxicología

Signos y síntomas: Desorientación, alucinaciones, delirio, visión borrosa, disfagia, ausencia de sonido intestinal, hipertermia, hipertensión, retención urinaria; la fuerte fijación de la droga a los receptores colinérgicos produce toxicidad anticolinérgica; los inhibidores de la anticolinesterasa reducen la acetilcolinesterasa, la enzima que destruye a la acetilcolina, y de este modo, permite a la acetilcolina acumular y competir por la fijación receptora con el anticolinérgico ofensivo.

Tratamiento: Para la sobredosis anticolinérgica con síntomas severos y peligro de muerte, la fisostigmina 1-2 mg (0,5 o 0,02 mg/kg en niños) S.C. o I.V., lentamente puede ser administrada para revertir estos efectos.

Interacciones Medicamentosas

Disminución en el efecto: Puede aumentar la degradación gástrica de la levodopa y disminuir la cantidad de levodopa absorbida mediante el retraso del vaciado gástrico; puede ocurrir lo opuesto con el digoxin.

Los efectos terapéuticos de los agentes colinérgicos (tacrina, donepezil) y neurolépticos pueden ser antagonizados.

Aumento en la toxicidad: Puede producirse el síndrome anticolinérgico central y/o periférico al administrar con amantadina, rimantadina, analgésicos narcóticos, fenotiazinas y otros antipsicóticos (especialmente con una elevada actividad anticolinérgica), antidepresivos tricíclicos, quinidina y algunos otros antiarrítmicos, y antihistamínicos.

Acción Terapéutica Se cree que actúa mediante el bloqueo de el exceso de acetilcolina en las sinopsis cerebrales; muchos de sus efectos se deben a sus semejanzas farmacológicas con la atropina; realiza un efecto antiespasmódico en el músculo liso, es un midriátrico potente; inhibe la salivación.

Farmacodinámica / Cinética

Comienzo del efecto: Oral: Dentro de los 30-40 minutos.

Duración: 4-6 horas.

Posología Adultos: Oral: 2,5 mg 3 veces/día después de las comidas; si se tolera, aumentar la dosis gradualmente, máximo de 20 mg/día si se requiere.

Ajuste de la dosis en la insuficiencia hepática: Disminuir la dosis en un régimen de dos veces por día.

Parámetros de Monitoreo Síntomas del síndrome extrapiramidal o enfermedad de Parkinson, pulso, efectos anticolinérgicos (por ejemplo, SNC, función de los intestinos y la vejiga).

Información para el Paciente Suministrar después de las comidas; no interrumpir la droga abruptamente; informar al médico si se presentan efectos GI adversos, fiebre, intolerancia al calor; puede producir somnolencia; evitar el alcohol; ingerir los líquidos adecuados o los chicles sin azúcar o caramelos duros pueden aliviar la sequedad de boca; el fluido adecuado y el ejercicio pueden ayudar para la constipación.

Presentación Comprimidos, como clorhidrato: 5 mg.

♦ **Prociclidina® Clorhidrato de** *ver* Prociclidina *en la página anterior*

Proclorperazina

Información Relacionada

Pautas Generales sobre Medicamentos Antipsicóticos *ver página 409.*

Información para el Paciente - Antipsicóticos (General) *ver página 320.*

Disponibilidad de Genérico Sí.

Marca Comercial en EE. UU. Compazine®.

Marca Comercial en Canadá Un-Prochlor; PMS-Prochlorperazine; Prorazin®; Stemetil®.

Sinónimos Edisilato de Proclorperazina; Maleato de Proclorperazina.

Categoría Farmacológica Agente Antipsicótico, Fenotiazina, Piperazina.

Indicaciones Control de náuseas y vómitos; psicosis; ansiedad.

Factor de Riesgo en el Embarazo C.

Implicancias del Embarazo /Amamantamiento

Efectos clínicos en el feto: Atraviesa la placenta. Se han informado casos aislados de anomalías congénitas; sin embargo, algunos incluyen la exposición a otras drogas. La evidencia disponible con el uso de ocasionales dosis bajas suponen un uso seguro durante el embarazo.

Amamantamiento/Lactancia: No hay información disponible. La Academia Norteamericana de Pediatría (American Academy of Pediatrics) la considera compatible con el amamantamiento.

Contraindicaciones Hipersensibilidad a la proclorperazina o a cualquier componente (puede presentarse reactividad cruzada entre fenotiazinas); depresión del SNC severa; coma; depresión medular; no debe utilizarse en niños < 2 años de edad o < 20 libras.

Advertencias / Precauciones Puede ser sedante; utilizar con precaución en trastornos donde la depresión del SNC es una característica. Puede perjudicar las habilidades físicas y mentales; se debe advertir al paciente sobre el peligro de realizar tareas que requieran atención mental (tales como operar maquinaria o conducir). Pueden potenciarse los efectos con el uso de otras drogas sedantes o etanol. Evitar su uso en el síndrome de Reye. Utilizar con precaución en la enfermedad de Parkinson; inestabilidad hemodinámica; depresión medular; predisposición a convulsiones; lesión cerebral subcortical; y en la enfermedad cardíaca, hepática, renal o respiratoria severa. Precaución en el cáncer de mamas o en otros tumores prolactino-dependientes (puede aumentar los niveles de prolactina). Puede alterar la termorregulación o enmascarar la toxicidad de otras drogas debido a sus efectos antieméticos. Puede alterar la conducción cardíaca - se han producido arritmias graves con el uso de dosis terapéuticas de fenotiazinas. Puede producir hipotensión ortostática; utilizar con precaución en pacientes con riesgo de hipotensión o en aquéllos que tolerarían débilmente episodios hipotensivos transitorios (enfermedad cardiovascular o enfermedad cerebrovascular). Puede producirse hipotensión después de la administración, especialmente cuando se la utiliza de manera parenteral o en dosis elevadas.

Las fenotiazinas pueden producir efectos anticolinérgicos (constipación, sequedad de la boca, visión borrosa, retención urinaria); por lo tanto, deben ser utilizadas con precaución en pacientes con reducida motilidad gastrointestinal, retención urinaria, hipertrofia prostática benigna, xerostomía, o problemas visuales. Los cuadros que pueden ser, también exacerbados por el bloqueo colinérgico incluyen glaucoma de ángulo estrecho (se recomienda realizar un chequeo) y empeoramiento de la miastenia grave. Puede producir reacciones extrapiramidales, incluyendo pseudo-parkinsonismo, reacciones distónicas agudas, acatisia y discinesia tardía. Puede ser asociada con el síndrome neuroléptico maligno (SNM).

Reacciones Adversas

Cardiovasculares: Hipotensión, hipotensión ortostática, hipertensión, taquicardia, bradicardia, mareos, paro cardíaco.

Sistema nervioso central: Signos extrapiramidales (pseudo-parkinsonismo, acatisia, distonias, discinesia tardía), mareos, edema cerebral, convulsiones, dolor de cabeza, somnolencia, excitación paradójica, inquietud, hiperactividad, insomnio, síndrome neuroléptico maligno (SNM), deterioro de la regulación térmica.

Dermatológicas: Aumento en la sensibilidad al sol, erupción, decoloración de la piel (azul grisáceo).

Endocrinas y metabólicas: Hipoglucemia, hiperglucemia, galactorrea, lactancia, agrandamiento de los pechos, ginecomastia, irregularidades en la menstruación, amenorrea, SSHADI, cambios en la libido.

Gastrointestinales: Constipación, aumento de peso, vómitos, dolor de estómago, nauseas, xerostomía, salivación, diarrea, anorexia, íleo.

Genitourinarias: Dificultad para orinar, trastornos en la eyaculación, incontinencia, poliuria, disfunción eyaculatoria, priapismo.

Hematológicas: Agranulocitosis, leucopenia, eosinofilia, anemia hemolítica, púrpura trombocitopénica, pancitopenia.

(Continúa)

Proclorperazina *(Continuación)*

Hepáticas: Ictericia colestática, hepatotoxicidad.

Neuromusculares y óseas: Temblor.

Oftalmológicas: Retinopatía pigmentaria, visión borrosa, cambios en la cornea y lentes.

Respiratorias: Congestión nasal.

Misceláneas: Diaforesis.

Sobredosis / Toxicología

Signos y síntomas: Sueño profundo, coma, síntomas extrapiramidales, movimientos anormales involuntarios de los músculos, hipotensión.

Tratamiento:

Después del manejo esencial de la sobredosis, debe iniciarse el tratamiento de los síntomas tóxicos y el tratamiento de apoyo.

La hipotensión, por lo general responde a fluidos I.V. o a la posición de Trendelenburg. Si no responde a estas medidas, puede requerirse el uso de un inotropo parenteral (por ejemplo, norepinefrina 0,1-0,2 mcg/kg/minuto titulado para que responda).

Las convulsiones, generalmente responden al diazepam (I.V. 5-10 mg bolo en adultos cada 15 minutos si se requiere, hasta un total de 30 mg; I.V. 0,25-0,4 mg/kg/dosis hasta un total de 10 mg en niños) o a la fenitoína o fenobarbital.

Las arritmias cardíacas críticas, también responden ,por lo general, a la fenitoína I.V. (15 mg/kg hasta 1 g), mientras que pueden utilizarse otros antiarrítmicos.

Los síntomas extrapiramidales (por ejemplo, reacciones distónicas) pueden requerir el manejo con difenhidramina 1-2 mg/kg (adultos) hasta un máximo de 50 mg I.M. o I.V. lentamente inyectada seguida de una dosis de mantenimiento durante 48-72 horas. Cuando estas reacciones no responden a la difenhidramina, puede ser eficaz el mesilato de benztropina I.V. 1-2 mg (adultos). Estos agentes son eficaces, generalmente, dentro de los 2-5 minutos.

Interacciones Medicamentosas

Las fenotiazinas inhiben la capacidad de la bromocriptina de disminuir las concentraciones séricas de prolactina.

La benztropina (y otros colinérgicos) pueden inhibir la respuesta terapéutica a la proclorperazina y pueden presentarse excesos en los efectos anticolinérgicos.

La cloroquina puede aumentar las concentraciones de proclorperazina.

Al fumar cigarrillos puede aumentarse el metabolismo hepático de la proclorperazina. Se pueden requerir dosis mayores comparadas a aquellas requeridas por los no fumadores

El uso concurrente de la proclorperazina con un antihipertensivo puede producir efectos hipotensivos adicionales.

La proclorperazina puede inhibir los efectos antihipertensivos de la guanetidina y el guanadrel.

El uso concurrente con ADT puede producir un aumento en la toxicidad o alteraciones en la respuesta terapéutica.

La proclorperazina puede inhibir el efecto antiparkinsoniano de la levodopa; evitar esta combinación.

La proclorperazina junto con el litio puede, rara vez, producir neurotoxicidad.

Los barbitúricos pueden reducir las concentraciones de proclorperazina.

El propranolol puede aumentar las concentraciones de proclorperazina.

La sulfadoxina-pirimetamina puede aumentar las concentraciones de proclorperazina, la proclorperazina y posiblemente otros antipsicóticos de baja potencia pueden revertir los efectos presores de la epinefrina.

La proclorperazina y los depresores del SNC (etanol, narcóticos) pueden producir efectos depresores del SNC adicionales.

La proclorperazina y la trazodona pueden producir efectos hipotensivos adicionales.

Estabilidad Proteger de la luz; pueden utilizarse las soluciones claras o ligeramente amarillas; **incompatible** cuando se la mezcla con aminofilina, amfotericina B, ampicilina, sales de calcio, cefalotina, foscarnet (ubicación Y), furosemida,

hidrocortisona, hidromorfona, metohextal, midazolam, penicilina G, pentobarbital, fenobarbital, tiopental.

Acción Terapéutica Bloquea los receptores postsinápticos mesolímbicos dopaminérgicos D1 y D2 en el cerebro, incluyendo la zona disparadora del quimiorreceptor medular; presenta un fuerte efecto de bloqueo alfa-adrenérgico y anticolinérgico y deprime la liberación de hormonas hipotalámicas e hipofisarias; se cree que deprime el sistema reticular activador, de este modo afectando el metabolismo basal, temperatura corporal, insomnio, tono vasomotor o émesis.

Farmacodinámica / Cinética

Comienzo del efecto:

Oral: Dentro de los 30-40 minutos.

I.M.: Dentro de los 10-20 minutos.

Rectal: Dentro de los 60 minutos.

Duración: Persiste durante más tiempo con administración I.M. o dosis oral de difusión prolongada (12 horas); durante menor tiempo, luego de administración rectal u oral de difusión inmediata (3-4 horas).

Distribución: Atraviesa la placenta; aparece en la leche materna.

Metabolismo: Hepático.

Vida media: 23 horas.

Eliminación: Principalmente mediante metabolismo hepático.

Posología

Antiemético: Niños:

Oral, rectal:

>10 kg: 0,4 mg/kg/24 horas en 3-4 dosis divididas; **o**

9-14 kg: 2,5 mg cada 12-24 horas como sea necesario; máximo: 7,5 mg/día.

14-18 kg: 2,5 mg cada 8-12 horas como sea necesario; máximo: 10 mg/día.

18-39 kg: 2,5 mg cada 8 horas o 5 mg cada 12 horas como sea necesario; máximo: 15 mg/día.

I.M.: 0,1-0,15 mg/kg/dosis; habitual: 0,13 mg/kg/dosis; cambiar al uso oral cuanto antes.

I.V.: No se recomienda en niños < 10 kg o < 2 años.

Antiemético: Adultos:

Oral: 5-10 mg 3-4 veces/día; máximo habitual: 40 mg/día.

I.M.: 5-10 mg cada 3-4 horas; máximo habitual: 40 mg/día.

I.V.: 2,5-10 mg; máximo 10 mg/dosis o 40 mg/día; puede repetirse la dosis cada 3-4 horas como sea necesario.

Rectal: 25 mg dos veces por día.

Antipsicóticos:

Niños 2-12 años:

Oral, rectal: 2,5 mg 2-3 veces/día; aumentar la dosis como sea necesario hasta un máximo en la dosis diaria de 20 mg para 2-5 años y 25 mg para 6-12 años.

I.M.: 0,13 mg/kg/dosis; cambiar al uso oral cuanto antes.

Adultos:

Oral: 5-10 mg 3-4 veces/día; la dosis hasta 150 mg/día puede requerirse en algunos pacientes para el tratamiento de trastornos severos.

I.M.: Puede requerirse 10-20 mg cada 4-6 horas en algunos pacientes para el tratamiento de trastornos severos; cambiar al uso oral cuanto antes.

Conducta de demencia (no psicótica): Personas mayores: Inicial: 2,5-5 mg 1-2 veces/día; aumentar la dosis en intervalos de 4-7 días en 2,5-5 mg/día; aumentar los intervalos de las dosis (2 veces/día, 3 veces/día, etc) según sea necesario para controlar la respuesta y los efectos colaterales; la dosis máxima diaria no debe exceder los 75 mg en personas mayores; los aumentos graduales (titulación) pueden evitar algunos efectos colaterales o pueden disminuir su gravedad.

Hemodiálisis: No dializable (0% a 5%)

Administración La proclorperazina puede ser administrada de manera I.M. o I.V.

I.M. debe ser administrado en el cuadrante externo superior de la nalga.

I.V. puede ser administrado IVP o IVPB.

(Continúa)

Proclorperazina *(Continuación)*

IVP debe ser administrado en una concentración de 1 mg/mL a un ritmo de 1 mg/minuto.

Parámetros de Monitoreo Análisis de sangre completo con diferenciales y exámenes oftálmicos y periódicos (si se utiliza crónicamente).

Valores de Referencia Nivel sanguíneo > 1 mg/mL asociado con la toxicidad.

Interacciones en Análisis Falsos positivos en fenilcetonuria, amilasa urinaria, uroporfirinas, urobilinógeno.

Información para el Paciente Puede producir somnolencia, deterioro en el juicio y coordinación; puede provocar fotosensibilidad; evitar excesiva luz solar; informar al médico en caso de presentar movimientos involuntarios o sentimientos de inquietud.

Implicancias de Enfermería Evitar el contacto de la piel con la solución o inyección, se ha producido dermatitis de contacto; controlar si se presentan síntomas extrapiramidales.

Información Adicional No se lo recomienda como antipsicótico debido a su inferior eficacia con respecto a otras fenotiazinas.

Proclorperazina: Compazine, supositorio.

Edisilato de proclorperazina: Compazine, solución oral e inyectable.

Maleato de proclorperazina: Compazine, cápsulas y comprimidos.

Presentación

Cápsulas, acción sostenida, como maleato: 10 mg, 15 mg, 30 mg.

Inyectable, como edisilato: 5 mg/mL (2mL, 10 mL).

Supositorio, rectal: 2,5 mg, 5 mg, 25 mg (12/caja).

Jarabe, como edisilato: 5 mg/5 mL (120 mL).

Comprimidos, como maleato: 5 mg, 10 mg, 25 mg.

- **Proclorperazina, Edisilato de** *ver* Proclorperazina *en la página 232*
- **Proclorperazina, Maleato de** *ver* Proclorperazina *en la página 232*
- **Prolixin® Decanoate Inyectable** *ver* Flufenazina *en la página 120*
- **Prolixin® Enanthate Inyectable** *ver* Flufenazina *en la página 120*
- **Prolixin® Inyectable** *ver* Flufenazina *en la página 120*
- **Prolixin® Oral** *ver* Flufenazina *en la página 120*

Promazina

Información Relacionada

Cuadro Comparativo de Agentes Antipsicóticos *ver página 407.*

Pautas Generales sobre Medicamentos Antipsicóticos *ver página 409.*

Discontinuación de Drogas Psicotrópicas – Síntomas de Suspensión de la Administración y Recomendaciones *en la página 432.*

Dosis Máximas Recomendadas por las Normas de la OBRA Federal *en la página 434.*

Información para el Paciente – Antipsicóticos (General) *en la página 320.*

Disponibilidad de Genérico Sí: solamente inyectable.

Marca Comercial en EE. UU. Sparine®.

Sinónimos Clorhidrato de Promazina.

Categoría Farmacológica Agente Antipsicótico, Fenotiazina, Alifático.

Indicaciones Control de manifestaciones de trastornos psicóticos.

Acciones secundarias: Abstinencia de alcohol; náuseas y vómitos; síntomas de conducta asociados con demencia en personas mayores, síndrome de Tourette; corea de Huntington; tortícolis espasmódica y síndrome de Reye.

Factor de Riesgo en el Embarazo C.

Contraindicaciones Hipersensibilidad a la promazina o a cualquier compuesto (puede presentarse reactividad cruzada entre fenotiazinas); depresión del SNC severa, depresión medular y coma; inyección intra-arterial de la fórmula parenteral.

Advertencias / Precauciones Moderadamente sedante, utilizar con precaución en trastornos donde la depresión del SNC es una característica. Utilizar con precaución en la enfermedad de Parkinson. Precaución en pacientes con inestabilidad hemodinámica; depresión medular; predisposición a convulsiones; lesión cerebral subcortical; enfermedades cardíacas, hepáticas, renales, o respiratorias severas. La dismotilidad esofágica y la aspiración han sido asociadas con el uso de anti-psicóticos – utilizar con precaución en pacientes con riesgo de neumonía (por ejemplo, la enfermedad de Alzheimer). Precaución en el cáncer de mamas u otros tumores prolactino-dependientes (puede aumentar los niveles de prolactina). Puede alterar la termorregulación y enmascarar la toxicidad de otras drogas debido a sus efectos antieméticos. Puede alterar la conducción cardíaca – se han presen-tado arritmias graves con dosis terapéuticas de fenotiazinas. Puede provocar hipotensión ortostática - utilizar con precaución en pacientes con riesgo de estos efectos o en aquéllos que no tolerarían episodios hipotensivos transitorios (enfer-medad cerebrovascular, enfermedad cardiovascular, u otros medicamentos que puedan predisponer).

Las fenotiazinas pueden provocar efectos anticolinérgicos (confusión, agitación, constipación, sequedad de la boca, visión borrosa, retención urinaria); por lo tanto, deben utilizarse con precaución en pacientes con reducida motilidad gastrointesti-nal, retención urinaria, hipertrofia prostática benigna, xerostomía, o problemas en la vista. Los estados que pueden ser exacerbados por el bloqueo colinérgico incluyen el glaucoma de ángulo estrecho (se recomienda realizar un chequeo) y la desmejora de la miastenia grave. La perfenazina tiene una baja potencia de bloqueo colinérgico en relación a otros neurolépticos.

Puede provocar reacciones extrapiramidales, que incluyen pseudo-parkinsonismo, reacciones distónicas agudas, acatisia, y discinesia (los riesgos de estas reac-ciones son moderados en relación a otros neurolépticos). Puede ser asociada con el síndrome maligno neuroléptico (SMN) o retinopatía pigmentaria.

Reacciones Adversas

Cardiovasculares: Hipotensión postural, taquicardia, mareos, cambios en el inter-valo QT no específicos.

Sistema nervioso central: Somnolencia, distonías, acatisia, pseudo-parkinsonismo, discinesia tardía, síndrome neuroléptico maligno, convulsiones.

Dermatológicas: Fotosensibilidad, dermatitis, pigmentación de la piel (gris pizarra).

Endocrinas y metabólicas: Lactancia, engrosamiento de los pechos, análisis de embarazo falso positivo, amenorrea, ginecomastia, hiper- o hipoglucemia.

Gastrointestinales: Xerostomía, constipación, náuseas.

Genitourinarias: Retención urinaria, trastornos eyaculatorios, impotencia.

Hematológicas: Agranulocitosis, eosinofilia, leucopenia, anemia hemolítica, anemia aplástica, púrpura trombocitopénica.

Hepáticas: Ictericia.

Oftalmológicas: Visión borrosa, cambios corneales y lenticulares, queratopatía epitelial, retinopatía pigmentaria.

Sobredosis / Toxicología

Signos y síntomas: Sueño profundo, coma, síntomas extrapiramidales, movimien-tos anormales involuntarios de los músculos, hipotensión.

Tratamiento:

Después de haber iniciado el manejo de la sobredosis esencial, debe iniciarse con el tratamiento de los síntomas tóxicos y el tratamiento de apoyo.

La hipotensión, por lo general responde a fluidos I.V. o a la posición de Trendelenburg. Si no responde a estas medidas, puede requerirse el uso de un inotropo parenteral (por ejemplo, norepinefrina 0,1-0,2 mcg/kg/minuto titulado para que responda).

Las convulsiones, generalmente responden al diazepam (bolo I.V. 5-10 mg en adultos cada 15 minutos si se requiere, hasta un total de 30 mg; I.V. 0,25-0,4 mg/kg/dosis hasta un total de 10 mg en niños) o a la fenitoína o fenobarbital.

Las arritmias cardíacas críticas, también responden, por lo general, a la fenitoína I.V. (15 mg/kg hasta 1 g), mientras que pueden utilizarse otros antiarrítmicos.

(Continúa)

Promazina *(Continuación)*

Los neurolépticos por lo general producen síntomas extrapiramidales (por ejemplo, reacciones distónicas) pueden requerir el manejo con difenhidramina 1-2 mg/kg (adultos) hasta un máximo de 50 mg I.M. o I.V. inyectada lentamente seguida de una dosis de mantenimiento durante 48-72 horas. Cuando estas reacciones no responden a la difenhidramina, puede ser eficaz el mesilato de benztropina I.V. 1-2 mg (adultos). Estos agentes son eficaces, generalmente, dentro de los 2-5 minutos.

Interacciones Medicamentosas

Las fenotiazinas inhiben la capacidad de la bromocriptina para disminuir las concentraciones plasmáticas de prolactina.

La benztropina (y otros anticolinérgicos) pueden inhibir la respuesta terapéutica a la promazina y pueden presentarse efectos anticolinérgicos excesivos.

La cloroquina puede aumentar las concentraciones de promazina.

El fumar cigarrillos puede aumentar el metabolismo hepático de la promazina. Se pueden requerir dosis mayores en fumadores que en no fumadores.

El uso concurrente de perfenazina con un antihipertensivo puede provocar efectos hipotensivos adicionales.

Los efectos antihipertensivos de la guanetidina y el guanadrel pueden ser inhibidos por la promazina.

El uso concurrente con ADT puede producir un aumento en la toxicidad o alteraciones en la respuesta terapéutica.

La promazina puede inhibir el efecto antiparkinsoniano de la levodopa; evitar esta combinación.

La promazina junto con el litio pueden, ocasionalmente, producir neurotoxicidad.

Los barbitúricos pueden reducir las concentraciones de promazina.

El propranolol puede aumentar las concentraciones de promazina.

La sulfadoxina-pirimetamina puede aumentar las concentraciones de promazina.

La perfenazina y, posiblemente, otros antipsicóticos de baja potencia pueden revertir los efectos presores de la epinefrina.

La promazina y los depresores del SNC (etanol, narcóticos) pueden provocar efectos depresores del SNC adicionales.

La promazina y la trazodona puede producir efectos hipotensivos adicionales.

Estabilidad Proteger todas las dosis de la luz, pueden utilizarse las soluciones claras o ligeramente amarillas; deben mantenerse en viales/frascos ámbar u opacos. Las soluciones deber diluirse o mezclarse en jugo de frutas u otros líquidos, pero deben administrarse inmediatamente después de mezcladas.

Inyección: Incompatible cuando se la mezcla con aminofilina, dimenhidrato, metohexital, nafcilina, penicilina G, pentobarbital, fenobarbital, bicarbonato de sodio, tiopental.

Acción Terapéutica Bloquea los receptores postsinápticos mesolímbicos dopaminérgicos D_1 y D_2 en el cerebro; presenta un fuerte efecto de bloqueo alfa-adrenérgico y anticolinérgico y deprime la liberación de hormonas hipotalámicas e hipofisarias; se cree que deprime el sistema reticular activador, de este modo afectando el metabolismo basal, temperatura corporal, insomnio, tono vasomotor o émesis.

Farmacodinámica / Cinética Las farmacodinámicas de la promazina no están claramente establecidas pero probablemente se asemejan a las de otros fenotiazinas.

Absorción: Las fenotiazinas son tan sólo parcialmente absorbidas; gran variabilidad en los niveles plasmáticos que resulta de la dosis administrada.

Metabolismo: Extensivamente en el hígado.

Vida media: La mayoría de las fenotiazinas tienen vidas-media largas en un promedio de 24 horas o más.

Posología Oral, I.M.:

Niños >12 años: Antipsicóticos: 10-25 mg cada 4-6 horas.

Adultos:

Psicosis: 10-200 mg cada 4-6 horas no exceder los 1000 mg/día.

Antiemético: 25-50 mg cada 4-6 horas como sea necesario.

Hemodiálisis: No dializable (0% a 5%).

Administración Las inyecciones I.M. deben ser inyecciones profundas; si se aplica I.V. diluirla con al menos 25 mg/ml y administrarla lentamente.

Parámetros de Monitoreo Presión sanguínea ortostática, temblores, cambios en la marcha, movimientos anormales en el tronco, cuello, área bucal o extremidades; controlar si se presenta la conducta esperada para la cual el agente fue suministrado; controlar la función hepática (especialmente si hay fiebre con síntomas del tipo de la gripe).

Valores de Referencia No son útiles.

Interacciones en Análisis ↑ colesterol (S), glucosa, prolactina; ↓ ácido úrico (S).

Información para el Paciente Puede producir somnolencia, deterioro en el juicio y coordinación; puede causar fotosensibilidad; evitar la luz solar excesiva; informar al médico por movimientos involuntarios o sentimientos de inquietud.

Implicancias de Enfermería Las inyecciones I.M. deben ser inyecciones profundas; si se aplica I.V. diluirla con al menos 25 mg/ml y administrarla lentamente; controlar si se presenta hipotensión; proteger la inyección de la luz.

Información Adicional La administración conjunta de dos o más antipsicóticos no favorece la respuesta clínica y puede aumentar el potencial de efectos adversos; no se la recomienda como antipsicótico debido a menor eficacia con respecto a otras fenotiazinas.

Presentación

Inyectable, como clorhidrato: 25 mg/mL (10mL); 50 mg/mL (1mL, 2mL, 10 mL). Comprimidos, como clorhidrato: 25 mg, 50 mg, 100 mg.

◆ **Promazina, Clorhidrato de** *ver* Promazina *en la página 236*

Prometazina

Información Relacionada

Información para el Paciente – Antipsicóticos (General) *en la página 320.*

Disponibilidad de Genérico Sí.

Marcas Comerciales en los EE.UU. Phenazine®; Phenergan®, Prorex®.

Sinónimos Clorhidrato de Prometazina.

Categoría Farmacológica Antiemético.

Indicaciones Tratamiento sintomático de diversas reacciones alérgicas; antiemético; enfermedad del movimiento; sedante; complemento analgésico para aliviar el dolor postoperatorio; complemento anestésico.

Factor de Riesgo en el Embarazo C.

Implicancias de Embarazo / Lactancia

Efectos clínicos en el feto: Atraviesa la placenta. Posible depresión respiratoria si la droga se administra cerca del nacimiento; alteraciones en el comportamiento, alteraciones en el electroencefalograma, se informó de casos de trastorno en la formación de plaquetas al utilizarla durante el parto. Existen pruebas de que su uso en dosis pequeñas durante el embarazo no es riesgoso.

Lactancia: No existe información; la Academia Norteamericana de Pediatría (American Academy of Pediatrics) no la recomienda.

Contraindicaciones Hipersensibilidad a la prometazina o a cualquiera componente (puede existir reactividad cruzada con fenotiazinas); depresión severa del SNC; coma; inyección intra-arterial o subcutánea.

Advertencias / Precauciones Puede sedar; tener precaución en caso de trastornos que se caracterizan por la depresión del SNC. Puede afectar la capacidad física o mental; se debe advertir al paciente sobre el riesgo de realizar tareas que requieran de atención mental (tales como operar maquinaria o conducir). Los efectos con otros sedantes o etanol pueden potenciarse. Evitar su uso en caso de síndrome de Reye. Tener precaución en caso de mal de Parkinson; inestabilidad hemodinámica; depresión medular; predisposición a convulsiones; daño cerebral subcortical; insuficiencia renal o hepática; y deficiencia respiratoria o cardíaca. Tener precaución en caso de cáncer de mamas u otros tumores dependientes de la prolactina (puede elevar los niveles de prolactina). Puede alterar la temperatura o enmascarar la toxicidad de otras drogas debido a los efectos antieméticos. Puede alterar la irrigación

(Continúa)

Prometazina *(Continuación)*

cardíaca; existieron casos de arritmia cardíaca con riesgo de muerte al utilizar dos s terapéuticas de fenotiazinas. Puede provocar hipotensión ortostática; tener precaución en pacientes con riesgo de hipotensión o que tolerarían con dificultad episodios hipotensivos temporarios (deficiencia cardiovascular o cerebrovascular).

Las fenotiazinas pueden provocar efectos anticolinérgicos (constipación, sequedad bucal, visión borrosa, retención urinaria); por lo tanto, debe utilizárselas con precaución en pacientes con escasa motilidad gastrointestinal, retención urinaria, hipertrofia prostática benigna, xerostomía o problemas visuales. El glaucoma de ángulo estrecho es uno de los trastornos que puede verse exacerbado por el bloqueo colinérgico (se recomienda realizar controles), y la miastenia gravis puede empeorar. Puede provocar reacciones extrapiramidales, incluido pseudo-parkinsonismo, reacciones distónicas agudas, acatisia y discinesia tardía. Puede verse asociada con el síndrome neuroléptico maligno (SNM). Las ampollas contienen metabisulfito sódico.

Reacciones Adversas

Cardiovasculares: Hipotensión postural, taquicardia, mareos, alteraciones no específicas del intervalo QT.

Sistema nervioso central: Somnolencia, distonías, acatisia, pseudo-parkinsonismo, discinesia tardía, síndrome neuroléptico maligno, convulsiones.

Dermatológicas: Fotosensibilidad, dermatitis, pigmentación dermatológica (gris).

Endocrinas y metabólicas: Lactancia, congestión de las mamas, test de embarazo positivo erróneo, amenorrea, ginecomastia, hiper- o hipoglucemia.

Gastrointestinal: Xerostomía, constipación, náuseas.

Gén tourinarias: Retención urinaria, trastorno de la eyaculación, impotencia.

Hematológicas: Agranulocitosis, eosinifilia, leucopenia, anemia hemolítica, anemia aplástica, púrpura trombocitopénica.

Hepáticas: Ictericia.

Ofta mológicas: Visión borrosa, alteraciones en la cornea y el cristalino, queratopatía epitelial, retinopatía pigmentaria.

Sobredosis / Toxicología

Signos y síntomas: Depresión del SNC, depresión respiratoria, posible estimulación del SNC, sequedad bucal, pupilas fijas y dilatadas, hipotensión.

Tratamiento:

Después de iniciar el tratamiento esencial de la sobredosis, debe iniciarse el tratamiento de los síntomas tóxicos y el tratamiento complementario.

La hipotensión suele responder a los fluidos I.V. o a la posición de Trendelenburg. Si no responde a dichas medidas, puede intentarse utilizar 0,1-0,2 mcg/kg/minuto de norepinefrina titulados para la respuesta.

Las convulsiones suelen responder al diazepam (ampollas I.V. de 5-10 mg en adultos cada 15 minutos, si es necesario hasta 30 mg; dosis I.V. de 0,25-0,4 mg/kg/dosis hasta un total de 10 mg en niños) o a la fenitoína o el fenobarbital.

Las arritmias cardíacas suelen responder a la fenitoína I.V. (15 mg/kg hasta 1 g), aunque se puede utilizar otros antiarrítmicos.

Los neurolépticos suelen causar síntomas extrapiramidales (por ejemplo, reacciones distónicas) que requieren un tratamiento con difenhidramina de 1-2 mg/kg (adultos), hasta un máximo de 50 mg I.M. o I.V. administrados lentamente, seguidos por una dosis de mantenimiento de 48-72 horas. Cuando dichas reacciones no responden a la difenhidramina, el mesilato de benztropina I.V. de 1-2 mg puede ser eficaz (adultos). Por lo general, estos agentes son eficaces dentro de los 2-5 minutos.

Interacciones Medicamentosas Sustrato de enzima CYP2D6.

Las fenotiazinas inhiben la capacidad de la bromocriptina para disminuir las concentraciones plasmáticas de la prolactina.

La benztropina (y otros anticolinérgicos) puede inhibir la respuesta terapéutica de la prometazina y puede existir un exceso de efectos anticolinérgicos.

La cloroquina puede aumentar las concentraciones de prometazina.

Fumar cigarrillo puede aumentar el metabolismo hepático de la prometazina. Pueden necesitarse dosis mayores que las de un no fumador.

El uso concurrente de la prometazina con un antihipertensivo puede provocar efectos hipotensivos aditivos.

La prometazina puede inhibir los efectos antihipertensivos de la guanetidina y el guanadrel.

El uso concurrente con ADT puede aumentar la toxicidad o alterar la respuesta terapéutica.

La prometazina puede inhibir los efectos antiparkinsonianos de la levodopa; evitar dicha combinación.

La combinación de prometazina y litio rara vez provoca neurotoxicidad.

Los barbitúricos pueden reducir las concentraciones de prometazina.

El propranolol puede aumentar las concentraciones de prometazina.

La sulfadoxina-pirimetamina puede aumentar las concentraciones de prometazina.

La prometazina, y posiblemente otros antipsicóticos leves, pueden revertir los efectos presores de la epinefrina.

La prometazina y los depresores del SNC (etanol, narcóticos) pueden provocar efectos depresores aditivos en el SNC.

La prometazina y la trazodona pueden generar efectos hipotensivos aditivos.

Estabilidad Proteger de la luz y el frío extremo; compatible (al mezclarlos en la misma jeringa) con atropina, clorpromazina, difenhidramina, droperidol, fentanil, glicopirolato, hidromorfona, clorhidrato de hidroxizina, meperidina, midazolam, nalbufina, pentazocina, proclorperazina, y escopolamina; incompatible al mezclarla con aminofilina, (ubicación Y), cloramfenicol, dimenhidrinato (misma jeringa), foscarnet (ubicación Y), furosemida, heparina, hidrocortisona, metohexital, penicilina G, pentobarbital, fenobarbital, y tiopental.

Acción Terapéutica Bloquea los receptores mesolímbicos postsinápticos del cerebro; presenta un fuerte efecto bloqueante alfa-dopaminérgico y disminuye la eliminación de hormonas del hipotálamo y de la hipófisis; compite con la histamina por los receptores H1; reduce el estímulo del sistema reticular cerebral.

Farmacodinámica / Cinética Comienzo de la acción: I.V.: Dentro de los 20 minutos (3-5 minutos con inyección I.V.).

Duración: 2-6 horas.

Metabolismo: En el hígado.

Eliminación: Principalmente como metabolitos inactivos en la orina y las heces.

Posología
Niños:
Antihistamínico: Oral, rectal: 0,1 mg/kg/dosis cada 6 horas durante el día y 0,5 mg/kg/dosis antes de acostarse si es necesario.

Antiemético: Oral, I.M., I.V., rectal: 0,25 mg/kg 4-6 veces/día, según sea necesario.

Enfermedad del movimiento: Oral, rectal: 0,5 mg/kg/dosis 30 minutos a 1 hora antes de la salida, luego cada 12 horas, según sea necesario.

Sedación: Oral, I.M., I.V., rectal: 0,5-1 mg/kg/dosis cada 6 horas, según sea necesario.

Adultos:
Antihistamínico (incluidas las reacciones alérgicas a la sangre o al plasma):
Oral, rectal: 12,5 mg 3 veces/día y 25 mg antes de acostarse.

I.M., I.V.: 25 mg, puede repetirse a drogas 2 horas si es necesario; cambiar a dosis oral tan pronto sea posible.

Antiemético: Oral, I.M., I.V., rectal: 12,5-25 mg cada 4 horas, según sea necesario.

Enfermedad del movimiento: Oral, rectal: 25 mg 30-60 minutos antes de la salida, luego cada 12 horas, según sea necesario.

Sedación: Oral, I.M., I.V., rectal: 25-50 mg/dosis.

Hemodiálisis: No dializable (0% a 5%).

Administración Evitar el uso I.V.; si es necesario, se la puede diluir a una concentración máxima de 25 mg/mL y realizar una infusión a un ritmo de 25 mg/minuto; la

(Continúa)

Prometazina *(Continuación)*

administración I.V. rápida puede provocar una disminución temporaria de la presión sanguínea.

Parámetros de Monitoreo Alivio de los síntomas, estado mental.

Valores de Referencia Terapéuticos: 11-23 ng/mL; Tóxicos: >48 ng/mL; Mortales: 156 ng/mL (postmortem).

Interacciones en Análisis Altera la respuesta a la irritación en los exámenes alergénicos intradérmicos.

Información para el Paciente Puede provocar somnolencia, y trastorno cognitivo y de la coordinación; puede provocar fotosensibilidad; evitar exponerse excesivamente al sol; consultar la médico en caso de movimientos involuntarios o nerviosismo.

Implicancias de Enfermería Administrar en forma rápida la dosis I.V. puede disminuir la presión sanguínea temporariamente, se la debe administrar a un ritmo no mayor a 25 mg/minuto; administrarla lentamente puede provocar un leve aumento de la presión sanguínea; evitar la extravasación, puesto que han existido casos de necrosis del tejido.

Presentación

Inyección, como clorhidrato: 25 mg/mL (1 mL, 10 mL); 50 mg/mL (1 mL, 10 mL).

Supositorio rectal, como clorhidrato: 12,5 mg, 25 mg, 50 mg.

Jarabe, como clorhidrato: 6,25 mg/5 mL (5 mL, 120 mL, 240 mL, 480 mL, 4000 mL); 25 mg/5 mL (120 mL, 480 mL, 4000 mL).

Comprimidos, como clorhidrato: 12,5 mg, 25 mg, 50 mg.

* **Prometazina, Clorhidrato de** *ver* Prometazina *en la página 239*
* **2-Propilpentanoico, Ácido** *ver* Ácido Valproico y Derivados *en la página 18*
* **2-Propilvalérico, Acido** *ver* Ácido Valproico y Derivados *en la página 18*
* **Prorex®** *ver* Prometazina *en la página 239*
* **ProSom™** *ver* Estazolam *en la página 108*
* **ProStep® Patch** *ver* Nicotina *en la página 199*

Protriptilina

Información Relacionada

Cuadro Comparativo de Agentes Antidepresivos *ver página 400.*

Discontinuación de Drogas Psicotrópicas – Síntomas de Suspensión de la Administración y Recomendaciones *ver página 432.*

Dosis Máximas Recomendadas por las Normas de la OBRA Federal *ver página 434.*

Información para el Paciente - Antidepresivos (ADT) *ver página 308.*

Disponibilidad de Genérico No.

Marcas Comerciales en los EE.UU. Vivactil®.

Marcas Comerciales en Canadá Triptil®.

Sinónimos Clorhidrato de Protriptilina.

Categoría Farmacológica Antidepresivo, Tricíclico (Amina Secundaria).

Indicaciones Tratamiento de la depresión.

Factor de Riesgo en el Embarazo C.

Contraindicaciones Hipersensibilidad a la protriptilina (puede existir reactividad cruzada con otros antidepresivos cíclicos); uso de inhibidores de la MAO dentro de los 14 días; uso en pacientes que atraviesan el período de recuperación de infarto agudo del miocardio.

Advertencias / Precauciones Puede provocar sedación que causará una disminución en la capacidad para realizar tareas que requieran de atención mental (tales como operar maquinaria o conducir). Los efectos sedantes pueden ser aditivos con otros depresores del SNC y/o el etanol. El nivel de sedación es escaso a moderado en comparación con otros antidepresivos. Puede empeorar la psicosis en algunos pacientes o precipitar una tendencia a la manía o hipomanía en pacientes con trastorno bipolar. Además, puede agravar el comportamiento agresivo. Puede aumentar los riesgos asociados con la terapia electroconvulsiva. Este medicamento debe discontinuarse, de ser posible, antes de una cirugía electiva. El tratamiento no debe interrumpirse abruptamente en aquellos pacientes que reciben dosis elevadas durante períodos prolongados. Puede alterar los niveles de glucosa, tener precaución en pacientes con diabetes.

Puede provocar hipotensión ortostática (el riesgo es escaso en relación con otros antidepresivos), tener precaución en pacientes con riesgo de hipotensión o en pacientes que tolerarían con dificultad una crisis hipotensiva transitoria (deficiencia cardiovascular o cerebrovascular). El grado de bloqueo anticolinérgico producido por este medicamento es moderado en relación con otros antidepresivos cíclicos, sin embargo, debe tenerse precaución en pacientes con retención urinaria, hipertrofia prostática benigna, glaucoma de ángulo estrecho, xerostomía, problemas visuales, constipación o antecedentes de obstrucción intestinal.

Tener precaución en pacientes con depresión, especialmente si existe riesgo de suicidio. Tener precaución en pacientes con antecedentes de deficiencia cardiovascular (incluyendo un infarto de miocardio previo, apoplejía, taquicardia o anormalidades en la irrigación). El riesgo de anormalidades en la irrigación con este medicamento es moderado en relación con otros antidepresivos. Tener precaución en pacientes con antecedentes de convulsiones o estados que predisponen a convulsiones tales como daño cerebral, alcoholismo o tratamiento con otras drogas que puedan disminuir el umbral de la convulsión. Tener precaución en pacientes hipertiroideos o en aquéllos que reciben un suplemento tiroideo. Tener precaución en pacientes con insuficiencia hepática o renal y en personas mayores.

Reacciones Adversas

Cardiovasculares: Arritmias, hipotensión, infarto de miocardio, apoplejía, bloqueo cardíaco, hipertensión, taquicardia, palpitaciones.

Sistema nervioso central: Mareos, somnolencia, dolor de cabeza, confusión, delirio, alucinaciones, nerviosismo, insomnio, pesadillas, fatiga, ansiedad, agitación, hipomanía, exacerbación de la psicosis, pánico, convulsiones, falta de coordinación, ataxia, síntomas extrapiramidales.

Dermatológicas: Alopecia, fotosensibilidad, erupción, petequia, urticaria, picazón.

Endocrinas y metabólicas: Crecimiento de las mamas, galactorrea, SSIHAD, ginecomastia, aumento o disminución de la libido.

Gastrointestinales: Xerostomía, constipación, sabor desagradable, aumento de peso, aumento del apetito, náuseas, diarrea, pirosis, vómitos, anorexia, pérdida de peso, problemas en las encías, la disminución de la tensión del esfínter esofágico puede provocar reflujo GE.

Genitourinarias: Dificultad al orinar, impotencia, edema.

Hematológicas: Agranulocitosis, leucopenia, eosinofilia, trombocitopenia, púrpura.

Hepáticas: Ictericia colestática, aumento de las enzimas hepáticas.

Neuromusculares y óseas: Temblor del músculo delgado, debilidad, temblores, falta de sensibilidad, hormigueo.

Oftalmológicas: Visión borrosa, dolor de ojos, aumento de la presión intraocular.

Óticas: Tinnitus.

Misceláneas: Diaforesis (excesiva), reacciones alérgicas.

Sobredosis / Toxicología

Signos y síntomas: Confusión, alucinaciones, retención urinaria, hipotensión, taquicardia, convulsiones, hipertermia.

Tratamiento:

Después de iniciar el tratamiento esencial de la sobredosis, deben tratarse los síntomas tóxicos.

Las arritmias ventriculares suelen responder a la alcanilización sistémica (bicarbonato de sodio de 0,5-2 mEq/kg I.V.). Las arritmias que no responden a este tratamiento pueden responder con 1 mg/kg de lidocaína I.V., seguido de una infusión titulada. Se puede indicar fisostigmina (1-2 mg I.V. lentamente aplicado en adultos ó 0,5 mg I.V. lentamente en niños) para revertir arritmias cardíacas con riesgo de muerte.

Las convulsiones suelen responder a ampollas de diazepam I.V. (5-10 mg para adultos, hasta 30 mg, o una dosis de 0,25-0,4 mg/kg/ para niños, hasta una

(Continúa)

Protriptilina *(Continuación)*

dosis de 10mg). Si las convulsiones no responden o recurren, puede ser necesario utilizar fenitoína o fenobarbital.

Interacciones Medicamentosas

La carbamazepina, el fenobarbital y la rifampicina pueden aumentar el metabolismo de la protriptilina, lo que disminuirá los efectos de la protriptilina.

La protriptilina inhibe la respuesta antihipertensiva a la betanidina, clonidina, debrisoquin, guanadrel, guanetidina, guanabenz, y guanfacina; controlar la presión sanguínea; considerar un medicamento antihipertensivo alternativo.

La interrupción abrupta de la clonidina podría provocar una crisis hipertensiva; la protriptilina puede aumentar la respuesta.

El uso con altretamina puede provocar hipertensión ortostática.

La protriptilina puede ser aditiva o puede potenciar la acción de otros depresores del SNC (sedantes, hipnóticos o etanol). Con inhibidores de la MAO, se ha observado hiperpirexia, hipertensión, taquicardia, confusión, convulsiones y se han reportado casos de muerte (síndrome serotonínico), debe evitarse dicha combinación.

La protriptilina puede aumentar el tiempo de la protrombina en pacientes estabilizados con warfarina.

La cimetidina y el metilfenidato pueden disminuir el metabolismo de la protriptilina.

Se han observado efectos anticolinérgicos aditivos con otros medicamentos anticolinérgicos.

Los ISRS, en diversos grados, inhiben el metabolismo de los ADT, pudiendo producir toxicidad clínica.

El uso de litio con un ADT puede aumentar el riesgo de neurotoxicidad.

Las fenotiacinas pueden aumentar la concentración de algunos ADT y éstos a su vez pueden aumentar la concentración de fenotiacinas; controlar cualquier alteración en la respuesta clínica.

Los ADT pueden incrementar los efectos hipoglucémicos de la tolazamida, de la clorpropamida o de la insulina; controlar eventuales cambios en los niveles de glucosa en sangre.

La colestiramina y el colestipol pueden fijar los ADT y reducir su absorción; controlar cualquier alteración en la respuesta.

Los ADT pueden aumentar el efecto de las anfetaminas; controlar efectos cardiovasculares adversos.

El verapamil y el diltiazem disminuyen, aparentemente, el metabolismo de la imipramina y potencialmente de otros ADT; controlar que no exista un aumento en las concentraciones de ADT. La respuesta presora a la epinefrina, la norepinefrina y la fenilefrina I.V. puede intensificarse en pacientes que reciben ADT, evitar dicha combinación.

El jugo de pomelo, el indinavir y el ritonavir pueden inhibir el metabolismo de la clomipramina y de otros ADT; controlar que no exista una alteración en los efectos; puede ser necesaria una disminución en la dosis de ADT.

La quinidina puede inhibir el metabolismo de los ADT, controlar una posible alteración en los efectos.

La combinación de anticolinérgicos con ADT puede producir efectos anticolinérgicos aditivos; la combinación de beta-agonistas con ADT puede predisponer a los pacientes a arritmias cardíacas.

Acción Terapéutica Aumenta la concentración de serotonina y/o norepinefrina en el SNC al inhibir su recaptación por medio de la membrana neuronal presináptica.

Farmacodinámica / Cinética

Máximo efecto antidepresivo: Por lo general se requieren 2 semanas de tratamiento continuo.

Distribución: Atraviesa la placenta.

Fijación a proteínas: 92%.

Metabolismo: Sufre un metabolismo primario significativo (10% a 25%); metabolizada extensivamente en el hígado por medio N-oxidación, hidroxilación y glucuronidación.

Vida media: 54-92 horas, promediando las 74 horas.

Concentración plasmática máxima: Oral: Dentro de las 24-30 **horas**.
Eliminación: En la orina.

Posología Oral:
Adolescentes: 15-20 mg/día.
Adultos: 15-60 mg en 3-4 dosis fraccionadas.
Personas mayores: 15-20 mg/día.

Administración Cualquier aumento a realizar debe llevarse a cabo en la dosis matutina.

Parámetros de Monitoreo Controlar que no existan anormalidades cardíacas en personas mayores que reciban dosis >20 mg.

Valores de Referencia Terapéuticos: 70-250 ng/mL (SI: 266-950 nmol/L); Tóxicos: >500 ng/mL (SI: >1900 nmol/mL).

Interacciones en Análisis ↑ glucosa.

Información para el Paciente Evitar exponerse innecesariamente al sol; no discontinuar el medicamento de modo abrupto; tomar la dosis por la mañana para evitar el insomnio.

Implicancias de Enfermería Ofrecer al paciente caramelos duros o goma de mascar sin azúcar para la sequedad bucal.

Presentación Comprimidos, como clorhidrato: 5 mg, 10 mg.

* **Protriptilina, Clorhidrato de** *ver* Protriptilina *en la página 242*
* **Provigil®** *ver* Modafinil *en la página 187*
* **Prozac®** *ver* Fluoxetina *en la página 127*

Quazepam

Información Relacionada
Uso de Ansiolíticos/Hipnóticos en Instituciones de Tratamiento Prolongado *ver página 412.*
Cuadro Comparativo de Benzodiazepinas *ver página 417.*
Información para el Paciente – Ansiolíticos e Hipnóticos Sedantes (Benzodiazepinas) *ver página 338.*

Disponibilidad de Genérico No.

Marcas Comerciales en los EE.UU. Doral®.

Categoría Farmacológica Benzodiazepina.

Indicaciones Tratamiento del insomnio.

Restricciones C-IV.

Factor de Riesgo en el Embarazo X.

Contraindicaciones Hipersensibilidad a la droga o a cualquiera de los componentes del formulado (puede existir sensibilidad cruzada con otras benzodiazepinas); glaucoma de ángulo estrecho (no figura en el prospecto del producto, sin embargo, las benzodiazepinas están contraindicadas); embarazo.

Advertencias / Precauciones Se lo debe utilizar sólo después de evaluar las posibles causas de trastorno del sueño. Si el trastorno del sueño no se resuelve en 7-10 días puede estar indicando un trastorno psiquiátrico o una enfermedad. El hecho de que el insomnio empeore o de que aparezcan nuevas anormalidades cognitivas o en el comportamiento puede representar la existencia de un trastorno psiquiátrico o una enfermedad, y requiere una evaluación inmediata y minuciosa. Tener precaución en personas mayores o debilitadas, pacientes con insuficiencia hepática (incluidos los alcohólicos), o insuficiencia renal. Tener precaución en pacientes con deficiencia respiratoria o trastorno del reflujo faríngeo. Evitar su uso en pacientes con apnea nocturna.

Provoca depresión del SNC (en relación con la dosis), lo que causa sedación, mareos, confusión o ataxia que pueden afectar la capacidad física y mental. Se debe advertir al paciente sobre el riesgo de realizar tareas que requieran de atención mental (tales como operar maquinaria o conducir). Tener precaución en pacientes que reciben otros depresores del SNC o agentes psicoactivos. Se pueden potenciar los efectos con el uso de otros sedantes o etanol. Las benzodia-

(Continúa)

Quazepam *(Continuación)*

zepinas se han visto relacionadas con caídas y lesiones con traumatismo, por lo que debe tenerse precaución al utilizarlas en pacientes con riesgo a sufrir dichos accidentes (en especial personas mayores).

Tener precaución en pacientes con depresión, en especial aquéllos con riesgo de suicidio. Tener precaución en pacientes con antecedentes de droga dependencia. Las benzodiazepinas se han visto asociadas con síntomas de dependencia y síndrome de abstinencia aguda al discontinuar o reducir la droga. El síndrome de abstinencia aguda, incluidas las convulsiones, puede precipitarse después de administrar flumazenil en pacientes que reciben tratamiento prolongado con benzodiazepinas.

Se ha asociado a las benzodiazepinas con la amnesia anterógrada. Se ha informado de reacciones paradójicas, incluidos comportamientos hiperactivos o agresivos, con el uso benzodiazepinas, en especial en pacientes adolescentes/pediátricos o psiquiátricos. No posee propiedades analgésicas, anti-depresivas o antipsicóticas.

Reacciones Adversas

Cardiovasculares: Palpitaciones.

Sistema nervioso central: Somnolencia, fatiga, ataxia, trastorno de la memoria, ansiedad, depresión, dolor de cabeza, confusiones, nerviosismo, mareos, falta de coordinación, hipo- e hipercinesia, agitación, euforia, reacciones paranoicas, pesadillas, pensamientos anormales.

Dermatológicas: Dermatitis, prurito, erupción.

Endocrinas y metabólicas: Disminución de la libido, irregularidad menstrual.

Gastrointestinales: Xerostomía, constipación, diarrea, dispepsia, anorexia, sabor anormal, náuseas, vómitos, aumento o disminución del apetito, dolor abdominal.

Genitourinarias: Impotencia, incontinencia.

Hematológicas: Discrasia sanguínea.

Neuromusculares y óseas: Disartria, rigidez, temblores, calambres musculares, disminución de los reflejos.

Oftalmológicas: Visión borrosa.

Misceláneas: Dependencia a la droga.

Sobredosis / Toxicología

Signos y síntomas: Somnolencia, confusión, letargo, reflejos hipoactivos, disnea, hipotensión, dificultad al hablar, falta de coordinación.

Tratamiento:

El tratamiento de la sobredosis de benzodiazepinas es complementario. Rara vez se requiere respiración artificial.

El flumazenil ha demostrado bloquear de modo selectivo la fijación de las benzodiazepinas a los receptores del SNC, lo que provoca la reversión de la depresión del SNC inducida por benzodiazepinas, pero no revierte la depresión respiratoria.

Interacciones Medicamentosas

Aumento del efecto: La carbamazepina, la rifampicina y la rifabutina pueden aumentar el metabolismo del quazepam y disminuir su efecto terapéutico; considerar la posibilidad de utilizar un sedante/hipnótico alternativo.

Aumento de la toxicidad: La cimetidina, ciprofloxacin, claritromicina, clozapina, depresores del SNC, diltiazem, disulfiram, digoxina, eritromicina, etanol, flucona-zol, fluoxetina, fluvoxamina, jugo de pomelo, isoniacida, itraconazol, ketoconazol, labetalol, levodopa, loxapina, metoprolol, metronidazol, miconazol, nefazodona, omeprazol, fenitoína, rifabutina, rifampicina, troleandomicina, ácido valproico y verapamil pueden aumentar el nivel plasmático y/o la toxicidad del quazepam; controlar la respuesta de las benzodiazepinas.

Acción Terapéutica Se fija a los receptores estereoespecíficos de la benzodiazepina en la neurona GABA postsináptica en diferentes puntos dentro de la formación reticular del sistema nervioso central, incluido el sistema límbico. El aumento del efecto inhibidor del GABA en la excitabilidad neuronal provoca un aumento en la permeabilidad de la membrana neuronal a los iones de cloruro. Este cambio de iones de cloruro provoca hiperpolarización (un estado de excitación menor) y estabilización.

Farmacodinámica / Cinética
Absorción: Oral: Rápida.
Fijación a proteínas: 95%.
Metabolismo: En el hígado, a al menos un compuesto activo.
Vida media:
Prodroga: 25-41 horas.
Metabolito activo: 40-114 horas.

Posología Adultos: Oral: Inicial: 15 mg antes de acostarse, en algunos pacientes la dosis puede reducirse a 7,5 mg después de algunas noches.
Ajuste de la dosis en caso de insuficiencia hepática: Puede ser necesario disminuir la dosis.

Consideraciones Dietarias Alcohol: Efectos aditivos del SNC, evitar su consumo.

Administración Administrar vía oral en dosis fraccionadas.

Parámetros de Monitoreo Estado cardiovascular y respiratorio.

Valores de Referencia Mínimo nivel plasmático de 148 ng/mL 1,5 horas después de la ingerir 25 mg.

Información para el Paciente Evitar la ingesta de alcohol y otros depresores del SNC; evitar realizar tareas que requieran buena coordinación psicomotora hasta que se conozcan los efectos en el SNC; la droga puede provocar dependencia física o psicológica; evitar discontinuarla de modo abrupto después de un uso prolongado.

Implicancias de Enfermería Aplicar las medidas de seguridad; retirar cigarrillos, ceniceros, etc. del área; ayudar al paciente con paseos.

Presentación Comprimidos: 7,5 mg, 15 mg.

Quetiapina

Información Relacionada
Cuadro Comparativo de Agentes Antipsicóticos *ver página 407.*
Antipsicóticos Atípicos *ver página 415.*
Discontinuación de Drogas Psicotrópicas – Síntomas de Suspensión de la Administración y Recomendaciones *ver página 412.*
Información para el Paciente – Antipsicóticos (General) *ver página 320.*

Marcas Comerciales en EE.UU. Seroquel®.

Sinónimos Fumarato de Quetiapina.

Categoría Farmacológica Agente Antipsicótico, Dibenzotiazepina.

Indicaciones Tratamiento de manifestaciones de trastornos psicóticos.

Factor de Riesgo en el Embarazo C.

Contraindicaciones Hipersensibilidad a la quetiapina o a cualquier componente; depresión severa del SNC, depresión medular, discrasia sanguínea, trastorno hepático severo, coma.

Advertencias / Precauciones Se ha observado que provoca cataratas en animales, aunque no se ha observado la presencia de cataratas relacionadas con la quetiapina en seres humanos; se recomienda examinar el cristalino al iniciar la terapia y cada 6 meses. Puede sedar, tener precaución en caso de trastornos que se caracterizan por la depresión del SNC. Tener precaución en caso de mal de Parkinson. Tener precaución en caso de inestabilidad hemodinámica; infarto de miocardio o trastorno cardíaco isquémico previo; hipercolesterolemia; trastornos en la tiroides; predisposición a convulsiones; daño cerebral subcortical; deficiencia cardíaca o respiratoria severa; insuficiencia hepática o renal severa. Puede alterar los niveles de temperatura u ocultar la toxicidad de otras drogas debido a sus efectos antieméticos. Puede alterar la irrigación cardíaca, existieron casos de arritmias con peligro de muerte con dosis terapéuticas de antipsicóticos. Puede provocar hipotensión ortostática, tener precaución en pacientes con riesgo de sufrir dicho efecto, o en aquéllos que tolerarían un episodio hipotensivo temporario (trastorno cerebrovascular, trastorno cardiovascular, u otros medicamentos que puedan pre-

(Continúa)

Quetiapina *(Continuación)*

disponer). La falta de motilidad y la aspiración del esófago han sido asociadas con el uso de antipsicóticos, tener precaución en pacientes con riesgo de pneumonía (como los que poseen mal de Alzheimer).

Puede causar efectos anticolinérgicos (confusión, agitación, constipación, sequedad de la boca, visión borrosa, retención urinaria); por lo tanto, se los debe utilizar con precaución en pacientes con escasa motilidad gastrointestinal, retención urinaria, HBP, xerostomía, o problemas visuales. Otra de los trastornos que puede verse exacerbado por el bloqueo colinérgico es el glaucoma de ángulo estrecho (se recomienda realizar controles), y la miastenia gravis puede empeorar. En comparación con otros antipsicóticos, la potencia de la quetiapina como bloqueante colinérgico es moderada. En comparación con otros antipsicóticos, la quetiapina posee escaso riesgo de provocar reacciones extrapiramidales, discinesia tardía y síndrome neuroléptico maligno (SNM).

Reacciones Adversas

>10%:

Sistema nervioso central: Dolor de cabeza, somnolencia.

1% a 10%:

Cardiovasculares: Hipotensión postural, taquicardia, palpitaciones.

Sistema nervioso central: Mareos, hipotensión.

Dermatológicas: Erupción.

Gastrointestinales: Dolor abdominal, constipación, xerostomía, dispepsia, anorexia.

Hematológicas: Leucopenia.

Neuromusculares y óseas: Disartria, dolor de espalda, debilidad.

Respiratorias: Rinitis, faringitis, tos, disnea.

Misceláneas: Diaforesis.

<1%: Prolongación del intervalo QT, bradicardia, sueños anormales, discinesia tardía, vértigo, movimientos involuntarios, aumento de la salivación, aumento del apetito, GGT (gamma-glutamil-transferasa) elevado, erupción, leucocitosis, anemia, hipotiroidismo, diabetes, epistaxis, hiperlipidemia, fosfatasa alcalina elevada.

Interacciones Medicamentosas Sustrato de enzima CYP3A4; sustrato CYP2D6 (menor); sustrato CYP2C9 (menor).

Tener precaución con otras drogas que actúen a nivel central; evitar el alcohol.

Puede aumentar los efectos de los agentes antihipertensivos; puede antagonizar la levodopa y los agonistas de la dopamina.

La depuración de la quetiapina aumenta al administrarla con fenitoína (se quintuplica) o tioridazina (65%), tener precaución con otros inductores de las enzimas hepáticas (carbamazepina, barbitúricos, rifampicina, glucocorticoides).

Aunque aún no existe información, tener precaución con inhibidores de la CYP3A4 (por ejemplo, el ketoconazol, la eritromicina).

La combinación de cimetidina y quetiapina disminuyó la depuración de la quetiapina un 20%.

La depuración del lorazepam disminuye un 20% en presencia de quetiapina.

Acción Terapéutica La acción terapéutica de la quetiapina, como con otros antipsicóticos, se desconoce. Sin embargo, se ha planteado que la actividad antipsicótica de esta droga se logra mediante el antagonismo de la combinación de dopamina tipo 2 (D2) y serotonina tipo 2 (5HT2). De todos modos, es un antagonista de diversos receptores cerebrales de la neurotransmisión: serotonina 5HT1a y 5HT2, dopamina D1 y D2, histamina H1 y receptores adrenérgicos de alfa1 y alfa2; pero parece no tener mucha afinidad con los receptores de muscarina y benzodiazepina.

El antagonismo con receptores que no sean la dopamina y la 5HT2, que poseen afinidad con receptores similares, puede explicar los demás efectos de la quetiapina. El antagonismo de la droga con receptores de la histamina H1 puede explicar la somnolencia observada al utilizarlos. El antagonismo de la droga con receptores de alfa1 puede explicar la hipotensión ortostática observada al utilizarlos.

Farmacodinámica / Cinética

Absorción: Es muy probable que exista acumulación si se administran varias dosis.

Distribución: Se prevé que la estabilidad de las concentraciones se alcanzará dentro de los 2 días de administrar la droga; es poco probable que interfiera en el metabolismo de las drogas metabolizadas por las enzimas del citocromo P-450.

Metabolismo: Ambos metabolitos son farmacológicamente inactivos.

Vida media, mínima final: ~6 horas.

Concentración plasmática máxima: 1,5 horas.

Eliminación: Principalmente a través del metabolismo hepático.

Posología Adultos: Oral: 25-100 mg 2-3 veces/día; dosis inicial usual: 25 mg 2 veces/día, y luego disminuir de a 25-50 mg 2-3 veces/día el segundo o tercer día; al cuarto día, la dosis debe alcanzar los 300-400 mg en 2-3 dosis fraccionadas. Realizar más ajustes según sea necesario, en intervalos de al menos 2 días con ajustes de 25-50 mg 2 veces/día. Dosis de mantenimiento usual: 150-750 mg/día.

Comentarios sobre la dosis en pacientes geriátricos: La depuración mínima de la quetiapina es 40% menor en adultos >65 años; se prevé la existencia de niveles plasmáticos más elevados, por lo que se deberá ajustar la dosis; las personas mayores suelen necesitar 50-200 mg/día.

Comentarios sobre la dosis en caso de insuficiencia hepática: La depuración mínima de la quetiapina es 30% menor que en pacientes normales; se prevé la existencia de niveles plasmáticos más elevados; puede ser necesario ajustar la dosis.

Consideraciones Dietarias En voluntarios sanos, la administración de quetiapina con alimento provocó un aumento en las concentraciones plasmáticas y en las AUC (~150 % cada una). La relevancia clínica de esta información debe ser analizada en futuros estudios.

Parámetros de Monitoreo Al administrar la droga, debe examinarse la visión de los pacientes cada 6 meses para controlar que no desarrollen cataratas.

Interacciones en Análisis ↑ SGPT, colesterol total, triglicéridos.

Información para el Paciente Puede causar somnolencia, mareos y/o dolor de cabeza; puede aumentar el riesgo de cataratas.

Información Adicional La quetiapina posee escasa incidencia de síntomas extrapiramidales como el nerviosismo y los movimientos anormales, y es al menos tan efectiva como los antipsicóticos convencionales.

Presentación Comprimidos: 25 mg, 100 mg, 200 mg.

Risperidona

Información Relacionada

Cuadro Comparativo de Agentes Antipsicóticos *ver página 407.*

Pautas Generales sobre Medicamentos Antipsicóticos *ver página 409.*

Antipsicóticos Atípicos *ver página 415.*

Discontinuación de Drogas Psicotrópicas – Síntomas de Suspensión de la Administración y Recomendaciones *ver página 432.*

Dosis Máximas según las Normas Recomendadas por la OBRA Federal *ver página 434.*

(Continúa)

Risperidona *(Continuación)*

Compatibilidad de los Líquidos con Antipsicóticos y Estabilizadores del Ánimo *ver página 441*

Información para el Paciente – Antipsicóticos (General) *ver página 320*

Disponibilidad de Genérico No.

Marca Comercial en EE. UU. Risperdal®.

Categoría Farmacológica Agente Antipsicótico, Benzisoxazol.

Indicaciones Tratamiento de trastornos psicóticos (tales como la esquizofrenia). **Acciones secundarias:** Síntomas de comportamientos asociados con la demencia en personas mayores.

Factor de Riesgo en el Embarazo C.

Contraindicaciones Hipersensibilidad a la risperidona o a cualquier componente del formulado.

Advertencias / Precauciones Sedación de escasa a moderada, tener precaución en trastornos que se caracterizan por la depresión del SNC. Tener precaución en caso de mal de Parkinson. Tener precaución en pacientes con inestabilidad hemodinámica; depresión medular; daño cerebral subcortical; trastorno hepático o deficiencia cardíaca o respiratoria severos. Tener precaución en caso de insuficiencia renal. La falta de motilidad y aspiración del esófago ha sido asociada con el uso de antipsicóticos; tener precaución en pacientes con riesgo de neumonía por aspiración (por ejemplo, mal de Alzheimer). Tener precaución en caso de cáncer de mamas u otros tumores que dependan de la prolactina (puede elevar los niveles de prolactina). Puede alterar la temperatura o enmascarar la toxicidad de otras drogas debido a los efectos antieméticos. Puede alterar la irrigación cardíaca (escaso riesgo en comparación con otros neurolépticos); existieron casos de arritmia con riesgo de muerte con dosis terapéuticas de neurolépticos. Evitar en pacientes con prolongación del intervalo QT. Tener precaución en personas mayores o en pacientes que no tolerarían episodios de hipotensión transitorios (deficiencia cardiovascular o cerebrovascular) debido a la posibilidad de ortostasis.

Puede provocar efectos anticolinérgicos (confusión, agitación, constipación, sequedad bucal, visión borrosa, retención urinaria); por lo tanto, se la debe utilizar con precaución en pacientes con escasa motilidad gastrointestinal, retención urinaria, HBP, xerostomía o problemas visuales. El glaucoma de ángulo estrecho es otro de los trastornos que puede verse exacerbado por el bloqueo anticolinérgico (se recomienda realizar controles), y la miastenia gravis puede agravarse. En comparación con otros neurolépticos, la risperidona posee escaso potencial de bloqueo colinérgico.

Puede provocar reacciones extrapiramidales, incluidos el pseudo-parkinsonismo, las reacciones distónicas, la acatisia y la discinesia tardía (el riesgo a dichas reacciones es escaso en comparación con otros neurolépticos, y depende de la dosis). Puede verse asociada con el síndrome neuroléptico maligno (SNM) o con la retinopatía pigmentaria.

Reacciones Adversas

>10%: Sistema nervioso central: Insomnio, agitación, ansiedad, dolor de cabeza. 1% a 10%:

Cardiovasculares: Hipotensión (especialmente ortostática), taquicardia.

Sistema nervioso central: Sedación, mareos, nerviosismo, ansiedad, reacciones extrapiramidales (dependientes de la dosis), reacciones distónicas, pseudo-parkinsonismo, discinesia tardía, síndrome neuroléptico maligno, alteraciones en la temperatura.

Dermatológicas: Fotosensibilidad (rara vez), erupción, sequedad de la piel.

Endocrinas y metabólicas: Amenorrea, galactorrea, ginecomastia, disfunción sexual.

Gastrointestinales: Constipación, malestar GI, xerostomía, dispepsia, vómitos, dolor abdominal, náuseas, anorexia, aumento de peso.

Genitourinarias: Poliuria.

Oftalmológicas: Anormalidades en la visión.

Respiratorias: Rinitis, tos, sinusitis, faringitis, disnea.

Incidencia desconocida: Disfagia, falta de motilidad del esófago.

Sobredosis / Toxicología

Signos y síntomas: Somnolencia, sedación, taquicardia, hipotensión, síntomas extrapiramidales; existió un caso en el que disminuyó el nivel de sodio y de potasio, y se prolongó el intervalo QT y se ensanchó el QRS.

Tratamiento: Establecer y mantener el conducto de aire para asegurar la adecuada oxigenación y ventilación; considerar la posibilidad de recurrir a un lavaje y a carbón activado junto con laxantes; controlar el estado cardiovascular, incluido un ECG para detectar arritmias; no tratar las arritmias con disopiramida, procainamida o quinidina, puesto que pueden potenciar el intervalo QT, y así prolongar los efectos de la risperidona; no utilizar la epinefrina o la norepinefrina para la hipotensión, puesto que la beta estimulación puede empeorar los síntomas; puede ser necesario utilizar anticolinérgicos en caso de efectos extrapiramidales severos.

Interacciones Medicamentosas Sustrato de enzima e inhibidor suave CYP2D6; sustrato CYP3A4.

La risperidona puede aumentar los efectos hipotensivos de los agentes antihipertensivos.

La risperidona puede antagonizar los efectos de la levodopa; la carbamazepina disminuye las concentraciones plasmáticas de la risperidona; la clozapina disminuye la depuración de la risperidona.

Acción Terapéutica La risperidona es un derivado del benzisoxazol, un antagonista mezcla de serotonina y dopamina; se fija a los receptores de 5-HT$_2$ del SNC y en el sistema periférico con una afinidad elevada; se fija a los receptores de dopamina D$_2$ con menos afinidad. La afinidad de fijación a receptores de la dopamina D$_2$ es 20 veces menor que la afinidad a los receptores de 5-HT$_2$. Se cree que la adición del antagonismo de la serotonina al de la dopamina (clásico mecanismo neuroléptico) mejora los síntomas negativos de la psicosis y disminuye la incidencia de efectos colaterales extrapiramidales. Los receptores de alfa$_1$, alfa$_2$ adrenérgicos, e histaminérgicos también son antagonizados con elevada afinidad. La risperidona posee afinidad de escasa a moderada con receptores de 5HTIC, 5HTID y 5HTIA, escasa afinidad a la D$_1$ y afinidad nula con receptores de muscarina o beta$_1$ y beta$_2$

Fármacodinámica / Cinética

Absorción: Oral: Rápida.

Metabolismo: Extensivo, mediante el citocromo P-450.

Fijación a proteínas: Plasmática: 90%.

Vida media: 24 horas (risperidona y sus metabolitos activos).

Concentración plasmática máxima: En un lapso de 1 hora.

Posología Dosis inicial recomendada: 0,5-1 mg 2 veces/día; aumentar lentamente a la dosis óptima de 4-8 mg/día; dosis diarias >10 mg no aparentan proporcionar ningún beneficio, y la incidencia de reacciones extrapiramidales es más elevada que con dosis menores.

En personas mayores, se recomienda una dosis inicial de 0,5 mg 2 veces/día, y la titulación debe aumentar lentamente. Pueden realizarse exámenes adicionales, o controles de la función renal y de la presión sanguínea ortostática.

Ajuste de la dosis en personas mayores o en caso de insuficiencia renal o hepática: Se recomienda una dosis inicial de 0,25-0,5 mg 2 veces/día.

Parámetros de Monitoreo Controlar los efectos extrapiramidales, la presión sanguínea ortostática durante 3-5 días después de iniciar o aumentar la dosis.

Valores de Referencia Concentración plasmática máxima: 12 ng/mL dentro de las 2 horas de administrada una dosis de 1 mg.

Interacciones en Análisis Aumento del nivel de prolactina.

Información para el Paciente Puede causar somnolencia.

Implicancias de Enfermería Controlar los efectos extrapiramidales y la presión sanguínea durante los 3-5 días después de iniciar o aumentar la dosis.

(Continúa)

Risperidona *(Continuación)*

Información Adicional El temazepam (30 mg) puede utilizarse para tratar el insomnio causado por la risperidona; no se ha establecido el grado de seguridad y eficacia en pacientes pediátricos.

Presentación
Solución oral: 1 mg/mL.
Comprimidos: 0,25 mg, 0,5 mg, 1 mg.
Ranuradas: 2 mg, 3 mg, 4 mg.

* **Ritalin®** *ver* Metilfenidato *en la página 183*
* **Ritalin-SR®** *ver* Metilfenidato *en la página 183*
* **Romazicon™ Injection** *ver* Flumazenil *en la página 123*

Ropinirol

Información Relacionada
Información para el Paciente – Medicamentos Misceláneos *ver página 370.*

Marca Comercial en EE. UU. Requip™.

Sinónimos Clorhidrato de Ropinirol.

Categoría Farmacológica Antiparkinsoniano (Agonista de la dopamina).

Indicaciones Tratamiento del mal de Parkinson idiopático; pacientes en la etapa inicial del mal de Parkinson que no reciben terapia concomitante con levodopa, y en pacientes con mal de Parkinson avanzado que reciben terapia concomitante con levodopa.

Factor de Riesgo en el Embarazo C.

Contraindicaciones Hipersensibilidad al ropinirol o a cualquier componente del formulado.

Advertencias / Precauciones Se observó la existencia de síncope, a veces asociado con bradicardia, con el uso de ropinirol en pacientes en la primera etapa del mal de Parkinson (sin L-dopa) y en pacientes con mal de Parkinson avanzado (con L-dopa). Los agonistas de la dopamina aparentan afectar la regulación sistémica de la presión sanguínea, lo que provoca hipotensión, en especial al aumentar la dosis. Los pacientes con mal de Parkinson aparentan poseer menor capacidad de respuesta a un desafío postural; tener precaución en pacientes con predisposición a la hipotensión (como aquéllos que reciben drogas antihipertensivas) o en pacientes que no tolerarían episodios de hipotensión transitorios (deficiencia cardiovascular o cerebrovascular). Los pacientes con mal de Parkinson a los que se está tratando con agonistas dopaminérgicos suelen necesitar controles minuciosos de los signos y síntomas de hipotensión postural, en especial durante el aumento de la dosis, y se los debe informar sobre dicho riesgo. Puede provocar alucinaciones. Tener precaución en pacientes con discinesia preexistente, o insuficiencia hepática o renal severa.

Se observaron cambios degenerativos patológicos en las retinas de ratas albinas durante los estudios con este agente, pero no ocurrió lo mismo con las retinas de ratones y otros animales albinos. No se ha establecido aún la importancia de esta información en seres humanos.

Aunque no se lo ha informado para la tolcapona, otros agentes dopaminérgicos se han visto asociados con un síndrome similar al síndrome neuroléptico maligno al retirar o disminuir la dosis de modo significativo después de un uso prolongado. Los agentes dopaminérgicos derivados del ergot también han sido asociados con complicaciones fibróticas en, por ejemplo, el retroperitoneo, los pulmones y la pleura.

Reacciones Adversas
Primera etapa del mal de Parkinson:
Cardiovasculares: Síncope, edema dependiente en las piernas, síntomas ortostáticos, rubor, dolor de pecho, hipotensión, hipertensión, taquicardia, palpitaciones.
Sistema nervioso central: Mareos (40%), somnolencia (40%), dolor de cabeza, fatiga, dolor, confusión, alucinaciones, amnesia, malestar, hipoestesia, vértigo, bostezos.

Gastrointestinales: Náuseas (60%), dispepsia, dolor abdominal, xerostomía, anorexia, flatulencias, vómitos.

Genitourinarias: Impotencia.

Neuromusculares y óseas: Debilidad.

Oftalmológicas: Visión borrosa.

Respiratorias: Faringitis, disnea, rinitis, sinusitis.

Misceláneas: Infección viral, diaforesis (aumentada).

Mal de Parkinson avanzado (con levodopa):

Cardiovasculares: Hipotensión (2%), síncope (3%).

Sistema nervioso central: Mareos (26%), mal de Parkinson agravado, somnolencia, dolor de cabeza (17%), insomnio, alucinaciones, confusión (9%), dolor (5%), paresis (3%), amnesia (5%), ansiedad (6%), sueños anormales (3%).

Gastrointestinales: Náuseas (30%), dolor abdominal (9%), vómitos (7%), constipación (6%), diarrea (5%), disfagia (2%), flatulencias (2%), aumento de la salivación (2%), xerostomía, pérdida de peso (2%).

Genitourinarias: Infección del tracto urinario.

Neuromusculares y óseas: Discinesia (34%), caídas (10%), hipocinesia (5%), parestesia (5%), temblores (6%), artralgia (7%), artritis (3%).

Respiratorias: Infección del tracto respiratorio superior.

Misceláneas: Lesiones, aumento de la diaforesis (7%), infección viral, aumento del nivel de la droga (7%).

Endocrinas y metabólicas: Hipoglucemia, aumento de la dehidrogenasa láctica (DHL), hiperfosfatemia, hiperuricemia, diabetes mellitus, hipopotasemia, hipercolesterolemia, hiperpotasemia, acidosis, hiponatremia, deshidratación, hipocloremia.

Gastrointestinales: Aumento de peso.

Hepáticas: Aumento de la fosfatasa alcalina.

Neuromusculares y óseas: Aumento de la CPK.

Renales: Aumento del BUN (nitrógeno de la urea en sangre), glicosuria.

Misceláneas: Sed, aumento de la dehidrogenasa láctica (DHL).

Interacciones Medicamentosas Sustrato de enzima CYP1A2.

La ciprofloxacina y la enoxacina pueden inhibir el metabolismo del ropinirol; considerar la posibilidad de utilizar ofloxacina o lomefloxacina.

Los inductores e inhibidores del CYP1A2 pueden alterar la depuración del ropinirol.

Los estrógenos redujeron la depuración oral del ropinirol en un 36%; puede ser necesario ajustar la dosis.

Los antagonistas de la dopamina (antipsicóticos, metoclopramida) pueden disminuir los efectos del ropinirol.

Acción Terapéutica El ropinirol posee especificidad in vitro elevada y actividad intrínseca completa en los subtipos receptores de dopamina D_2 y D_3, fijándose con mayor afinidad al subtipos receptor de D_3 que a los D_2 y D_4; se desconoce la importancia de la fijación del receptor D_3 en el mal de Parkinson. El ropinirol posee afinidad in vitro moderada con los receptores de narcóticos. El ropinirol y sus metabolitos poseen muy escasa afinidad in vitro con la dopamina D_1, la 5-HT_1, la 5HT_2, la benzodiazepina, el GABA, la muscarina, los adrenoreceptores de alfa$_1$, alfa$_2$ y beta. Aunque se desconoce con precisión la acción terapéutica del ropinirol, se cree que se debe a la estimulación de los receptores postsinápticos de la dopamina D_2 en el putamen caudado del cerebro. El ropinirol provocó la disminución de la presión sanguínea sistólica y diastólica con dosis >0,25 mg. Se cree que el mecanismo de hipotensión postural inducida por el ropinirol se debe a la reducción de la respuesta noradrenérgica provocada por la D_2 al ponerse de pie, y a la consecuente disminución de la resistencia vascular periférica.

Fármacodinámica / Cinética

Absorción: No se ve afectada por el alimento; la Tmax aumenta a las 2,5 horas si la droga se toma en las comidas; la biodisponibilidad absoluta es del 55%, indicando el efecto primario; la biodisponibilidad relativa de los comprimidos en comparación con la solución oral es del 85%.

Distribución: Vd: 525 L; es poco probable que la droga se elimine mediante una hemodiálisis.

(Continúa)

Ropinirol *(Continuación)*

Metabolismo: Extensivo, a través del hígado, a metabolitos inactivos; se prevé que la estabilidad de las concentraciones de la droga se alcance dentro de los 2 días de recibida la dosis; la CYP1A2 fue la principal enzima responsable del metabolismo del ropinirol.

Vida media, eliminación: ~6 horas.

Concentración plasmática máxima: ~1-2 horas.

Posología Adultos: Oral: La dosis debe aumentarse para alcanzar el máximo efecto terapéutico, y se la debe equilibrar para contrarrestar los principales efectos colaterales: náuseas, mareos, somnolencia y discinesia.

La dosis inicial recomendada es de 0,25 mg 3 veces/día; basándose en la respuesta de cada paciente, la dosis debe titularse aumentándola semanalmente del siguiente modo:

- Semana 1: 0,25 mg 3 veces/día; dosis diaria total: 0,75 mg.
- Semana 2: 0,5 mg 3 veces/día; dosis diaria total: 1,5 mg.
- Semana 3: 0,75 mg 3 veces/día; dosis diaria total: 2,25 mg.
- Semana 4: 1 mg 3 veces/día; dosis diaria total: 3 mg.

Después de la cuarta semana, si es necesario, aumentar la dosis diaria de a 1,5 mg por día durante 1 semana, hasta alcanzar una dosis de 9 mg/día, y luego de hasta 3 mg/día por semana, hasta un total de 24 mg/día.

Interacciones en Análisis ↑ fosfatasa alcalina.

Información para el Paciente El ropinirol puede tomarse con o sin alimento. Pueden existir alucinaciones, y las personas mayores poseen un riesgo más elevado que los jóvenes con mal de Parkinson. Puede desarrollarse hipotensión postural con o sin síntomas como mareos, náuseas, síncope, y a veces sudoración. Puede existir hipotensión o síntomas ortostáticos con mayor frecuencia durante el inicio de la terapia o al aumentar la dosis. Tener precaución al ponerse de pie rápidamente después de haber permanecido sentado o recostado, en especial si fue por un período prolongado o si recién se comienza la terapia con ropinirol. Tener precaución al combinar depresores del SNC (tales como las benzodiazepinas, los antipsicóticos, los antidepresivos) con ropinirol, debido a sus efectos depresores aditivos.

Información Adicional Si se interrumpe o inicia una terapia con un inhibidor potente del CYP1A2 durante el tratamiento con ropinirol, puede ser necesario ajustar la dosis de ropinirol. El ropinirol se fija a los tejidos que contienen melanina (como los ojos y la piel) en ratas pigmentadas. Después de una sola dosis, se observó un retención prolongada de la droga, con una vida media de 20 días en el ojo; se desconoce si el ropinirol con el tiempo se acumula en dichos tejidos.

Presentación Comprimidos: 0,25 mg, 0,5 mg, 1 mg, 2 mg, 5 mg.

- **Ropinirol, Clorhidrato de** ver Ropinirol en la página 252,
- **Rosa Rosin** ver Hierba de San Juan en la página 256.

Sabah, Vegetal de *(Sauropus Albicans)*

Categoría Farmacológica Hierba.

Indicaciones Se la ha utilizado (en dosis diarias de 150 g) para disminuir el peso y proteger la visión.

Reacciones Adversas

Cardiovasculares: Palpitaciones, prolongación del intervalo QT, torsade de pointes, tensión en el pecho.

Sistema nervioso central: Insomnio, ansiedad, fatiga, mareos.

Dermatológicas: Erupción.

Endocrinas y metabólicas: Hipopotasemia.

Gastrointestinal: Anorexia.

Neuromusculares y óseas: Temblores.

Respiratorias: Disnea, hipoxia, tos, taquipnea, obstrucción de los pulmones, bronquiolitis obliterans (todas pueden desarrollarse después de los 4 meses de uso), también puede existir jadeo y estertor.

Sobredosis / Toxicología

Desintoxicación: La ipecacuana (dentro de los 30 minutos) o el carbón activado con catártico pueden ser útiles.

Tratamiento: Terapia complementaria; el lorazepam y el diazepam de 10-20 mg (0,25-0,4 mg/kg en niños) es útil en convulsiones; los fluidos I.V. y los presores alfa-adrenérgicos deben utilizarse en caso de hipotensión; el bicarbonato de sodio (1mEq/kg) es útil para tratar la acidosis. Puede ser útil administrar varias dosis de carbón activado.

Acción Terapéutica Las hojas frescas contienen alcaloide de papaverina (580 mg/100 g de hojas); la papaverina inhibe la respiración celular, y es un antagonista moderado del calcio y un vasodilatador.

Información Adicional No se vende en EE.UU.; se la suele encontrar en Malasia, Tailandia, India, Taiwan; es una especie de arbusto que puede alcanzar una altura de 1,5 m.

SAMe (S-adenosilmetionina)

Categoría Farmacológica Suplemento Nutricional.

Indicaciones Depresión; fibromialgia; mal de Alzheimer; deficiencia cardiovascular; insomnio; trastorno hepático (cirrosis, colestasis, hepatitis); osteoartritis.

Advertencias / Precauciones No se recomienda el uso de SAMe para tratar los síntomas depresivos asociados con trastornos bipolares, puesto que puede causar manía o hipomanía. La SAMe ha demostrado inhibir la formación de plaquetas en pruebas con animales, y se la debe utilizar con precaución en pacientes con tendencia a sangrar o que reciben anticoagulantes.

Reacciones Adversas Xerostomía, náuseas, nerviosismo, ansiedad, hipomanía, manía.

Interacciones Medicamentosas Puede potenciar la actividad y/o la toxicidad de los inhibidores de la MAO, los antidepresivos tricíclicos y los ISRS (no existen pruebas); puede potenciar los efectos antidepresivos de la 5-HTP; puede aumentar el riego de síndrome serotonínico al utilizarla con otros compuestos serotonérgicos.

Acción Terapéutica La S-adenosilmetionina interviene en tres conductos bioquímicos primarios.

1) Proporciona metil a diversos conductos sintéticos que generan la formación de ácido nucleico (ADN y ARN), proteínas, fosfolípidos y neurotransmisores. La función de la SAMe en la síntesis de fosfolípidos puede influir en la fluidez de la membrana. También se observó que protege la anoxia neuronal y promueve la mielinación de las fibras nerviosas.

2) Interviene en las reacciones de transsulfuración, regulando la formación de aminoácidos que contienen azufre (como la cisteína, la glutationa y la taurina). La glutationa es un importante antioxidante que interviene en la destoxificación de diversas toxinas fisiológicas y ambientales.

3) La SAMe es un cofactor de la síntesis de poliaminas, la que incluye espermidina, puescina y espermina. Las poliaminas son esenciales para el crecimiento celular y la diferenciación en virtud de sus efectos en la expresión genética, la fosforilación proteica, la regeneración neuronal y la reparación del ADN.

Se ha informado que la eficacia de la SAME en caso de depresión puede compararse con la de los antidepresivos tricíclicos. También se ha afirmado que genera mejoras en la fibromialgia, el insomnio, el mal de Alzheimer (mejoras en la función cognitiva y en los síntomas depresivos), el trastorno hepático, y las deficiencias cardiovasculares. Sin embargo, estas respuestas no aparecieron en todos los estudios.

Posología Dosis: 200-1600 mg/día; no se ha establecido la ingesta diaria de referencia, la ingesta diaria óptima, ni el requerimiento diario recomendado en adultos; dosis usual: 400 mg/día.

Información para el Paciente Consultar al médico antes de combinar la SAMe con otros antidepresivos, con triptofan o con 5-HTP.

Información Adicional La SAMe está formada por la metionina aminoácida esencial. Interviene como cofactor en tres conductos bioquímicos importantes, y se la

(Continúa)

SAMe (S-adenosilmetionina) *(Continuación)*

sintetiza en todo el cuerpo. Debido a la naturaleza y el alcance de las reacciones bioquímicas que regula, la SAMe ha sido investigada por sus efectos en diversos trastornos de la salud.

Presentación Cápsulas, comprimidos y solución intravenosa.

• **San Bartolomé, Té de** *ver* Maté *en la página 173*

San Juan, Hierba de

Sinónimos; *Hypericum perforatum;* Hierba Klamath; Rosa Rosin (en Inglés también a veces se la denomina "Amber Touch-and-Feel" y "Goatweed").

Categoría Farmacológica Hierba.

Indicaciones Depresión de leve a moderada; también se la utiliza tradicionalmente para tratar el estrés, la ansiedad y el insomnio; se la utiliza como tópico para el vitíligo; también se la utiliza para pacientes con sida debido a su posible actividad antirretroviral; se la utiliza como tópico para sanar heridas.

Para Comisión E: Trastornos psicovegetativos, estados depresivos, ansiedad y/o nerviosismo; preparaciones oleosas para malestares dispépticos; preparaciones oleosas externas para el tratamiento post-terapéutico de lesiones agudas y contusiones, mialgia y quemaduras de primer grado.

Contraindicaciones Depresión endógena, embarazo, niños <2 años (sin confirmar en pruebas con animales, sólo *in vitro*).

Advertencias / Precauciones Puede provocar fotosensibilidad.

Reacciones Adversas

Cardiovasculares: Taquicardia de seno.

Dermatológicas: Puede existir fotosensibilidad, en especial en personas de tez muy blanca (para Comisión E).

Gastrointestinales: Dolor de estómago, dolor abdominal.

Misceláneas: Puede exacerbar el trastorno bipolar y causar manía.

Sobredosis / Toxicología

Signos y síntomas: Fotosensibilidad/erupción, somnolencia, fiebre, taquicardia, prurito, diarrea, náuseas.

Desintoxicación: Lavaje (en el lapso de 1 hora)/carbón activado con catártico.

Interacciones Medicamentosas Evitar el uso de anfetaminas u otros estimulantes; tener precaución en pacientes que reciban inhibidores de la MAO, levodopa y 5-hidroxitriptofano; evitar alimentos que contengan tiramina, debido a la presencia de hipericina, aunque no se posee información de sobre esta posible interacción en seres humanos; evitar el uso concurrente con ISRS u otros antidepresivos.

Acción Terapéutica Los ingredientes activos son flavonoides de xantonas (hipericina) que pueden actuar como inhibidores de la MAO, aunque la actividad *in vitro* es mínima; la mayor parte de la actividad parece estar relacionada con la regulación del GABA; también puede estar relacionada con la regulación de la dopamina, la serotonina y la norepinefrina.

Posología Basada en el contenido del extracto de hipericina.

Oral: 300 mg 3 veces/día (no más de 8 semanas).

Hierba: 2-4 g 3 veces/día.

Extracto líquido: 2-4 mL 3 veces/día.

Solución: 2-4 mL 3 veces/día.

Tópico: Se aplican hojas y flores trituradas sobre el área afectada, después de higienizar con agua y jabón.

Para Comisión E: 2-4 g de droga (hierba seca) ó 0,2-1 mg de hipericina en otras formas de aplicación.

Información Adicional La VIMRxgn es una hipericina sintética para el tratamiento del HIV, son hojas y extremos del Hypericum perforatum utilizadas en hierbas medicinales. La hierba de San Juan es perenne y alcanza 60 cm de altura, su aroma es similar al del terebinto; todos los veranos da flores doradas. La planta inmadura es casi tan tóxica como la madura. La hipericina inhibe la MAO tipo A y B; se la contraindica en caso de depresión endógena, embarazo y en niños <2 años (sin confirmar en pruebas con animales, sólo in vitro).

• **Sanorex®** *ver* Mazindol *en la página 174*

Secobarbital

Información Relacionada

Uso de Ansiolíticos/Hipnóticos en Instituciones de Tratamiento Prolongado *ver página 412.*

Dosis Máximas Recomendadas por las Normas de la OBRA Federal *ver página 434.*

Información para el Paciente - Ansiolíticos e Hipnóticos Sedantes (Barbitúricos) *ver página 340.*

Disponibilidad de Genérico Sí.

Marcas Comerciales en los EE.UU. Seconal™ Injection.

Marcas Comerciales Canadá Novo-Secobarb; Seconal®.

Sinónimos Quinalbarbitona Sódico; Secobarbital Sódico.

Categoría Farmacológica Barbitúrico.

Indicaciones Agente preanestésico; tratamiento del insomnio a corto plazo.

Restricciones C-II.

Factor de Riesgo en el Embarazo D.

Contraindicaciones Hipersensibilidad a los barbitúricos o a cualquiera de los componentes del formulado; insuficiencia hepática marcada; disnea u obstrucción del conducto respiratorio; porfiria.

Advertencias / Precauciones Se lo debe utilizar sólo después de evaluar las posibles causas de trastorno del sueño. Si el trastorno del sueño no se resuelve en 7-10 días puede estar indicando un trastorno psiquiátrico o una enfermedad. Puede existir dependencia a la droga, el discontinuarla de modo abrupto puede precipitar el síndrome de abstinencia, incluido el estado epiléptico en pacientes epilépticos. No administrar a pacientes con dolor agudo. Tener precaución en personas mayores, pacientes debilitados o pediátricos, y en pacientes con insuficiencia renal. Puede provocar respuestas paradójicas, incluido agitación e hiperactividad, en particular en pacientes con dolor agudo o pediátricos. Tener precaución en pacientes con depresión, en especial aquéllos con riesgo de suicidio o en pacientes con antecedentes de droga dependencia. Puede existir tolerancia o dependencia física y psicológica si el uso es prolongado. Tener precaución en pacientes con insuficiencia hepática. Puede provocar depresión del SNC, lo que puede afectar la capacidad física y mental. Se debe advertir al paciente sobre el riesgo de realizar tareas que requieran de atención mental (tales como operar maquinaria o conducir). Puede potenciar los efectos con otros sedantes o etanol. Puede provocar depresión respiratoria o hipotensión; tener precaución en pacientes inestables hemodinámicamente o pacientes con trastornos respiratorios.

Reacciones Adversas

>10%:

Sistema nervioso central: Mareos, efecto "resaca", somnolencia, depresión del SNC, fiebre.

Locales: Dolor en el lugar de aplicación de la inyección.

1% a 10%:

Sistema nervioso central: Confusión, depresión mental, excitación inusual, nerviosismo, sensación de desmayo, dolor de cabeza, insomnio, pesadillas.

Gastrointestinales: Náuseas, vómitos, constipación.

<1%: Hipotensión, alucinaciones, erupción, dermatitis exfoliativa, urticaria, síndrome de Stevens-Johnson, agranulocitosis, anemia megaloblástica, trombocitopenia, tromboflebitis, depresión respiratoria, apnea, laringoespasmo.

Sobredosis / Toxicología

Signos y síntomas: Inestabilidad al caminar, dificultades en el habla, confusión, ictericia, hipotermia, fiebre, hipotensión, depresión respiratoria, coma.

Tratamiento: Si existe hipotensión, administrar fluidos I.V. y ubicar al paciente en la posición de Trendelenburg. Si no responde, puede ser necesario utilizar un vasopresor I.V. (por ejemplo, la epinefrina). La hemoperfusión o hemodiálisis con

(Continúa)

Secobarbital *(Continuación)*

carbón activado puede ser útil en el tratamiento de intoxicaciones más fuertes, en especial si el nivel plasmático de barbitúricos es muy elevado cuando el paciente se encuentra en shock, en coma o posee insuficiencia renal. La diuresis alcalina forzada no es de utilidad en el tratamiento de intoxicaciones con barbitúricos de corta acción.

Interacciones Medicamentosas Los barbitúricos son inductores de enzimas. Debe controlarse la disminución o el aumento del efecto en el paciente al iniciar o interrumpir dichas drogas.

Aumento del efecto: El secobarbital puede reducir la eficacia de los beta-bloqueantes, cloramfenicol, cimetidina, clozapina, corticosteroides, ciclosporina, disopramida, doxicilina, etosuximida, furosemida, griseofulvin, haloperidol, lamotrigina, metadona, nifedipina, anticonceptivos orales, fenotiazina, fenitoína, propafenona, psicotrópicos, quinidina, tracolimo, ADT, teofilina, warfarina y verapamil.

Aumento de la toxicidad al combinarla con otros depresores del SNC, antidepresivos, benzodiazepinas, cloramfenicol, ácido valproico; puede existir depresión respiratoria y del SNC aditiva.

Los IMAO pueden prolongar el efecto del secobarbital.

Los barbitúricos estimulan el metabolismo de los beta-bloqueantes y disminuye su concentración plasmática; considerar el uso de un beta-bloqueante que se elimine vía renal (atenolol, nadolol).

Los barbitúricos pueden aumentar el potencial hepatotóxico del acetaminofen aumentando la formación de metabolitos tóxicos.

Los barbitúricos pueden aumentar el metabolismo del cloramfenicol y el cloramfenicol puede inhibir el metabolismo de los barbitúricos. Los barbitúricos pueden aumentar el metabolismo de corticosteroides, ciclosporina, disopiramida, griseofulvin, nifedipina, anticonceptivos orales, fenitoína, propafenona, quinidina, y verapamil; puede ser útil ajustar la dosis.

Los barbitúricos pueden aumentar el metabolismo de la metadona provocando síndrome de abstinencia de metadona.

Estabilidad No batir el frasco durante la reconstitución, hacer girar la ampolla; las soluciones acuosas no son estables, reconstituir con glicol de polietileno acuoso; las soluciones acuosas (agua esterilizada) deben utilizarse dentro de los 30 minutos; no utilizar agua bacteriostática para la inyección o inyección de lactato de Ringer. La forma I.V. es **incompatible** al mezclarla con benzquinamida (en la jeringa), cimetidina (misma jeringa), codeína, eritromicina, glicoporrilato (misma jeringa), hidrocortisona, insulina, levorfanol, metadona, norepinefrina, pentazocina, fenitoína, bicarbonato de sodio, tetraciclina, vancomicina.

Acción Terapéutica Interfiere la transmisión de impulsos del hipotálamo a la corteza del cerebro, provocando un desequilibrio en los mecanismos inhibitorios y facilitadores.

Farmacodinámica / Cinética

Comienzo de la hipnosis: Inyección I.V.: En un lapso de 1-3 minutos.

Duración: I.V.: ~15 minutos.

Distribución: Atraviesa la placenta; aparece en la leche materna.

Fijación a proteínas: 45% a 60%.

Metabolismo: En el hígado.

Vida media: 25 horas.

Concentración plasmática máxima: Dentro de las 2-4 horas.

Eliminación: Vía renal como metabolitos inactivos y pequeñas cantidades de droga sin alteraciones.

Posología Hipnótico:

Niños: I.M.: 3-5 mg/kg/dosis; máximo: 100 mg/dosis.

Adultos:

I.M.: 100-200 mg/dosis.

I.V.: 50-250 mg/dosis.

Hemodiálisis: Poco dializable (5% a 20%).

Consideraciones Dietarias Alcohol: Efectos aditivos del SNC, evitar su consumo.

Administración I.V.: Administrarla sin diluir o diluida con agua esterilizada para inyección, solución salina, o inyección de Ringer; ritmo máximo de infusión: 50 mg/15 segundos; evitar la inyección intra-arterial.

Valores de Referencia Terapéuticos: 1-2 µg/mL (SI: 4,2-8,4 µmol/L); Tóxicos: >5 µg/mL (SI: >21 µmol/L).

Información para el Paciente Evitar la ingesta de alcohol y otros depresores del SNC; evitar conducir y realizar otras tareas peligrosas; evitar discontinuar la droga de modo abrupto; puede provocar dependencia física y psicológica; no alterar la dosis sin consultar al médico.

Presentación Inyección, como sodio: 50 mg/mL (2 mL).

- **Secobarbital Sódico** *ver* Secobarbital *en la página 257*
- **Secobarbital y Amobarbital** *ver* Amobarbital y Secobarbital *en la página 31*
- **Seconal™ Injection** *ver* Secobarbital *en la página 257*

Selegilina

Información Relacionada

Información para el Paciente – Medicamentos Misceláneos *ver página 372.*

Disponibilidad de Genérico No.

Marcas Comerciales en los EE.UU. Eldepryl®.

Marcas Comerciales Canadá Apo®-Segeline; Novo-Selegiline.

Sinónimos Deprenyl; L-Deprenyl; Clorhidrato de Selegilina.

Categoría Farmacológica Antidepresivo, Inhibidor de la MAO; Agente Antiparkinsoniano (Inhibidor de la MAO).

Indicaciones Complemento en el tratamiento de pacientes parkinsonianos en los que la levodopa/carbidopa provoca deterioro.

Acciones secundarias: Primera etapa del mal de Parkinson; SSIHAD; síntomas negativos de la esquizofrenia; síntomas extrapiramidales; depresión; mal de Alzheimer (los estudios han mostrado cierta mejora en el comportamiento y la capacidad cognitiva.

Factor de Riesgo en el Embarazo C.

Contraindicaciones Hipersensibilidad a la selegilina; uso concomitante de meperidina.

Advertencias / Precauciones Aumento del riesgo de inhibición no selectiva de la MAO con dosis >10 mg/día; es un inhibidor de la MAO tipo "B", no debería haber inconvenientes con productos que contengan tiramina si se usan las dosis usuales, sin embargo, se ha informado de reacciones anormales. El uso con antidepresivos tricíclicos y ISRS también ha sido asociado con reacciones anormales, por lo que se lo debe evitar. Agregarla a la terapia con levodopa puede exacerbar los efectos adversos de la levodopa, por lo que será necesario disminuir la dosis de levodopa.

Reacciones Adversas

Cardiovasculares: Hipotensión ortostática, hipertensión, arritmia, palpitaciones, angina, taquicardia, edema periférico, bradicardia, síncope.

Sistema nervioso central: Alucinaciones, mareos, confusión, ansiedad, depresión, somnolencia, alteraciones en el comportamiento/ánimo, pesadillas, fatiga, delirio.

Dermatológicas: Erupción, fotosensibilidad.

Gastrointestinal: Xerostomía, náuseas, vómitos, constipación, pérdida de peso, anorexia, diarrea, acidez.

Genitourinarias: Nocturia, hipertrofia prostática, retención urinaria, disfunción sexual.

Neuromusculares y óseas: Temblores, corea, pérdida del equilibrio, nerviosismo, bradicinesia.

Oftalmológicas: Blefaroespasmo, visión borrosa.

Misceláneas: Diaforesis (aumentada).

Sobredosis / Toxicología

Signos y síntomas: Taquicardia, palpitaciones, contracciones musculares, convulsiones.

(Continúa)

Selegilina *(Continuación)*

Tratamiento: El cuidado complementario es el tratamiento más importante; ante la presencia de intoxicación, puede existir hipertensión o hipotensión. La hipotensión puede responder a los fluidos I.V. o a los vasopresores, y la hipertensión suele responder a los bloqueantes alfa-adrenérgicos. Mientras se trata la hipertensión, se debe controlar que no se produzcan caídas repentinas de la presión, dado que esto empeoraría la toxicidad del inhibidor de la MAO. La irritabilidad muscular y las convulsiones suelen responder al diazepam, mientras que el mejor tratamiento de la hipertermia es el uso de antipiréticos y mantas refrigerantes. El mejor tratamiento para las arritmias es el uso de fenitoína o procainamida.

Interacciones Medicamentosas Sustrato de enzima CYP2D6.

El uso concurrente de selegilina (dosis elevada) en combinación con dextroanfetamina, metilfenidato, dextrometorfano, fenfluramina, meperidina, sibutramina y venlafaxina puede provocar síndrome serotonínico; evitar dichas combinaciones.

El uso concurrente de selegilina con ISRS puede provocar manía o hipertensión; evitar dicha combinación.

La combinación de selegilina (>10 mg/día) y tiramina (queso, etanol) puede aumentar la respuesta presora; evitar alimentos con elevado contenido de tiramina en pacientes que reciban >10 mg/día de selegilina.

Acción Terapéutica Inhibidor potente de la MAO tipo B; la MAO B desempeña un papel fundamental en el metabolismo de la dopamina; la selegilina también puede aumentar la actividad dopaminérgica, interfiriendo la recaptación de la dopamina en la sinapsis.

Farmacodinámica / Cinética

Comienzo de los efectos terapéuticos: En un lapso de 1 hora.

Duración: 24-72 horas.

Vida media: 10 horas.

Metabolismo: En el hígado, a anfetamina y metanfetamina.

Posología Oral:

Adultos: 5 mg 2 veces/día en el desayuno y el almuerzo, o 10 mg por la mañana.

Personas mayores: Inicial: 5 mg por la mañana, puede aumentarse a 10 mg/día.

Parámetros de Monitoreo Presión sanguínea, síntomas de mal de Parkinson.

Información para el Paciente No exceder la dosis diaria de 10 mg; consultar al médico en caso de movimientos involuntarios o agitación del SNC.

Implicancias de Enfermería Inhibidor de la MAO tipo B; no deberían presentarse inconvenientes con productos que contengan tiramina si se utilizan las dosis usuales.

Información Adicional Al agregar selegilina a la levodopa/carbidopa, la dosis de estas últimas puede aumentarse. Se están realizando estudios sobre el uso de la selegilina durante la primera etapa del mal de Parkinson para detener el avance de la enfermedad.

Presentación

Cápsulas, como clorhidrato (Eldepryl®): 5 mg.

Comprimidos, como clorhidrato: 5 mg.

Sertralina

Información Relacionada

Información para el Paciente – Antidepresivos (ISRS) *ver página 306.*
Farmacocinética de Inhibidores Selectivos de la Recaptación de Serotonina (ISRS)
ver página 445.
Riesgos Teratogénicos de los Psicotrópicos *ver página 449.*

Disponibilidad de Genérico No.

Marca Comercial en EE. UU. Zoloft™.

Sinónimos Clorhidrato de Sertralina.

Categoría Farmacológica Antidepresivo, Inhibidor Selectivo de la Recaptación de
Serotonina.

Indicaciones Tratamiento de la depresión; trastorno obsesivo-compulsivo; pánico.
   Acciones secundarias: Trastornos de la conducta alimentaria; trastornos de la
   ansiedad; trastornos premenstruales; trastornos del control impulsivo; trastorno
   de stress post-traumático.

Factor de Riesgo en el Embarazo C.

Contraindicaciones Hipersensibilidad a la sertralina; uso de inhibidores de la MAO
dentro de los 14 días.

Advertencias / Precauciones Posible reacción severa si se la utiliza con inhibidores
de la MAO, puede provocar síndrome de la serotonina (hipertermia, rigidez
muscular, cambios/agitación del estado mental, inestabilidad autónoma). Puede
precipitar un salto a la manía o la hipomanía en pacientes con trastornos bipolares.
Es poco probable que afecte la capacidad cognitiva o motriz. No aparenta potenciar los efectos del alcohol, sin embargo, no se recomienda su consumo. Tener precaución en pacientes con depresión, en especial en aquéllos en los que existe riesgo de suicidio. Tener precaución en pacientes con antecedentes de convulsiones o
que poseen predisposición a sufrir convulsiones, como aquéllos con daño cerebral,
alcohólicos, o que realizan terapia concurrente con otras drogas que disminuyen el
umbral de convulsiones. Tener precaución en pacientes con insuficiencia hepática
y en personas mayores. Puede provocar hiponatremia/SSIHAD. Utilizar con precaución en pacientes con insuficiencia renal u otro trastorno concurrente (debido a
la escasas pruebas realizadas). La sertralina actúa como un uricosúrico, tener precaución en pacientes con riesgo de nefropatía del ácido úrico. Tener precaución en
pacientes con riesgo de sangrado o que reciben una terapia anticoagulante, puede
afectar la formación de plaquetas. Tener precaución en pacientes que no deben
bajar de peso. Puede provocar o exacerbar la disfunción sexual.

Reacciones Adversas
   >10%:
      Sistema nervioso central: Insomnio, somnolencia, mareos, dolor de cabeza,
         fatiga.
      Gastrointestinales: Xerostomía, diarrea, náuseas.
      Genitourinarias: Trastornos de la eyaculación.
   1% al 10%:
      Cardiovasculares: Palpitaciones.
      Sistema nervioso central: Agitación, ansiedad, nerviosismo.
      Dermatológicas: Erupción.
      Endocrinológicas y metabólicas: Disminución de la libido.
      Gastrointestinales: Constipación, anorexia, dispepsia, flatulencias, vómitos.
      Genitourinarias: Trastornos al orinar.
      Neuromusculares y óseas: Temblores, parestesia.
      Oftalmológicas: Dificultad visual, anormalidades en la visión.
      Óticas: Tinnitus.
      Misceláneas: Diaforesis (aumentada).

Sobredosis / Toxicología
   Signos y síntomas: No se ha informado de toxicidad grave, controlar las funciones
      cardiovascular, gastrointestinal y hepática.
   Tratamiento: No existe un antídoto específico para la sobredosis de sertralina; el
      principal objetivo del tratamiento debe ser la desintoxicación, luego se debe
      proporcionar la atención sintomática y complementaria.

(Continúa)

Sertralina *(Continuación)*

Interacciones Medicamentosas Sustrato de enzima CYP3A3/4, sustrato de enzima CYP2D6 (menor); inhibidor de enzima CYP1A2 y 2D6 (suave); inhibidor de enzima CYP2C19 y 3A3/4.

La combinación de buspirona, meperidina, tramadol o nefazodona con ISRS puede provocar síndrome serotonínico; realizar controles.

La combinación de dexfenfluramina, fenfluramina y sibutramina con ISRS puede provocar síndromes de serotonina; evitar dichas combinaciones.

La combinación de ISRS con selegilina ha provocado manía e hipertensión; evitar dicha combinación.

La combinación de inhibidores de la MAO no selectivos ha provocado reacciones fatales o severas; evitar dichas combinaciones.

La sertralina puede aumentar la respuesta hipoprotombinémica a la warfarina; realizar controles.

Acción Terapéutica Antidepresivo con efectos inhibitorios selectivos en la recaptación de serotonina presináptica (5-HT), y algunos efectos débiles en la captación neuronal de norepinefrina y dopamina.

Fármacodinámica / Cinética

Absorción: Lenta.

Fijación a proteínas: Elevada.

Metabolismo: Extensivo.

Vida media:

Prodroga: 24 horas.

Metabolitos: 66 horas.

Eliminación: En la orina y las heces.

Posología Vía oral:

Adultos Comenzar con 50 mg por la mañana y aumentar de a 50 mg cada 2-3 días, si se lo tolera, hasta 100 mg/día; puede ser necesario aumentarla más; dosis máxima:200 mg/día. En caso de somnolencia, administrar antes de acostarse.

Personas mayores: Comenzar el tratamiento con 25 mg/día por la mañana y aumentar de a 25 mg/día cada 2-3 días, si se la tolera, hasta 50-100 mg/día; puede ser necesario aumentarla más; dosis máxima: 200 mg/día.

Hemodiálisis: No se elimina con hemodiálisis.

Comentarios sobre la dosis en caso de insuficiencia hepática: La sertralina se metaboliza extensivamente a través del hígado; tener precaución en pacientes con insuficiencia hepática.

Parámetros de Monitoreo Ácido úrico, función hepática, análisis de sangre completo.

Valores de Referencia 6 horas después de administrar dosis de 400 mg y 200 mg, el máximo nivel plasmático alcanzó 253,2 ng/mL y 105,4 ng/mL respectivamente; los niveles plasmáticos poseen escasa correlación con la presentación clínica; pruebas clínicas terapéuticas: 0,03-0,19 mg/L.

Interacciones en Análisis ↑ triglicéridos menor; ↓ LFT, ácido úrico (S).

Información para el Paciente Consultar al médico si se está recibiendo otro antidepresivo. Aunque aún no se ha comprobado si la sertralina aumenta los efectos del alcohol, se recomienda evitar su consumo. En caso de embarazo o de tener intención de quedar embarazada, consultar al médico. Puede existir disminución de peso, pero por lo general es mínima.

Implicancias de Enfermería Ofrecer al paciente caramelos sin azúcar para la sequedad bucal.

Información Adicional La buspirona (15-60 mg/día) puede ser útil para el tratamiento de la disfunción sexual durante el tratamiento con ISRS; puede exacerbar los tics del síndrome de Tourette.

Presentación Comprimidos, como clorhidrato: 25 mg, 50 mg, 100 mg.

- **Sertralina, Clorhidrato de** *ver* Sertralina *en la página 260.*
- **Serzone®** *ver* Nefazodona *en la página 197.*

Sibutramina

Información Relacionada

Información para el Paciente – Medicamentos Misceláneos *ver página 374.*

Marca Comercial en EE. UU. Meridia®.

Sinónimos Clorhidrato de Sibutramina.

Categoría Farmacológica Anorexígeno.

Indicaciones Tratamiento de la obesidad, incluida la disminución de peso y el mantenimiento de la pérdida de peso; debe combinársela con una dieta reducida en calorías.

Restricciones Se la recomienda sólo para pacientes obesos con un índice de masa corporal >30 kg/m² o >27 kg/m² en presencia de otros factores de riesgo como la hipertensión, la diabetes y/o la dislipidemia.

Factor de Riesgo en el Embarazo C.

Contraindicaciones Hipersensibilidad a la sibutramina o a cualquier componente; dentro de las 2 semanas del uso de inhibidores de la MAO (como la fenelzina y la selegilina) o de supresores del apetito que actúen a nivel central; anorexia nerviosa; hipertensión no controlada o de escaso control; deficiencia cardíaca congestiva; trastorno cardíaco coronario; trastornos en la irrigación (arritmia); apoplejía.

Advertencias / Precauciones Tener precaución en caso de insuficiencia renal o hepática severa, trastorno convulsivo, hipertensión, cálculo biliar, glaucoma de ángulo estrecho, madres lactantes, personas mayores. Se ha informado de la presencia de hipertensión pulmonar primaria (HPP), enfermedad pulmonar poco usual y frecuentemente fatal, en pacientes que reciben otros agentes con actividad serotonérgica con fines anorexígenos. Aunque no se lo informa en pruebas clínicas, es posible que la sibutramina comparta dicho potencial, por lo que se deberá controlar al paciente de modo minucioso.

Reacciones Adversas

>10%:

Sistema nervioso central: Dolor de cabeza, insomnio.

Gastrointestinales: Anorexia, xerostomía, constipación.

Respiratorias: Rinitis.

1% a 10%:

Cardiovasculares: Taquicardia, vasodilatación, hipertensión, palpitaciones, dolor de pecho, edema.

Sistema nervioso central: Migraña, mareos, nerviosismo, ansiedad, depresión, somnolencia, estimulación del SNC, sensibilidad emocional.

Dermatológicas: Erupción.

Endocrinas y metabólicas: Dismenorrea.

Gastrointestinales: Aumento del apetito, náuseas, dispepsia, gastritis, vómitos, gusto desagradable, dolor abdominal.

Neuromusculares y óseas: Debilidad, artralgia, dolor de espalda.

Respiratorias: Faringitis, sinusitis, tos, laringitis.

Misceláneas: Diaforesis, síndrome similar a la gripe, reacciones alérgicas, sed.

Sobredosis / Toxicología Tratamiento: No existe un antídoto específico; el tratamiento consiste en aplicar las medidas complementarias generales para el tratamiento de la sobredosis. Puede indicarse el uso con precaución de beta-bloqueantes para controlar la presión sanguínea elevada y la taquicardia; se desconocen los beneficios de la diuresis forzada y la hemodiálisis.

Interacciones Medicamentosas Sustrato de enzima CYP3A3/4.

Tener precaución con agentes que actúan sobre el SNC.

Evitar el uso concurrente con otros agentes serotonérgicos como la venlafaxina, ISRS (por ejemplo, citalopram, fluvoxamina, paroxetina, sertralina), sumatriptan, dihidroergotamina, litio, triptofano, algunos narcóticos/analgésicos (por ejemplo, meperidina, tramadol); puede provocar síndrome serotonínico.

El dextrometorfano, los inhibidores de la MAO y otras drogas que puedan aumentar la presión sanguínea pueden incrementar la posibilidad de complicaciones cardiovasculares asociadas con la sibutramina (por ejemplo, los descongestivos,

(Continúa)

Sibutramina *(Continuación)*

productos adelgazantes que actúan a nivel central, anfetaminas, y compuestos similares a las anfetaminas).

Posible interacción con el ketoconazol, la eritromicina y otros agentes metabolizados por el sistema de la enzima CYP3A4.

Acción Terapéutica La sibutramina bloquea la captación neuronal de la norepinefrina y, en menor grado, de la serotonina y la dopamina.

Posología Los adultos ≥ 16 años: Inicial: 10 una vez al día; después de 4 semanas, puede titularse hasta 15 mg una vez al día, según sea necesario o tolerado.

Consideraciones Dietarias Evitar consumir cantidades excesivas de alcohol; la sibutramina, como supresora de apetito, es la más efectiva al combinarla con una dieta reducida en calorías y con terapia para modificar la conducta.

Parámetros de Monitoreo Al iniciar y durante la terapia, controlar la presión sanguínea y el ritmo cardíaco. Si al paciente le sube la presión o se le acelera el ritmo cardíaco, considerar la posibilidad de discontinuar o disminuir la dosis.

Información para el Paciente Mantener un control médico apropiado y consultar al médico si se está recibiendo algún medicamento con potencial concomitante, inclusive productos de venta libre, en especial productos adelgazantes, antidepresivos, productos para el dolor de cabeza, descongestivos, litio, triptofan, antitusivos o derivados del ergot.

Información Adicional Los médicos deberán controlar cuidadosamente si existen antecedentes de abuso de drogas, y controlar a dichos pacientes con especial atención; observar que no posean signos de mal uso o abuso (por ejemplo, tolerancia, aumento excesivo de las dosis, comportamiento de búsqueda de drogas).

Presentación Cápsulas, como clorhidrato: 5 mg, 10 mg, 15 mg.

Tacrina

Información Relacionada

Información para el Paciente – Medicamentos Misceláneos *ver página 376.*

Disponibilidad de Genérico No.

Marca Comercial en EE. UU. Cognex®.

Sinónimos Clorhidrato de Tacrina; Tetrahidroaminoacrina; THA.

Categoría Farmacológica Inhibidor de la acetilcolinesterasa (central).

Indicaciones Tratamiento de la demencia del tipo de Alzheimer de leve a moderada.

Factor de Riesgo en el Embarazo C.

Contraindicaciones Pacientes previamente tratados con la droga que desarrollaron ictericia; hipersensibilidad a la tacrina o a derivados de la acridina.

Advertencias / Precauciones El uso de tacrina se ha visto asociado con aumento de las transaminasas plasmáticas; controlar las transaminasas plasmáticas (específicamente las ALT) durante la terapia; tener extrema precaución en pacientes con antecedentes de exámenes con anormalidades en la función hepática; tener precaución en pacientes con obstrucción del tracto urinario (obstrucción del orificio de la vejiga o hipertrofia prostática), asma, síndrome del seno enfermo (la tacrina puede provocar taquicardia), trastorno cardiovascular o úlcera péptica. Tener precaución en pacientes con antecedentes de convulsiones. Puede provocar náuseas, vómitos o deposición excesiva. La interrupción abrupta o la disminución de la droga puede afectar la función cognitiva. Puede verse asociada con la neutropenia.

Reacciones Adversas

>10%

Sistema nervioso central: Dolor de cabeza, mareos.

Gastrointestinales: Náuseas, vómitos, diarrea.

Misceláneas: Aumento de las transaminasas.

1% a 10%

Cardiovasculares: Rubor.

Sistema nervioso central: Confusión, ataxia, insomnio, somnolencia, depresión, ansiedad, fatiga.

Dermatológicas: Erupción.

Gastrointestinales: Dispepsia, anorexia, dolor abdominal, flatulencias, constipación, pérdida de peso.

Neuromusculares y óseas: Mialgia, temblores.

Respiratorias: Rinitis.

Sobredosis / Toxicología

Tratamiento: Incluye las medidas de auxilio generales; puede provocar crisis colinérgica caracterizada por náuseas, vómitos, salivación, sudoración, bradicardia, hipotensión, colapso y convulsiones; puede existir debilidad muscular, la que puede provocar la muerte si afecta los músculos respiratorios.

Los anticolinérgicos terciarios, como la atropina, pueden utilizarse como un antídoto para la sobredosis. Se recomienda el sulfato de atropina I.V. titulado para lograr el efecto; dosis inicial de 10-20 mg I.V., con dosis posteriores en base a la respuesta clínica obtenida. Se ha informado de aumento atípico de la presión sanguínea y el ritmo cardíaco con otros colinomiméticos al coadministrar la droga con anticolinérgicos cuaternarios como el glicopirrolato.

Interacciones Medicamentosas Sustrato de enzima CYP1A2; inhibidor CYP1A2.

Es muy probable que la combinación de tacrina con agentes colinérgicos (como el ambenomio, edrofonio, neostigmina, piridostigmina, betanecol) produzcan efectos colinérgicos aditivos.

La combinación de tacrina con beta-bloqueantes puede provocar bradicardia aditiva.

El cigarrillo puede disminuir los niveles plasmáticos de tacrina a través de la inducción enzimática (CYP1A2).

La fluvoxamina, el enoxacin y la cimetidina pueden aumentar las concentraciones de tacrina a través de la inhibición enzimática (CYP1A2).

La tacrina puede agravar el mal de Parkinson e inhibir los efectos de la levodopa.

La tacrina puede prolongar el efecto de la succinilcolina.

La tacrina puede inhibir el metabolismo de la teofilina, lo que provocará el aumento de los niveles plasmáticos; es muy probable que sea necesario ajustar la dosis.

La tacrina puede antagonizar el efecto terapéutico de los agentes anticolinérgicos (benztropina, trihexifenidil).

Acción Terapéutica Inhibidor de la colinesterasa que actúa a nivel central. Eleva la acetilcolina de la corteza cerebral al disminuir la degradación de la acetilcolina.

Farmacodinámica / Cinética

Concentración plasmática máxima: 1-2 horas.

Fijación plasmática: 55%.

Metabolismo: Sistema enzimático del citocromo P-450 en el hígado.

(Continúa)

Tacrina *(Continuación)*

Vida media, eliminación: 2-4 horas, la estabilidad se alcanza a las 24-36 horas.

Posología Adultos: Inicial: 10 mg/día 4 veces/día; puede aumentarse de a 40 mg/día cada 6 semanas; máximo: 160 mg/día; es preferible administrarla fuera de las comidas; ver tabla.

Ajuste de la Dosis en Base al Aumento de la Transaminasa

ALT	Régimen
≤3 x ULN*	Continuar la titulación
>3 a ≤5 x ULN	Disminuir la dosis de a 40 mg/día, volver a aumentarla cuando la ALT vuelva a la normalidad
>5 x ULN	Detener el tratamiento, se puede reintentar cuando la ALT vuelva a la normalidad

*ULN = límite de normalidad

En aquéllos pacientes con ictericia clínica confirmada por el aumento de la bilirrubina (>3 mg/dL) no debe reiniciarse la terapia con tacrina.

Parámetros de Monitoreo Controles semanales de los niveles de ALT (SGPT) y otras enzimas hepáticas durante las primeras 18 semanas, luego controlar una vez cada 3 meses.

Valores de Referencia En pruebas clínicas, las concentraciones plasmáticas >20 ng/mL se asociaron con un riesgo mucho mayor de desarrollo de efectos adversos sintomáticos.

Interacciones Medicamentosas ↑ ALT o AST.

Información para el Paciente Se cree que el efecto de la tacrina depende de que sea administrada en intervalos regulares, de acuerdo con lo prescripto; es posible que existan efectos adversos como los ocurridos al iniciar la droga o al aumentar la dosis (náuseas, vómitos, deposición excesiva, diarrea) y aquéllos tardíos (erupción, ictericia, alteraciones en la coloración de las deposiciones); consultar al médico si aparecen síntomas o algún aumento en la severidad de los efectos adversos; el discontinuar la droga de modo abrupto o una disminución importante en la dosis diaria (80 mg/día o más) puede afectar la función cognitiva y alterar el comportamiento; los aumentos no supervisados de la dosis también pueden acarrear serias consecuencias; no alterar la dosis sin consultar al médico.

Implicancias de Enfermería Puede ser necesario administrarla con alimento para evitar los efectos colaterales GI, sin embargo, la comida disminuye la biodisponibilidad de la tacrina entre un 30% y un 40%, por lo que es preferible administrarla 1 hora antes de las comidas. El discontinuar o disminuir la droga de modo abrupto puede afectar la función cognitiva.

Información Adicional Administrarla con comida si no se toleran los efectos colaterales GI, pero esto disminuirá la biodisponibilidad.

Presentación Cápsulas, como clorhidrato: 10 mg, 20 mg, 30 mg, 40 mg.

* **Tacrina, Clorhidrato de** *ver* Tacrina *en la página 264*
* **Tegretol®** *ver* Carbamazepina *en la página 55*
* **Tegretol®-XR** *ver* Carbamazepina *en la página 55*

Temazepam

Información Relacionada

Uso de Ansiolíticos/Hipnóticos en Instituciones de Tratamiento Prolongado *en la página 412.*

Cuadro Comparativo de Benzodiazepinas *ver página 417.*

Dosis Máximas Recomendadas por las Normas de la OBRA Federal *ver página 434.*

Información para el Paciente – Ansiolíticos e Hipnóticos Sedantes (Benzodiazepinas) *ver página 338.*

Disponibilidad de Genérico Sí.

Marca Comercial en EE. UU. Restoril®.

Marca Comercial en Canadá Apo®-Temazepam.

Categoría Farmacológica Benzodiazepina.

Indicaciones Tratamiento del insomnio.

Acciones secundarias: Tratamiento de la ansiedad; complemento en el tratamiento de la depresión; tratamiento de ataques de pánico.

Restricciones C-IV.

Factor de Riesgo en el Embarazo X.

Contraindicaciones Hipersensibilidad a la droga o a cualquier componente del formulado (puede producirse sensibilidad cruzada con otras benzodiazepinas); glaucoma de ángulo estrecho (no figura en el prospecto, sin embargo, las benzodiazepinas están contraindicadas); embarazo.

Advertencias / Precauciones Se la debe utilizar sólo después de evaluar las posibles causas de trastorno del sueño. El hecho de que el trastorno del sueño no se resuelva después de 7-10 días puede indicar la existencia de un trastorno psiquiátrico o clínico. El agravamiento del insomnio o la aparición de nuevas anormalidades en el pensamiento o el comportamiento puede representar enfermedades psiquiátricas o clínicas no reconocidas y requiere evaluación inmediata y minuciosa.

Tener precaución en personas mayores o pacientes debilitados, y en pacientes con trastornos hepáticos (incluyendo alcohólicos) o insuficiencia renal. Tener precaución en pacientes con trastornos respiratorios o perturbación del reflejo faríngeo. Evitar su uso en pacientes con apnea nocturna.

Provoca depresión del SNC (en relación con la dosis) que deriva en sedación, mareos, confusión o ataxia que pueden afectar la capacidad física y mental. Se debe advertir al paciente sobre el peligro de realizar tareas que requieran de atención mental (tales como operar una máquina o conducir). Tener precaución en pacientes que reciben otros depresores del SNC o agentes psicoactivos. Puede potenciar los efectos con otros sedantes o etanol. Las benzodiazepinas se han visto asociadas con caídas y lesiones traumáticas, por lo que se las debe utilizar con precaución en pacientes que corren riesgo de atravesar por estas situaciones (en especial en personas mayores).

Tener precaución en pacientes con depresión, en especial si puede existir riesgo de suicidio. Utilizar con precaución en pacientes con antecedentes de dependencia a la droga. Las benzodiazepinas se han visto asociadas a los síntomas de dependencia y al síndrome de abstinencia agudo al discontinuarla o reducir la dosis. El síndrome de abstinencia agudo, incluidas las convulsiones, puede verse acelerado al administrar flumazenil a pacientes que reciben una tratamiento prolongado con benzodiazepinas.

Las benzodiazepinas han sido asociadas con la amnesia anterógrada. Se ha observado la presencia de reacciones paradójicas, incluyendo hiperactividad y agresividad, en especial en adolescentes, niños y pacientes psiquiátricos. No posee propiedades analgésicas, antidepresivas o antipsicóticas.

Reacciones Adversas

1% a 10%:

Sistema nervioso central: Confusión, mareos, somnolencia, fatiga, ansiedad, dolor de cabeza, letargo, resaca, euforia, vértigo.

Dermatológicas: Erupción.

Endocrinas y metabólicas: Disminución de la libido.

Gastrointestinales: Diarrea.

Neuromusculares y óseas: Disartria, debilidad.

Oftalmológicas: Visión borrosa.

Misceláneas: Diaforesis.

<1%: Palpitaciones, anorexia, ataxia, temblores, sueños intensos, amnesia, reacciones paradójicas, irregularidades menstruales, vómitos, sangrado, disminución de los reflejos, dolor de espalda, dependencia a la droga.

(Continúa)

Temazepam *(Continuación)*

Sobredosis / Toxicología

Signos y síntomas: Somnolencia, confusión, letargo, reflejos hipoactivos, disnea, hipotensión, dificultad en el habla, trastornos en la coordinación.

Tratamiento: Complementario; rara vez se requiere respiración artificial. Se ha demostrado que el flumazenil bloquea selectivamente la fijación de las benzodiazepinas a receptores del SNC, lo que provoca la reversión de la depresión del SNC inducida por benzodiazepinas.

Interacciones Medicamentosas Sustrato de enzima CYP3A3/4.

El alcohol y otros depresores del SNC pueden aumentar los efectos del temazepam sobre el SNC.

Los anticonceptivos orales pueden aumentar la depuración del temazepam.

El temazepam puede disminuir la eficacia antiparkinsoniana de la levodopa.

La teofilina y otros estimulantes del SNC puede antagonizar los efectos sedantes del temazepam.

Acción Terapéutica Se fija a los receptores estereoespecíficos de la benzodiazepina

en la neurona GABA post-sináptica en diferentes lugares de la formación reticular del SNC, incluyendo el sistema límbico. Se produce un aumento del efecto inhibidor del GABA en la excitabilidad de la neurona debido al incremento de la permeabilidad de la membrana de la neurona a los iones de cloruro. Este intercambio de iones de cloruro provoca hiperpolarización (un estado de menor excitación) y estabilización.

Farmacodinámica / Cinética

Distribución: Vd: 1,4.

Fijación a proteínas: 96%.

Metabolismo: En el hígado (fase II).

Vida media: 9,5-12,4 horas.

Concentración plasmática máxima: Dentro de las 2-3 horas.

Eliminación: 80% a 90% eliminado en la orina como metabolitos inactivos.

Posología Adultos: Oral: 15-30 mg antes de acostarse; 15 mg en personas mayores o pacientes debilitados.

Consideraciones Dietarias Alcohol: Efectos aditivos en el SNC, evitar su consumo.

Parámetros de Monitoreo Estado respiratorio y cardiovascular.

Valores de Referencia Terapéuticos: 26 ng/mL después de 24 horas.

Información para el Paciente Evitar el consumo de alcohol y otros depresores del

SNC; evitar actividades que necesiten coordinación psicomotriz hasta tanto se conozcan los efectos depresores del SNC; la droga puede provocar dependencia física o psicológica; evitar discontinuarla de modo abrupto después de un tratamiento prolongado.

Implicancias de Enfermería Tomar medidas de seguridad (tales como barandas en

la cama, luz durante la noche, y botón de llamada); retirar cigarrillos, ceniceros, etc., de la zona; ayudar al paciente mediante paseos.

Información Adicional El discontinuar la droga de modo abrupto después de un uso

prolongado (generalmente >10 años) puede provocar síntomas síndrome de abstinencia.

Presentación Cápsulas: 7,5 mg, 15 mg, 30 mg.

- **Tenuate®** *ver* Dietilpropion *en la página 93*
- **Tetrahidroaminoacrina** *ver* Tacrina *en la página 264*
- **Teucrium chamaedrys** *ver* Germander *en la página 137*
- **THA** *ver* Tacrina *en la página 204*
- **Thorazine®** *ver* Clorpromazina *en la página 76*

Tiopental

Información Relacionada

Información para el Paciente – Ansiolíticos e Hipnóticos Sedantes (Barbitúricos) *en la página 346.*

Disponibilidad de Genérico No.

Marcas Comerciales en los EE.UU. Penotal® Sodium.

Sinónimos Sodio de Tiopental.

Categoría Farmacológica Anticonvulsivo, Barbitúrico; Barbitúrico; Anestésico General.

Indicaciones Inducción para la anestesia; complemento en la entubación de pacientes con lesiones cerebrales; control de estados convulsivos; tratamiento del aumento de la presión intracranial.

Restricciones C-III.

Factor de Riesgo en el Embarazo C.

Contraindicaciones Hipersensibilidad a los barbitúricos o a cualquiera de los componentes del formulado; estado asmático; trastorno cardiovascular severo; porfiria; inflamación del intestino o neoplasma gastrointestinal (gel rectal); no se lo debe administrar mediante inyección intra-arterial.

Advertencias / Precauciones Pueden existir laringoespasmos o broncoespasmos; tener extrema precaución en pacientes con trastornos reactivos del conducto respiratorio (asma o EPCO). Tener precaución cuando puede prolongarse o potenciarse el efecto hipnótico (premedicación excesiva, trastorno de Addison, insuficiencia hepática o renal, mixedema, aumento de la urea en sangre, anemia severa, miastenia gravis). Puede existir dependencia a la droga, el interrumpirla de modo abrupto puede provocar síndrome de abstinencia, incluido el estado epiléptico en pacientes epilépticos. No administrar a pacientes con dolor agudo. Tener precaución en pacientes con aneurismas inestables, trastornos cardiovasculares, o insuficiencia renal o hepática. Tener precaución en personas mayores o pacientes pediátricos. Puede provocar respuestas paradójicas, inclusive agitación e hiperactividad, en especial en pacientes con dolor agudo o pediátricos. Tener precaución en pacientes con depresión o tendencias suicidas, o en pacientes con antecedentes de abuso de drogas. Puede existir tolerancia o dependencia física y psicológica a la droga si su uso es prolongado. Puede provocar depresión del SNC, lo que puede afectar la capacidad física y mental. Se debe advertir al paciente sobre el riesgo de realizar tareas que requieran de atención mental (tales como operar una máquina o conducir). Puede potenciar los efectos con otros sedantes o etanol. Puede provocar depresión respiratoria o hipotensión, en particular si se administra I.V. Tener precaución en pacientes hemodinámicamente inestables (hipotensión o shock) o con depresión respiratoria. El repetir la dosis o administrar infusiones continuas puede provocar efectos acumulativos. La extravasación o la inyección intra-arterial provoca necrosis debido a la presencia de un pH de 10,6, asegurarse de que el paciente posea acceso I.V.

Reacciones Adversas

Cardiovasculares: Bradicardia, hipotensión, síncope.

Sistema nervioso central: Somnolencia, letargo, excitación o depresión del SNC, dificultades en el razonamiento, efecto "resaca", confusión, somnolencia, agitación, hipercinesia, ataxia, nerviosismo, dolor de cabeza, insomnio, pesadillas, alucinaciones, ansiedad, mareos, pseudo-parkinsonismo, acatisia, distonías, discinesia tardía, mareos.

Dermatológicas: Erupción, dermatitis exfoliativa, síndrome Stevens-Johnson.

Hematológicas: Agranulocitosis, trombocitopenia, anemia megaloblástica.

Locales: Dolor en el lugar de aplicación de la inyección, tromboflebitis con la dosis I.V.

Gastrointestinales: Náuseas, vómitos, constipación.

Renales: Oliguria.

Respiratorias: Laringoespasmo, depresión respiratoria, apnea (en especial con dosis I.V. rápida), hipoventilación, apnea.

Misceláneas: Gangrena con inyección intra-arterial negligente.

Sobredosis / Toxicología

Signos y síntomas: Depresión respiratoria, hipotensión, shock.

Tratamiento: La hipotensión responde a los fluidos I.V. y al ubicar al paciente en la posición de Trendelenburg; si es necesario, puede utilizarse presores de la

(Continúa)

Tiopental *(Continuación)*

norepinefrina; el paciente puede necesitar ayuda respiratoria.

Interacciones Medicamentosas Los barbitúricos son inductores de enzimas. Se debe controlar el aumento o la disminución del efecto terapéutico en el paciente al iniciar o interrumpir.

Disminución del efecto: El tiopental puede disminuir la eficacia de los beta-bloqueantes, cloramfenicol, cimetidina, clozapina, corticosteroides, ciclosporina, disopramida, doxicilina, etosuximida, furosemida, griseofulvina, haloperidol, lamotrigina, metadona, nifedipina, anticonceptivos orales, fenotiazina, fenitoína, propafenona, psicotrópicos, quinidina, tacrolimo, ADT, teofilina, warfarina y verapamil.

Aumento de la toxicidad al combinarla con otros depresores del SNC, antidepresivos, benzodiazepinas, cloramfenicol o ácido valproico; puede provocar depresión respiratoria del SNC.

Los inhibidores de la MAO pueden prolongar el efecto del tiopental.

Los barbitúricos estimulan el metabolismo de los beta-bloqueantes y disminuyen sus concentraciones plasmáticas; considerar la posibilidad de utilizar un beta-bloqueante que se elimine vía renal (atenolol, nadolol).

Los barbitúricos pueden aumentar el potencial hepatotóxico del acetaminofen a través de la disminución de la formación de metabolitos tóxicos.

Los barbitúricos pueden aumentar el metabolismo del cloramfenicol y el cloramfenicol puede inhibir el metabolismo de los barbitúricos. Los barbitúricos pueden aumentar el metabolismo de los corticosteroides, ciclosporina, disopramida, griseofulvina, nifedipina, anticonceptivos orales, fenitoína, propafenona, quinidina, y verapamil; ajustar la dosis puede ser de utilidad.

Los barbitúricos pueden aumentar el metabolismo de la metadona, lo que provocará síndrome de abstinencia de metadona.

Estabilidad Las soluciones reconstituidas permanecen estables durante 3 días a temperatura ambiente, y 7 días si se las refrigera; las soluciones son alcalinas e **incompatibles** con drogas de pH ácido como la succinilcolina, el sulfato de atropina, etc. La dosis I.V. es **incompatible** al mezclarla con amicacina, codeína, dimenhidrinato, difenhidramina, hidromorfona, insulina, levorfanol, meperidina, metaraminol, morfina, norepinefrina, penicilina G, proclorperazina, succinilcolina, tetraciclina, benzquinamida, clorpromazina, glicopirrolato.

Acción Terapéutica Barbitúrico de corta acción con propiedades sedantes, hipnóticas y anticonvulsivas. Los barbitúricos deprimen la corteza sensorial, disminuyen la actividad motriz, alteran la función del cerebelo, y provocan somnolencia, sedación e hipnosis. Si las dosis son elevadas, los barbitúricos demuestran actividad anticonvulsiva; los barbitúricos provocan depresión respiratoria asociada con la droga.

Farmacodinámica / Cinética

Comienzo de la acción: I.V.: El efecto anestésico aparece a los 30-60 segundos.

Duración de la acción: 5-30 minutos.

Distribución: Vd: 1,4 L/kg.

Fijación a proteínas: 72% a 86%.

Metabolismo: En el hígado; primario; a metabolitos inactivos, pero también se forma pentobarbital.

Vida media: 3-11,5 horas, menor en niños que en adultos.

Posología I.V.:

Inducción para la anestesia:

Bebés: 5-8 mg/kg.

Niños: 1-12 años: 5-6 mg/kg.

Adultos: 3-5 mg/kg.

Anestesia de mantenimiento:

Niños: 1 mg/kg, según sea necesario.

Adultos: 25-100 mg/kg, según sea necesario.

Aumento de la presión intracraneal: Niños y Adultos: 1,5-5 mg/kg/dosis; repetirla según sea necesario para controlar la presión intracraneal.

Convulsiones:
  Niños: 2-3 mg/kg/dosis, repetir según sea necesario.
  Adultos: 75-250 mg/dosis, repetir según sea necesario.
Administración rectal: (El paciente debe recibir nada por boca desde al menos 3 horas antes de la administración).
  Dosis iniciales de tiopental sugeridas para la administración rectal:
    <3 meses: 15 mg/kg/dosis.
    >3 meses: 25 mg/kg/dosis.
    Nota: La edad de los bebés prematuros debe ajustarse de tal modo que refleje la edad que el niño tendría de haber nacido en fecha (por ejemplo, si un bebé tiene 4 meses, y nació prematuro hace 2 meses, su edad es de 2 meses).
    Las dosis deben ajustarse para abajo hacia el incremento de 50 mg más cercano para lograr la medida correcta de la dosis.
    Las personas mayores o pacientes debilitados y aquéllos que recientemente recibieron otros sedantes (como cloral hidrato, meperidina, clorpromazina y prometazina) pueden requerir dosis menores que lo usual.

Si en 15-20 minutos el paciente no está sedado, puede administrarse una sola dosis de repetición de tiopental. Las dosis únicas de repetición son:
  <3 meses: <7,5 mg/kg/dosis.
  >3 meses: 15 mg/kg/dosis.
  Los adultos que pesen >90 kg no deben recibir una dosis total de >3 g (dosis extras de repetición iniciales).
  Los niños que pesen >34 kg no deben recibir una dosis total >1g (dosis extras de repetición iniciales).
  Ni adultos ni los niños deben recibir más de una administración de tiopental vía rectal (dosis extras de repetición iniciales) por período de 24 horas.

Ajuste de la dosis en caso de insuficiencia renal: Cl_{cr} <10 mL/minuto: Administrar un 75% de la dosis normal.
  Nota: Puede existir acumulación ante dosis crónica debido a solubilidad lípida; la recuperación puede prolongarse si existe redistribución del tiopental de almacenamientos de grasas.
Parámetros de Monitoreo Ritmo respiratorio, ritmo cardíaco, presión sanguínea .
Valores de Referencia Terapéuticos: Hipnóticos: 1-5 µg/mL (SI: 4,1-20,7 µmol/L); Coma: 30-100 µg/mL (SI: 124-413 µmol/L); Anestesia: 7-130 µg/mL (SI: 29-536 µmol/L); Tóxicos: >10 µg/mL (SI: >41 µmol/L).
Interacciones en Análisis ↑ potasio (S).
Implicancias de Enfermería Controlar los signos vitales cada 3-5 minutos; controlar la respiración; ubicar al paciente en la posición de Sim si vomita, para evitar que trague el vómito; evitar la extravasación, puede provocar necrosis.
Información Adicional Contenido de sodio en 1 g (inyección): 86,8 mg (3,8 mEq).
Presentación
  Inyección, como sodio: 250 mg, 400 mg, 500 mg, 1 g, 2,5 g, 5 g.
  Suspensión rectal, como sodio: 400 mg/g (2 g).

• **Tiopental Sódico** *ver* Tiopental *en la página 268*

Tioridazina

Información Relacionada
Cuadro Comparativo de Agentes Antipsicóticos *en la página 407*.
Pautas Generales sobre Medicamentos Antipsicóticos *ver página 409*.
Discontinuación de Drogas Psicotrópicas – Síntomas de Suspensión de la Administración y Recomendaciones *ver página 432*.
Dosis Máximas Recomendadas por las Normas de la OBRA Federal *ver página 434*.
Compatibilidad de los Líquidos con Antipsicóticos y Estabilizadores del Animo *ver página 441*.
Información para el Paciente – Antipsicóticos (General) *en la página 320*.

(Continúa)

Tioridazina *(Continuación)*

Disponibilidad de Genérico Sí.

Marcas Comerciales en los EE.UU. Mellaril®; Mellaril-S®.

Marcas Comerciales en Canadá Apo®-Thioridazine; Novo-Ridazine; PMS-Thioridazine.

Sinónimos Clorhidrato de Tioridazina.

Categoría Farmacológica Agente Antipsicótico, Fenotiazina, Piperidina.

Indicaciones Tratamiento de trastornos psicóticos; tratamiento de corto plazo de depresión de moderada a marcada con diversos grados de ansiedad en pacientes adultos; tratamiento de la agitación, ansiedad, depresión, tensión, alteraciones en el sueño, y temor en pacientes geriátricos; trastornos del comportamiento en niños. **Acciones secundarias:** Síndrome de abstinencia de alcohol.

Factor de Riesgo en el Embarazo C.

Contraindicaciones Hipersensibilidad a la tioridazina o a alguno de los componentes (puede existir reactividad cruzada con las fenotiazinas); depresión severa del SNC, colapso circulatorio, hipotensión severa, depresión medular, discrasias sanguíneas, coma.

Advertencias / Precauciones Altamente sedante, tener precaución en trastornos que se caracterizan por la depresión del SNC. Tener precaución en casos de mal de Parkinson. Tener precaución en pacientes hemodinámicamente inestables; depresión medular; predisposición a convulsiones; daño cerebral subcortical; deficiencia cardíaca, hepática, renal, o respiratoria severa. La carencia de motilidad del esófago y la aspiración se han visto asociadas con el uso de antipsicóticos, tener precaución en pacientes con riesgo de neumonía (por ejemplo, con mal de Alzheimer). Tener precaución en pacientes con cáncer de mamas u otro tumor que dependa de la prolactina (puede elevar los niveles de prolactina). Puede provocar alteraciones en la temperatura o enmascarar la toxicidad de otras drogas debido a los efectos antieméticos. Puede alterar la conducción cardíaca; existieron casos de arritmias con riesgo de muerte con dosis terapéuticas de fenotiazinas. Puede provocar hipotensión ortostática; tener precaución en pacientes con riesgo de sufrir este efecto, o en aquéllos que no tolerarían episodios hipotensivos transitorios (accidente cerebrovascular, deficiencia cardiovascular, u otros medicamentos que pueden predisponer a ello).

Las fenotiazinas pueden provocar efectos anticolinérgicos (confusión, agitación, constipación, sequedad de la boca, visión borrosa, retención urinaria). Por lo tanto, se las debe utilizar con precaución en pacientes con escasa motilidad intestinal, retención urinaria, hipertrofia prostática benigna, xerostomía o problemas visuales. El glaucoma de ángulo estrecho (se recomienda su control) puede verse exacerbado por el bloqueo colinérgico y la miastenia gravis puede empeorar. En relación con otros antipsicóticos, la tioridazina posee una elevada potencia de bloqueo colinérgico.

Puede provocar reacciones extrapiramidales, incluido pseudo-parkinsonismo, reacciones distónicas agudas, acatisia y discinesia tardía (el riesgo a estas reacciones es relativamente escaso en relación con otros neurolépticos). Puede verse asociada con el síndrome neuroléptico maligno (SNM). Las dosis mayores a las recomendadas pueden provocar retinopatía pigmentaria.

Reacciones Adversas

Cardiovasculares: Hipotensión, hipotensión ortostática, edema periférico, alteraciones en el ECG.

Sistema nervioso central: Síntomas extrapiramidales (pseudo-parkinsonismo, acatisia, distonías, discinesia tardía), mareos, somnolencia, síndrome neuroléptico maligno (SNM), alteraciones en la temperatura, disminución del umbral de convulsiones.

Dermatológicas: Mayor sensibilidad al sol, erupción, decoloración de la piel (gris azulado).

Endócrinas y Metabólicas: Alteraciones en el ciclo menstrual, alteraciones en la libido, dolor en las mamas, galactorrea, amenorrea.

Gastrointestinales: Constipación, aumento de peso, náuseas, vómitos, dolor de estómago, xerostomía, diarrea.

Genitourinarias: Dificultad al orinar, trastornos en la eyaculación, retención urinaria, priapismo.

Hematológicas: Agranulocitosis, leucopenia.

Hepáticas: Ictericia colestática, hepatotoxicidad.

Neuromusculares y óseas: Temblores.

Oftalmológicas: Retinopatía pigmentaria, visión borrosa, alteraciones en la cornea y el cristalino.

Respiratorias: Congestión nasal.

Sobredosis / Toxicología

Signos y síntomas: Sueño profundo, letargo, síntomas extrapiramidales, movimientos musculares anormales involuntarios, hipotensión, arritmia.

Tratamiento:

Después de iniciar el tratamiento básico de la sobredosis, debe iniciarse un tratamiento de los síntomas tóxicos y un tratamiento complementario.

La hipotensión suele responder a los fluidos I.V. o a la posición de Trendelenburg. Si no responde a dichas medidas, puede ser necesario utilizar un inotropo parenteral (por ejemplo, norepinefrina 0,1-0,2 mcg/kg/minuto titulada para lograr la respuesta); no utilizar epinefrina.

Las convulsiones suelen responder al diazepam (en adultos, bolos de 5-10 mg I.V. cada 15 minutos, según fuere necesario, hasta un total de 30 mg; en niños, bolos de 0,25-0,4 mg/kg/dosis I.V. hasta un total de 10 mg) o a la fenitoína o el fenobarbital.

Los neurolépticos suelen provocar síntomas extrapiramidales (por ejemplo, reacciones distónicas) que requieren un tratamiento con difenhidramina 1-2 mg/kg (adultos), hasta un máximo de 50 mg I.M. o I.V. administrados lentamente y seguidos por una dosis de mantenimiento durante 48-72. Cuando dichas reacciones no responden a la difenhidramina, el mesilato de benztropina I.V. de 1-2mg (adultos) puede ser eficaz. Estos agentes suelen ser eficaces después de 2-5 minutos.

Interacciones Medicamentosas Sustrato de enzima CYP1A2 y 2D6; inhibidor de enzima CYP2D6.

Las fenotiazinas inhiben la capacidad de la bromocriptina de disminuir las concentraciones plasmáticas de prolactina.

La benztropina (y otros anticolinérgicos) pueden inhibir la respuesta terapéutica a la tioridazina, y pueden producirse efectos anticolinérgicos excesivos.

La cloroquina puede aumentar las concentraciones de tioridazina.

El cigarrillo puede aumentar el metabolismo hepático de la tioridazina. Puede ser necesario administrar dosis mayores que las de los no fumadores.

El uso concurrente de la tioridazina con un antihipertensivo puede provocar efectos hipotensivos aditivos.

La tioridazina puede inhibir los efectos antihipertensivos de la guanetidina y el guanadrel.

El uso concurrente con ADT puede provocar un aumento de la toxicidad o alterar la respuesta terapéutica.

La tioridazina puede inhibir los efectos antiparkinsonianos de la levodopa; evitar dicha combinación.

La combinación de mesoridazina y litio rara vez produce neurotoxicidad.

Los barbitúricos pueden reducir las concentraciones de tioridazina.

El propranolol puede aumentar las concentraciones de tioridazina.

La sulfadoxina-pirimetamina puede aumentar las concentraciones de tioridazina.

La tioridazina y otros antipsicóticos de escasa potencia pueden revertir los efectos presores de la epinefrina.

La tioridazina y los depresores del SNC (etanol, narcóticos) pueden provocar efectos depresores aditivos en el SNC.

La tioridazina y la trazodona pueden provocar efectos hipotensivos.

La combinación de fenilpropanolamina con tioridazina puede provocar arritmia cardíaca; realizar controles.

(Continúa)

Tioridazina *(Continuación)*

Se ha informado que la combinación de naltrexona con tioridazina provoca letargo y somnolencia.

Estabilidad Proteger la droga (en todas sus presentaciones) de la luz.

Acción Terapéutica Bloquea los receptores postsinápticos mesolímbicos dopaminérgicos del cerebro; muestra un fuerte efecto bloqueante alfa-adrenérgico y deprime la eliminación de hormonas del hipotálamo y la hipófisis.

Farmacodinámica / Cinética

Duración de la acción: 4-5 días.

Vida media: 21-25 horas.

Concentración plasmática máxima: En un lapso de 1 hora.

Posología Oral:

Niños >2 años: Valores: 0,5-3 mg/kg/día en 2-3 dosis fraccionadas; dosis usual: 1 mg/kg/día.

Problemas de comportamiento: Inicial: 10 mg 2-3 veces/día, aumentar en forma gradual.

Psicosis severa: Inicial: 25 mg 2-3 veces/día, aumentar en forma gradual.

Adultos:

Psicosis: Inicial: 50-100 mg 3 veces/día con incrementos graduales, según sea necesario y tolerado; máximo: 800 mg/día en 2-4 dosis fraccionadas; si el paciente es >65 años, la dosis inicial será de 10 mg 3 veces/día.

Trastornos depresivos, demencia: Inicial: 25 mg 3 veces/día; dosis de mantenimiento: 20-200 mg/día.

Hemodiálisis: No es dializable (0% a 5%).

Consideraciones Dietarias Alcohol: Efectos aditivos en el SNC; evitar su consumo.

Administración Diluir el concentrado oral antes de administrarlo.

Parámetros de Monitoreo En pacientes con terapia prolongada: análisis de sangre completo, exámenes oftalmológicos, presión sanguínea, controles de la función hepática.

Valores de Referencia Terapéuticos: 1,0-1,5 µg/mL (SI: 2,7-4,1 µmol/L); Tóxicos: >10 µg/mL (SI: >27 µmol/L).

Interacciones en Análisis Fenilquetonuria positiva falsa, amilasa urinaria, uroporfirinas, urobilinógeno.

Información para el Paciente Debe diluirse el concentrado oral en 60 120 ml de líquido (agua, jugo de fruta, bebidas gaseosas, leche o postre); no tomar antiácidos 1 hora antes o después de recibir la droga; evitar la exposición excesiva/intensa al sol; puede provocar somnolencia, nerviosismo, evitar consumir alcohol u otros depresores del SNC; no alterar la dosis ni discontinuarla sin consultar al médico; realizar controles oftalmológicos anuales; puede decolorar la orina (roja y marrón rojiza).

Implicancias de Enfermería Evitar el contacto con la piel con la suspensión o la solución oral; puede provocar dermatitis por contacto.

Información Adicional

Tioridazina: Mellaril-S® suspensión oral.

Tioridazina, Clorhidrato de: Mellaril® solución y comprimidos orales.

Presentación

Concentrado, como clorhidrato, oral: 30 mg/mL (120 mL); 100 mg/mL (3,4 mL, 120 mL).

Suspensión, como clorhidrato, oral: 25 mg/5 mL (480 mL); 100 mg/5 mL (480 mL).

Comprimidos, como clorhidrato: 10 mg, 15 mg, 25 mg, 50 mg, 100 mg, 150 mg, 200 mg.

- **Tioridazina, Clorhidrato de** *ver* Tioridazina *en la página 271*

Tiotixeno

Información Relacionada

Cuadro Comparativo de Agentes Antipsicóticos *en la página 407.*

Pautas Generales sobre Medicamentos Antipsicóticos *ver página 409.*

Discontinuación de Drogas Psicotrópicas – Síntomas de Suspensión de la Administración y Recomendaciones *ver página 432.*

Dosis Máximas Recomendadas por las Normas de la OBRA Federal *ver página 434.*

Compatibilidad de los Líquidos con Antipsicóticos y Estabilizadores del Animo *ver página 441.*

Información para el Paciente – Antipsicóticos (General) *en la página 320.*

Disponibilidad de Genérico Sí.

Marcas Comerciales en los EE.UU. Navane®.

Sinónimos Tiotixene.

Categoría Farmacológica Agente Antipsicótico, Derivado del Tioxanteno.

Indicaciones Tratamiento de trastornos psicóticos.

Factor de Riesgo en el Embarazo C.

Contraindicaciones Hipersensibilidad al tiotixeno o a cualquier componente; depresión severa del SNC, colapso circulatorio, discrasia sanguínea, coma.

Advertencias / Precauciones Puede sedar, tener precaución en caso de trastornos que se caracterizan por la depresión del SNC. Tener precaución en caso de mal de Parkinson. Tener precaución en pacientes hemodinámicamente inestables; predisposición a las convulsiones; daño cerebral subcortical; depresión medular; deficiencia cardíaca o respiratoria severa, insuficiencia renal o hepática severa. La carencia de motilidad del esófago y la aspiración se han visto asociadas con el uso de antipsicóticos, tener precaución en pacientes con riesgo de neumonía (por ejemplo, con mal de Alzheimer). Tener precaución en pacientes con cáncer de mamas u otro tumor que dependa de la prolactina (puede elevar los niveles de prolactina). Puede provocar alteraciones en la temperatura o enmascarar la toxicidad de otras drogas debido a los efectos antieméticos. Puede alterar la conducción cardíaca; existieron casos de arritmias con riesgo de muerte con dosis terapéuticas de narcóticos. Puede provocar hipotensión ortostática; tener precaución en pacientes con riesgo de sufrir este efecto, o en aquéllos que no tolerarían episodios hipotensivos transitorios (accidente cerebrovascular, deficiencia cardiovascular, u otros medicamentos que pueden predisponer a ello).

Las fenotiazinas pueden provocar efectos anticolinérgicos (confusión, agitación, constipación, sequedad de la boca, visión borrosa, retención urinaria). Por lo tanto, se las debe utilizar con precaución en pacientes con escasa motilidad intestinal, retención urinaria, hipertrofia prostática benigna, xerostomía o problemas visuales. El glaucoma de ángulo estrecho (se recomienda su control) puede verse exacerbado por el bloqueo colinérgico y la miastenia gravis puede empeorar. En relación con otros neuroléptico, el tiotixeno posee escasa potencia de bloqueo colinérgico.

Puede provocar reacciones extrapiramidales, inclusive pseudo-parkinsonismo, reacciones distónicas agudas, acatisia, y discinesia tardía (el riesgo a estas reacciones es elevado en relación con otros neurolépticos). Puede verse asociada con el síndrome neuroléptico maligno (SNM) o con la retinopatía pigmentaria.

Reacciones Adversas

Cardiovasculares: Hipotensión, taquicardia, síncope, alteraciones no específicas en el ECG.

Sistema nervioso central: Signos extrapiramidales (peudoparkinsonismo, acatisia, distonías, mareos, discinesia tardía, mareos), vértigo, somnolencia, nerviosismo, agitación, insomnio.

Dermatológicas: Decoloración de la piel (gris azulado), erupción, prurito, urticaria, fotosensibilidad.

Endócrinas y Metabólicas: Alteraciones en el ciclo menstrual, alteraciones en la libido, dolor de pecho, galactorrea, lactancia, amenorrea, ginecomastia, hiperglucemia, hipoglucemia.

Gastrointestinales: Aumento de peso, náuseas, vómitos, dolor de estómago, constipación, xerostomía, aumento de la salivación.

Genitourinarias: Dificultad al orinar, trastornos en la eyaculación, impotencia.

Hematológicas: Leucopenia, leucocitos.

(Continúa)

Tiotixeno *(Continuación)*

Neuromusculares y óseas: Temblores.
Oftalmológicas: Retinopatía pigmentaria, visión borrosa.
Respiratorias: Congestión nasal.
Misceláneas: Diaforesis.

Sobredosis / Toxicología

Signos y síntomas: Contracciones musculares, somnolencia, mareos, rigidez, temblores, hipotensión, arritmia cardíaca.

Tratamiento:

Después de iniciar el tratamiento básico de la sobredosis, debe iniciarse un tratamiento de los síntomas tóxicos y un tratamiento complementario.

La hipotensión suele responder a los fluidos I.V. o a la posición de Trendelenburg. Si no responde a dichas medidas, puede ser necesario utilizar un inotropo parenteral (como la norepinefrina, 0,1-0,2 mcg/kg/minuto titulados para la respuesta).

Las convulsiones suelen responder al diazepam (en adultos, bolos de 5-10 mg I.V. cada 15 minutos, según fuere necesario, hasta un total de 30 mg; en niños, bolos de 0,25-0,4 mg/kg/dosis I.V. hasta un total de 10 mg) o a la fenitoína o el fenobarbital.

Los neurolépticos suelen provocar síntomas extrapiramidales (por ejemplo, reacciones distónicas) que requieren en tratamiento con difenhidramina, 1-2 mg/kg (adultos), hasta un máximo de 50 mg I.M. o I.V. administrados lentamente, seguidos de dosis de mantenimiento durante 48-72 horas. Cuando dichas reacciones no responden a la difenhidramina, el mesilato de difenhidramina I.V. de 1-2 mg (adultos) puede ser eficaz. Estos agentes suelen ser eficaces después de 2-5 minutos.

Interacciones Medicamentosas Sustrato de enzima CYP1A2.

Los antipsicóticos inhiben la capacidad de la bromocriptina de disminuir las concentraciones plasmáticas de prolactina.

La benztropina (y otros anticolinérgicos) pueden inhibir la respuesta terapéutica al tiotixeno, y pueden producirse efectos anticolinérgicos excesivos.

La cloroquina puede aumentar las concentraciones de tiotixeno.

El cigarrillo puede aumentar el metabolismo hepático del tiotixeno. Puede ser necesario administrar dosis mayores que las de los no fumadores.

El uso concurrente del tiotixeno con un antihipertensivo puede provocar efectos hipotensivos aditivos.

El tiotixeno puede inhibir los efectos antihipertensivos de la guanetidina y el guanadrel.

El uso concurrente con ADT puede provocar un aumento de la toxicidad o alterar la respuesta terapéutica.

El tiotixeno puede inhibir los efectos antiparkinsonianos de la levodopa; evitar dicha combinación.

La combinación de tiotixeno y litio rara vez produce neurotoxicidad.

Los barbitúricos pueden reducir las concentraciones de tiotixeno.

El propranolol puede aumentar las concentraciones de tiotixeno.

La sulfadoxina-pirimetamina puede aumentar las concentraciones de tiotixeno.

El tiotixeno y los antipsicóticos de escasa potencia pueden revertir los efectos presores de la epinefrina.

El tiotixeno y los depresores del SNC (etanol, narcóticos) pueden provocar efectos depresores aditivos del SNC.

El tiotixeno y la trazodona pueden provocar efectos hipotensivos.

Estabilidad Refrigerar.

Acción Terapéutica Elimina la actividad antipsicótica mediante el bloqueo postsináptico de los receptores de dopamina del SNC, lo que provoca la inhibición de efectos en los que interviene la dopamina; también posee actividad bloqueante de los alfa-adrenérgicos.

Farmacodinámica / Cinética

Metabolismo: Extensivo, en el hígado.
Vida media: >24 horas con uso crónico.

Posología

Niños <12 años: Oral: 0,25-mg/kg/24 horas en dosis fraccionadas (la dosis no está bien establecida).

Niños >12 años y Adultos: Psicosis de leve a moderada.

Oral: 2 mg 3 veces/día, hasta 20-30 mg/día; psicosis más severa: Inicial: 5 mg 2 veces/día, puede aumentarse gradualmente, si es necesario; máximo: 60 mg/día.

I.M.: 4 mg 2-4 veces/día, aumentar la dosis gradualmente; dosis usual: 16-20 mg/día; máximo: 30 mg/día; cambiar a la dosis oral en cuanto sea posible.

Aquietamiento rápido del paciente (administrar cada 30-60 minutos):

Oral: 5-10 mg.

I.M.: 10-20 mg.

Dosis total promedio para el aquietamiento: 15-30 mg.

Hemodiálisis: No es dializable (0% a 5%).

Consideraciones Dietarias Alcohol: Efectos aditivos en el SNC; evitar su consumo.

Administración La dosis I.M. posee 4-10 veces la actividad de la dosis oral.

Parámetros de Monitoreo Presión sanguínea ortostática; temblores, trastorno de la marcha, movimientos anormales del tronco, el cuello, la boca o las extremidades; controlar los comportamientos por los que se administra la droga; controlar la función hepática (en especial en casos con fiebre con síntomas de gripe).

Valores de Referencia Concentración plasmática: 2-57 ng/mL; las concentraciones no siempre se corresponden con la respuesta y son discutibles; dosificar para alcanzar un grado de eficacia y seguridad.

Interacciones en Análisis ↑ colesterol (S), glucosa; ↓ ácido úrico (S); tests de embarazo positivos erróneos, ≠ transaminasas plasmáticas y fosfatasa alcalina.

Información para el Paciente Puede provocar somnolencia o nerviosismo, evitar el alcohol y otros depresores del SNC; no modificar la dosis ni discontinuarla sin consultar al médico.

Implicancias de Enfermería Refrigerar la dosis; controlar los efectos extrapiramidales; el concentrado debe mezclarse con jugo antes de administrarlo.

Información Adicional La administración simultánea de dos o más antipsicóticos no mejora la respuesta clínica y puede aumentar la posibilidad de efectos adversos.

Presentación

Cápsulas: 1 mg, 2 mg, 5 mg, 10 mg, 20 mg.

Concentrado oral, como clorhidrato: 5 mg/mL (30 mL, 120 mL).

Inyección, como clorhidrato: 2 mg/mL (2 mL).

Polvo para inyección, como clorhidrato:5 mg/mL (2 mL).

- **Tiotixene** *ver* Tiotixeno *en la página 274*
- **Tofranil®** *ver* Imipramina *en la página 148*
- **Tofranil-PM®** *ver* Imipramina *en la página 148*
- **Tonga** *ver* Kava *en la página 152*
- **Topamax®** *ver* Topiramato *en esta página*

Topiramato

Información Relacionada

Información para el Paciente – Medicamentos Misceláneos *en la página 378*.

Marcas Comerciales en los EE.UU. Topamax®.

Categoría Farmacológica Anticonvulsivo, Misceláneo.

Indicaciones Tratamiento complementario de convulsiones parciales en adultos.

Acciones secundarias: Trastorno bipolar.

Droga huérfana: El topiramato también es una droga huérfana para el tratamiento del síndrome Lennox-Gastaut.

Factor de Riesgo en el Embarazo C.

Implicancias de Embarazo / Lactancia Lactancia: En estudios con ratas, el topiramato demostró ser excretado en la leche; sin embargo, no se han realizado estudios en seres humanos.

Contraindicaciones Hipersensibilidad al topiramato o cualquiera componente.

(Continúa)

Topiramato *(Continuación)*

Advertencias / Precauciones Evitar discontinuar la terapia con topiramato de modo abrupto, se la debe retirar lentamente para minimizar la posibilidad de un aumento en la frecuencia de las convulsiones. El riesgo de cálculos renales es 2-4 veces mayor que el del promedio de la población, dicho riesgo puede disminuirse aumentando la ingesta de fluidos. Tener precaución en pacientes con insuficiencia hepática o renal, durante el embarazo, o en madres lactantes. Puede causar parestesia. El uso de topiramato puede provocar sedación, lentitud psicomotriz, confusión y trastornos en el ánimo. Se debe advertir al paciente sobre el riesgo de realizar tareas que requieran de atención mental (tales como operar una máquina o conducir). Puede potenciar los efectos con otros sedantes o etanol.

Reacciones Adversas

>10%:

Sistema nervioso central: Mareos, ataxia, somnolencia, lentitud psicomotriz, nerviosismo, problemas de memoria, problemas en el habla.

Gastrointestinales: Náuseas.

Neuromusculares y óseas: Parestesia, temblores.

Oculares: Nistagmo, diplopía, anormalidades en la visión.

Respiratorias: Infecciones respiratorias.

1% a 10%:

Cardiovasculares: Dolor de pecho, edema.

Sistema nervioso central: Problemas en el habla, anormalidades en la coordinación, confusión, depresión, dificultades en la concentración, hipoestesia.

Endocrinas y metabólicas: Acaloramiento.

Gastrointestinales: Dispepsia, dolor abdominal, anorexia, constipación, xerostomía, gingivitis, pérdida de peso.

Neuromusculares y óseas: Mialgia, debilidad, dolor de espalda, dolor de piernas, rigidez.

Óticas: Disminución de la audición.

Renales: Nefrolitiasis.

Respiratorias: Faringitis, sinusitis, epistaxis.

Misceláneas: Síntomas similares a los de la gripe.

Sobredosis / Toxicología Tratamiento: No se ha demostrado que el carbón activado absorba el topiramato y, por lo tanto, no se lo recomienda; la hemodiálisis puede eliminar la droga, sin embargo, la mayoría de los casos no requieren la eliminación y se tratan mejor con medidas complementarias.

Interacciones Medicamentosas Sustrato de enzima CYP2C19; inhibidor de enzima CYP2C19.

La fenitoína puede disminuir los niveles de topiramato en un 48%; la carbamazepina los disminuye un 40%, y el ácido valproico disminuye el topiramato un 14%.

Los niveles de digoxina y los niveles de estradiol etinil en sangre disminuyen al administrarlos simultáneamente con topiramato.

El uso concomitante con otros depresores del SNC aumenta sus efectos sedantes; la administración simultánea con otros inhibidores de la anhidrasa carbónica puede aumentar la posibilidad de nefrolitiasis.

El topiramato puede aumentar la concentración de fenitoína un 25%.

El topiramato puede disminuir la concentración de ácido valproico un 11%.

Acción Terapéutica No se comprende de todo la acción terapéutica, se cree que disminuye la frecuencia de las convulsiones mediante el bloqueo de los conductos de sodio de las neuronas, aumentando la actividad del GABA y bloqueando la actividad de glutamato.

Farmacodinámica / Cinética

Absorción: Buena; no se ve afectada por el alimento.

Fijación a proteínas: 13% a 17%.

Metabolismo: Ínfimo, menos del 5% de los metabolitos son activos.

Biodisponibilidad: 80%.

Vida media: Escasa: 21 horas en adultos.

Concentración plasmática máxima: ~2-4 horas.
Eliminación: Principalmente eliminada sin alteraciones en la orina.
Dializable: ~30%.

Posología

Adultos: Inicial: 50 mg/día; titular de a 50 mg/día por semana, hasta alcanzar los 200 mg 2 veces/día; dosis máxima usual: 1600 mg/día.

Ajuste de la dosis en caso de insuficiencia renal: Ci_{cr} <70 mL/minuto: Administrar 50% de la dosis y titular más lentamente.

Ajuste de la dosis en caso de insuficiencia hepática: La depuración puede sufrir una mínima disminución.

Presentación Comprimidos: 25 mg, 100 mg, 200 mg.

Tranilcipromina

Información Relacionada

Cuadro Comparativo de Agentes Antidepresivos *en la página 400.*
Información para el Paciente – Antidepresivos (IMAO) *en la página 316.*
Riesgos Teratogénicos de los Medicamentos Psicotrópicos *en la página 449.*

Disponibilidad de Genérico No.

Marcas Comerciales en los EE.UU. Parnate®.

Sinónimos Sulfato de Transamina; Sulfato de Tranilcipromina.

Categoría Farmacológica Antidepresivo, Inhibidor de la MAO.

Indicaciones Tratamiento de episodios graves de melancolía.
Acciones secundarias: Trastorno de estrés post-traumático.

Factor de Riesgo en el Embarazo C.

Contraindicaciones Hipersensibilidad a la tranilcipromina; hipertensión no controlada; feocromocitoma; trastorno hepático o renal; defecto cerebrovascular; trastorno cardiovascular; uso concurrente de simpatomiméticos (y compuestos relacionados), depresores del SNC, etanol, meperidina, bupropion, buspirona, guanetidina, y drogas serotonérgicas (incluidos los ISRS); no utilizarla dentro de las 5 semanas de discontinuada la fluoxetina o dentro de las 2 semanas de discontinuado cualquier otro antidepresivo; anestesia general, vasoconstrictores locales; anestesia espinal (puede aumentar la hipotensión). Alimentos que posean elevado contenido de tiramina, triptofano, dopamina, chocolate o cafeína.

Advertencias / Precauciones No se ha establecido el grado de seguridad en pacientes <16 años; tener precaución en pacientes hiperactivos, hiperexcitables, que sufren de glaucoma, hipertiroidismo o diabetes, o que poseen tendencias suicidas; evitar el uso de meperidina en un lapso de 2 semanas de utilizada la fenelzina. Existieron reacciones tóxicas con dextrometorfano. Puede existir crisis hipertensiva con alimentos que contengan tiramina, triptofano o dopamina. No se la debe combinar con otros antidepresivos. Los efectos hipotensivos de los antihipertensivos (beta-bloqueantes, tiazidas) pueden verse exacerbados. Tener precaución en pacientes depresivos o con riesgo de suicidio. Puede provocar hipotensión ortostática (en especial si la dosis es >30 mg/día); tener precaución en pacientes con hipotensión o que no tolerarían episodios hipotensivos temporarios; pueden existir efectos aditivos con otros agentes que provoquen ortostasis (fenotiazinas). Se la ha asociado con la activación de hipomanía y/o manía en pacientes con trastorno bipolar. Puede agravar los síntomas psicóticos en algunos pacientes. Tener precaución en pacientes con riesgo de convulsiones, o en pacientes que reciben otras drogas que pueden disminuir el umbral de convulsiones. Discontinuar al menos 48 horas antes de la mielografía. Tener precaución en pacientes que reciben disulfiram. Tener precaución en pacientes con insuficiencia renal.

Los IMAO son eficaces y generalmente bien tolerados en personas mayores. Lo que ha limitado su uso son las posibles interacciones con los alimentos y drogas que contienen tiramina o triptofano, debido a sus efectos en la presión sanguínea.

(Continúa)

Tranilcipromina *(Continuación)*

Reacciones Adversas

Cardiovasculares: Hipotensión ortostática, edema.

Sistema nervioso central: Mareos, dolor de cabeza, somnolencia, trastornos en el sueño, fatiga, reflejos excesivos, espasmos, ataxia, manía.

Dermatológicas: Erupción, prurito.

Endocrinas y metabólicas: Disminución de la capacidad sexual (anorgasmia, trastornos de la eyaculación, impotencia), hipernatremia, síndrome hipermetabólico.

Gastrointestinales: Xerostomía, constipación, aumento de peso.

Genitourinarias: Retención urinaria.

Hematológicas: Leucopenia.

Hepáticas: Hepatitis.

Neuromusculares y óseas: Debilidad, temblores, mioclono.

Oftalmológicas: Visión borrosa, glaucoma.

Misceláneas: Diaforesis.

Sobredosis / Toxicología

Signos y síntomas: Taquicardia, palpitaciones, contracciones musculares, convulsiones, insomnio, hipotensión temporaria, hipertensión, hiperpirexia, coma.

Tratamiento: El principal tratamiento es el tratamiento complementario correspondiente para casos de sobredosis con inhibidores de la MAO. Tanto la hipertensión como la hipotensión pueden ocurrir ante una intoxicación. La hipotensión puede responder a fluidos I.V. o vasopresores, y la hipertensión suele responder a bloqueantes alfa-adrenérgicos. Mientras se trata la hipertensión, debe controlarse que no disminuya la presión sanguínea, puesto que esto podría agravar la toxicidad del inhibidor de la MAO. La irritabilidad muscular y las convulsiones suelen responder al diazepam, mientras que la hipertermia se trata mejor con antipiréticos y mantas de enfriamiento. El mejor tratamiento de las arritmias cardíacas es el uso de fenitoína y procainamida.

Interacciones Medicamentosas Inhibidor de enzima CYP2A6 y 2C19.

Por lo general, la combinación de tranilcipromina con ADT, venlafaxina, trazodona, y ISRS debe dividirse debido a las posibles reacciones adversas (síndrome serotonínico, muerte).

Los IMAO pueden inhibir el metabolismo de los barbitúricos y prolongar su efecto.

La combinación de IMAO con dexfenfluramina, sibutramina, meperidina, fenfluramina y dextrometorfano puede provocar síndrome serotonínico; evitar dichas combinaciones.

Los alimentos (como el queso) y las bebidas alcohólicas (como el etanol) que contienen tiramina deben evitarse en pacientes que reciban IMAO; pueden provocar una crisis hipertensiva.

Los IMAO inhiben la respuesta antihipertensiva al guanadrel y la guanetidina; utilizar otro agente antihipertensivo.

La combinación de IMAO con la levodopa y la reserpina pueden provocar reacciones hipertensivas; realizar controles.

La combinación de IMAO con litio ha provocado hiperpirexia maligna; evitar dicha combinación.

Los IMAO pueden aumentar la respuesta presora de la norepinefrina; realizar controles.

Los IMAO pueden prolongar la relajación muscular provocada por la succinilcolina a través de la disminución plasmática de la pseudo-colinesterasa.

El tramadol puede aumentar el riesgo de convulsiones y de serotonina en pacientes que reciban IMAO.

Los IMAO pueden provocar hipoglucemia en pacientes diabéticos; realizar controles.

Los IMAO pueden provocar deliro en pacientes que reciban disulfiram; realizar controles.

Acción Terapéutica Se cree que aumenta las concentraciones endógenas de la epinefrina, la norepinefrina, la dopamina y la serotonina a través de la inhibición de la enzima (MAO) responsable del bloqueo de dichos transmisores.

Farmacodinámica / Cinética

Comienzo de la acción: se requieren 2-3 semanas de tratamiento continuo para alcanzar el efecto terapéutico completo.

Vida media: 90-190 minutos.

Concentración plasmática máxima: En un lapso de 2 horas.

Eliminación: En la orina.

Posología Adultos: Oral: 10 mg 2 veces/día, aumentar de a 10 mg cada 1-3 semanas; máximo: 60 mg/día.

Comentarios sobre la dosis en caso de insuficiencia hepática: Tener precaución y controlar los niveles plasmáticos y la respuesta del paciente de modo minucioso.

Consideraciones Dietarias

Alcohol: Evitar su consumo.

Alimento: Evitar alimentos que contengan tiramina.

Parámetros de Monitoreo Presión sanguínea, glucosa en sangre.

Valores de Referencia Inhibición de la MAO en las plaquetas (≥80%) en correlación con la respuesta clínica.

Interacciones en Análisis ↓ glucosa.

Información para el Paciente Los comprimidos pueden partirse; evitar el consumo de alcohol; no discontinuarla de modo abrupto; evitar alimentos con alto contenido de tiramina (por ejemplo, quesos fermentados, vino chianti, pasas de uva, hígado, bananas, chocolate, yoghurt, crema ácida); consultar al farmacéutico o al médico qué drogas y alimentos deben evitarse; incorporarse lentamente después de haber permanecido sentado o recostado durante un período prolongado.

Implicancias de Enfermería Ayudar al paciente mediante paseos al iniciar la terapia; controlar la presión sanguínea de modo minucioso, advertir al paciente que no debe consumir alimentos con elevado contenido de tiramina o triptofano (queso, vino, arenque marinado, embutidos).

Información Adicional Los efectos terapéuticos se alcanzan con mayor rapidez que con inhibidores de la MAO, pero provoca reacciones hipertensivas más severas.

Presentación Comprimidos, como sulfato: 10 mg.

- **Tranilcipromina, Sulfato de** *ver* Tranilcipromina *en la página 279*
- **Transamina, Sulfato de** *ver* Tranilcipromina *en la página 279*
- **Tranxene®** *ver* Clorazepato *en la página 71*

Trazodona

Información Relacionada

Cuadro Comparativo de Agentes Antidepresivos *ver página 400.*

Dosis Máximas Recomendadas por las Normas la OBRA Federal *ver página 434.*

Información para el Paciente - Antidepresivos (Bloqueantes de Serotonina) *en la página 314.*

Riesgos Teratogénicos de Medicamentos Psicotrópicos *ver página 449.*

Disponibilidad de Genérico Sí.

Marcas Comerciales en los EE.UU. Desyrel®.

Sinónimos Clorhidrato de Trazodona.

Categoría Farmacológica Antidepresivo, Inhibidor/Antagonista de la Absorción de Serotonina.

Indicaciones Tratamiento de la depresión.

Acciones secundarias: Posible agente de aumento de antidepresivos, hipnótico.

Factor de Riesgo en el Embarazo C.

Contraindicaciones Hipersensibilidad a la trazodona o a cualquier componente del formulado.

Advertencias / Precauciones Existieron casos de priapismo, inclusive casos que provocaron insuficiencia permanente. No se la recomienda en pacientes que atraviesan la etapa de recuperación de un infarto de miocardio. La trazodona debe

(Continúa)

Trazodona *(Continuación)*

iniciarse con extrema precaución en pacientes que reciban terapia concurrente o reciente con IMAO. Puede causar sedación, lo que afecta la realización de tareas que requieren atención mental (tales como operar una máquina o conducir). Los efectos sedantes pueden ser aditivos con otros depresores del SNC y etanol. El grado de sedación es elevado en relación con otros antidepresivos. Puede agravar la psicosis en algunos pacientes o precipitar una tendencia a la manía o hipomanía en pacientes con trastorno bipolar. Puede aumentar los riesgos asociados con la terapia electroconvulsiva. Este medicamento debería discontinuarse, de ser posible, antes de una cirugía electiva. El tratamiento no debe interrumpirse abruptamente en pacientes que reciben dosis elevadas durante períodos prolongados.

Tener precaución en pacientes con riesgo de hipotensión o en pacientes que podrían tolerar con dificultad una crisis hipotensiva transitoria (patología cardiovascular o cerebrovascular). El riesgo de hipotensión postural es elevado en comparación con otros antidepresivos. Tener precaución en pacientes con depresión, en especial si existe riesgo de suicidio. Tener precaución en pacientes con antecedentes de convulsiones o trastornos que predispongan a convulsiones tales como daño cerebral, alcoholismo o terapia concurrente con otras drogas que posean escaso umbral de convulsiones. Tener precaución en pacientes con insuficiencia hepática o renal y en personas mayores. Tener precaución en pacientes con antecedentes de patología cardiovascular (incluyendo un IM previo, apoplejía, taquicardia o anormalidades en la irrigación). Sin embargo, el riesgo de anormalidades en la irrigación con este medicamento es escaso en relación con otros antidepresivos.

Reacciones Adversas

>10%:

Sistema nervioso central: Mareos, dolor de cabeza, sedación.

Gastrointestinales: Náuseas, xerostomía.

1% a 10%:

Cardiovasculares: Síncope, hipertensión, hipotensión, edema.

Sistema nervioso central: Confusión, disminución de la concentración, fatiga, falta de coordinación.

Gastrointestinales: Diarrea, constipación, aumento o pérdida de peso.

Neuromusculares y óseas: Temblores, mialgia.

Oftalmológicas: Visión borrosa.

Respiratorias: Congestión nasal.

<1%: Taquicardia, bradicardia, agitación, convulsiones, reacciones extrapiramidales, erupción, priapismo, retención urinaria, hepatitis.

Sobredosis / Toxicología

Signos y síntomas: Mareos, vómitos, hipotensión, taquicardia, incontinencia, letargo, priapismo.

Tratamiento: Después de iniciar el tratamiento esencial de la sobredosis, se debe tratar los síntomas tóxicos.

Las arritmias ventriculares suelen responder a ampollas de 1,5 mg/kg, seguidas por una infusión de 2 mg/minuto con alcalinización sistemática concurrente (bicarbonato de sodio de 0.5-2 mEq/kg I.V.).

Las convulsiones suelen responder a ampollas de diazepam I.V. (5-10 mg para adultos, hasta 30 mg, o una dosis de 0.25-0.4 mg/kg/ para niños, hasta 10 mg/dosis). Si las convulsiones no responden o recurren, puede ser necesario utilizar fenitoína o fenobarbital.

La hipotensión se trata mejor con fluidos I.V. y ubicando al paciente en la posición de Trendelenburg.

Interacciones Medicamentosas Sustrato de enzima CYP2D6 y 3A3/4.

La combinación de trazodona con otros agentes serotonérgicos (buspirona, IMAO) puede provocar efectos serotonérgicos aditivos.

La combinación de trazodona con otros psicotrópicos (antipsicóticos de escasa potencia) puede provocar hipotensión adicional.

La combinación de trazodona con etanol puede provocar sedación aditiva y afectar la capacidad motriz.

La fluoxetina puede inhibir el metabolismo de la trazodona, generando niveles plasmáticos elevados.

Acción Terapéutica Inhibe la recaptación de serotonina, provoca escasa sensibilidad de los adrenoreceptores, e induce importantes alteraciones en los adrenorreceptores del receptor presináptico 5HT. La trazodona también bloquea de modo significativo la histamina (H1) y los receptores alfa1 adrenérgicos.

Farmacodinámica / Cinética

Comienzo del efecto: Los efectos terapéuticos demoran 1-3 semanas en aparecer.

Fijación a proteínas: 85% a 95%.

Metabolismo: En el hígado mediante hidroxilación, división de la cadena de piridina, oxidación y N-oxidación.

Vida media: 7-8 horas, cinética con 2 divisiones.

Máxima concentración plasmática: Dentro de los 30-100 minutos, se prolonga en presencia de alimento (hasta 2,5 horas).

Eliminación: Principalmente en la orina, y en segundo lugar en las heces.

Posología Oral: Los efectos terapéuticos pueden demorar 4 semanas en aparecer; por lo general, la terapia se mantiene durante varios meses después de alcanzada la respuesta óptima para prevenir que la depresión reaparezca.

Niños 6-18 años: Inicial: 1,5-2 mg/kg/día en dosis fraccionadas; aumentar de modo gradual cada 3-4 días, según sea necesario; máximo: 6 mg/kg/día en 3 dosis fraccionadas.

Adolescentes: Inicial: 25-50 mg/día; aumentar a 100-150 mg/día en dosis fraccionadas.

Adultos: Inicial: 150 mg/día en 3 dosis fraccionadas (puede realizarse aumentos de 50 mg/día cada 3-7 días); máximo: 600 mg/día.

Personas mayores: 25-50 mg antes de acostarse, aumentar la dosis de a 25-50 mg cada 3 días en pacientes internados y semanalmente en pacientes externos, si se la tolera; dosis usual: 75-150 mg/día.

Consideraciones Dietarias Alcohol: Evitar su consumo.

Parámetros de Monitoreo ECG durante al menos 4 horas.

Valores de Referencia Terapéuticos: 0,5-2,5 µg/mL (SI: 1-6 µmol/L).

Información para el Paciente Comer algo antes de tomarla, se la puede administrar antes de acostarse en caso de somnolencia; evitar el consumo de alcohol; pueden existir reacciones de fotosensibilidad; consultar al médico en caso de erección prolongada a dolorosa.

Implicancias de Enfermería Administrar la dosis después de las comidas puede disminuir los mareos y la hipotensión postural; utilizar barandas en la cama si el paciente es una personas mayor; observar la respuesta del paciente y comparar con los niveles admitidos; ayudar al paciente mediante paseos; presión sanguínea y pulso sentado y de pie.

Información Adicional Los efectos terapéuticos pueden demorar 4 semanas en aparecer; la terapia suele mantenerse durante varios meses después de alcanzada la respuesta óptima para prevenir que la depresión reaparezca.

Presentación Comprimidos, como clorhidrato: 50 mg, 100 mg, 150 mg, 300 mg.

+ **Trazodona, Clorhidrato de** *ver* Trazodona *en la página 281*
+ **Triavil®** *ver* Amitriptilina y Perfenazina *en la página 30*

Triazolam

Información Relacionada

Uso de Ansiolíticos/Hipnóticos en Instituciones de Tratamiento Prolongado *ver página 412.*

Cuadro Comparativo de Benzodiazepinas *ver página 417.*

Dosis Máximas Recomendadas por las Normas de la OBRA Federal *ver página 434.*

Información para el Paciente – Ansiolíticos e Hipnóticos Sedantes (Benzodiazepinas) *ver página 338.*

(Continúa)

Triazolam *(Continuación)*

Disponibilidad de Genérico Sí.

Marcas Comerciales en los EE.UU. Halcion®.

Marcas Comerciales en Canadá Apo®-Triazo; Gen-Triazolam; Novo-Triolam; Nu-Triazo.

Categoría Farmacológica Benzodiazepina.

Indicaciones Tratamiento a corto plazo del insomnio.

Restricciones C-IV.

Factor de riesgo en embarazo X.

Contraindicaciones Hipersensibilidad a la droga o a cualquiera de los componentes del formulado (puede existir sensibilidad cruzada con otras benzodiazepinas); terapia concurrente con inhibidores de la CYP3A4 (como el ketoconazol, el itraconazol y la nefazodona); embarazo.

Advertencias / Precauciones Se lo debe utilizar sólo después de evaluar las posibles causas de trastorno del sueño. Si el trastorno del sueño no se resuelve en 7-10 días puede estar indicando un trastorno psiquiátrico o una enfermedad. El hecho de que el insomnio se agrave o de que aparezcan nuevas anormalidades cognitivas o en el comportamiento puede representar la existencia de un trastorno psiquiátrico o una enfermedad, y requiere una evaluación inmediata y minuciosa.

Puede existir un aumento en la ansiedad diurna después de sólo de 10 días de uso continuo, lo que puede estar relacionado con la reacción de síndrome de abstinencia en algunos pacientes. Con triazolam, puede existir un índice mayor de amnesia anterógrada que con benzodiazepinas. Tener precaución en personas mayores o pacientes debilitados, con trastornos hepáticos (inclusive los alcohólicos), o con insuficiencia renal. Tener precaución en pacientes con deficiencia respiratoria o perturbación del reflejo faríngeo. Evitar su uso en pacientes con apnea nocturna.

Provoca depresión del SNC (en relación con la dosis), lo que causa sedación, mareos, confusión o ataxia que pueden afectar la capacidad física y mental. Se debe advertir al paciente sobre el riesgo de realizar tareas que requieran de atención mental (tales como operar una máquina o conducir). Tener precaución en pacientes que reciben otros depresores del SNC o agentes psicoactivos. Se pueden potenciar los efectos con el uso de otros sedantes o etanol. Las benzodiazepinas se han visto relacionadas con caídas y lesiones con traumatismo, por lo que debe tenerse precaución al utilizarlas en pacientes con riesgo a sufrir dichos accidentes (en especial en personas mayores).

Tener precaución en pacientes con depresión, en especial aquéllos con riesgo de suicidio. Tener precaución en pacientes con antecedentes de droga dependencia. Las benzodiazepinas se han visto asociadas con síntomas de dependencia y síndrome de abstinencia aguda al discontinuar o reducir la dosis. El síndrome de abstinencia aguda, incluidas las convulsiones, puede precipitarse después de administrar flumazenil en pacientes que reciben tratamiento prolongado con benzodiazepinas.

Se ha informado de reacciones paradójicas, incluidos comportamientos hiperactivos o agresivos, con el uso benzodiazepinas, en especial en pacientes adolescentes/pediátricos o psiquiátricos. No posee propiedades analgésicas, antidepresivas o antipsicóticas.

Reacciones Adversas

>10%: Sistema nervioso central: Somnolencia.

1% a 10%:

Sistema nervioso central: Dolor de cabeza, mareos, nerviosismo, sensación de desmayo, ataxia.

Gastrointestinales: Náuseas, vómitos.

<1%: Taquicardia, euforia, fatiga, confusión, depresión, problemas de memoria, molestias en la visión, dolor, calambres.

Sobredosis / Toxicología

Signos y síntomas: Somnolencia, confusión, letargo, disminución de los reflejos, disnea, hipotensión.

Tratamiento: Complementario; rara vez se requiere respiración artificial. El flumazenil ha demostrado bloquear de modo selectivo la fijación de las benzodiazepinas a los receptores del SNC, lo que provoca la reversión de la depresión del SNC inducida por benzodiazepinas, pero no siempre revierte la depresión respiratoria.

Interacciones Medicamentosas Sustrato de enzima CYP3A3/4 y 3A5-7.

La carbamazepina, la rifampicina y la rifabutina pueden aumentar el metabolismo del triazolam y disminuir su efecto terapéutico; considerar la posibilidad de utilizar un sedante /hipnótico alternativo.

La cimetidina, ciprofloxacin, claritromicina, clozapina, depresores del SNC, diltiazem, disulfiram, digoxina, eritromicina, etanol, fluconazol, fluoxetina, fluvoxamina, jugo de pomelo, isoniacida, itraconazol, ketoconazol, labetalol, levodopa, loxapina, metoprolol, metronidazol, miconazol, nefazodona, omeprazol, fenitoína, rifabutina, rifampicina, troleandomicina, ácido valproico y verapamil pueden aumentar el nivel plasmático y/o la toxicidad del triazolam; controlar la respuesta de las benzodiazepinas.

Acción Terapéutica Se fija a los receptores estereoespecíficos de la benzodiazepina en la neurona GABA postsináptica en diferentes puntos dentro de la formación reticular del sistema nervioso central, incluido el sistema límbico. El aumento del efecto inhibidor del GABA en la excitabilidad neuronal provoca un aumento en la permeabilidad de la membrana neuronal a los iones de cloruro. Este cambio de iones de cloruro provoca hiperpolarización (un estado de excitación menor) y estabilización.

Farmacodinámica / Cinética

Comienzo de la acción: Dentro de los 15-30 minutos.

Duración: 6-7 horas.

Distribución: Vd: 0,8-1,8 L/kg.

Fijación a proteínas: 89%.

Metabolismo: Extensivo en el hígado.

Vida media: 1,7-5 horas.

Eliminación: En la orina, como droga sin alteraciones y metabolitos.

Posología El comienzo de la acción es rápido, el paciente debe hallarse en la cama al tomar la medicación.

Oral:

Niños <18 años: No se ha establecido la dosis.

Adultos: 0,125-0,25 mg antes de acostarse.

Ajuste de la dosis en caso de insuficiencia hepática: Disminuir la dosis o evitar el uso en caso de cirrosis.

Consideraciones Dietarias Alcohol: Efectos aditivos del SNC, evitar su consumo.

Parámetros de Monitoreo Estado cardiovascular y respiratorio.

Valores de referencia Muertes asociadas con niveles postmortem >47 nmol/L.

Información para el Paciente Evitar la ingesta de alcohol y otros depresores del SNC; evitar realizar tareas que requieran buena coordinación psicomotora hasta que se conozcan los efectos en el SNC; la droga puede provocar dependencia física o psicológica; evitar discontinuarla de modo abrupto después de un uso prolongado.

Implicancias de Enfermería Los pacientes pueden requerir que se los ayude mediante paseos; dosis menores suelen ser eficaces en personas mayores; aplicar medidas de seguridad.

Información Adicional El comienzo de la acción es rápido, el paciente debe hallarse en la cama al tomar la medicación; la receta debe alcanzar para 7-10 días y no se debe prescribir en cantidades que excedan la provisión para 1 mes.

Presentación Comprimidos: 0,125 mg, 0,25 mg.

♦ **Tricloroacetaldehida, Monohidrato de** *ver* Cloral, Hidrato de *en la página 69*

Trifluoperazina

Información Relacionada

Cuadro Comparativo de Agentes Antipsicóticos *en la página 407.*

Pautas Generales sobre Medicamentos Antipsicóticos *ver página 409.*

Discontinuación de Drogas Psicotrópicas – Síntomas de Suspensión de la Administración y Recomendaciones *ver página 432.*

Dosis Máximas Recomendadas por las Normas de la OBRA Federal *ver página 434.*

Compatibilidad de los Líquidos con Antipsicóticos y Estabilizadores del Animo *ver página 441.*

Información para el Paciente – Antipsicóticos (General) *en la página 320.*

Disponibilidad de Genérico Sí.

Marcas Comerciales en los EE.UU. Stelazine®.

Sinónimos Trifluoperazina, Clorhidrato de.

Categoría Farmacológica Agente Antipsicótico, Fenotiazina, Piperazina.

Indicaciones Tratamiento de trastornos psicóticos y ansiedades no psicóticas.

Factor de Riesgo en el Embarazo C.

Contraindicaciones Hipersensibilidad a la trifluoperazina o a alguno de los componentes (puede existir reactividad cruzada con las fenotiazinas); depresión severa del SNC, depresión medular, discrasia sanguínea, trastorno hepático severo, coma.

Advertencias / Precauciones Puede provocar hipotensión, en particular si se administra I.M. Puede sedar, tener precaución en trastornos que se caracterizan por la depresión del SNC. Tener precaución en casos de mal de Parkinson. Tener precaución en pacientes hemodinámicamente inestables; predisposición a las convulsiones; daño cerebral subcortical; insuficiencia cardíaca, hepática, renal, o respiratoria severa. La carencia de motilidad del esófago y la aspiración se han visto asociadas con el uso de antipsicóticos, tener precaución en pacientes con riesgo de neumonía (por ejemplo, con mal de Alzheimer). Tener precaución en pacientes con cáncer de mamas u otro tumor que dependa de la prolactina (puede elevar los niveles de prolactina). Puede provocar alteraciones en la temperatura o enmascarar la toxicidad de otras drogas debido a los efectos antieméticos. Puede alterar la irrigación cardíaca; existieron casos de arritmias con riesgo de muerte con dosis terapéuticas de fenotiazinas. Puede provocar hipotensión ortostática; tener precaución en pacientes con riesgo de sufrir este efecto, o en aquéllos que no tolerarían episodios hipotensivos transitorios (accidente cerebrovascular, deficiencia cardiovascular, u otros medicamentos que pueden predisponer a ello).

Las fenotiazinas pueden provocar efectos anticolinérgicos (confusión, agitación, constipación, sequedad de la boca, visión borrosa, retención urinaria). Por lo tanto, se las debe utilizar con precaución en pacientes con escasa motilidad intestinal, retención urinaria, hipertrofia prostática benigna, xerostomía o problemas visuales. El glaucoma de ángulo estrecho (se recomienda su control) puede verse exacerbado por el bloqueo colinérgico y la miastenia gravis puede empeorar. En relación con otros antipsicóticos, la trifluoperazina posee escasa potencia de bloqueo colinérgico.

Puede provocar reacciones extrapiramidales, incluidos el mal de Parkinson, las reacciones distónicas agudas, la acatisia, y la discinesia tardía (el riesgo a estas reacciones es relativamente elevado en relación con otros neurolépticos). Puede verse asociada con el síndrome neuroléptico maligno (SNM) o con la retinopatía pigmentaria.

Reacciones Adversas

Cardiovasculares: Hipotensión, hipotensión ortostática, paro cardíaco.

Sistema nervioso central: Signos extrapiramidales (pseudo-parkinsonismo, acatisia, distonías, discinesia tardía), mareos, dolor de cabeza, síndrome neuroléptico maligno (SNM), alteraciones en la temperatura, disminución del umbral de convulsiones.

Dermatológicas: Mayor sensibilidad al sol, erupción, decoloración dérmica (gris azulado).

Endócrinas y metabólicas: Alteraciones en el ciclo menstrual, alteraciones en la libido, dolor de mamas, hiperglucemia, hipoglucemia, ginecomastia, lactancia, galactorrea.

Gastrointestinales: Constipación, aumento de peso, náuseas, vómitos, dolor de estómago, xerostomía.

Genitourinarias: Dificultad al orinar, trastornos en la eyaculación, retención urinaria, priapismo.

Hematológicas: Agranulocitosis, leucopenia, pancitopenia, púrpura trombocitopénica, eosinofilia, anemia hemolítica, anemia aplástica.

Hepáticas: Ictericia colestática, hepatotoxicidad.

Neuromusculares y óseas: Temblores.

Oftalmológicas: Retinopatía pigmentaria, alteraciones en la cornea y el cristalino.

Respiratorias: Congestión nasal.

Sobredosis / Toxicología

Signos y síntomas: Sueño profundo, letargo, síntomas extrapiramidales, movimientos musculares anormales involuntarios, hipo- o hipertensión, arritmia cardíaca.

Tratamiento: Después de iniciar el tratamiento básico de la sobredosis, debe iniciarse un tratamiento de los síntomas tóxicos y un tratamiento complementario.

La hipotensión suele responder a los fluidos I.V. o a la posición de Trendelenburg. Si no responde a dichas medidas, puede ser necesario utilizar un inotropo parenteral (como la norepinefrina, 0,1-0,2 mcg/kg/minuto titulada para la respuesta).

Las convulsiones suelen responder al diazepam (en adultos, bolos de 5-10 mg I.V. cada 15 minutos, según fuere necesario, hasta un total de 30 mg; en niños, bolos de 0,25-0,4 mg/kg/dosis I.V. hasta un total de 10 mg) o a la fenitoína o el fenobarbital.

Los neurolépticos suelen provocar síntomas extrapiramidales (como reacciones distónicas) que requieren de un tratamiento con difenhidramina, 1-2 mg/kg, (adultos), hasta un máximo de 50 mg I.M. o I.V. administrados lentamente, seguidos de una dosis de mantenimiento durante 48-72 horas. Si dichas reacciones no responden a la difenhidramina, el mesilato de benztropina I.V. de 1-2 mg (adultos) puede ser eficaz. Estos agentes suelen alcanzar su efecto en un lapso de 2-5 minutos.

Las arritmias cardíacas críticas suelen tratarse con bolos de 1-2 mg de lidocaína, seguidos por una infusión de mantenimiento.

Interacciones Medicamentosas Sustrato de enzima CYP1A2.

Las fenotiazinas inhiben la capacidad de la bromocriptina de disminuir las concentraciones plasmáticas de prolactina.

La benztropina (y otros anticolinérgicos) pueden inhibir la respuesta terapéutica a la trifluoperazina, y pueden producirse efectos anticolinérgicos excesivos.

La cloroquina puede aumentar las concentraciones de trifluoperazina.

El cigarrillo puede aumentar el metabolismo hepático de la trifluoperazina. Puede ser necesario administrar dosis mayores que las de los no fumadores.

El uso concurrente de trifluoperazina con un antihipertensivo puede provocar efectos hipotensivos aditivos.

La trifluoperazina puede inhibir los efectos antihipertensivos de la guanetidina y el guanadrel.

El uso concurrente con ADT puede provocar un aumento de la toxicidad o alterar la respuesta terapéutica.

La trifluoperazina puede inhibir los efectos antiparkinsonianos de la levodopa; evitar dicha combinación.

La combinación de trifluoperazina y litio rara vez produce neurotoxicidad.

Los barbitúricos pueden reducir las concentraciones de trifluoperazina.

El propranolol puede aumentar las concentraciones de trifluoperazina.

La sulfadoxina-pirimetamina puede aumentar las concentraciones de trifluoperazina.

(Continúa)

Trifluoperazina *(Continuación)*

La trifluoperazina y otros antipsicóticos de escasa potencia pueden revertir los efectos presores de la epinefrina.

La trifluoperazina y los depresores del SNC (etanol, narcóticos) pueden provocar efectos depresores del SNC aditivos.

La trifluoperazina y la trazodona pueden provocar efectos hipotensivos.

Estabilidad Almacenar la inyección a temperatura ambiente; proteger del calor y el frío intenso; utilizarse sólo la solución transparente o apenas amarillentas.

Acción Terapéutica Bloquea los receptores dopaminérgicos mesolímbicos postsinápticos del cerebro; posee efectos bloqueantes alfa-adrenérgicos y deprime la eliminación de hormonas del hipotálamo y la hipófisis.

Farmacodinámica / Cinética
Metabolismo: Extensivo en el hígado.
Vida media: >24 horas con el uso crónico.

Posología
Niños 6-12 años: Psicosis:
Oral: Pacientes hospitalizados o bien controlados: Inicial: 1 mg 1-2 veces/día, aumentar gradualmente hasta controlar los síntomas o hasta que los efectos adversos causen inconvenientes; máximo: 15 mg/día.
I.M.: 1 mg 2 veces/día.
Adultos:
Psicosis:
Pacientes externos: Oral: 1-2 mg 2 veces/día.
Pacientes hospitalizados o bien controlados: Inicial: 2-5 mg 2 veces/día, la respuesta óptima se alcanzará con 15-20 mg/día; no exceder los 40 mg/día.
I.M.: 1-2 mg cada 4-6 horas, según sea necesario, hasta un máximo de 10 mg/24 horas.
Ansiedad no psicótica: Oral: 1-2 mg 2 veces/día; máximo: 6 mg/día; el tratamiento de la ansiedad no debe exceder las 12 semanas; no exceder los 6 mg/día durante más de 12 semanas en el tratamiento de la ansiedad; puede confundirse la agitación, el nerviosismo o el insomnio con síntomas neuróticos o psicóticos.
Hemodiálisis: No es dializable (0% a 5%).

Administración Administrar la inyección I.M. profundamente en la parte superior externa de la nalga.

Parámetros de Monitoreo ECG durante 24 horas.

Valores de Referencia No se ha establecido la respuesta terapéutica ni los niveles sanguíneos.

Interacciones en Análisis ↑ colesterol (S), glucosa; ↓ ácido úrico (S); tests de embarazo positivos erróneos.

Información para el Paciente Puede requerir varias semanas para alcanzar una respuesta terapéutica completa. Evitar exponerse al sol o a camas solares de modo excesivo; el concentrado debe diluirse en 60-120 ml de líquido (agua, bebidas gaseosas, jugos de frutas, jugo de tomate, leche, postre); lavarse las manos si el concentrado sin diluir se derrama sobre la piel para evitar la dermatitis por contacto.

Implicancias de Enfermería Controlar que no exista hipotensión al administrar I.M. o I.V.; controlar los efectos extrapiramidales.

Información Adicional No exceder los 6 mg/día durante más de 12 semanas en el tratamiento de la ansiedad; la agitación, el nerviosismo o el insomnio pueden confundirse con los síntomas neuróticos o psicóticos.

Presentación
Concentrado oral, como clorhidrato: 10 mg/mL (60 mL).
Inyección, como clorhidrato: 2 mg/mL (10 mL).
Comprimidos, como clorhidrato: 1 mg, 2 mg, 5 mg, 10 mg.

♦ **Trifluoperazina, Clorhidrato de** *ver* Trifluoperazina *en la página 286*

Triflupromazina

Información Relacionada

Dosis Máximas Recomendadas por las Normas de la OBRA Federal *en la página 434*.

Información para el Paciente – Antipsicóticos (General) *en la página 320*.

Disponibilidad de Genérico No.

Marca Comercial en EE.UU. Vesprin®.

Sinónimos Clorhidrato de Triflupromazina.

Categoría Farmacéutica Agente Antipsicótico, Fenotiazina, Alifático.

Indicaciones Tratamiento de psicosis; vómitos.

Acciones secundarias: Dolor, hipo.

Factor de Riesgo en el Embarazo C.

Contraindicaciones Hipersensibilidad a la triflupromazina o a cualquier componente, puede presentarse reactividad cruzada con otras fenotiazinas; glaucoma de ángulo cerrado; depresión medular; enfermedades del hígado y cardíacas severas.

Advertencias / Precauciones No se ha establecido la seguridad y eficacia en niños < 2,5 años de edad; controlar si se presenta hipotensión al administrar I.M. o I.V.; utilizar con precaución en pacientes con enfermedad cardiovascular o convulsiones; los beneficios de la terapia deben ser calculados en relación a los riesgos de la terapia; utilizar con precaución en la depresión del SNC e insuficiencia hepática o cardíaca severas; evitar su uso en niños y adolescentes con probable síndrome de Reye.

Reacciones Adversas

Cardiovasculares: Hipotensión, taquicardia, síncope, edema periférico, prolongación del intervalo QT.

Sistema nervioso central: Síndrome neuroléptico maligno, signos extrapiramidales (distonia, acatisia, pseudo-parkinsonismo, discinesia tardía), sedación, mareos, somnolencia, insomnio, ansiedad, depresión, dolor de cabeza, convulsiones, hiperpirexia por SNM.

Dermatológicas: Fotosensibilidad, dermatitis, urticaria.

Endocrinas y metabólicas: Síndrome de la hormona antidiurética inapropiada, galactorrea, ginecomastía, hiperglucemia, hipoglucemia, engrosamiento de los pechos, lactancia, mastalgia.

Gastrointestinales: Xerostomía, aumento de peso.

Hematológicas: Agranulocitosis, leucopenia, eosinofilia, trombocitopenia, anemia aplástica, anemia hemolítica.

Hepáticas: Ictericia.

Neuromusculares y óseas: Debilidad.

Oftalmológicas: Nistagmo, visión borrosa, queratopatía, lacrimación, deposición de pigmento.

Interacciones Medicamentosas

Las fenotiazinas inhiben la capacidad de la bromocriptina de disminuir las concentraciones plasmáticas de prolactina.

La benztropina (y otros anticolinérgicos) pueden inhibir la respuesta terapéutica a la triflupromazina y pueden presentarse efectos anticolinérgicos excesivos.

La cloroquina puede aumentar las concentraciones de triflupromazina.

El fumar cigarrillos puede aumentar el metabolismo hepático de la triflupromazina. Se pueden requerir dosis mayores en fumadores que en no fumadores.

El uso concurrente de triflupromazina con un antihipertensivo puede provocar efectos hipotensivos adicionales.

Los efectos antihipertensivos de la guanetidina y el guanadrel pueden ser inhibidos por la triflupromazina.

El uso concurrente con ADT puede producir un aumento en la toxicidad o alteraciones en la respuesta terapéutica.

La triflupromazina puede inhibir el efecto antiparkinsoniano de la levodopa; evitar esta combinación.

La triflupromazina junto con el litio pueden, ocasionalmente, producir neurotoxicidad.

(Continúa)

Triflupromazina *(Continuación)*

Los barbitúricos pueden reducir las concentraciones de triflupromazina.

El propranolol puede aumentar las concentraciones de triflupromazina.

La sulfadoxina-pirimetamina puede aumentar las concentraciones de triflupromazina.

La triflupromazina y, posiblemente, otros antipsicóticos de baja potencia pueden revertir los efectos presores de la epinefrina.

La triflupromazina y los depresores del SNC (etanol, narcóticos) pueden provocar efectos depresores del SNC adicionales.

La triflupromazina y la trazodona puede producir efectos hipotensivos adicionales.

Acción Terapéutica Las zonas de acción parecen ser el sistema de actividad reticular del cerebro medio, el sistema límbico, hipotálamo, globo pálido, y cuerpo estriado. Se bloquean los receptores postsinápticos, adrenérgicos, dopaminérgicos, y serotonérgicos.

Posología

Niños: I.M.: 0,2-0,25 mg/kg.

Adultos:

I.M.: 5-15 mg cada 4 horas

I.V.: 1 mg.

Parámetros de Monitoreo Monitorear ECG durante 24 horas.

Valores de Referencia Terapéuticos: 0,002-0,0600 mg/L.

Interacciones en Análisis Aumenta el colesterol (S), la glucosa; disminuye el ácido úrico (S).

Presentación Inyectable, como clorhidrato: 20 mg/mL (1mL).

+ **Triflupromazina, Clorhidrato de** *ver* Triflupromazina *en la página 286*

Trihexifenidilo

Información Relacionada

Cuadro Comparativo de Agentes Antiparkinsonianos *en la página 406.*

Discontinuación de Drogas Psicotrópicas – Síntomas de Suspensión de la Administración y Recomendaciones *en la página 432.*

Información para el Paciente – Agentes para el Tratamiento de Síntomas Extrapiramidales *en la página 348.*

Disponibilidad de Genérico Si: Comprimidos.

Marcas Comerciales en los EE.UU. Artane®, Trihexy®.

Marcas Comerciales en Canadá Apo®-Trihex; Novo-Hexidyl; PMS-Trihexyphenidyl; Trihexyphen®.

Sinónimos Clorhidrato de benzhexol; Clorhidrato de Trihexifenidilo.

Categoría Farmacológica Agente Anticolinérgico; Agente Anti-Parkinsoniano (Anticolinérgico).

Indicaciones Tratamiento de apoyo para la enfermedad de Parkinson; tratamiento de los efectos extrapiramidales inducidos por medicamentos.

Factor de Riesgo en el Embarazo C.

Contraindicaciones Hipersensibilidad a la trihexifenidilo o a cualquier componente; pacientes con glaucoma de ángulo estrecho; obstrucción pilórica o duodenal, úlceras pépticas estenosadas; obstrucción del cuello de la vejiga; acalasia; miastenia grave.

Advertencias / Precauciones Utilizar con precaución en climas calurosos o durante el ejercicio. Las personas mayores requieren una regulación estricta en la dosis. Utilizar con precaución en pacientes con taquicardia, arritmias cardíacas, hipertensión, hipotensión, hipertrofia prostática o cualquier tendencia a presentar retención urinaria, trastornos en el hígado o en los riñones, enfermedades obstructivas del tracto GI o GU. Puede exacerbar los síntomas mentales cuando se la utiliza para tratar reacciones extrapiramidales. Cuando se la suministra en grandes dosis o a pacientes susceptibles, puede producir debilidad. No mejora los síntomas de la discinesia tardía.

Reacciones Adversas

Cardiovasculares: Taquicardia.

Sistema nervioso central: Confusión, agitación, euforia, somnolencia, dolor de cabeza, mareos, nerviosismo, delirio, alucinaciones, paranoia.

Dermatológicas: Piel seca, aumento en la sensibilidad a la luz, erupción.

Gastrointestinales: Constipación, xerostomía, garganta seca, íleo, náuseas, vómitos, parotitis.

Genitourinarias: Retención urinaria.

Neuromusculares y Oseas: Debilidad.

Oftalmológicas: Visión borrosa, midriasis, aumento en la presión intraocular, glaucoma.

Respiratorias: Sequedad de nariz.

Misceláneas: Diaforesis (disminuida).

Sobredosis / Toxicología

Signos y síntomas: Visión borrosa, retención urinaria, taquicardia; se produce toxicidad anticolinérgica por la fuerte fijación de la droga a los receptores colinérgicos; los inhibidores de anticolinesterasa reducen la acetilcolinesterasa.

Tratamiento: Para una sobredosis anticolinérgica con síntomas severos y que pueden causar la muerte, puede administrarse fisostigmina 1-2 mg (0,5 o 0,02 mg/kg en niños) S.C. o I.V. lentamente.

Interacciones Medicamentosas

Disminución en el efecto: Puede aumentar la degradación gástrica de la levodopa y disminuir la cantidad de levodopa absorbida por medio de un retraso en el vaciado gástrico; puede ocurrir lo contrario con el digoxin.

Los efectos terapéuticos de los agentes colinérgicos (tacrina, donepezil) y los neurolépticos pueden ser antagonizados.

Aumento en la toxicidad: Puede presentarse el síndrome central y/o periférico cuando se la administra con amantadina, rimantadina, analgésicos narcóticos, fenotiazinas y otros antipsicóticos (especialmente con elevada actividad anticolinérgica), antidepresivos tricíclicos, quinidina y algunos otros antiarrítmicos, y antihistamínicos.

Acción Terapéutica Ejerce un efecto inhibitorio directo en el sistema nervioso parasimpático. Posee también un efecto relajante en la musculatura lisa; es ejercido tanto directamente sobre el músculo mismo como indirectamente, a través del sistema nervioso parasimpático (efecto inhibitorio).

Farmacodinámica / Cinética

Efecto máximo: Dentro de la hora.

Vida media: 3,3-4,1 horas.

Concentración plasmática máxima: Dentro de las 1-1,5 horas.

Eliminación: Principalmente en la orina.

Posología: Adultos: Oral: Inicial: 1-2 mg/día, aumentar en incrementos de 2 mg en intervalos de 3-5 días; dosis habitual: 5-15 mg/día en 3-4 dosis divididas.

Consideraciones Dietarias Alcohol: Efecto del SNC adicional, evitar su uso.

Parámetros de Monitoreo Deben realizarse periódicamente controles de la presión intraocular y evaluaciones gonioscópicas.

Información para el Paciente Suministrar después de las comidas o con los alimentos si hay malestar GI; no interrumpir abruptamente la droga; informar al médico si se presentan efectos GI adversos, latidos rápidos y fuertes, confusión, dolor en los ojos, erupción, fiebre o intolerancia al calor. Se debe advertir al paciente sobre el peligro de realizar tareas peligrosas o que requieran atención mental, tales como operar maquinaria o conducir, ya que puede provocar somnolencia. Evitar el alcohol u otros depresores del SNC. Puede producir sequedad de boca - puede aliviarse con el consumo adecuado de líquidos o caramelos duros sin azúcar. Puede producir dificultad para orinar o constipación - informar al médico si estos efectos continúan; puede aumentar la susceptibilidad a convulsiones de calor.

(Continúa)

Trihexifenidilo *(Continuación)*

Implicancias de Enfermería Se tolera mejor si se administra en 2-3 dosis diarias y con la comida; las dosis altas pueden ser divididas en 4 dosis, a la hora de las comidas y a la hora de acostarse; puede cambiarse a cápsulas de difusión sostenida en pacientes, cuando se encuentran estabilizados con la presentación convencional de la droga.

Información Adicional La incidencia y la gravedad de los efectos colaterales se encuentran en relación con la dosis. Pueden cambiarse las cápsulas de acción sostenida en pacientes, cuando se encuentran estabilizados con la presentación convencional de la droga.

Presentación

Cápsula, como clorhidrato, difusión sostenida: 5 mg.

Elixir, como clorhidrato: 2 mg/5 mL (480 mL).

Comprimidos, como clorhidrato: 2 mg, 5 mg.

- **Trihexifenidil, Clorhidrato de** *ver* Trihexifenidilo *en la página anterior*
- **Trihexy®** *ver* Trihexifenidilo *en la página anterior*
- **Trilafon®** *ver* Perfenazina *en la página 220*

Trimipramina

Información Relacionada

Cuadro Comparativo de Agentes Antidepresivos *en la página 400.*

Discontinuación de Drogas Psicotrópicas – Síntomas de Suspensión de la Administración y Recomendaciones *en la página 432.*

Dosis Máximas Recomendadas por las Normas de la OBRA Federal *en la página 434.*

Información para el Paciente – Antidepresivos (ADT) *en la página 308.*

Riesgos Teratogénicos de los Medicamentos Psicotrópicos *en la página 449.*

Disponibilidad de Genérico Sí.

Marca Comercial en EE.UU. Surmontil®.

Marca Comercial en Canadá Apo®-Trimip; Novo-Trimipamine; Nu-Trimipamine; Rhotrimine®.

Sinónimos Maleato de Trimipramina.

Categoría Farmacológica Antidepresivo, Tricíclico (Amina Terciaria).

Indicaciones Tratamiento de la depresión.

Factor de Riesgo en el Embarazo C.

Contraindicaciones Hipersensibilidad a esta droga o a otras dibenzodiazepinas; el uso de inhibidores de monoaminooxidasa dentro de los 14 días; el uso en un paciente durante la fase de recuperación de MI aguda.

Advertencias / Precauciones Por lo general produce sedación, que tiene como resultado un deterioro en la realización de tareas que requieren atención mental (tales como operar maquinarias o conducir). Los efectos sedantes pueden ser adicionales con otros depresores del SNC y/o etanol. El grado de sedación es muy elevado con respecto a otros antidepresivos. Puede empeorar la psicosis en algunos pacientes y precipitar el comienzo de manía o hipomanía en pacientes con enfermedades bipolares. Puede aumentar los riesgos asociados con la terapia electroconvulsiva. Este agente debe interrumpirse, de lo posible, previo a una cirugía electiva. No debe interrumpirse abruptamente la terapia en pacientes que reciben dosis elevadas por períodos prolongados. Utilizar con precaución en pacientes con disfunción hepática o renal y en pacientes mayores.

Puede producir hipotensión ortostática (el riesgo es elevado con respecto a otros antidepresivos) - utilizar con precaución en pacientes con riesgo de hipotensión o en pacientes que tolerarían con dificultad episodios hipotensivos transitorios (enfermedad cardiovascular o enfermedad cerebrovascular). El grado de bloqueo anticolinérgico producido por este agente es muy elevado con respecto a otros antidepresivos cíclicos - utilizar con precaución en pacientes con retención urinaria, hipertrofia prostática benigna, glaucoma de ángulo estrecho, xerostomía, problemas visuales, constipación o historia de obstrucción intestinal. Puede producir alteraciones en la regulación de la glucosa - utilizar con precaución en pacientes con diabetes.

Utilizar con precaución en pacientes con depresión, en especial si existe riesgo de suicidio. Utilizar con precaución en pacientes con historia de enfermedad cardiovascular (inclusive IM previo, apoplejía, taquicardia, o anormalidades en la conducción). El riesgo de anormalidades en la conducción con este agente es muy elevado con respecto a otros antidepresivos. Utilizar con precaución en pacientes con convulsiones previas o con un estado que predisponga a convulsiones tales como lesión cerebral, alcoholismo, o terapia concurrente con otras drogas que reducen el umbral de convulsiones. Utilizar con precaución en pacientes hipertiroideos o en aquéllos que reciben suplemento de tiroides.

Reacciones Adversas

Cardiovasculares: Arritmias, hipotensión, hipertensión, taquicardia, palpitaciones, bloqueo cardíaco, apoplejía, infarto de miocardio.

Sistema nervioso central: Dolor de cabeza, exacerbación de psicosis, confusión, delirio, alucinaciones, nerviosismo, inquietud, delusiones, agitación, insomnio, pesadillas, ansiedad, convulsiones.

Dermatológicas: Fotosensibilidad, erupción, petequia, prurito.

Endocrinas y metabólicas: Disfunción sexual, agrandamiento de los pechos, galactorrea, SSIHAD.

Gastrointestinales: Xerostomía, constipación, aumento del apetito, náuseas, gusto desagradable, aumento de peso, diarrea, cardialgia, vómitos, anorexia, problemas en las encías, la disminución del tono del esfínter esofágico inferior puede causar reflujo GE.

Genitourinarias: Dificultad para orinar, retención urinaria, edema testicular.

Hematológicas: Agranulocitosis, esosinofilia, púrpura, trombocitopenia.

Hepáticas: Ictericia colestática, aumento en las enzimas del hígado.

Neuromusculares y óseas: Temblores, entumecimiento, hormigueo, parestesia, falta de coordinación, ataxia, neuropatía periférica, síntomas extrapiramidales.

Oftalmológicas: Visión borrosa, dolor en los ojos, dificultad para enfocar objetos cercanos, midriasis, aumento en la presión intraocular.

Óticas: Tinnitus.

Misceláneas: Reacciones alérgicas.

Sobredosis / Toxicología

Signos y Síntomas: Agitación, confusión, alucinaciones, retención urinaria, hipotermia, hipotensión, taquicardia, arritmias cardíacas.

Tratamiento:

Después de haber iniciado el manejo de la sobredosis esencial, debe iniciarse el tratamiento de los síntomas tóxicos.

Las arritmias ventriculares, por lo general, responden a la alcalinización sistémica (bicarbonato de sodio 0,5-2 mEq/kg I.V.). Las arritmias que no responden a esta terapia pueden responder a la lidocaína 1 mg/kg I.V. seguida de una infusión titulada. La fisostigmina (1-2 mg I.V. lentamente en adultos o 0,5 mg I.V. lentamente en niños) puede ser el indicado para la reversión de las arritmias cardíacas que presentan riesgo de vida.

Las convulsiones, generalmente, responden al diazepam I.V. bolos (5-10 mg en adultos hasta 30 mg o 0,25-0,4 mg/kg/dosis en niños hasta 10 mg/dosis). Si las convulsiones no responden o se repiten, puede requerirse fenitoína o fenobarbital.

Interacciones Medicamentosas Sustrato de enzima CYP2D6.

La carbamazepina, el fenobarbital, y el rifampicina pueden aumentar el metabolismo de la trimipramina, que tiene como resultado una disminución en el efecto de la trimipramina.

La trimipramina inhibe la respuesta antihipertensiva a la betanidina, clonidina, debrisoquin, guanadrel, guanetidina, guanabenz, guanfacina; monitorear la presión sanguínea; considerar el uso de un agente antihipertensivo alternativo.

(Continúa)

Trimipramina *(Continuación)*

La interrupción abrupta de la clonidina puede producir crisis hipertensivas, la trimipramina puede aumentar la respuesta.

El uso junto con altretamina puede producir hipertensión ortostática.

La trimipramina puede ser adicional con o puede potenciar la acción de otros depresores del SNC (sedantes, hipnóticos, o etanol); con los inhibidores de la MAO, se ha informado casos de hiperpirexia, hipertensión, taquicardia, confusión, convulsiones, y **muertes** (síndrome serotonínico), debe evitarse esta combinación.

La trimipramina puede aumentar el tiempo de protrombina en pacientes que se encuentran estabilizados con warfarina.

La cimetidina y el metilfenidato puede disminuir el metabolismo de la trimipramina.

Se han observado efectos anticolinérgicos adicionales con otros agentes anticolinérgicos.

Los ISRS, en diversos grados, inhiben el metabolismo de los ADT y puede causar toxicidad clínica.

El uso del litio con ADT puede aumentar el riesgo de neurotoxicidad.

Las fenotiazinas pueden aumentar la concentración de algunos ADT y los ADT pueden aumentar la concentración de fenotiazinas; controlar si se producen alteraciones en la respuesta clínica.

Los ADT pueden aumentar los efectos hipoglucémicos de la tolazamida, clorpropamida, o insulina; controlar si se presentan cambios en los niveles de glucosa en sangre.

La colestiramina y el colestipol pueden fijar los ADT y reducir su absorción; controlar si se presentan alteraciones en la respuesta.

Los ADT pueden aumentar el efecto de las anfetaminas; controlar si se presentan efectos CV adversos.

El verapamil y el diltiazem parecen disminuir el metabolismo de la imipramina y potencialmente otros ADT; controlar si se presenta un aumento en las concentraciones de ADT. La respuesta presora a la epinefrina, norepinefrina, y fenilefrina I.V. puede ser aumentada en pacientes que reciben ADT, es preferible evitar esta combinación.

El jugo de pomelo, el indinavir, el ritonavir pueden inhibir el metabolismo de la clomipramina y potencialmente otros ADT; controlar si se presentan alteraciones en los efectos; puede requerirse una disminución en la dosis de ADT.

La quinidina puede inhibir el metabolismo de los ADT; controlar si se presentan alteraciones en los efectos.

El uso combinado de los anticolinérgicos con los ADT pueden producir efectos anticolinérgicos adicionales; el uso combinado de beta-agonistas con ADT pueden predisponer a los pacientes a arritmias cardíacas.

Estabilidad Las soluciones se mantienen estables en un pH de 4-5; se tornan amarillentas o rojizas al exponerlas a la luz. Una leve decoloración no afecta la potencia; la fuerte decoloración esta asociada a la pérdida de potencia. Las cápsulas se mantienen estables por 3 años desde el día de su fabricación.

Acción Terapéutica Aumenta la concentración sináptica de serotonina y/o norepinefrina en el sistema nervioso central mediante la inhibición de su recaptación por la membrana neuronal presináptica.

Farmacodinámica / Cinética

Niveles Plasmáticos Terapéuticos: Oral: Ocurre dentro de las 6 horas.

Fijación a proteínas: 95%.

Metabolismo: Sufre un significante metabolismo del efecto primer paso; metabolizada en el hígado.

Vida media: 20-26 horas.

Eliminación: En orina.

Posología Adultos: Oral: 50-150 mg/día como única dosis a la hora de acostarse hasta un máximo de 200 mg/día en pacientes ambulatorios y 300 mg/día en pacientes internados.

Consideraciones Dietarias Alcohol: evitar su uso.

Parámetros de Monitoreo Presión sanguínea y pulso antes y durante la terapia inicial; evaluar el estado mental; controlar el peso.

Valores de Referencia Una dosis oral de 50 mg produce un nivel plasmático máximo de 260 nmol/L.

Interacciones en Análisis ↑ glucosa.

Información para el Paciente Evitar la innecesaria exposición a la luz solar; evitar el consumo de alcohol; no interrumpir el medicamento abruptamente; puede causar que la orina tome un color azul-verde; puede producir somnolencia; puede utilizarse chicle o caramelos duros sin azúcar para la sequedad de boca; el efecto completo puede que no se produzca por 4-6 semanas.

Implicancias de Enfermería Puede aumentar el apetito; puede producir somnolencia, elevar las barandas de la cama, aplicar medidas de seguridad.

Información Adicional Puede provocar alteraciones en el tiempo de hemorragia.

Presentación Cápsulas, como maleato: 25 mg, 50 mg, 100 mg.

Valeriana

Sinónimos Radix; Valerian colorada; *Valeriana edulis;* Valeriana wallichi.

Categoría Farmacológica Hierba.

Indicaciones Medicamento herbáceo utilizado como agente promotor del sueño y tranquilizante menor (similar a las benzodiazepinas); utilizados para la ansiedad, los ataques de pánico, calambres intestinales, dolores de cabeza.

Para Comisión E: Inquietud, trastornos en el sueño debido a estados de nervios.

Reacciones Adversas

Cardiovasculares: Trastornos cardíacos (no especificados).

Sistema nervioso central: Sensación de vacío en la cabeza, inquietud, fatiga.

Gastrointestinales: Náuseas.

Neuromusculares y óseas: Temblor.

Oftalmológicas: Visión borrosa.

Sobredosis / Toxicología

Signos y síntomas: Dolor de cabeza, visión borrosa, temblor fino, fatiga, midriasis, calambres abdominales; la exposición intravenosa puede causar hipotensión, letargo, hipofosfatemia, hipocalcemia, hipocalemia, y piloerección. El contacto con la planta puede producir dermatitis de contacto. Hepatotoxicidad (probablemente debido a la hipersensibilidad idiosincrática) ha sido observada.

Descontaminación: Lavaje (dentro de la hora) / carbón vegetal activado con catártico.

Tratamiento: Terapia de apoyo; la hipotensión puede ser tratada con terapia cristaloide I.V.

Interacciones Medicamentosas No es sinergístico con el alcohol; la potenciación de otros depresores del SNC es posible.

Acción Terapéutica La mayor parte de la actividad farmacológica se lleva a cabo en la raíz fresca o el rizoma seco; la planta contiene aceites esenciales (ácido valerénico y valenol, valepotriatos, y concentraciones alcaloides < 0,2%) que pueden afectar los niveles de neurotransmisores (serotonina, GABA, y norepinefrina); también posee propiedades espasmódicas.

Posología Adultos:

Sedante: 1-3 g (1-3 mL de tintura).

Insomnio: 1-3 mL de tintura a la hora de acostarse.

Raíz seca: 0,3-1 g.

(Continúa)

Valeriana *(Continuación)*

Información Adicional La Valeriana officinalis es una planta perenne que puede alcanzar 1,60 mt. de altura, con pequeñas flores blancas y rosas. Se la puede encontrar en Europa, Canadá, y el norte de EE. UU. Las preparaciones pueden contener múltiples componentes.

* **Valeriana edulis** *ver* Valeriana *en la página 295*
* **Valeriana wallichi** *ver* Valeriana *en la página 295*
* **Valproato Semisódico** *ver* Ácido Valproico y Derivados *en la página 18*
* **Valproato Sódico** *ver* Ácido Valproico y Derivados *en la página18*
* **Valproico, Ácido** *ver* Ácido Valproico y Derivados *en la página 18*
* **Vamate®** *ver* Hidroxicina *en la página 146*

Venlafaxina

Información Relacionada
Cuadro Comparativo de Agentes Antidepresivos *en la página 400.*
Información para el Paciente - Antidepresivos (Venlafaxina) *en la página 312.*

Disponibilidad de Genérico No.

Marcas Comerciales en EE. UU. Effexor®; Effexor® XR.

Categoría Farmacológica Antidepresivo, Inhibidor de la Recaptación de Serotonina/Norepinefrina.

Indicaciones Tratamiento para la depresión; trastorno de ansiedad generalizada.

Acciones secundarias Trastorno obsesivo-compulsivo.

Factor de Riesgo en el Embarazo C.

Contraindicaciones Hipersensibilidad a la venlafaxina; el uso de inhibidores de la monoaminooxidasa dentro de los 14 días; no debe iniciarse con IMAO dentro de los 7 días después de la interrupción de venlafaxina.

Advertencias/Precauciones Puede producir un aumento sostenido en la presión sanguínea; puede provocar un aumento en la ansiedad, nerviosismo, insomnio; puede provocar pérdida de peso (utilizar con precaución en pacientes en los que no se desea una pérdida de peso). Puede empeorar la psicosis en algunos pacientes o precipitar el paso a manía o hipomanía en pacientes con enfermedad bipolar. Puede aumentar el riesgo asociado con la terapia electroconvulsiva. Utilizar con precaución en pacientes con depresión, especialmente si existe riesgo de suicidio. Los riesgos de deterioro cognitivo o motor, así también como el potencial de efectos anticolinérgicos es muy bajo. Puede producir o exacerbar la disfunción sexual.

Reacciones Adversas
≥ 10%:
Sistema nervioso central: Dolor de cabeza, somnolencia, mareos, insomnio, nerviosismo.
Gastrointestinales: Náuseas, xerostomía, constipación, anorexia.
Genitourinarias: Eyaculación anormal.
Neuromusculares y óseas: Debilidad.
Misceláneas: Diaforesis.
1% a 10%:
Cardiovasculares: Hipertensión, taquicardia sinusal, hipotensión postural, vasodilatación.
Sistema nervioso central: Ansiedad, sueños anormales, agitación, confusión, pensamientos anormales, bostezos.
Dermatológicas: Erupción, prurito.
Endocrinas y metabólicas: Disminución en la libido.
Gastrointestinales: Pérdida de peso, vómitos, diarrea, dispepsia, flatulencia, perversión en el gusto.
Genitourinarias: Impotencia, retención urinaria.
Neuromusculares y óseas: Temblor, hipertonía, parestesia.
Oftalmológicas: Visión borrosa, midriasis.
Ótica: Tinnitus.

Sobredosis / Toxicología Tratamiento: Debe considerarse el uso de carbón vegetal activado, inducciones de émesis, o lavaje gástrico para la ingestión aguda; La diuresis forzada, diálisis, y hemoperfusión no son eficaces debido al extenso volumen de distribución.

Interacciones Medicamentosas Sustrato de enzima CYP2D6, 2E1, y 3A3/4; inhibidor de enzima CYP2D6 (débil).

Cuando la venlafaxina se utiliza en combinación o dentro de las 2 semanas de utilizado un IMAO, puede producirse el síndrome serotonínico; debe evitarse esta combinación.

Acción Terapéutica La venlafaxina y su metabolito O-desmetil-venlafaxina (ODV) activo son potentes inhibidores de la recaptación de serotonina neuronal y norepinefrina e inhibidor débil de la recaptación de dopamina; produce regulación a la baja del beta-receptor y reduce la adenilciclasa asociada a los sistemas beta-adrenérgicos en el cerebro.

Farmacodinámica / cinética

Absorción: Oral: 92% a 100%.

Fijación a proteínas: Fijas al plasma humano 27% a 30%; estabilidad lograda dentro de los 3 días de terapia múltiple.

Metabolismo: En el hígado mediante el sistema de enzima de citocromo P-450 para metabolito activo, O-desmetil-venlafaxina (ODV).

Vida media: 3-7 horas (venlafaxina) y 11-13 horas (ODV).

Concentración plasmática máxima: 1-2 horas.

Eliminación: Principalmente por vía renal.

Posología: Adultos: Oral:

Comprimidos de difusión inmediata: 75 mg/día, administradas en 2 o 3 dosis divididas, suministradas con alimentos; la dosis puede aumentarse en incrementos de 75 mg/día, en intervalos de al menos 4 días, hasta 225-375 mg/día.

Cápsulas de difusión prolongada: 75 mg una vez por día suministrada con los alimentos; con algunos pacientes recientes, puede ser preferible comenzar con 37,5 mg/día por 4-7 días antes de aumentar a 75 mg diarios; puede aumentarse en incrementos de hasta 75 mg/día cada 4 días según sea tolerado, hasta un máximo de 225 mg/día.

Ajuste de la dosis en insuficiencia renal: Cl_{cr} 10-70 mL/minuto: Disminuir la dosis en un 25%; disminuir la dosis diaria total en un 50% en pacientes que recibe diálisis; los pacientes que reciben diálisis deben recibir la dosis después de la finalizada la diálisis.

Ajuste de la dosis en insuficiencia hepática moderada: Reducir la dosis diaria total en un 50%.

Consideraciones Dietarias

Alcohol: Efectos del SNC adicionales, evitar su uso.

Alimentos: Puede administrarse sin tomar en cuenta el alimento.

Parámetros de Monitoreo Debe controlarse la presión sanguínea regularmente, especialmente en pacientes con presión sanguínea de base alta.

Valores de Referencia Nivel plasmático máximo de 163 ng/mL (325 ng/mL de metabolito ODV metabolito) obtenido después de una dosis oral de 150 mg.

Interacciones en Análisis La venlafaxina ha sido asociada con el aumento promedio de 3 mg/dL de colesterol plasmático; ↑ tiroides, ácido úrico, glucosa, potasio, AST.

Información para el Paciente Evitar el uso de alcohol; utilizar precaución al operar maquinaria peligrosa.

Implicancias de Enfermería Produce una aumento promedio en la frecuencia cardíaca de 4 latidos/minuto; puede administrarse sin tomar en cuenta el alimento; se recomienda regular para reducir los síntomas de la suspensión de la administración en caso de que la droga haya sido interrumpida; esta regulación debe realizarse durante un período de dos semanas si el paciente la ha recibido durante más de 6 semanas.

Presentación

Cápsulas, difusión prolongada: 37,5 mg, 75 mg, 150 mg.

(Continúa)

Venlafaxina *(Continuación)*

Comprimidos: 25 mg, 37,5 mg, 50 mg, 75 mg, 100 mg.

* **Vesprin®** *ver* Triflupromacina *en la página 289*
* **Vistacon-50®** *ver* Hidroxicina *en la página 146*
* **Vistaquel®** *ver* Hidroxicina *en la página 146*
* **Vistaril®** *ver* Hidroxicina *en la página 146*
* **Vistazine®** *ver* Hidroxicina *en la página 146*

Vitamina E

Disponibilidad de Genérico Sí.

Marca Comercial en EE. UU. Amino-Opti-E®; Aquasol E® [OTC]; E-Complex-600® [OTC]; E-Vitamin® [OTC]; Vita-Plus® E Softgels [OTC]; Vitec® [OTC]; Vite E® Creme [OTC].

Sinónimos d-Alfa Tocoferol; dl-Alfa Tocoferol.

Categoría Farmacológica Vitamina; Disolvente de Grasas.

Indicaciones Prevención y tratamiento de anemia hemolítica secundaria a la carencia de vitamina E, suplemento dietario.

Acciones secundarias: Para reducir el riesgo de displasia broncopulmonar o fibroplasia retrolental en niños expuestos a altas concentraciones de oxígeno; prevención y tratamiento de discinesia tardía y enfermedad de Alzheimer. Tratamiento de la depresión.

Factor de Riesgo en el Embarazo A (C si la dosis excede las recomendaciones ingesta diaria).

Contraindicaciones Hipersensibilidad a la vitamina E o a cualquier componente; aplicación I.V.

Advertencias / Precauciones Puede inducir a la carencia de vitamina K; La enterocolitis necrotizante ha sido asociada con la administración oral de elevadas dosis (por ejemplo, >200 unidades/día) de un preparado hiperosmolar de vitamina E en infantes que nacieron con bajo peso.

Reacciones Adversas <1%: Dolor de cabeza, fatiga, dermatitis de contacto con preparados topicales, náuseas, diarrea, calambres intestinales, debilidad, visión borrosa, disfunción gonadal.

Interacciones Medicamentosas

La vitamina E puede perjudicar la respuesta hematrológica al hierro en niños con anemia ferropénica; controlar.

La vitamina E puede alterar el efecto de las acciones de la vitamina K en los factores de coagulación, y pueden dar como resultado un aumento en la respuesta hipoprotrombinémica a la warfarina; controlar.

Estabilidad Proteger de la luz.

Acción Terapéutica Evita la oxidación de la vitamina A y C; protege los ácidos grasos polisaturados en las membranas del ataque de los radicales libres y protege los glóbulos rojos sanguíneos de la hemólisis.

Sobredosis / Toxicología

Absorción: Oral: Depende de la presencia de bilis; la absorción es reducida en estados de malabsorción, en infantes prematuros con bajo peso al nacer, y a medida que se aumenta la dosis.

Distribución: Se distribuye por todos los tejidos del cuerpo, especialmente en el tejido adiposo, donde se almacena.

Metabolismo: En el hígado a glucurónidos.

Eliminación: En las heces y bilis.

Posología Una unidad de Vitamina E = 1 mg de acetato de dl-alfa-tocoferol.

Oral:

Carencia de Vitamina E:

Niños (con síndrome de malabsorción): 1 unidad/kg/día de vitamina E soluble en agua (para aumentar las concentraciones de tocoferol plasmático al valor normal dentro de los 2 meses y para mantener las concentraciones plasmáticas normales).

Adultos: 60-75 unidades/día.

Prevención de carencia de vitamina E: Adultos: 30 unidades/día.

Prevención de retinopatía o nacimientos prematuros o displasia broncopulmonar secundaria a la terapia con O_2: (La Academia Norteamericana de Pediatría considera que este uso requiere más investigación y su uso como rutina no es recomendado).

Retinopatía profilaxis: 15-30 unidades/día para mantener los niveles plasmáticos entre 1,5-2 mg/mL (puede requerir tanto como 100 unidades/kg/día).

La fibrosis cística, la beta-talasemia, anemia depranocítica pueden requerir dosis diarias de mantenimiento mayores:

Fibrosis cística: 100-400 unidades/día.

Beta-talasemia: 750 unidades/día.

Célula falciforme: 450 unidades/día.

Enfermedad de Alzheimer: 1000 unidades dos veces por día.

Discinesia tardía: 1600 unidades/día.

Posibles dosis diarias recomendadas:

Infantes prematuros ≤ 3 meses: 17 mg (25 unidades).

Infantes:

≤ 6 meses: 3 mg (4,5 unidades).

6-12 meses: 4 mg (6 unidades).

Niños:

1-3 años: 6 mg (9 unidades).

4-10 años: 7 mg (10,5 unidades).

Niños > 11 años y Adultos:

Hombre: 10 mg (15 unidades).

Mujer: 8 mg (12 unidades).

Tópico: Aplicar una fina capa sobre el área afectada.

Valores de Referencia Terapéuticos: 0,8-1,5 mg/dL (SI: 19-35 mmol/L), algunas variaciones en el método.

Información para el Paciente Las gotas puede ser aplicadas directamente en la boca o mezcladas con cereal, jugo de frutas, u otros alimentos; consumir sólo la dosis prescripta. La toxicidad de la vitamina E se demuestra en la visión borrosa, diarrea, mareos, síntomas del tipo de la gripe. Náuseas, dolor de cabeza; tragar la cápsula entera, no molerla ni masticarla.

Información Adicional 1 mg de acetato de dl-alfa tocoferil = 1 IU.

Presentación

Cápsulas: 100 unidades, 200 unidades, 330 mg, 400 unidades, 500 unidades, 600 unidades, 1000 unidades.

Cápsulas, soluble en agua: 73,5 mg, 147 mg, 165 mg, 330 mg, 400 unidades.

Crema: 50 mg/g (15 g, 30 g, 60 g, 75 g, 120 g, 454 g).

Gotas, oral: 50 mg/mL (12 mL, 30 mL).

Líquido, tópico: 10 mL, 15 mL, 30 mL, 60 mL.

Loción: 120 mL.

Aceite: 15 mL, 30 mL, 60 mL.

Pomada, tópico: 30 mg/g (45 g, 60 g).

Comprimidos: 200 unidades, 400 unidades.

Yohimbina

Marca Comercial en EE. UU. Aphrodyne™; Dayto Himbin®; Yocon®; Yohimex™.

Sinónimos Corynanthe yohimbe; Clorhidrato de Yohimbina.

Categoría Farmacológica Productos varios.

Indicaciones Acciones secundarias: Tratamiento de disfunción sexual inducida por los ISRS; pérdida de peso; impotencia; simpaticolítico y midriático; puede actuar como un afrodisíaco.

Contraindicaciones Enfermedad renal, hipersensibilidad a la yohimbina.

Advertencias / Precauciones No utilizar durante el embarazo; no utilizar en niños; no es apto para el uso en pacientes geriátricos, psiquiátricos, o cardio-renales con historia de úlceras gástricas o duodenales; generalmente no es para uso femenino. No debe utilizarse en insuficiencia renal o trastornos psiquiátricos; puede provocar elevada presión sanguínea y ansiedad, taquicardia, náuseas, o vómitos.

Reacciones Adversas

Cardiovasculares: Taquicardia, Hipertensión, hipotensión (ortostática), sonrojo.

Sistema nervioso central: Ansiedad, manía, alucinaciones, irritabilidad, mareos, psicosis, insomnio, dolor de cabeza, ataques de pánico.

Gastrointestinales: Náuseas, vómitos, anorexia, salivación.

Neuromusculares y óseas: Temblores.

Misceláneas: Acción antidiurética, diaforesis.

Interacciones Medicamentosas Sustrato de enzima CYP2D6 y 3A3/4; inhibidor de enzima CYP2D6.

Utilizar con precaución con otras drogas que actúen sobre el SNC.

Acción Terapéutica Proviene de la corteza del árbol yohimbe *(Corynanthe yohimbe),* este alcaloide indol produce un bloqueo alfa2-adrenérgico presináptico. El efecto autonómico periférico es el de aumentar la actividad colinérgica y disminuir la adrenérgica; la yohimbina ejerce un efecto estimulante en el estado de ánimo y un leve efecto antidiurético.

Farmacodinámica / Cinética

Duración de la acción: Generalmente 3-4 horas, pero puede durar 36 horas.

Absorción: Oral: 33%.

Distribución: Vd : 0,3-3 L/kg.

Vida media: 0,6 horas.

Posología Adultos: Oral:

Impotencia eréctil en el hombre: ha sido utilizado 5,4 mg comprimido 3 veces/día. Si se producen efectos colaterales, reducir a ½ comprimido (2,7 mg) 3 veces/día seguida de aumentos graduales hasta 1 comprimido 3 veces/día. No se conocen los resultado de la terapia > 10 semanas.

Hipotensión ortostática: Se han utilizado dosis de 12,5 mg/día; sin embargo, se requiere mayor investigación.

Valores de Referencia Después de una dosis oral de 10 mg, el nivel plasmático de yohimbina máximo logrado fue ~75 mg/L después de 45 minutos.

Información para el Paciente Se lo considera inseguro.

Información Adicional Es también una droga de la calle de la que se abusa y puede fumarse; tiene un gusto amargo; el estado disociativo es similar a la intoxicación con fenciclidina.

Presentación Comprimidos, como Clorhidrato: 5,4 mg.

• **Yohimex™** *ver* Yohimbina *en la página 300*

Zaleplon

Información Relacionada

Ansiolíticos e Hipnóticos no Benzodiazepínicos *ver página 417.*

Información para el Paciente - Ansiolíticos e Hipnóticos Sedantes (Zaleplon) *ver página 344.*

Marca Comercial en EE. UU. Sonata®.

Categoría Farmacológica Hipnótico, No Benzodiazepina.

Indicaciones Tratamiento del insomnio a corto plazo.

Factor de Riesgo en el Embarazo C.

Contraindicaciones Hipersensibilidad conocida al zaleplon o a cualquier componente.

Advertencias / Precauciones Tratamiento sintomático del insomnio debe iniciarse solamente después de la minuciosa evaluación de las causas potenciales de trastornos en el sueño. Si los trastornos en el sueño no se han resuelto después de 7-10 días puede diagnosticarse una enfermedad psiquiátrica y/o médica.

Utilizar con precaución en pacientes con depresión, especialmente si existe riesgo de suicidio. Utilizar con precaución en pacientes con historia de droga dependencia. La interrupción abrupta puede producir síntomas de abstinencia. Puede deteriorar las capacidades físicas y mentales. Los pacientes deben ser precavidos al realizar tareas que requieran de atención mental (operar maquinaria o conducir). Utilizar con precaución en pacientes que reciben otros depresores del SNC o medicamentos psicoactivos. Pueden potenciarse los efectos con otras drogas sedantes o etanol.

Utilizar con precaución en las personas mayores y en los pacientes con función respiratoria comprometida, o insuficiencia renal y hepática. Debido al rápido comienzo de la acción, el zaleplon debe ser administrado inmediatamente antes de la hora de acostarse o después de que el paciente se acueste y tenga problemas para dormir.

Reacciones Adversas 1% al 10%:
Sistema nervioso central: Amnesia, ansiedad, despersonalización, mareos, alucinaciones, hipestesia, somnolencia, vértigo, malestar, depresión, sensación de vacío en la cabeza, deterioro en la coordinación.
Cardiovasculares: Edema periférico.
Dermatológicas: Reacción de fotosensibilidad, erupción, prurito.
Gastrointestinales: Dolor abdominal, anorexia, colitis, dispepsia, náuseas, constipación, xerostomía.
Genitourinarias: Dismenorrea.
Neuromusculares y óseas: Parestesia, temblor, mialgia, debilidad.
Oftalmológicas: Visión anormal, dolor en los ojos.
Óticas: Hiperacusia.
Misceláneas: Parosmia.

Sobredosis / Toxicología Los síntomas incluyen depresión del SNC, variando desde somnolencia hasta coma. La sobredosis leve es asociada con la somnolencia, la confusión y el letargo. Los casos graves pueden terminar en ataxia, depresión respiratoria, hipotensión, hipotonía, coma, y rara vez muerte. El tratamiento es de apoyo.

Interacciones Medicamentosas Sustrato CYP3A4 (menor recorrido metabólico).
El zaleplon potencia los efectos del SNC del alcohol, la imipramina, y la tioridazina.
Los inductores CYP3A4 (por ejemplo, fenitoína, carbamazepina, fenobarbital) pueden causar la ineficacia del zaleplon (la rifampicina reduce el AUC 80%): considerar un hipnótico alternativo.
La cimetidina inhibe la aldehído oxidasa y CYP3A4 y causan, así, un aumento de 85% en el C_{max} y AUC del zaleplon. Utilizar 5 mg de zaleplon como dosis inicial en los pacientes que reciben cimetidina.

Acción Terapéutica El zaleplon no posee relación alguna con las benzodiazepinas, barbitúricos, u otros hipnóticos. Sin embargo, interactúa con el complejo receptor GABA de benzodiazepina. Los estudios no clínicos han demostrado que se fija selectivamente al receptor omega-1 del cerebro, situado en la sub-unidad alfa del complejo receptor GABA-A.

Farmacodinámica / Cinética
Comienzo: Rápido.
Efecto pico: Dentro de la hora.
Duración: 6-8 horas.
Absorción: Rápida y prácticamente completa.
Distribución: Vd: 1,4 L/kg.
Fijación a proteínas: 60% ± 15%.

(Continúa)

Zaleplon *(Continuación)*

Metabolismo: Extensivamente metabolizado con <1% de la dosis excretada sin alteraciones en la orina. Principalmente metabolizado por aldehído oxidasa para formar 5-oxo-zaleplon y en menor proporción por CYP3A4 para desetilzaleplon. Todos los metabolitos son farmacológicamente inactivos. Depuración plasmática de la dosis oral: 3 L/h/kg.

Biodisponibilidad: 30%.

Vida media: 1 hora.

Concentración plasmática máxima: 1 hora.

Eliminación: En la orina como metabolitos.

Posología

Adultos: Oral: 10 mg a la hora de acostarse (rango: 5-20 mg).

Personas mayores: 5 mg a la hora de acostarse.

Ajuste de la dosis en insuficiencia renal: No ajustar en la insuficiencia renal de leve a moderada; el uso en la insuficiencia renal severa no ha sido adecuadamente estudiada.

Ajuste de la dosis en insuficiencia hepática: Insuficiencia de leve a moderada: 5 mg; no se la recomienda para el uso en pacientes con insuficiencia hepática severa.

Consideraciones Dietarias En comidas con alto contenido graso la absorción es prolongada; demora tmax de 2 horas, y reducida Cmax en 35%.

Administración Inmediatamente antes de acostarse o cuando el paciente está acostado y no puede dormir.

Información para el Paciente Puede producir somnolencia, mareos, o sensación de vacío en la cabeza. Evitar el alcohol y otros depresores del SNC. Consultar al médico antes de administrar cualquier prescripción o medicamento OTC. No operar maquinaria ni conducir mientras se recibe el medicamento. La dosis debe ser suministrada inmediatamente antes de acostarse o cuando el pacientes esta acostado y no puede dormir.

Información Adicional Las cantidades prescriptas no deben exceder el mes de administración.

Presentación Cápsulas: 5 mg, 10 mg.

◆ **Zantryl®** *ver* Fentermina *en la página 118*
◆ **Zoloft™** *ver* Sertralina *en la página 260*

Zolpidem

Información Relacionada

Uso de Ansiolíticos/Hipnóticos en Instituciones de Tratamiento Prolongado *en la página 412.*

Ansiolíticos e Hipnóticos no Benzodiazepínicos *en la página 417.*

Información para el Paciente – Ansiolíticos e Hipnóticos Sedantes (Zolpidem) *en la página. 346.*

Disponibilidad de Genérico No.

Marca Comercial en EE. UU. Ambien™.

Sinónimos Tartrato de Zolpidem.

Categoría Farmacológica Hipnótico, No Benzodiazepina.

Indicaciones Tratamiento de insomnio a corto plazo.

Restricciones C-IV.

Factor de Riesgo en el Embarazo B.

Contraindicaciones Hipersensibilidad conocida al zolpidem.

Advertencias / Precauciones Debe utilizarse solamente después de la evaluación de las causas potenciales de trastornos en el sueño. Si los trastornos en el sueño no se han resuelto después de 7-10 días puede diagnosticarse una enfermedad psiquiátrica y/o clínica. Utilizar con precaución en pacientes con depresión. Los cambios en la conducta han sido asociados con los hipnóticos sedantes. Produce depresión del SNC, que puede deteriorar las capacidades físicas y mentales. Los efectos con otras drogas sedantes o etanol pueden potenciarse. Controlar cuidadosamente si se presenta deterioro cognitivo o motor en las personas mayores o pacientes debilitados; no se recomienda su uso en niños <18 años de edad. Evitar su uso en pacientes con apnea o con historia de abuso de hipnóticos sedantes.

Reacciones Adversas

Cardiovasculares: Palpitaciones.

Sistema nervioso central: Dolor de cabeza, somnolencia, mareos, letargo, sensación de vacío en la cabeza, depresión, sueños anormales, amnesia.

Dermatológicas: Erupción.

Gastrointestinales: Náuseas, diarrea, xerostomía, constipación.

Respiratorias: Sinusitis, faringitis.

Sobredosis / Toxicología

Signos y síntomas: Coma.

Tratamiento: De apoyo; rara vez se requiere ventilación mecánica. El flumazenil ha demostrado bloquear selectivamente la fijación de benzodiazepinas a los receptores del SNC, y tienen como resultado la reversión de la depresión del SNC inducida por benzodiazepinas pero no siempre la de la depresión respiratoria.

Interacciones Medicamentosas Sustrato de enzima CYP3A3/4.

El uso de zolpidem en combinación con otras drogas que actúan centralmente puede producir depresión del SNC adicional.

Acción Terapéutica Es estructuralmente diferente a la benzodiazepina, sin embargo, tiene muchas o todas sus acciones explicadas por los efectos de los receptores de benzodiazepinas (BZD), especialmente el receptor omega-1; retiene las propiedades hipnóticas y muchas de las ansiolíticas de la BZD, pero posee efectos reducidos en el músculo esquelético y en el umbral de convulsiones.

Farmacodinámica / cinética

Comienzo de la acción: 30 minutos.

Duración: 6-8 horas.

Absorción: Rápida.

Distribución: Muy baja cantidad segregada a la leche materna.

Fijación a proteínas: 92%.

Metabolismo: Hepático para inactivar metabolitos.

Vida media: 2-2,6 horas, en cirrosis aumenta a 9,9 horas.

Posología La duración de la terapia debe limitarse a 7-10 días.

Adultos: Oral: 10 mg inmediatamente antes de acostarse; dosis máxima: 10 mg.

Personas mayores: 5 mg inmediatamente antes de acostarse.

Hemodiálisis: No dializable.

Ajuste de la dosis en insuficiencia hepática: Disminuir la dosis a 5 mg.

Consideraciones Dietarias Alcohol: efecto del SNC adicional; evitar su uso.

Administración ingerir inmediatamente antes de acostarse debido al rápido comienzo de la acción.

Parámetros de Monitoreo Atención durante el día; estado respiratorio y cardíaco.

Valores de Referencia 80-150 ng/mL.

Interacciones en Análisis ↑ ALT.

Información para el Paciente Evitar el alcohol y otros depresores del SNC mientras se recibe este medicamento.

Implicancias de Enfermería Los pacientes pueden requerir asistencia al caminar; las dosis menores en las personas mayores son generalmente eficaces; proporcionar medidas de seguridad.

Información Adicional Produce menos trastornos en las etapas del sueño que las benzodiazepinas; el tiempo de sueño de las etapas 3 y 4 son mantenidas; disminuye la latencia de sueño. No deben prescribirse en cantidades que excedan el mes de administración.

Presentación Comprimidos, como tartrato: 5 mg, 10 mg.

TEMAS ESPECIALES

ÍNDICE

Información para el Paciente sobre Determinados Medicamentos Psicotrópicos

Manual de Diagnóstico y Estadísticas de los Trastornos Mentales

MEDICAMENTOS ANTIDEPRESIVOS

INHIBIDORES SELECTIVOS DE RECAPTACIÓN DE LA SEROTONINA (ISRS)

TIPO DE MEDICAMENTO

Medicamento antidepresivo, inhibidor selectivo de recaptación de la serotonina (ISRS).

MEDICAMENTOS EN ESTE GRUPO

Citalopram *en la página 59*
Fluoxetina *en la página 127*
Fluvoxamina *en la página 132*
Paroxetina *en la página 212*
Sertralina *en la página 260*

ESTE MEDICAMENTO ESTÁ INDICADO PARA:

El tratamiento de la depresión; también puede ser utilizado para el trastorno obsesivo-compulsivo y otros trastornos de la ansiedad (por ejemplo, estrés postraumático), trastornos de la alimentación, trastorno disfórico premenstrual, y trastornos de adicción. La duración habitual del tratamiento es de por lo menos 1 año; se pueden emplear indefinidamente para depresiones severas o recurrentes o condiciones vinculadas.

INSTRUCCIONES PREVIAS A TOMAR LA MEDICACIÓN

Debe comunicar a su agente proveedor de salud (APS) si alguna de las circunstancias que se enumeran a continuación le resultan aplicables:

1. Está embarazada, tiene intenciones de quedar embarazada o está amamantando.

2. Padece de alergia a algún medicamento.

3. Está tomando algún otro medicamento bajo receta o de venta libre; recuerde incluir cualquier medicamento prescripto por su dentista así como cualquier producto de herboristería o natural.

4. Tiene algún problema médico.

5. Ha tenido algún problema con este medicamento en el pasado.

INSTRUCCIONES SOBRE EL USO APROPIADO DE ESTOS MEDICAMENTOS

- Debe tomar el medicamento tal como lo recomendó el APS. No debe tomar ni más ni menos que la dosis recomendada. Debe hablar con el APS para saber qué hacer cuando saltea dosis, si esto ocurriera.

- Debe saber el nombre del medicamento que está tomando y cómo se escribe, al igual que la dosis exacta en miligramos. Puede escribir esta información en una tarjeta para llevarla en la billetera o la cartera. Esta información es extremadamente importante si se enfermara repentinamente o se viera involucrado en una situación de emergencia.

- Debe intentar tomar la medicación siempre a la misma hora del día. Los ISRS habitualmente se toman 1 – 2 veces al día.

- Los antidepresivos ISRS generalmente se toleran mejor si se los toma con las comidas o enseguida después de las misma. Esto minimiza cualquier malestar potencial del sistema digestivo.

- Debe guardar los medicamentos en un lugar limpio y seco, a temperatura ambiente, lejos del alcance de los niños.

PRECAUCIONES

- La mejoría en el nivel de energía y de sueño / apetito puede tener lugar durante la primera semana, mientras que los síntomas de depresión pueden tomar de 4 a 6 semanas para mejorar. No suspenda el medicamento abruptamente, dado que puede producirse una reacción a la suspensión de la droga.

- Este medicamento puede potenciar los efectos del alcohol u otras drogas.

- No tome alcohol u otras drogas "de la calle" mientras esté en tratamiento con este medicamento.

- Si este medicamento le provoca somnolencia o aturdimiento, no opere maquinaria ni conduzca vehículos, dado que puede ser peligroso.

- Comunique a su APS inmediatamente si queda embarazada mientras está en tratamiento con este medicamento.

- No tome ningún otro medicamento nuevo o adicional así como tampoco medicamentos de venta libre sin hablarlo con su APS. Esto incluye productos de herboristería o naturales.

- No tome antidepresivos ISRS si ha tomado un inhibidor de la monoaminooxidasa (IMAO) dentro de las dos últimas semanas. Esto está asociado con presión sanguínea alta que potencialmente pone en riesgo la vida.

EFECTOS SECUNDARIOS COMUNES

Todas las drogas tienen efectos secundarios. La mayor parte los mismos son leves y se pueden mejorar a lo largo del tiempo. Hable con su APS acerca de los efectos secundarios de este medicamento antes de comenzar el tratamiento, incluyendo cómo ponerse en contacto con su APS en caso de producirse algún efecto secundario. Los siguientes efectos secundarios son los más comunes y deben ser discutidos con su APS.

- Somnolencia

- Disminución del apetito / pérdida de peso

- Disminución de la función sexual

- Náusea o malestar del sistema digestivo

- Sequedad de la boca

Los efectos secundarios más raros incluyen agitación, ansiedad, u otros síntomas físicos tales como erupción, picazón o crispamiento espasmódico muscular. Debe informar de estos síntomas a su APS inmediatamente. Algunas personas pueden padecer otros efectos secundarios que no estén enumerados en el presente. Si eso sucediera, informe a su APS.

MEDICAMENTOS ANTIDEPRESIVOS *(Continuación)*

ANTIDEPRESIVOS TRICÍCLICOS (ADT) Y MEDICAMENTOS RELACIONADOS

TIPO DE MEDICAMENTO
Medicamento antidepresivo, de tipo cíclico / tricíclico.

MEDICAMENTOS EN ESTE GRUPO

Amitriptilina *en la página 27*
Amitriptilina y Clordiazepóxido *en la página 30*
Amitriptilina y Perfenazina *en la página 30*
Amoxapina *en la página 36*
Clomipramina *en la página 61*
Desipramina *en la página 83*
Doxepina *en la página 101*
Imipramina *en la página 148*
Maprotilina *en la página 170*
Nortriptilina *en la página 202*
Protriptilina *en la página 242*
Trimipramina *en la página 292*

ESTE MEDICAMENTO ESTÁ INDICADO PARA:

El tratamiento de la depresión; también puede ser utilizado para el trastorno obsesivo-compulsivo, trastorno de pánico y trastorno de estrés postraumático, así como trastorno de la alimentación, condiciones de dolor crónico, y enuresis (mojar la cama) en niños. La duración habitual del tratamiento es de por lo menos 1 año; se pueden emplear indefinidamente para depresiones severas o recurrentes o condiciones relacionadas.

INSTRUCCIONES PREVIAS A TOMAR LA MEDICACIÓN

Debe comunicar a su agente proveedor de salud (APS) si alguna de las circunstancias que se enumeran a continuación le resultan aplicables:

1. Está embarazada, tiene intenciones de quedar embarazada o está amamantando.

2. Padece de alergia a algún medicamento.

3. Está tomando algún otro medicamento bajo receta o de venta libre; recuerde incluir cualquier medicamento prescripto por su dentista así como cualquier producto de herboristería o natural.

4. Tiene algún problema médico.

5. Ha tenido algún problema con este medicamento en el pasado.

INSTRUCCIONES SOBRE EL USO APROPIADO DE ESTOS MEDICAMENTOS

- Debe tomar el medicamento tal como lo recomendó el APS. No debe tomar ni más ni menos que la dosis recomendada. Debe hablar con el APS para saber qué hacer cuando saltea dosis, si esto ocurriera.

- Debe saber el nombre del medicamento que está tomando y cómo se escribe, al igual que la dosis exacta en miligramos. Puede escribir esta información en una tarjeta para llevarla en la billetera o la cartera. Esta información es extremadamente importante si se enfermara repentinamente o se viera involucrado en una situación de emergencia.

- Debe intentar tomar la medicación siempre a la misma hora del día. Los ADT habitualmente se toman 1 – 2 veces al día, con la mayor proporción del medicamento al acostarse.

- Debe guardar los medicamentos en un lugar limpio y seco, a temperatura ambiente, lejos del alcance de los niños.

PRECAUCIONES

- La mejoría en el nivel de energía y de sueño / apetito puede tener lugar durante la primera semana, mientras que los síntomas de depresión pueden tomar de 4 a 6 semanas para mejorar. No suspenda el medicamento abruptamente, dado que puede producirse una reacción a la suspensión de la droga.

- Los ADT pueden provocar mareos o somnolencia. Si este medicamento le provoca somnolencia o mareos, no opere maquinaria ni conduzca vehículos, dado que puede ser peligroso.

- El medicamento puede provocar somnolencia o aturdimiento, en especial al levantarse rápidamente cuando se está sentado o acostado. Puede ser útil incorporarse lentamente.

- Pueden ocasionar sequedad de la boca; puede ser útil chupar caramelos sin azúcar o masticar chicle.

- Este medicamento puede potenciar los efectos del alcohol u otras drogas "de la calle".

- No tome alcohol ni otras drogas "de la calle" mientras esté en tratamiento con este medicamento.

- Comunique a su APS inmediatamente si queda embarazada mientras está en tratamiento con este medicamento.

- No tome ningún otro medicamento nuevo o adicional así como tampoco medicamentos de venta libre sin hablarlo con su APS. Esto incluye productos de herboristería o naturales.

EFECTOS SECUNDARIOS COMUNES

Todas las drogas tienen efectos secundarios. La mayor parte los mismos son leves y se pueden mejorar a lo largo del tiempo. Hable con su APS acerca de los efectos secundarios de este medicamento antes de comenzar el tratamiento, incluyendo cómo ponerse en contacto con su APS en caso de producirse algún efecto secundario. Los siguientes efectos secundarios son los más comunes con los ADT y deben ser discutidos con su APS.

- Somnolencia / fatiga

- Mareos

- Sequedad de la boca

- Constipación

- Aumento del apetito / aumento de peso

- Dolor de cabeza

- Visión borrosa

- Sabor metálico desagradable en la boca

Los efectos secundarios más raros incluyen latidos irregulares o desmayos, confusión, crispamientos espasmódicos, convulsiones, problemas para orinar, erupción, u ojos o piel amarillenta. Debe informar de estos síntomas a su APS inmediatamente. Algunas personas pueden padecer otros efectos secundarios que no estén enumerados en el presente. Si eso sucediera, informe a su APS.

MEDICAMENTOS ANTIDEPRESIVOS *(Continuación)*

BUPROPION

TIPO DE MEDICAMENTO

Medicamento antidepresivo, inhibidor de recaptación de la dopamina.

MEDICAMENTOS EN ESTE GRUPO

El bupropion *en la página 49* es el único medicamento en este grupo disponible en los EE.UU.

ESTE MEDICAMENTO ESTÁ INDICADO PARA:

El tratamiento de la depresión y como ayuda para dejar de fumar.

INSTRUCCIONES PREVIAS A TOMAR LA MEDICACIÓN

Debe comunicar a su agente proveedor de salud (APS) si alguna de las circunstancias que se enumeran a continuación le resultan aplicables:

1. Está embarazada, tiene intenciones de quedar embarazada o está amamantando.
2. Padece de alergia a algún medicamento.
3. Está tomando algún otro medicamento bajo receta o de venta libre; recuerde incluir cualquier medicamento prescripto por su dentista así como cualquier producto de herboristería o natural.
4. Tiene algún problema médico.
5. Ha tenido algún problema con este medicamento en el pasado.
6. Padece o ha padecido de algún trastorno de la alimentación, tales como bulimia o anorexia.

INSTRUCCIONES SOBRE EL USO APROPIADO DE ESTOS MEDICAMENTOS

- Debe tomar el medicamento tal como lo recomendó el APS. No debe tomar ni más ni menos que la dosis recomendada. Debe hablar con el APS para saber qué hacer cuando saltea dosis, si esto ocurriera.
- Debe saber el nombre del medicamento que está tomando y cómo se escribe, al igual que la dosis exacta en miligramos. Puede escribir esta información en una tarjeta para llevarla en la billetera o la cartera. Esta información es extremadamente importante si se enfermara repentinamente o se viera involucrado en una situación de emergencia.
- Debe intentar tomar la medicación siempre a la misma hora del día. El bupropion habitualmente se toma 2 – 3 veces al día.
- Debe guardar los medicamentos en un lugar limpio y seco, a temperatura ambiente, lejos del alcance de los niños.

PRECAUCIONES

- La mejoría en el nivel de energía y de sueño / apetito puede tener lugar durante la primera semana, mientras que los síntomas de depresión pueden tomar de 4 a 6 semanas para mejorar. No suspenda el medicamento abruptamente, dado que puede producirse una reacción a la suspensión de la droga.
- Este medicamento puede potenciar los efectos del alcohol u otras drogas "de la calle".

- No tome alcohol ni otras drogas "de la calle" mientras esté en tratamiento con este medicamento.

- Si este medicamento le provoca somnolencia o mareos, no opere maquinaria ni conduzca vehículos, dado que puede ser peligroso.

- Comunique a su APS inmediatamente si queda embarazada mientras está en tratamiento con este medicamento.

- No tome ningún otro medicamento nuevo o adicional así como tampoco medicamentos de venta libre sin hablarlo con su APS. Esto incluye productos de herboristería o naturales.

- El medicamento puede provocar somnolencia o aturdimiento, en especial al levantarse rápidamente cuando se está sentado o acostado. Puede ser útil incorporarse lentamente.

- No tome bupropion si ha tomado un inhibidor de la monoaminooxidasa (IMAO) dentro de las dos últimas semanas. Esto está asociado con presión sanguínea alta que potencialmente pone en riesgo la vida.

- El bupropion se vende bajo distinto nombres comerciales para diferentes indicaciones. Debe hablar sobre la medicación con su APS de manera tal de tomar una sola prescripción de bupropion a la vez.

EFECTOS SECUNDARIOS COMUNES

Todas las drogas tienen efectos secundarios. La mayor parte los mismos son leves y se pueden mejorar a lo largo del tiempo. Hable con su APS acerca de los efectos secundarios de este medicamento antes de comenzar el tratamiento, incluyendo cómo ponerse en contacto con su APS en caso de producirse algún efecto secundario. Los siguientes efectos secundarios son los más comunes con el bupropion y deben ser discutidos con su APS.

- Agitación / ansiedad

- Náusea, constipación, pérdida del apetito

- Temblor o agitación muscular

- Mareos

- Somnolencia

- Pérdida de peso transitoria

Los efectos secundarios más raros incluyen convulsiones, confusión, dolor de cabeza, o erupción. Debe informar de estos síntomas a su APS inmediatamente. Algunas personas pueden padecer otros efectos secundarios que no estén enumerados en el presente. Si eso sucediera, informe a su APS.

MEDICAMENTOS ANTIDEPRESIVOS *(Continuación)*

VENLAFAXIN

TIPO DE MEDICAMENTO

Medicamento antidepresivo, inhibidor selectivo de recaptación de la serotonina-norepinefrina.

MEDICAMENTOS EN ESTE GRUPO

El venlafaxin *en la página 296* es el único medicamento en este grupo disponible en los EE.UU.

ESTE MEDICAMENTO ESTÁ INDICADO PARA:

El tratamiento de la depresión y la ansiedad.

INSTRUCCIONES PREVIAS A TOMAR LA MEDICACIÓN

Debe comunicar a su agente proveedor de salud (APS) si alguna de las circunstancias que se enumeran a continuación le resultan aplicables:

1. Esta embarazada, tiene intenciones de quedar embarazada o está amamantando.
2. Padece de alergia a algún medicamento.
3. Está tomando algún otro medicamento bajo receta o de venta libre; recuerde incluir cualquier medicamento prescripto por su dentista así como cualquier producto de herboristería o natural.
4. Tiene algún problema médico.
5. Ha tenido algún problema con este medicamento en el pasado.

INSTRUCCIONES SOBRE EL USO APROPIADO DE ESTOS MEDICAMENTOS

- Debe tomar el medicamento tal como lo recomendó el APS. No debe tomar ni más ni menos que la dosis recomendada. Debe hablar con el APS para saber qué hacer cuando saltea dosis, si esto ocurriera.

- Debe saber el nombre del medicamento que está tomando y cómo se escribe, al igual que la dosis exacta en miligramos. Puede escribir esta información en una tarjeta para llevarla en la billetera o la cartera. Esta información es extremadamente importante si se enfermara repentinamente o se viera involucrado en una situación de emergencia.

- Debe intentar tomar la medicación siempre a la misma hora del día. El venlafaxin habitualmente se toma 1 – 3 veces al día.

- Debe guardar los medicamentos en un lugar limpio y seco, a temperatura ambiente, lejos del alcance de los niños.

PRECAUCIONES

- La mejoría en el nivel de energía y de sueño / apetito puede tener lugar durante la primera semana, mientras que los síntomas de depresión pueden tomar de 4 a 6 semanas para mejorar. No suspenda el medicamento abruptamente, dado que puede producirse una reacción a la suspensión de la droga.

- Este medicamento puede potenciar los efectos del alcohol u otras drogas.

- No tome alcohol ni otras drogas "de la calle" mientras esté en tratamiento con este medicamento.

- Si este medicamento le provoca somnolencia o mareos, no opere maquinaria ni conduzca vehículos, dado que puede ser peligroso.

- Comunique a su APS inmediatamente si queda embarazada mientras está en tratamiento con este medicamento.

- No tome ningún otro medicamento nuevo o adicional así como tampoco medicamentos de venta libre sin hablarlo con su APS. Esto incluye productos de herboristería o naturales.

- El medicamento puede provocar somnolencia o aturdimiento, en especial al levantarse rápidamente cuando se está sentado o acostado. Puede ser útil incorporarse lentamente.

- El venlafaxin puede estar asociado a aumento de la presión sanguínea, aún en las personas que no tienen la presión sanguínea alta de base. Debe controlar la presión sanguínea durante el período inicial del tratamiento con venlaflaxin.

EFECTOS SECUNDARIOS COMUNES

Todas las drogas tienen efectos secundarios. La mayor parte los mismos son leves y se pueden mejorar a lo largo del tiempo. Hable con su APS acerca de los efectos secundarios de este medicamento antes de comenzar el tratamiento, incluyendo cómo ponerse en contacto con su APS en caso de producirse algún efecto secundario. Los siguientes efectos secundarios son los más comunes con el venlaflaxin y deben ser discutidos con su APS.

- Náusea

- Mareos

- Sequedad de la boca

- Ansiedad o dificultad para dormir

- Dolor de cabeza

- Somnolencia

- Constipación

- Anormalidades en la eyaculación o el orgasmo

- Visión borrosa

Los efectos secundarios más raros incluyen latidos irregulares, confusión, dificultad al orinar, erupción, y convulsiones. Debe informar de estos síntomas a su APS inmediatamente. Algunas personas pueden padecer otros efectos secundarios que no estén enumerados en el presente. Si eso sucediera, informe a su APS.

MEDICAMENTOS ANTIDEPRESIVOS *(Continuación)*

BLOQUEADORES DE LA SEROTONINA

TIPO DE MEDICAMENTO

Medicamento antidepresivo, antagonista de la serotonina.

MEDICAMENTOS EN ESTE GRUPO

Nefazodona *en la página 197*
Trazodona *en la página 281*

ESTE MEDICAMENTO ESTÁ INDICADO PARA:

El tratamiento de la depresión; también está indicado para los trastornos de ansiedad, tales como estrés postraumático. A veces se indica la trazodona como inductor del sueño.

INSTRUCCIONES PREVIAS A TOMAR LA MEDICACIÓN

Debe comunicar a su agente proveedor de salud (APS) si alguna de las circunstancias que se enumeran a continuación le resultan aplicables:

1. Está embarazada, tiene intenciones de quedar embarazada o está amamantando.
2. Padece de alergia a algún medicamento.
3. Está tomando algún otro medicamento bajo receta o de venta libre; recuerde incluir cualquier medicamento prescripto por su dentista así como cualquier producto de herboristería o natural.
4. Tiene algún problema médico.
5. Ha tenido algún problema con este medicamento en el pasado.

INSTRUCCIONES SOBRE EL USO APROPIADO DE ESTOS MEDICAMENTOS

*   Debe tomar el medicamento tal como lo recomendó el APS. No debe tomar ni más ni menos que la dosis recomendada. Debe hablar con el APS para saber qué hacer cuando saltea dosis, si esto ocurriera.

*   Debe saber el nombre del medicamento que está tomando y cómo se escribe, al igual que la dosis exacta en miligramos. Puede escribir esta información en una tarjeta para llevarla en la billetera o la cartera. Esta información es extremadamente importante si se enfermara repentinamente o se viera involucrado en una situación de emergencia.

*   Debe intentar tomar la medicación siempre a la misma hora del día. Los bloqueadores de la serotonina habitualmente se toman 2 – 3 veces al día.

*   Debe guardar los medicamentos en un lugar limpio y seco, a temperatura ambiente, lejos del alcance de los niños.

PRECAUCIONES

*   La mejoría en el nivel de energía y de sueño / apetito puede tener lugar durante la primera semana, mientras que los síntomas de depresión pueden tomar de 4 a 6 semanas para mejorar. No suspenda el medicamento abruptamente, dado que puede producirse una reacción a la suspensión de la droga.

*   Este medicamento puede potenciar los efectos del alcohol u otras drogas.

*   No tome alcohol ni otras drogas "de la calle" mientras esté en tratamiento con este medicamento.

- Si este medicamento le provoca somnolencia o mareos, no opere maquinaria ni conduzca vehículos, dado que puede ser peligroso.

- Comunique a su APS inmediatamente si queda embarazada mientras está en tratamiento con este medicamento.

- No tome ningún otro medicamento nuevo o adicional así como tampoco medicamentos de venta libre sin hablarlo con su APS. Esto incluye productos de herboristería o naturales.

- El medicamento puede provocar somnolencia o aturdimiento, en especial al levantarse rápidamente cuando se está sentado o acostado. Puede ser útil incorporarse lentamente.

- No tome nefazodona si ha tomado un inhibidor de la monoaminooxidasa (IMAO) dentro de las dos últimas semanas. Esto está asociado con presión sanguínea alta que potencialmente pone en riesgo la vida.

- No debe tomar nefazodona si está tomando alguno de los siguientes medicamentos:

    - Cisaprida (Propulsid®) *en la página 9999* para problemas gastrointestinales
    - Pimozida (Orap®) *en la página 9999* para problemas psicológicos de tics en niños / adolescentes

EFECTOS SECUNDARIOS COMUNES

Todas las drogas tienen efectos secundarios. La mayor parte los mismos son leves y se pueden mejorar a lo largo del tiempo. Hable con su APS acerca de los efectos secundarios de este medicamento antes de comenzar el tratamiento, incluyendo cómo ponerse en contacto con su APS en caso de producirse algún efecto secundario. Los siguientes efectos secundarios son los más comunes con este grupo de antidepresivos y deben ser discutidos con su APS.

- Somnolencia

- Sequedad de la boca

- Visión borrosa

- Mareos

- Constipación

- Náusea

Los efectos secundarios más raros incluyen latidos irregulares (con la trazodona), confusión, erección prolongada y dolorosa (con la trazodona) o dolor de cabeza. Debe informar de estos síntomas a su APS inmediatamente. Algunas personas pueden padecer otros efectos secundarios que no estén enumerados en el presente. Si eso sucediera, informe a su APS.

MEDICAMENTOS ANTIDEPRESIVOS *(Continuación)*

INHIBIDORES DE LA MONOAMINOOXIDASA (IMAO)

TIPO DE MEDICAMENTO

Medicamento antidepresivo, inhibidor de la monoaminooxidasa.

MEDICAMENTOS EN ESTE GRUPO

Fenelzina *en la página 111*
Tranilcipromina *en la página 279*

ESTE MEDICAMENTO ESTÁ INDICADO PARA:

El tratamiento de la depresión; también está indicado para los trastornos de ansiedad (por ejemplo, trastorno obsesivo-compulsivo), y algunas veces para tratar trastornos severos del sueño.

INSTRUCCIONES PREVIAS A TOMAR LA MEDICACIÓN

Debe comunicar a su agente proveedor de salud (APS) si alguna de las circunstancias que se enumeran a continuación le resultan aplicables:

1. Está embarazada, tiene intenciones de quedar embarazada o está amamantando.

2. Padece de alergia a algún medicamento.

3. Está tomando algún otro medicamento bajo receta o de venta libre; recuerde incluir cualquier medicamento prescripto por su dentista así como cualquier producto de herboristería o natural.

4. Tiene algún problema médico.

5. Ha tenido algún problema con este medicamento en el pasado.

INSTRUCCIONES SOBRE EL USO APROPIADO DE ESTOS MEDICAMENTOS

- Debe tomar el medicamento tal como lo recomendó el APS. No debe tomar ni más ni menos que la dosis recomendada. Debe hablar con el APS para saber qué hacer cuando saltea dosis, si esto ocurriera.

- Debe saber el nombre del medicamento que está tomando y cómo se escribe, al igual que la dosis exacta en miligramos. Puede escribir esta información en una tarjeta para llevarla en la billetera o la cartera. Esta información es extremadamente importante si se enfermara repentinamente o se viera involucrado en una situación de emergencia.

- Debe intentar tomar la medicación siempre a la misma hora del día. Los IMAO habitualmente se toman 2 – 3 veces al día.

- Debe guardar los medicamentos en un lugar limpio y seco, a temperatura ambiente, lejos del alcance de los niños.

PRECAUCIONES

- La mejoría en el nivel de energía y de sueño / apetito puede tener lugar durante la primera semana, mientras que los síntomas de depresión pueden tomar de 4 a 6 semanas para mejorar. No suspenda el medicamento abruptamente, dado que puede producirse una reacción a la suspensión de la droga.

- Si este medicamento le provoca somnolencia o mareos, no opere maquinaria ni conduzca vehículos, dado que puede ser peligroso.

- Comunique a su APS inmediatamente si queda embarazada mientras está en tratamiento con este medicamento.

- No tome ningún otro medicamento nuevo o adicional así como tampoco medicamentos de venta libre sin hablarlo con su APS. Esto incluye productos de herboristería o naturales.

- El medicamento puede provocar somnolencia o aturdimiento, en especial al levantarse rápidamente cuando se está sentado o acostado. Puede ser útil incorporarse lentamente.

- Los IMAO pueden provocar reacciones peligrosas (presión sanguínea alta que potencialmente pone en riesgo la vida) con determinados alimentos, bebidas, o medicamentos. Estos incluyen:

  - Alimentos fermentados o en conserva (por ejemplo, carnes ahumadas o encurtidas, chucrut u otras frutas o vegetales encurtidos).

  - Quesos estacionados, yogur, crema agria, y tofu.

  - Sustancias para tiernizar la carne o salsa de soja.

  - Algunos tipos de vino tinto, cerveza (incluyendo la cerveza sin alcohol), champagne

  - Té, café, bebidas cola

  - Chocolate,

  - Nueces

  - Opiáceos (por ejemplo, codina u otros analgésicos)

  - Preparados para el resfrío (por ejemplo, antihistamínicos, jarabes para la tos, spray nasal)

  - Medicamentos inductores del sueño

  - Medicamentos estimulantes (por ejemplo, algunas pastillas para adelgazar)

  - Levadura o suplementos dietarios.

- Si debe hacerse alguna práctica quirúrgica u odontológica, debe notificar a su APS u odontólogo que está tomando un IMAO o lo ha tomado dentro de las últimas 2 semanas.

- Luego de interrumpida la administración de IMAO, debe observar todas las precauciones e instrucciones enumeradas con anterioridad por un período mínimo de 2 semanas, dado que puede haber suficiente IMAO en su organismo como para interactuar con determinados alimentos, bebidas o medicamentos.

EFECTOS SECUNDARIOS COMUNES

Todas las drogas tienen efectos secundarios. La mayor parte los mismos son leves y se pueden mejorar a lo largo del tiempo. Hable con su APS acerca de los efectos secundarios de este medicamento antes de comenzar el tratamiento, incluyendo cómo ponerse en contacto con su APS en caso de producirse algún efecto secundario. Los siguientes efectos secundarios son los más comunes con los IMAO y deben ser discutidos con su APS.

- Somnolencia

- Dolor de cabeza leve / moderado

- Agitación leve / moderada

- Sequedad de la boca

- Mareos

- Visión borrosa

MEDICAMENTOS ANTIDEPRESIVOS *(Continuación)*

- Problemas gastrointestinales (por ejemplo, náusea, constipación)
- Temblor o agitación muscular

Los efectos secundarios más raros incluyen dolor de cabeza severo, erupción, fiebre, o dolor de garganta. Los síntomas de presión sanguínea alta que potencialmente pone en riesgo la vida (crisis hipertensiva) incluyen dolor de pecho, sudoración aumentada, agrandamiento de las pupilas, sensibilidad ocular a la luz, dolor de cabeza severo y dolor de cuello. Debe informar de estos síntomas a su APS inmediatamente. Algunas personas pueden padecer otros efectos secundarios que no estén enumerados en el presente. Si eso sucediera, informe a su APS.

MIRTAZAPINA

TIPO DE MEDICAMENTO

Medicamento antidepresivo, antagonista del alfa-adrenoreceptor.

MEDICAMENTOS EN ESTE GRUPO

La mirtazapina *en la página 186* es el único medicamento en este grupo disponible en los EE.UU.

ESTE MEDICAMENTO ESTÁ INDICADO PARA:

El tratamiento de la depresión.

INSTRUCCIONES PREVIAS A TOMAR LA MEDICACIÓN

Debe comunicar a su agente proveedor de salud (APS) si alguna de las circunstancias que se enumeran a continuación le resultan aplicables:

1. Está embarazada, tiene intenciones de quedar embarazada o está amamantando.
2. Padece de alergia a algún medicamento.
3. Está tomando algún otro medicamento bajo receta o de venta libre; recuerde incluir cualquier medicamento prescripto por su dentista así como cualquier producto de herboristería o natural.
4. Tiene algún problema médico.
5. Ha tenido algún problema con este medicamento en el pasado.

INSTRUCCIONES SOBRE EL USO APROPIADO DE ESTOS MEDICAMENTOS

- Debe tomar el medicamento tal como lo recomendó el APS. No debe tomar ni más ni menos que la dosis recomendada. Debe hablar con el APS para saber qué hacer cuando saltea dosis, si esto ocurriera.
- Debe saber el nombre del medicamento que está tomando y cómo se escribe, al igual que la dosis exacta en miligramos. Puede escribir esta información en una tarjeta para llevarla en la billetera o la cartera. Esta información es extremadamente importante si se enfermara repentinamente o se viera involucrado en una situación de emergencia.
- Debe intentar tomar la medicación siempre a la misma hora del día. La mirtazapina habitualmente se toma 1 vez al día.
- Debe guardar los medicamentos en un lugar limpio y seco, a temperatura ambiente, lejos del alcance de los niños.

PRECAUCIONES

- La mejoría en el nivel de energía y de sueño / apetito puede tener lugar durante la primera semana, mientras que los síntomas de depresión pueden tomar de 4 a 6 semanas para mejorar. No suspenda el medicamento abruptamente, dado que puede producirse una reacción a la suspensión de la droga.

- Este medicamento puede potenciar los efectos del alcohol u otras drogas

- No tome alcohol ni otras drogas "de la calle" mientras esté en tratamiento con este medicamento.

- Si este medicamento le provoca somnolencia o mareos, no opere maquinaria ni conduzca vehículos.

- Comunique a su APS inmediatamente si queda embarazada mientras está en tratamiento con este medicamento.

- No tome ningún otro medicamento nuevo o adicional así como tampoco medicamentos de venta libre sin hablarlo con su APS. Esto incluye productos de herboristería o naturales.

- El medicamento puede provocar somnolencia o aturdimiento, en especial al levantarse rápidamente cuando se está sentado o acostado. Puede ser útil incorporarse lentamente.

- No tome mirtazapina si ha tomado un inhibidor de la monoaminooxidasa (IMAO) dentro de las últimas 2 semanas; esto está asociado a presión sanguínea alta que potencialmente pone en riesgo la vida

EFECTOS SECUNDARIOS COMUNES

Todas las drogas tienen efectos secundarios. La mayor parte los mismos son leves y se pueden mejorar a lo largo del tiempo. Hable con su APS acerca de los efectos secundarios de este medicamento antes de comenzar el tratamiento, incluyendo cómo ponerse en contacto con su APS en caso de producirse algún efecto secundario. Los siguientes efectos secundarios son los más comunes con la mirtazapina y deben ser discutidos con su APS.

- Sequedad de la boca

- Constipación

- Mareos

- Cansancio

- Aumento del apetito

Los efectos secundarios más raros incluyen convulsiones, confusión, dolor de cabeza o fiebre. Debe informar de estos síntomas a su APS inmediatamente. Algunas personas pueden padecer otros efectos secundarios que no estén enumerados en el presente. Si eso sucediera, informe a su APS.

MEDICAMENTOS ANTIPSICÓTICOS

GENERALIDADES

TIPO DE MEDICAMENTO

Medicamentos antipsicóticos, grupo típico y grupo atípico

MEDICAMENTOS EN ESTE GRUPO

Los medicamentos típicos que se incluyen en este grupo son:

Amitriptilina y Perfenazina *en la página 30* (típico)
Clorpromazina *en la página 76* (típico)
Droperidol *en la página 104* (típico))
Flufenazina *en la página 120* (típico)
Haloperidol *en la página 142* (típico)
Loxapina *en la página 167* (típico)
Mesoridazina *en la página 177* (típico)
Molincona *en la página 189* (típico)
Olanzapina *en la página 205* (atípico)
Perfenazina *en la página 220* (típico)
Pimozida *en la página 224* (típico)
Proclorperazina *en la página 232* (típico)
Promazina *en la página 236* (típico)
Prometazina *en la página 239* (típico)
Quetiapina *en la página 247* (atípico)
Risperidona *en la página 249* (atípico)
Tioridazina *en la página 271* (típico)
Tiotixeno *en la página 274* (típico)
Trifluoperazina *en la página 286* (típico)
Triflupromazina *en la página 289* (típico)

ESTOS MEDICAMENTOS ESTÁN INDICADOS PARA:

El tratamiento de la psicosis que se puede observar en una variedad de enfermedades mentales tales como la esquizofrenia, el trastorno maníaco-depresivo, y la demencia. Otros usos de los medicamentos antipsicóticos incluyen trastorno de tics (enfermedad de Tourette) o las conductas agresivas o impulsivas graves.

INSTRUCCIONES PREVIAS A TOMAR LA MEDICACIÓN

Comunique a su agente proveedor de salud (APS) si alguna de las circunstancias que se enumeran a continuación le resultan aplicables:

1. Está embarazada, tiene intenciones de quedar embarazada o está amamantando.

2. Padece de alergia a algún medicamento.

3. Está tomando algún otro medicamento recetado o de venta libre; recuerde incluir cualquier medicamento prescripto por su dentista así como cualquier producto de herboristería o natural.

4. Tiene algún problema médico.

5. Ha tenido algún problema con este medicamento en el pasado.

6. Ha padecido de síndrome neuroléptico maligno en el pasado con medicamentos antipsicóticos.

INSTRUCCIONES SOBRE EL USO APROPIADO DE ESTOS MEDICAMENTOS

- Debe tomar el medicamento tal como lo recomendó el APS. No debe tomar ni más ni menos que la dosis recomendada. Debe hablar con el APS para saber qué hacer cuando saltea dosis, si esto ocurriera.

- Debe saber el nombre del medicamento que está tomando y cómo se escribe, al igual que la dosis exacta en miligramos. Puede escribir esta información en una tarjeta para llevarla en la billetera o la cartera. Esta información es extremadamente importante si se enfermara repentinamente o se viera involucrado en una situación de emergencia.

- Debe intentar tomar la medicación siempre a la misma hora del día. Los medicamentos antipsicóticos habitualmente se toman en comprimidos, 1 – 2 veces al día. Alternativamente, su APS puede prescribirle medicamentos antipsicóticos en alguna otra presentación, que puede incluir:

  1. Medicación inyectable de efecto breve para tratar los síntomas rápidamente.

  2. Medicamento líquido para facilitar la deglución.

  3. Medicamento inyectable de efecto prolongado, que habitualmente se suministra una o dos veces al mes a fin de minimizar los efectos de las dosis que pudiera saltear. Actualmente no está disponible ningún medicamento antipsicótico atípico bajo la forma inyectable de efecto breve o prolongado.

- Debe guardar los medicamentos en un lugar limpio y seco, a temperatura ambiente, lejos del alcance de los niños.

PRECAUCIONES

- El efecto pleno de los medicamentos antipsicóticos puede tomar 6 semanas o más. No suspenda el medicamento abruptamente, dado que puede producirse una reacción a la suspensión de la droga.

- Este medicamento puede potenciar los efectos del alcohol u otras drogas

- No tome alcohol ni otras drogas "de la calle" mientras esté en tratamiento con este medicamento.

- Si este medicamento le provoca somnolencia o mareos, no opere maquinaria ni conduzca vehículos, dado que puede ser peligroso.

- Comunique a su APS inmediatamente si queda embarazada mientras está en tratamiento con este medicamento.

- No tome ningún otro medicamento nuevo o adicional así como tampoco medicamentos de venta libre sin hablarlo con su APS. Esto incluye productos de herboristería o naturales.

- El medicamento puede provocar somnolencia o aturdimiento, en especial al levantarse rápidamente cuando se está sentado o acostado. Puede ser útil incorporarse lentamente.

- Evite el calor extremado (por ejemplo, saunas) o actividades que lo hagan sentir mucho calor dado que muchos medicamentos antipsicóticos alteran la capacidad del cuerpo para autorregular la temperatura.

- Evite la exposición directa y prolongada al sol y tome las precauciones adecuadas (por ejemplo, pantalla solar, ropa / sombrero para protegerse del sol), dado que los medicamentos antipsicóticos pueden aumentar el riesgo de quemaduras / reacciones graves al sol.

- Reduzca la cantidad de cigarrillos a su mínima expresión, dado que fumar puede alterar los niveles de la medicación antipsicótica en el organismo.

MEDICAMENTOS ANTIPSICÓTICOS *(Continuación)*

EFECTOS SECUNDARIOS COMUNES

Todas las drogas tienen efectos secundarios. La mayor parte los mismos son leves y se pueden mejorar a lo largo del tiempo. Hable con su APS acerca de los efectos secundarios de esta medicación antes de comenzar el tratamiento, incluyendo cómo ponerse en contacto con su APS en caso de producirse algún efecto secundario. Los siguientes efectos secundarios son los más comunes con medicamentos antipsicóticos y deben ser hablados con su APS.

- Espasmos musculares, temblor, rigidez, o desasosiego (síntomas extrapiramidales). Estos son los más comunes con medicamentos antipsicóticos típicos y se pueden mejorar o resolver con el empleo de agentes para tratar síntomas extrapiramidales. El riesgo de padecer síntomas extrapiramidales es mayor con los medicamentos antipsicóticos típicos y menor con los medicamentos antipsicóticos atípicos.

- Cansancio

- Mareos

- Sequedad de la boca

- Visión borrosa

- Aumento de peso (generalmente es más común con medicamentos antipsicóticos atípicos)

- Aumento de los pechos, irregularidades menstruales (generalmente más comunes con la medicación antipsicótica típica)

- Constipación

- Movimientos corporales involuntarios (discinesia tardía), casi siempre de los labios, la lengua o la cara. También pueden ser en los brazos, piernas o tronco. Esto sucede sólo después del uso prolongado de la medicación antipsicótica (meses o años). El riesgo de discinesia tardía parece mayor con los medicamentos antipsicóticos típicos y menor con los medicamentos antipsicóticos atípicos.

Los efectos secundarios más raros incluyen convulsiones, confusión, erupción, cambios en los ojos, disminución de la visión, latidos acelerados o irregulares, problemas hepáticos o piel u ojos amarillentos. Si tiene fiebre, sudor y rigidez muscular está en una grave condición médica denominada síndrome neuroléptico maligno. Debe informar de estos síntomas a su APS inmediatamente. Algunas personas pueden padecer otros efectos secundarios que no estén enumerados en el presente. Si eso sucediera, informe a su APS.

CLOZAPINA

TIPO DE MEDICAMENTO

Medicamento antipsicótico, grupo atípico.

MEDICAMENTOS EN ESTE GRUPO

La clozapina *en la página 80* es el único medicamento en este grupo disponible en los EE.UU.

ESTOS MEDICAMENTOS ESTÁN INDICADOS PARA:

La esquizofrenia resistente a tratamientos; también está indicada algunas veces para el trastorno maníaco-depresivo severo, otros estados psicóticos graves, y comportamiento agresivo severo. Dada la necesidad de análisis de sangre regulares (cada 1 – 2 semanas) y los efectos secundarios severos potenciales, el tratamiento con clozapina está reservado generalmente para situaciones en las cuales los medicamentos restantes no han sido efectivos.

INSTRUCCIONES PREVIAS A TOMAR LA MEDICACIÓN

Comunique a su agente proveedor de salud (APS) si alguna de las circunstancias que se enumeran a continuación le resultan aplicables:

1. Está embarazada, tiene intenciones de quedar embarazada o está amamantando.

2. Padece de alergia a algún medicamento.

3. Está tomando algún otro medicamento recetado o de venta libre; recuerde incluir cualquier medicamento prescripto por su dentista así como cualquier producto de herboristería o natural.

4. Tiene algún problema médico.

5. Ha tenido algún problema con este medicamento en el pasado.

6. Ha padecido de trastorno de bajo recuento de glóbulos rojos (anemia) o de bajo recuento de glóbulos blancos (neutropenia).

7. En algún momento ha padecido de convulsiones.

INSTRUCCIONES SOBRE EL USO APROPIADO DE ESTOS MEDICAMENTOS

*   Debe tomar el medicamento tal como lo recomendó el APS. No debe tomar ni más ni menos que la dosis recomendada. Debe hablar con el APS para saber qué hacer cuando saltea dosis, si esto ocurriera.

*   Debe saber el nombre del medicamento que está tomando y cómo se escribe, al igual que la dosis exacta en miligramos. Puede escribir esta información en una tarjeta para llevarla en la billetera o la cartera. Esta información es extremadamente importante si se enfermara repentinamente o se viera involucrado en una situación de emergencia.

*   Debe intentar tomar la medicación siempre a la misma hora del día. La clozapina habitualmente se toma 2 veces al día.

*   Debe guardar los medicamentos en un lugar limpio y seco, a temperatura ambiente, lejos del alcance de los niños.

MEDICAMENTOS ANTIPSICÓTICOS *(Continuación)*

PRECAUCIONES

- El efecto pleno de los medicamentos antipsicóticos puede tomar 6 semanas o más. No suspenda el medicamento abruptamente, dado que puede producirse una reacción a la suspensión de la droga.

- Este medicamento puede potenciar los efectos del alcohol u otras drogas

- No tome alcohol ni otras drogas "de la calle" mientras esté en tratamiento con este medicamento.

- Si este medicamento le provoca somnolencia o mareos, no opere maquinaria ni conduzca vehículos, dado que puede ser peligroso.

- Comunique a su APS inmediatamente si queda embarazada mientras está en tratamiento con este medicamento.

- No tome ningún otro medicamento nuevo o adicional así como tampoco medicamentos de venta libre sin hablarlo con su APS. Esto incluye productos de herboristería o naturales.

- El medicamento puede provocar somnolencia o aturdimiento, en especial al levantarse rápidamente cuando se está sentado o acostado. Puede ser útil incorporarse lentamente.

- En algunos casos (menos del 1% de los pacientes) la clozapina ha sido asociada a la disminución de glóbulos blancos, lo cuales utiliza el organismo para combatir las infecciones. A los fines de controlar de cerca el recuento de glóbulos blancos, el APS deberá prescribir análisis de sangre una vez por semana durante los primeros 6 meses de la terapia con clozapina. Si no se produjera anormalidad alguna luego de transcurridos 6 meses, los análisis de sangre se reducirán a una vez cada 2 semanas. Estos análisis continuarán indefinidamente, hasta tanto prosiga el tratamiento con clozapina. Luego de interrumpida la administración de clozapina, los análisis de sangre deberán proseguirse durante 4 semanas más.

EFECTOS SECUNDARIOS COMUNES

Todas las drogas tienen efectos secundarios. La mayor parte los mismos son leves y se pueden mejorar a lo largo del tiempo. Hable con su APS acerca de los efectos secundarios de esta medicación antes de comenzar el tratamiento, incluyendo cómo ponerse en contacto con su APS en caso de producirse algún efecto secundario. Los siguientes efectos secundarios son comunes con la clozapina y deben ser hablados con su AFS.

- Cansancio

- Mareos

- Sequedad de la boca y babeo

- Constipación

- Aumento de peso

- Visión borrosa

Los efectos secundarios más raros incluyen convulsiones, confusión, latidos acelerado o irregulares, erupción, o insuficiencia hepática. Si tiene fiebre, sudor y rigidez muscular está en una grave condición médica denominada síndrome neuroléptico maligno. Debe informar de estos síntomas a su APS inmediatamente. Algunas personas pueden padecer otros efectos secundarios que no estén enumerados en el presente. Si eso sucediera, informe a su APS.

MEDICAMENTOS ESTABILIZADORES DEL ÁNIMO

LITIO

TIPO DE MEDICAMENTO

Estabilizador del ánimo.

MEDICAMENTOS EN ESTE GRUPO

Los medicamentos típicos de este grupo incluyen:

Litio *en la página 161*

ESTOS MEDICAMENTOS ESTÁN INDICADOS PARA:

El tratamiento del trastorno maníaco-depresivo (trastorno bipolar); también está indicado algunas veces para el tratamiento de la depresión, trastorno de estrés postraumático, comportamientos agresivos severos, y trastornos de la personalidad.

INSTRUCCIONES PREVIAS A TOMAR LA MEDICACIÓN

Comunique a su agente proveedor de salud (APS) si alguna de las circunstancias que
se enumeran a continuación le resultan aplicables:

1. Está embarazada, tiene intenciones de quedar embarazada o está amamantando.

2. Padece de alergia a algún medicamento.

3. Está tomando algún otro medicamento recetado o de venta libre; recuerde incluir
   cualquier medicamento prescripto por su dentista así como cualquier producto de
   herboristería o natural.

4. Tiene algún problema médico.

5. Ha tenido algún problema con este medicamento en el pasado.

INSTRUCCIONES SOBRE EL USO APROPIADO DE ESTOS MEDICAMENTOS

- La mejoría en la estabilización del ánimo puede tomar 1 – 3 semanas o más. No
  suspenda el medicamento abruptamente, dado que puede producirse una reacción
  a la suspensión de la droga.

- Debe saber el nombre del medicamento que está tomando y cómo se escribe, al
  igual que la dosis exacta en miligramos. Puede escribir esta información en una
  tarjeta para llevarla en la billetera o la cartera. Esta información es extremadamente
  importante si se enfermara repentinamente o se viera involucrado en una situación
  de emergencia.

- Debe intentar tomar la medicación siempre a la misma hora del día. El litio habitualmente se toma 2 veces al día. Su APS debe controlar el nivel de litio en sangre
  para determinar la dosis adecuada. Los niveles de litio en sangre habitualmente se
  hacen por la mañana. En la mañana del análisis de nivel de litio debe esperar para
  tomar la dosis matutina de litio hasta **después** del análisis.

- Debe guardar los medicamentos en un lugar limpio y seco, a temperatura
  ambiente, lejos del alcance de los niños.

PRECAUCIONES

- La mejoría en la estabilización del ánimo puede tomar 1 – 3 semanas o más. No
  suspenda el medicamento abruptamente, dado que puede producirse una reacción
  a la suspensión de la droga.

- Este medicamento puede potenciar los efectos del alcohol u otras drogas

- No tome alcohol ni otras drogas "de la calle" mientras esté en tratamiento con este medicamento.

- Si este medicamento le provoca somnolencia o mareos, no opere maquinaria ni conduzca vehículos, dado que puede ser peligroso.

- Comunique a su APS inmediatamente si queda embarazada mientras está en tratamiento con este medicamento.

- No tome ningún otro medicamento nuevo o adicional así como tampoco medicamentos de venta libre sin hablarlo con su APS. Esto incluye productos de herboristería o naturales.

- El medicamento puede provocar somnolencia o aturdimiento, en especial al levantarse rápidamente cuando se está sentado o acostado. Puede ser útil incorporarse lentamente.

- El calor excesivo o el ejercicio en agua caliente pueden causar sudoración extrema y deshidratación. Esto, en combinación con la ingesta de litio, puede causar serios problemas con la presión sanguínea o el funcionamiento del corazón. Evite circunstancias de calor extremo o actividad física que puedan llevarlo a la deshidratación / desequilibrio de líquidos en el organismo.

- No tome diuréticos sin consultar a su APS mientras se encuentre en tratamiento con litio.

- Evite las bebidas con un contenido excesivo de cafeína, tales como el café y las bebidas cola.

EFECTOS SECUNDARIOS COMUNES

Todas las drogas tienen efectos secundarios. La mayor parte los mismos son leves y se pueden mejorar a lo largo del tiempo. Hable con su APS acerca de los efectos secundarios de esta medicación antes de comenzar el tratamiento, incluyendo cómo ponerse en contacto con su APS en caso de producirse algún efecto secundario. Los siguientes efectos secundarios son comunes con el litio y deben ser hablados con su APS.

- Aumento de la sed

- Orina frecuente

- Cansancio

- Temblor o agitación muscular

- Aumento de peso

- Cambios en la piel (por ejemplo, erupción)

- Náusea

Los efectos secundarios más raros incluyen problemas de coordinación o equilibrio, temblor muscular severo, diarrea, confusión, dificultad para hablar, ritmo cardiaco rápido o pulso irregular, visión borrosa, debilidad severa, erupción severa, e hinchazón del cuello (bocio). Debe informar de estos síntomas a su APS inmediatamente. Su APS podrá recurrir a un análisis de sangre para verificar la existencia de una sobredosis de litio (toxicidad del litio) así como a cualquier otro examen físico o neurológico. Algunas personas pueden padecer otros efectos secundarios que no estén enumerados en el presente. Si eso sucediera, informe a su APS.

MEDICAMENTOS ESTABILIZADORES DEL ÁNIMO *(Continuación)*

ÁCIDO VALPROICO (Valproato, Divalproex)

TIPO DE MEDICAMENTO

Estabilizador del ánimo, tipo anticonvulsivo

MEDICAMENTOS EN ESTE GRUPO

El valproato *en la página 18* es el único estabilizador del ánimo del grupo anticonvulsivo que la FDA ha aprobado como estabilizador del ánimo.

ESTOS MEDICAMENTOS ESTÁN INDICADOS PARA:

El tratamiento del trastorno bipolar; la FDA también lo ha aprobado para tratar las convulsiones.

INSTRUCCIONES PREVIAS A TOMAR LA MEDICACIÓN

Comunique a su agente proveedor de salud (APS) si alguna de las circunstancias que se enumeran a continuación le resultan aplicables:

1. Está embarazada, tiene intenciones de quedar embarazada o está amamantando.
2. Padece de alergia a algún medicamento.
3. Está tomando algún otro medicamento recetado o de venta libre; recuerde incluir cualquier medicamento prescripto por su dentista así como cualquier producto de herboristería o natural.
4. Tiene algún problema médico.
5. Ha tenido algún problema con este medicamento en el pasado.

INSTRUCCIONES SOBRE EL USO APROPIADO DE ESTOS MEDICAMENTOS

*   Debe tomar el medicamento tal como lo recomendó el APS. No debe tomar ni más ni menos que la dosis recomendada. Debe hablar con el APS para saber qué hacer cuando saltea dosis, si esto ocurriera.

*   Debe saber el nombre del medicamento que está tomando y cómo se escribe, al igual que la dosis exacta en miligramos. Puede escribir esta información en una tarjeta para llevarla en la billetera o la cartera. Esta información es extremadamente importante si se enfermara repentinamente o se viera involucrado en una situación de emergencia.

*   Debe intentar tomar la medicación siempre a la misma hora del día. El valproato habitualmente se toma 2 – 3 veces al día. Su APS determinará la dosis apropiada de valproato mediante la verificación periódica del nivel de valproato en sangre.

*   Debe guardar los medicamentos en un lugar limpio y seco, a temperatura ambiente, lejos del alcance de los niños.

PRECAUCIONES

*   La mejoría en la estabilización del ánimo puede tomar 1 – 3 semanas o más. No suspenda el medicamento abruptamente, dado que puede producirse una reacción a la suspensión de la droga.

*   Este medicamento puede potenciar los efectos del alcohol u otras drogas

*   No tome alcohol ni otras drogas "de la calle" mientras esté en tratamiento con este medicamento.

- Si este medicamento le provoca somnolencia o mareos, no opere maquinaria ni conduzca vehículos, dado que puede ser peligroso.

- Comunique a su APS inmediatamente si queda embarazada mientras está en tratamiento con este medicamento.

- No tome ningún otro medicamento nuevo o adicional así como tampoco medicamentos de venta libre sin hablarlo con su APS. Esto incluye productos de herboristería o naturales.

- El medicamento puede provocar somnolencia o aturdimiento, en especial al levantarse rápidamente cuando se está sentado o acostado. Puede ser útil incorporarse lentamente.

EFECTOS SECUNDARIOS COMUNES

Todas las drogas tienen efectos secundarios. La mayor parte los mismos son leves y se pueden mejorar a lo largo del tiempo. Hable con su APS acerca de los efectos secundarios de esta medicación antes de comenzar el tratamiento, incluyendo cómo ponerse en contacto con su APS en caso de producirse algún efecto secundario. Los siguientes efectos secundarios son comunes con el valproato y deben ser hablados con su APS.

- Cansancio

- Náusea, calambres de estómago (leves)

- Temblor de la mano / brazo

- Cambios en el peso (habitualmente aumento)

- Cambios en el período menstrual

- Visión borrosa

- Falta de equilibrio

Los efectos secundarios más raros incluyen náusea / calambres de estómago, fatiga severa, moretones / sangrado fáciles, mareos severos, dolor en la boca o encías, eye rolling / movimientos anormales. Debe informar de estos síntomas a su APS inmediatamente. Su APS podrá recurrir a un análisis de sangre para verificar la existencia de una sobredosis de litio (toxicidad) así como a cualquier otro examen físico o neurológico. Algunas personas pueden padecer otros efectos secundarios que no estén enumerados en el presente. Si eso sucediera, informe a su APS.

MEDICAMENTOS ESTABILIZADORES DEL ÁNIMO *(Continuación)*

CARBAMAZEPINA

TIPO DE MEDICAMENTO

Anticonvulsivo; se lo utiliza en psiquiatría como estabilizador del ánimo.

MEDICAMENTOS EN ESTE GRUPO

La carbamazepina *en la página 55* no está aprobada por la FDA como estabilizador del ánimo pero ha sido ampliamente utilizada como tal durante muchos años por los médicos.

ESTOS MEDICAMENTOS ESTÁN INDICADOS PARA:

El tratamiento del trastorno maníaco-depresivo (trastorno bipolar), convulsiones, trastorno de estrés postraumático, dolor crónico, y conducta agresiva severa.

INSTRUCCIONES PREVIAS A TOMAR LA MEDICACIÓN

Comunique a su agente proveedor de salud (APS) si alguna de las circunstancias que se enumeran a continuación le resultan aplicables:

1. Está embarazada, tiene intenciones de quedar embarazada o está amamantando.
2. Padece de alergia a algún medicamento.
3. Está tomando algún otro medicamento recetado o de venta libre; recuerde incluir cualquier medicamento prescripto por su dentista así como cualquier producto de herboristería o natural.
4. Tiene algún problema médico.
5. Ha tenido algún problema con este medicamento en el pasado.

INSTRUCCIONES SOBRE EL USO APROPIADO DE ESTOS MEDICAMENTOS

- Debe tomar el medicamento tal como lo recomendó el APS. No debe tomar ni más ni menos que la dosis recomendada. Debe hablar con el APS para saber qué hacer cuando saltea dosis, si esto ocurriera.

- Debe saber el nombre del medicamento que está tomando y cómo se escribe, al igual que la dosis exacta en miligramos. Puede escribir esta información en una tarjeta para llevarla en la billetera o la cartera. Esta información es extremadamente importante si se enfermara repentinamente o se viera involucrado en una situación de emergencia.

- Debe intentar tomar la medicación siempre a la misma hora del día. El valproato habitualmente se toma 2 – 3 veces al día. Su APS determinará la dosis apropiada de valproato mediante la verificación periódica del nivel de valproato en sangre.

- Debe guardar los medicamentos en un lugar limpio y seco, a temperatura ambiente, lejos del alcance de los niños.

PRECAUCIONES

- La mejoría en la estabilización del ánimo puede tomar 1 – 3 semanas o más. No suspenda el medicamento abruptamente, dado que puede producirse una reacción a la suspensión de la droga.

- Este medicamento puede potenciar los efectos del alcohol u otras drogas

- No tome alcohol ni otras drogas "de la calle" mientras esté en tratamiento con este medicamento.

- Si este medicamento le provoca somnolencia o mareos, no opere maquinaria ni conduzca vehículos, dado que puede ser peligroso.

- Comunique a su APS inmediatamente si queda embarazada mientras está en tratamiento con este medicamento.

- No tome ningún otro medicamento nuevo o adicional así como tampoco medicamentos de venta libre sin hablarlo con su APS. Esto incluye productos de herboristería o naturales.

- El medicamento puede provocar somnolencia o aturdimiento, en especial al levantarse rápidamente cuando se está sentado o acostado. Puede ser útil incorporarse lentamente.

- En algunos casos aislados, la carbamazepina ha sido asociada con una disminución de los glóbulos blancos, las células en la sangre que combaten las infecciones. Por esta razón, el APS podrá decidir la orden de análisis de sangre periódicos a fin de controlar la existencia de anormalidades en la sangre.

EFECTOS SECUNDARIOS COMUNES

Todas las drogas tienen efectos secundarios. La mayor parte los mismos son leves y se pueden mejorar a lo largo del tiempo. Hable con su APS acerca de los efectos secundarios de esta medicación antes de comenzar el tratamiento, incluyendo cómo ponerse en contacto con su APS en caso de producirse algún efecto secundario. Los siguientes efectos secundarios son comunes con la carbamazepina y deben ser hablados con su APS.

- Mareos
- Visión borrosa
- Falta de coordinación muscular
- Sequedad de la boca
- Aumento de peso
- Náusea

Los efectos secundarios más raros incluyen confusión, náusea severa, fatiga severa, moretones / sangrado fáciles, dolor en la boca o encías, o erupción. Debe informar de estos síntomas a su APS inmediatamente. Su APS podrá recurrir a un análisis de sangre para verificar la existencia de una sobredosis de carbamazepina (toxicidad) así como a cualquier otro examen físico o neurológico. Algunas personas pueden padecer otros efectos secundarios que no estén enumerados en el presente. Si eso sucediera, informe a su APS.

MEDICAMENTOS ESTABILIZADORES DEL ÁNIMO *(Continuación)*

GABAPENTINA

TIPO DE MEDICAMENTO

Anticonvulsivo; se lo utiliza en psiquiatría como estabilizador del ánimo.

MEDICAMENTOS EN ESTE GRUPO

La gabapentina *en la página 135* no está aprobada por la FDA como estabilizador del ánimo pero ha sido ampliamente utilizada como tal durante muchos años por los médicos.

ESTOS MEDICAMENTOS ESTÁN INDICADOS PARA:

La prevención o reducción de la cantidad de convulsiones padecidas por el paciente; también está indicada para tratar neuropatías dolorosas y como estabilizador del ánimo en el trastorno bipolar.

INSTRUCCIONES PREVIAS A TOMAR LA MEDICACIÓN

Comunique a su agente proveedor de salud (APS) si alguna de las circunstancias que se enumeran a continuación le resultan aplicables:

1. Está embarazada, tiene intenciones de quedar embarazada o está amamantando.

2. Padece de alergia a algún medicamento.

3. Está tomando algún otro medicamento recetado o de venta libre; recuerde incluir cualquier medicamento prescripto por su dentista así como cualquier producto de herboristería o natural.

4. Tiene algún problema médico.

5. Ha tenido algún problema con este medicamento en el pasado.

INSTRUCCIONES SOBRE EL USO APROPIADO DE ESTOS MEDICAMENTOS

- Debe tomar el medicamento tal como lo recomendó el APS. No debe tomar ni más ni menos que la dosis recomendada. Debe hablar con el APS para saber qué hacer cuando saltea dosis, si esto ocurriera.

  - Debe tomar la dosis que se saltea lo antes posible. Si es casi la hora de la dosis siguiente, debe dejar de tomar la dosis que se salteó y retomar el esquema normal. No debe tomar una dosis doble o extra.

- Debe saber el nombre del medicamento que está tomando y cómo se escribe, al igual que la dosis exacta en miligramos. Puede escribir esta información en una tarjeta para llevarla en la billetera o la cartera. Esta información es extremadamente importante si se enfermara repentinamente o se viera involucrado en una situación de emergencia.

- No debe compartir su medicamento con nadie ni debe tomar el medicamento de otros.

- Puede tomar el medicamento en las comidas o fuera de ellas; debe tomarlo en las comidas si le ocasiona malestar estomacal.

- No debe interrumpir el medicamento abruptamente si lo ha estado tomando durante un período prolongado (la dosis debe disminuirse lentamente).

- Debe guardar los medicamentos en un lugar limpio y seco, a temperatura ambiente, lejos del alcance de los niños y las mascotas.

PRECAUCIONES

- Evite el alcohol y otros medicamentos depresores (sedantes, tranquilizantes, estabilizadores del ánimo, y analgésicos) que puedan hacer más lentas sus acciones y reacciones. Hable de esto con su APS.

- Lleve consigo la identificación de alerta médica de enfermedad si padece de trastorno de convulsiones.

- Si este medicamento le provoca somnolencia o mareos, no opere maquinaria ni conduzca vehículos, dado que puede ser peligroso.

- Comunique a su APS inmediatamente si queda embarazada mientras está en tratamiento con este medicamento.

- No tome ningún otro medicamento nuevo o adicional así como tampoco medicamentos de venta libre sin hablarlo con su APS. Esto incluye productos de herboristería o naturales.

EFECTOS SECUNDARIOS COMUNES

Todas las drogas tienen efectos secundarios. La mayor parte los mismos son leves y se pueden mejorar a lo largo del tiempo. Hable con su APS acerca de los efectos secundarios de esta medicación antes de comenzar el tratamiento, incluyendo cómo ponerse en contacto con su APS en caso de producirse algún efecto secundario. Los siguientes efectos secundarios son comunes y deben ser hablados con su APS.

- Somnolencia

- Mareos

- Fatiga

- Deterioro del juicio

- Cambios en el equilibrio (marcha inestable o sensación de borrachera)

- Aumento de peso

- Espasmos musculares

Los efectos secundarios más raros incluyen signos o síntomas que ponen en riesgo la vida (por ejemplo, jadeo, opresión en el pecho, fiebre, prurito, tos severa, piel de color azulado, convulsiones), sedación persistente o somnolencia, pérdida del conocimiento, desmayo, mareos, aturdimiento, o cualquier erupción . Debe informar de estos síntomas a su APS inmediatamente. Su APS podrá recurrir a un análisis de sangre para verificar la existencia de una sobredosis de litio (toxicidad) así como a cualquier otro examen físico o neurológico. Algunas personas pueden padecer otros efectos secundarios que no estén enumerados en el presente. Si eso sucediera, informe a su APS.

MEDICAMENTOS ESTABILIZADORES DEL ÁNIMO *(Continuación)*

LAMOTRIGINA

TIPO DE MEDICAMENTO

Anticonvulsivo; se lo utiliza en psiquiatría como estabilizador del ánimo.

MEDICAMENTOS EN ESTE GRUPO

La lamotrigina *en la página 153* no está aprobada por la FDA como estabilizador del ánimo pero ha sido ampliamente utilizada como tal durante muchos años por los médicos.

ESTOS MEDICAMENTOS ESTÁN INDICADOS PARA:

La prevención o reducción de la cantidad de convulsiones padecidas por el paciente; también está indicada para tratar neuropatías dolorosas y como estabilizador del ánimo en el trastorno bipolar.

INSTRUCCIONES PREVIAS A TOMAR LA MEDICACIÓN

Comunique a su agente proveedor de salud (APS) si alguna de las circunstancias que se enumeran a continuación le resultan aplicables:

1. Está embarazada, tiene intenciones de quedar embarazada o está amamantando.

2. Debe notificar a su APS si actualmente está tomando ácido valproico (Depakote®, Depakene®, Depacon®) o la carbamazepina (Epitol®, Tegretol®), dado que puede ser necesario realizar un ajuste de la dosis.

3. Padece de alergia a algún medicamento.

4. Está tomando algún otro medicamento recetado o de venta libre; recuerde incluir cualquier medicamento prescripto por su dentista así como cualquier producto de herboristería o natural.

5. Tiene algún problema médico.

6. Ha tenido algún problema con este medicamento en el pasado.

INSTRUCCIONES SOBRE EL USO APROPIADO DE ESTOS MEDICAMENTOS

- Debe tomar el medicamento tal como lo recomendó el APS. No debe tomar ni más ni menos que la dosis recomendada. Debe hablar con el APS para saber qué hacer cuando saltea dosis, si esto ocurriera.

  - Debe tomar la dosis que se saltea lo antes posible. Si es casi la hora de la dosis siguiente, debe dejar de tomar la dosis que se salteó y retomar el esquema normal. No debe tomar una dosis doble o extra.

- Debe saber el nombre del medicamento que está tomando y cómo se escribe, al igual que la dosis exacta en miligramos. Puede escribir esta información en una tarjeta para llevarla en la billetera o la cartera. Esta información es extremadamente importante si se enfermara repentinamente o se viera involucrado en una situación de emergencia.

- No debe compartir su medicamento con nadie ni debe tomar el medicamento de otros.

- Puede tomar el medicamento en las comidas o fuera de ellas; debe tomarlo en las comidas si le ocasiona malestar estomacal.

- No debe interrumpir el medicamento abruptamente si lo ha estado tomando durante un período prolongado (la dosis debe disminuirse lentamente).

- Debe guardar los medicamentos en un lugar limpio y seco, a temperatura ambiente, lejos del alcance de los niños y las mascotas.

PRECAUCIONES

- Evite el alcohol y otros medicamentos depresores (sedantes, tranquilizantes, estabilizadores del ánimo, y analgésicos) que puedan hacer más lentas sus acciones y reacciones. Hable de esto con su APS.

- Puede haber interacción con el ácido valproico (Depakote®, Depakene®, Depacon®) o la carbamazepina (Epitol®, Tegretol®); debe notificar al APS; puede ser necesario ajustar la dosis.

- Lleve consigo la identificación de alerta médica de enfermedad si padece de trastorno de convulsiones.

- Si este medicamento le provoca somnolencia o mareos, no opere maquinaria ni conduzca vehículos, dado que puede ser peligroso.

- Comunique a su APS inmediatamente si queda embarazada mientras está en tratamiento con este medicamento.

- No tome ningún otro medicamento nuevo o adicional así como tampoco medicamentos de venta libre sin hablarlo con su APS. Esto incluye productos de herboristería o naturales.

EFECTOS SECUNDARIOS COMUNES

Todas las drogas tienen efectos secundarios. La mayor parte los mismos son leves y se pueden mejorar a lo largo del tiempo. Hable con su APS acerca de los efectos secundarios de esta medicación antes de comenzar el tratamiento, incluyendo cómo ponerse en contacto con su APS en caso de producirse algún efecto secundario. Los siguientes efectos secundarios son comunes y deben ser hablados con su APS.

- Somnolencia
- Mareos
- Fatiga
- Deterioro del juicio
- Náusea
- Vómitos
- Dolor de cabeza
- Cambios en el equilibrio
- Visión borrosa o doble
- Erupción (debe llamar a su APS inmediatamente si esto ocurre)

Los efectos secundarios más raros incluyen signos o síntomas que ponen en riesgo la vida (por ejemplo, jadeo, opresión en el pecho, fiebre, prurito, tos severa, piel de color azulado, convulsiones), sedación persistente o somnolencia, pérdida del conocimiento, desmayo, mareos, aturdimiento, o cualquier erupción. Algunas personas pueden padecer otros efectos secundarios que no estén enumerados en el presente. Si eso sucediera, informe a su APS.

ESTIMULANTES

TIPO DE MEDICAMENTO

Estimulante

MEDICAMENTOS EN ESTE GRUPO

Los medicamentos en este grupo incluyen:

Anfetamina *en la página 39*
Benzfetamina *en la página 41*
Dextroanfetamina *en la página 86*
Dextroanfetamina y Anfetamina *en la página 88*
Dietilpropion *en la página 93*
Fentermina *en la página 118*
Metilfenidato *en la página 183*
Pemolina *en la página 215*

ESTE MEDICAMENTO ESTÁ INDICADO PARA:

El tratamiento del trastorno de déficit de atención / hiperactividad (TDAH), fundamentalmente en los niños, para algunos tipos de enfermedad depresiva, para algunos trastornos del sueño, y en la enfermedad de Parkinson.

INSTRUCCIONES PREVIAS A TOMAR LA MEDICACIÓN

Debe comunicar a su agente proveedor de salud (APS) si alguna de las circunstancias que se enumeran a continuación le resultan aplicables:

1. Está embarazada, tiene intenciones de quedar embarazada o está amamantando.

2. Padece de alergia a algún medicamento.

3. Está tomando algún otro medicamento bajo receta o de venta libre; recuerde incluir cualquier medicamento prescripto por su dentista así como cualquier producto de herboristería o natural.

4. Tiene algún problema médico.

5. Ha tenido algún problema con este medicamento en el pasado.

INSTRUCCIONES SOBRE EL USO APROPIADO DE ESTOS MEDICAMENTOS

- Debe saber el nombre del medicamento que está tomando y cómo se escribe, al igual que la dosis exacta en miligramos. Puede escribir esta información en una tarjeta para llevarla en la billetera o la cartera. Esta información es extremadamente importante si se enfermara repentinamente o se viera involucrado en una situación de emergencia.

- Debe intentar tomar la medicación siempre a la misma hora del día. Los estimulantes habitualmente se toman 1 – 2 veces al día. Los estimulantes están disponibles en presentaciones de acción rápida y de difusión lenta.

- Debe guardar los medicamentos en un lugar limpio y seco, a temperatura ambiente, fuera del alcance de los niños.

PRECAUCIONES

- La mejoría en la atención y la inquietud del TDAH pueden necesitar hasta 3 semanas para lograrse.

- Este medicamento puede potenciar los efectos del alcohol u otras drogas.

- No tome alcohol u otras drogas "de la calle" mientras esté en tratamiento con este medicamento.

- Si este medicamento le provoca somnolencia o aturdimiento, no opere maquinaria ni conduzca vehículos, dado que puede ser peligroso.

- Comunique a su APS inmediatamente si queda embarazada mientras está en tratamiento con este medicamento.

- No tome ningún otro medicamento nuevo o adicional así como tampoco medicamentos de venta libre sin hablarlo con su APS. Esto incluye productos de herboristería o naturales.

- El medicamento puede provocar somnolencia o aturdimiento, en especial al levantarse rápidamente cuando se está sentado o acostado. Puede ser útil incorporarse lentamente.

- Todos los medicamentos estimulantes tienen el potencial de crear adicción. La pemolina es la menos proclive a convertirse en una droga de abuso en comparación con el metilfenidato y la dextroanfetamina. Todos los medicamentos deben ser usados con responsabilidad y exactamente de acuerdo con la prescripción. Se debe tener precaución en cuanto a que estos medicamentos no sean utilizados por ninguna otra persona que no sea el paciente a quien se los prescribió.

- Se ha informado de daño hepático en casos aislados con el uso de pemolina. Informe a su APS si en algún momento ha tenido alguna enfermedad hepática antes de comenzar a tomar pemolina.

EFECTOS SECUNDARIOS COMUNES

Todas las drogas tienen efectos secundarios. La mayor parte los mismos son leves y se pueden mejorar a lo largo del tiempo. Hable con su APS acerca de los efectos secundarios de este medicamento antes de comenzar el tratamiento, incluyendo cómo ponerse en contacto con su APS en caso de producirse algún efecto secundario. Los siguientes efectos secundarios son más comunes con estimulantes y deben ser discutidos con su APS.

- Menor sueño

- Disminución del apetito y peso

- Ansiedad

- Aumento del pulso y la presión sanguínea

- Dolor de cabeza

- Náusea

- Visión borrosa

Los efectos secundarios más raros incluyen crispamiento muscular, dolor de cabeza severo, aumento extremo del pulso, agitación severa, ánimo elevado, o erupción. Debe informar de estos síntomas a su APS inmediatamente. Algunas personas pueden padecer otros efectos secundarios que no estén enumerados en el presente. Si eso sucediera, informe a su APS.

ANSIOLÍTICOS E HIPNÓTICOS SEDANTES

BENZODIAZEPINAS

TIPO DE MEDICAMENTO

Ansiolítico, hipnótico / sedante.

MEDICAMENTOS EN ESTE GRUPO

Los medicamentos en este grupo incluyen:

Alprazolam *en la página 22*
Amitriptilina y Clordiazepóxido *en la página 30*
Clonazepam *en la página 63*
Clorazepato *en la página 71*
Clordiazepóxido *en la página 73*
Diazepam *en la página 90*
Estazolam *en la página 108*
Flurazepam *en la página 130*
Halazepam *en la página 140*
Lorazepam *en la página 163*
Oxazepam *en la página 208*
Prazepam *en la página 229*
Quazepam *en la página 245*
Temazepam *en la página 266*
Triazolam *en la página 283*

ESTE MEDICAMENTO ESTÁ INDICADO PARA:

El tratamiento del insomnio, ansiedad / agitación, trastorno de pánico, y síndrome de abstinencia del alcohol. Frecuentemente se los prescribe con otros medicamentos psiquiátricos, tales como antidepresivos.

INSTRUCCIONES PREVIAS A TOMAR LA MEDICACIÓN

Debe comunicar a su agente proveedor de salud (APS) si alguna de las circunstancias que se enumeran a continuación le resultan aplicables:

1. Está embarazada, tiene intenciones de quedar embarazada o está amamantando.

2. Padece de alergia a algún medicamento.

3. Está tomando algún otro medicamento bajo receta o de venta libre; recuerde incluir cualquier medicamento prescripto por su dentista así como cualquier producto de herboristería o natural.

4. Tiene algún problema médico.

5. Ha tenido algún problema con este medicamento en el pasado.

6. Ha sido adicto o ha abusado del alcohol o de cualquier otra droga, especialmente las benzodiazepinas.

INSTRUCCIONES SOBRE EL USO APROPIADO DE ESTOS MEDICAMENTOS

- Debe tomar el medicamento tal como lo recomendó el APS. No debe tomar ni más ni menos que la dosis recomendada. Debe hablar con el APS para saber qué hacer cuando saltea dosis, si esto ocurriera.

- Debe saber el nombre del medicamento que está tomando y cómo se escribe, al igual que la dosis exacta en miligramos. Puede escribir esta información en una tarjeta para llevarla en la billetera o la cartera. Esta información es extremadamente importante si se enfermara repentinamente o se viera involucrado en una situación de emergencia.

- Se puede prescribir las benzodiazepinas como para tomarlas de manera regular, ya sea al acostarse o varias veces al día. En algunos casos, las benzodiazepinas se prescriben como para tomar según "sea necesario."

- Debe guardar los medicamentos en un lugar limpio y seco, a temperatura ambiente, fuera del alcance de los niños.

PRECAUCIONES

- Las benzodiazepinas pueden crear hábito. No debe exceder la dosis prescripta, ni tomar el medicamento más allá del plazo por el cual fueron prescriptas. No suspenda el medicamento abruptamente, dado que puede producirse una reacción a la interrupción de la droga.

- Este medicamento puede potenciar los efectos del alcohol u otras drogas.

- No tome alcohol u otras drogas "de la calle" mientras esté en tratamiento con este medicamento.

- Si este medicamento le provoca somnolencia o aturdimiento, no opere maquinaria ni conduzca vehículos, dado que puede ser peligroso.

- Comunique a su APS inmediatamente si queda embarazada mientras está en tratamiento con este medicamento.

- No tome ningún otro medicamento nuevo o adicional así como tampoco medicamentos de venta libre sin hablarlo con su APS. Esto incluye productos de herboristería o naturales.

- El medicamento puede provocar somnolencia o aturdimiento, en especial al levantarse rápidamente cuando se está sentado o acostado. Puede ser útil incorporarse lentamente.

- Tanto el café como las bebidas con cafeína pueden contrarrestar los efectos de las benzodiazepinas. Para evitar este problema se debe limitar el consumo de bebidas con cafeína.

EFECTOS SECUNDARIOS COMUNES

Todas las drogas tienen efectos secundarios. La mayor parte los mismos son leves y se pueden mejorar a lo largo del tiempo. Hable con su APS acerca de los efectos secundarios de este medicamento antes de comenzar el tratamiento, incluyendo cómo ponerse en contacto con su APS en caso de producirse algún efecto secundario. Los siguientes efectos secundarios son más comunes con las benzodiazepinas y deben ser discutidos con su APS.

- Somnolencia

- Debilidad muscular o problemas de coordinación muscular

- Olvidos y dificultad para concentrarse

- Dificultad para hablar

- Mareos

Los efectos secundarios más raros incluyen somnolencia severa o torpeza, confusión, agitación o excitación, mareos severos, erupción, pulso bajo. Debe informar de estos síntomas a su APS inmediatamente. Algunas personas pueden padecer otros efectos secundarios que no estén enumerados en el presente. Si eso sucediera, informe a su APS.

ANSIOLÍTICOS E HIPNÓTICOS SEDANTES *(Continuación)*

BARBITÚRICOS

TIPO DE MEDICAMENTO

Ansiolítico, hipnótico / sedante.

MEDICAMENTOS EN ESTE GRUPO

Los medicamentos en este grupo incluyen:

Amobarbital *en la página 31*
Amobarbital y Secobarbital *en la página 34*
Butabarbital *en la página 53*
Fenobarbital *en la página 114*
Hexobarbital *en la página 145*
Pentobarbital *en la página 216*
Secobarbital *en la página 257*
Tiopental *en la página 268*

ESTE MEDICAMENTO ESTÁ INDICADO PARA:

El tratamiento del insomnio y de la ansiedad / agitación. Generalmente están reservados para las situaciones en las cuales otros medicamentos no han sido efectivos.

INSTRUCCIONES PREVIAS A TOMAR LA MEDICACIÓN

Debe comunicar a su agente proveedor de salud (APS) si alguna de las circunstancias que se enumeran a continuación le resultan aplicables:

1. Está embarazada, tiene intenciones de quedar embarazada o está amamantando.

2. Padece de alergia a algún medicamento.

3. Está tomando algún otro medicamento bajo receta o de venta libre; recuerde incluir cualquier medicamento prescripto por su dentista así como cualquier producto de herboristería o natural.

4. Tiene algún problema médico.

5. Ha tenido algún problema con este medicamento en el pasado.

6. Ha sido adicto o ha abusado del alcohol o de cualquier otra droga, especialmente los barbitúricos.

INSTRUCCIONES SOBRE EL USO APROPIADO DE ESTOS MEDICAMENTOS

- Debe tomar el medicamento tal como lo recomendó el APS. No debe tomar ni más ni menos que la dosis recomendada. Debe hablar con el APS para saber qué hacer cuando saltea dosis, si esto ocurriera.

- Debe saber el nombre del medicamento que está tomando y cómo se escribe, al igual que la dosis exacta en miligramos. Puede escribir esta información en una tarjeta para llevarla en la billetera o la cartera. Esta información es extremadamente importante si se enfermara repentinamente o se viera involucrado en una situación de emergencia.

- Se puede prescribir barbitúricos como para tomarlos de manera regular, ya sea al acostarse o varias veces al día. En algunos casos, los barbitúricos se prescriben como para tomar según "sea necesario."

- Debe guardar los medicamentos en un lugar limpio y seco, a temperatura ambiente, fuera del alcance de los niños.

PRECAUCIONES

- Los barbitúricos pueden crear hábito. No debe exceder la dosis prescripta, ni tomar el medicamento más allá del plazo por el cual fueron prescriptas. No suspenda el medicamento abruptamente, dado que puede producirse una reacción a la interrupción de la droga.

- Este medicamento puede potenciar los efectos del alcohol u otras drogas.

- No tome alcohol u otras drogas "de la calle" mientras esté en tratamiento con este medicamento.

- Si este medicamento le provoca somnolencia o aturdimiento, no opere maquinaria ni conduzca vehículos, dado que puede ser peligroso.

- Comunique a su APS inmediatamente si queda embarazada mientras está en tratamiento con este medicamento.

- No tome ningún otro medicamento nuevo o adicional así como tampoco medicamentos de venta libre sin hablarlo con su APS. Esto incluye productos de herboristería o naturales.

- El medicamento puede provocar somnolencia o aturdimiento, en especial al levantarse rápidamente cuando se está sentado o acostado. Puede ser útil incorporarse lentamente.

- Tanto el café como las bebidas con cafeína pueden contrarrestar los efectos de los barbitúricos. Para evitar este problema se debe limitar el consumo de bebidas con cafeína.

EFECTOS SECUNDARIOS COMUNES

Todas las drogas tienen efectos secundarios. La mayor parte los mismos son leves y se pueden mejorar a lo largo del tiempo. Hable con su APS acerca de los efectos secundarios de este medicamento antes de comenzar el tratamiento, incluyendo cómo ponerse en contacto con su APS en caso de producirse algún efecto secundario. Los siguientes efectos secundarios son más comunes con los barbitúricos y deben ser discutidos con su APS.

- Somnolencia

- Debilidad muscular o problemas de coordinación muscular

- Olvidos y dificultad para concentrarse

- Dificultad para hablar

- Mareos

Los efectos secundarios más raros incluyen somnolencia severa o torpeza, confusión, agitación o excitación, mareos severos, erupción, pulso bajo. Debe informar de estos síntomas a su APS inmediatamente. Algunas personas pueden padecer otros efectos secundarios que no estén enumerados en el presente. Si eso sucediera, informe a su APS.

ANSIOLÍTICOS E HIPNÓTICOS SEDANTES *(Continuación)*

BUSPIRONA

TIPO DE MEDICAMENTO

Ansiolítico (medicamento para calmar la ansiedad).

MEDICAMENTOS EN ESTE GRUPO

La buspirona *en la página 51* es el único medicamento de este grupo disponible en los EE.UU.

ESTE MEDICAMENTO ESTÁ INDICADO PARA:

El tratamiento de la ansiedad generalizada. En algunas ocasiones también se la indica para tratar el síndrome premenstrual y la agitación, especialmente en las personas mayores.

INSTRUCCIONES PREVIAS A TOMAR LA MEDICACIÓN

Debe comunicar a su agente proveedor de salud (APS) si alguna de las circunstancias que se enumeran a continuación le resultan aplicables:

1. Está embarazada, tiene intenciones de quedar embarazada o está amamantando.
2. Padece de alergia a algún medicamento.
3. Está tomando algún otro medicamento bajo receta o de venta libre; recuerde incluir cualquier medicamento prescripto por su dentista así como cualquier producto de herboristería o natural.
4. Tiene algún problema médico.
5. Ha tenido algún problema con este medicamento en el pasado.

INSTRUCCIONES SOBRE EL USO APROPIADO DE ESTOS MEDICAMENTOS

- Debe tomar el medicamento tal como lo recomendó el APS. No debe tomar ni más ni menos que la dosis recomendada. Debe hablar con el APS para saber qué hacer cuando saltea dosis, si esto ocurriera.
- Debe saber el nombre del medicamento que está tomando y cómo se escribe, al igual que la dosis exacta en miligramos. Puede escribir esta información en una tarjeta para llevarla en la billetera o la cartera. Esta información es extremadamente importante si se enfermara repentinamente o se viera involucrado en una situación de emergencia.
- Debe intentar tomar la medicación siempre a la misma hora del día. La buspirona habitualmente se toma 2 veces al día.
- Debe guardar los medicamentos en un lugar limpio y seco, a temperatura ambiente, fuera del alcance de los niños.

PRECAUCIONES

- Este medicamento puede potenciar los efectos del alcohol u otras drogas.
- No tome alcohol u otras drogas "de la calle" mientras esté en tratamiento con este medicamento.
- Si este medicamento le provoca somnolencia o aturdimiento, no opere maquinaria ni conduzca vehículos, dado que puede ser peligroso.
- Comunique a su APS inmediatamente si queda embarazada mientras está en tratamiento con este medicamento.

- No tome ningún otro medicamento nuevo o adicional así como tampoco medicamentos de venta libre sin hablarlo con su APS. Esto incluye productos de herboristería o naturales.

- El medicamento puede provocar somnolencia o aturdimiento, en especial al levantarse rápidamente cuando se está sentado o acostado. Puede ser útil incorporarse lentamente.

EFECTOS SECUNDARIOS COMUNES

Todas las drogas tienen efectos secundarios. La mayor parte los mismos son leves y se pueden mejorar a lo largo del tiempo. Hable con su APS acerca de los efectos secundarios de este medicamento antes de comenzar el tratamiento, incluyendo cómo ponerse en contacto con su APS en caso de producirse algún efecto secundario. Los siguientes efectos secundarios son más comunes con la buspirona y deben ser discutidos con su APS.

- Mareos
- Dolor de cabeza
- Náusea
- Somnolencia

Los efectos secundarios más raros incluyen somnolencia o mareos severos, confusión, dolor en el pecho, pulso acelerado, fiebre, debilidad, o erupción. Debe informar de estos síntomas a su APS inmediatamente. Algunas personas pueden padecer otros efectos secundarios que no estén enumerados en el presente. Si eso sucediera, informe a su APS.

ANSIOLÍTICOS E HIPNÓTICOS SEDANTES *(Continuación)*

ZALEPLON

TIPO DE MEDICAMENTO

Sedante / hipnótico.

MEDICAMENTOS EN ESTE GRUPO

Zaleplon *en la página 300*
Zolpidem *en la página 302*

ESTE MEDICAMENTO ESTÁ INDICADO PARA:

El tratamiento del insomnio.

INSTRUCCIONES PREVIAS A TOMAR LA MEDICACIÓN

Debe comunicar a su agente proveedor de salud (APS) si alguna de las circunstancias
que se enumeran a continuación le resultan aplicables:

1. Está embarazada, tiene intenciones de quedar embarazada o está amamantando.

2. Padece de alergia a algún medicamento.

3. Está tomando algún otro medicamento bajo receta o de venta libre; recuerde incluir
   cualquier medicamento prescripto por su dentista así como cualquier producto de
   herboristería o natural.

4. Tiene algún problema médico.

5. Ha tenido algún problema con este medicamento en el pasado.

INSTRUCCIONES SOBRE EL USO APROPIADO DE ESTOS MEDICAMENTOS

- Debe tomar el medicamento tal como lo recomendó el APS. No debe tomar ni más
  ni menos que la dosis recomendada. Debe hablar con el APS para saber qué hacer
  cuando saltea dosis, si esto ocurriera.

- Debe saber el nombre del medicamento que está tomando y cómo se escribe, al
  igual que la dosis exacta en miligramos. Puede escribir esta información en una
  tarjeta para llevarla en la billetera o la cartera. Esta información es extremadamente
  importante si se enfermara repentinamente o se viera involucrado en una situación
  de emergencia.

- Debe intentar tomar la medicación siempre a la misma hora del día. El zaleplon
  habitualmente se toma al acostarse.

- Debe guardar los medicamentos en un lugar limpio y seco, a temperatura
  ambiente, fuera del alcance de los niños.

PRECAUCIONES

- Este medicamento puede potenciar los efectos del alcohol u otras drogas.

- No tome alcohol u otras drogas "de la calle" mientras esté en tratamiento con este
  medicamento.

- Si este medicamento le provoca somnolencia o aturdimiento, no opere maquinaria
  ni conduzca vehículos, dado que puede ser peligroso.

- Comunique a su APS inmediatamente si queda embarazada mientras está en
  tratamiento con este medicamento.

- No tome ningún otro medicamento nuevo o adicional así como tampoco medicamentos de venta libre sin hablarlo con su APS. Esto incluye productos de herboristería o naturales.

- El medicamento puede provocar somnolencia o aturdimiento, en especial al levantarse rápidamente cuando se está sentado o acostado. Puede ser útil incorporarse lentamente.

EFECTOS SECUNDARIOS COMUNES

Todas las drogas tienen efectos secundarios. La mayor parte los mismos son leves y se pueden mejorar a lo largo del tiempo. Hable con su APS acerca de los efectos secundarios de este medicamento antes de comenzar el tratamiento, incluyendo cómo ponerse en contacto con su APS en caso de producirse algún efecto secundario. Los siguientes efectos secundarios son más comunes con el zaleplon y deben ser discutidos con su APS.

- Somnolencia
- Mareos
- Aturdimiento
- Dificultades en la coordinación

Los efectos secundarios más raros incluyen somnolencia o mareos severos, confusión, vómitos, temblores, y pérdida de la memoria. Debe informar de estos síntomas a su APS inmediatamente. Algunas personas pueden padecer otros efectos secundarios que no estén enumerados en el presente. Si eso sucediera, informe a su APS.

ANSIOLÍTICOS E HIPNÓTICOS SEDANTES *(Continuación)*

ZOLPIDEM

TIPO DE MEDICAMENTO

Sedante / hipnótico.

MEDICAMENTOS EN ESTE GRUPO

Zaleplon *en la página 300*
Zolpidem *en la página 302*

ESTE MEDICAMENTO ESTÁ INDICADO PARA:

El tratamiento del insomnio.

INSTRUCCIONES PREVIAS A TOMAR LA MEDICACIÓN

Debe comunicar a su agente proveedor de salud (APS) si alguna de las circunstancias que se enumeran a continuación le resultan aplicables:

1. Está embarazada, tiene intenciones de quedar embarazada o está amamantando.

2. Padece de alergia a algún medicamento.

3. Está tomando algún otro medicamento bajo receta o de venta libre; recuerde incluir cualquier medicamento prescripto por su dentista así como cualquier producto de herboristería o natural.

4. Tiene algún problema médico.

5. Ha tenido algún problema con este medicamento en el pasado.

INSTRUCCIONES SOBRE EL USO APROPIADO DE ESTOS MEDICAMENTOS

- Debe tomar el medicamento tal como lo recomendó el APS. No debe tomar ni más ni menos que la dosis recomendada. Debe hablar con el APS para saber qué hacer cuando saltea dosis, si esto ocurriera.

- Debe saber el nombre del medicamento que está tomando y cómo se escribe, al igual que la dosis exacta en miligramos. Puede escribir esta información en una tarjeta para llevarla en la billetera o la cartera. Esta información es extremadamente importante si se enfermara repentinamente o se viera involucrado en una situación de emergencia.

- Debe intentar tomar la medicación siempre a la misma hora del día. El zolpidem habitualmente se toma al acostarse.

- Debe guardar los medicamentos en un lugar limpio y seco, a temperatura ambiente, fuera del alcance de los niños.

PRECAUCIONES

- Este medicamento puede potenciar los efectos del alcohol u otras drogas.

- No tome alcohol u otras drogas "de la calle" mientras esté en tratamiento con este medicamento.

- Si este medicamento le provoca somnolencia o aturdimiento, no opere maquinaria ni conduzca vehículos dado que puede ser peligroso.

- Comunique a su APS inmediatamente si queda embarazada mientras está en tratamiento con este medicamento.

- No tome ningún otro medicamento nuevo o adicional así como tampoco medicamentos de venta libre sin hablarlo con su APS. Esto incluye productos de herboristería o naturales.

- El medicamento puede provocar somnolencia o aturdimiento, en especial al levantarse rápidamente cuando se está sentado o acostado. Puede ser útil incorporarse lentamente.

EFECTOS SECUNDARIOS COMUNES

Todas las drogas tienen efectos secundarios. La mayor parte los mismos son leves y se pueden mejorar a lo largo del tiempo. Hable con su APS acerca de los efectos secundarios de este medicamento antes de comenzar el tratamiento, incluyendo cómo ponerse en contacto con su APS en caso de producirse algún efecto secundario. Los siguientes efectos secundarios son más comunes con el zolpidem y deben ser discutidos con su APS.

- Somnolencia

- Mareos

- Dolor de cabeza

- Náusea / diarrea

- Dolor muscular

Los efectos secundarios más raros incluyen somnolencia o mareos severos, confusión, vómitos, temblores, y falta de coordinación muscular. Debe informar de estos síntomas a su APS inmediatamente. Algunas personas pueden padecer otros efectos secundarios que no estén enumerados en el presente. Si eso sucediera, informe a su APS.

AGENTES PARA EL TRATAMIENTO DE SÍNTOMAS EXTRAPIRAMIDALES

(Medicamentos Anti-SEP)

TIPO DE MEDICAMENTO

Agentes para el tratamiento de síntomas extrapiramidales.

MEDICAMENTOS EN ESTE GRUPO

Los medicamentos típicos de este grupo incluyen:

Amantadina *en la página 24*
Benztropina *en la página 42*
Biperideno *en la página 44*
Bromocriptina *en la página 46*
Difenhidramina *en la página 95*
Prociclidina *en la página 231*
Trihexifenidil *en la página 290*

ESTE MEDICAMENTO ESTÁ INDICADO PARA:

El tratamiento de los movimientos anormales de cuerpo causado por medicamentos antipsicóticos; también se los utiliza para tratar los síntomas de la enfermedad de Parkinson.

INSTRUCCIONES PREVIAS A TOMAR LA MEDICACIÓN

Debe comunicar a su agente proveedor de salud (APS) si alguna de las circunstancias que se enumeran a continuación le resultan aplicables:

1. Está embarazada, tiene intenciones de quedar embarazada o está amamantando.

2. Padece de alergia a algún medicamento.

3. Está tomando algún otro medicamento bajo receta o de venta libre; recuerde incluir cualquier medicamento prescripto por su dentista así como cualquier producto de herboristería o natural.

4. Tiene algún problema médico.

5. Ha tenido algún problema con este medicamento en el pasado.

INSTRUCCIONES SOBRE EL USO APROPIADO DE ESTOS MEDICAMENTOS

*   Debe saber el nombre del medicamento que está tomando y cómo se escribe, al igual que la dosis exacta en miligramos. Puede escribir esta información en una tarjeta para llevarla en la billetera o la cartera. Esta información es extremadamente importante si se enfermara repentinamente o se viera involucrado en una situación de emergencia.

*   Debe intentar tomar la medicación siempre a la misma hora del día. Los medicamentos anti-EPS habitualmente se toman 2 – 3 veces al día. Estos medicamentos se pueden prescribir en la forma inyectable de acción rápida, o en comprimidos, o líquidos. En algunos casos, el APS puede recomendarle tomar éstos medicamentos según "sea necesario."

*   Debe guardar los medicamentos en un lugar limpio y seco, a temperatura ambiente, fuera del alcance de los niños.

PRECAUCIONES

- Los agentes anti-SEP pueden hacer efecto en unos minutos cuando se los administra bajo la forma inyectable y los comprimidos orales pueden tomar varias horas hasta lograr el efecto total. Su APS puede prescribirle medicamentos para tomar regularmente si los movimientos relacionados con los medicamentos antipsicóticos son un problema continuo.

- Este medicamento puede potenciar los efectos del alcohol u otras drogas "de la calle".

- No tome alcohol ni otras drogas "de la calle" mientras esté en tratamiento con este medicamento.

- Si este medicamento le provoca somnolencia o mareos, no opere maquinaria ni conduzca vehículos, dado que puede ser peligroso.

- Comunique a su APS inmediatamente si queda embarazada mientras está en tratamiento con este medicamento.

- No tome ningún otro medicamento nuevo o adicional así como tampoco medicamentos de venta libre sin hablarlo con su APS. Esto incluye productos de herboristería o naturales.

- El medicamento puede provocar somnolencia o aturdimiento, en especial al levantarse rápidamente cuando se está sentado o acostado. Puede ser útil incorporarse lentamente.

- Evite el calor extremado (por ejemplo, saunas) o actividades que lo hagan sentir mucho calor. Algunas personas experimentan una disminución de la capacidad del cuerpo para tolerar altas temperaturas cuando toman medicamentos anti-EPS.

EFECTOS SECUNDARIOS COMUNES

Todas las drogas tienen efectos secundarios. La mayor parte los mismos son leves y se pueden mejorar a lo largo del tiempo. Hable con su APS acerca de los efectos secundarios de este medicamento antes de comenzar el tratamiento, incluyendo cómo ponerse en contacto con su APS en caso de producirse algún efecto secundario. Los siguientes efectos secundarios son los más comunes con los medicamentos para tratar los SEP y deben ser discutidos con su APS.

- Somnolencia / fatiga

- Mareos

- Visión borrosa

- Sequedad de la boca

- Constipación

- Náusea

Los efectos secundarios más raros incluyen aceleración del pulso, confusión, mareos o fatiga severas, problemas para orinar, erupción, achicamiento de las pupilas, o calambres musculares. Debe informar de estos síntomas a su APS inmediatamente. Algunas personas pueden padecer otros efectos secundarios que no estén enumerados en el presente. Si eso sucediera, informe a su APS.

MEDICAMENTOS MISCELÁNEOS

CLONIDINA

TIPO DE MEDICAMENTO

Antihipertensivo, agonista alfa-adrenérgico, agente de segunda línea para el síndrome de abstinencia de la heroína o nicotina.

MEDICAMENTOS EN ESTE GRUPO

Clonidina *en la página 66*

ESTE MEDICAMENTO ESTÁ INDICADO PARA:

El tratamiento de la presión alta y para ayudar con los síntomas de la abstinencia de la heroína y la nicotina.

INSTRUCCIONES PREVIAS A TOMAR LA MEDICACIÓN

Debe comunicar a su agente proveedor de salud (APS) si alguna de las circunstancias que se enumeran a continuación le resultan aplicables:

1. Está embarazada, tiene intenciones de quedar embarazada o está amamantando.

2. Padece de alergia a algún medicamento.

3. Está tomando algún otro medicamento bajo receta o de venta libre; recuerde incluir cualquier medicamento prescripto por su dentista así como cualquier producto de herboristería o natural.

4. Tiene algún problema médico.

5. Ha tenido algún problema con este medicamento en el pasado.

INSTRUCCIONES SOBRE EL USO APROPIADO DE ESTOS MEDICAMENTOS

- Debe tomar el medicamento tal como lo recomendó el APS. No debe tomar ni más ni menos que la dosis recomendada. Debe hablar con el APS para saber qué hacer cuando saltea dosis, si esto ocurriera.

  - Para los comprimidos: Debe tomar la dosis que se salteó lo antes posible. Si es casi la hora de la dosis siguiente, debe dejar de tomar la dosis que se salteó y retomar el esquema normal. No debe tomar una dosis doble o extra.

  - Para los parches: Debe colocar el parche que se salteó lo antes posible luego de haber quitado el anterior. Si es casi el momento de colocar el parche siguiente, debe colocar el nuevo parche inmediatamente y dejarlo puesto durante 7 días. Debe comenzar el esquema normal desde el momento en que reemplazó el parche. No debe tomar una dosis doble o extra. No debe cambiar las dosis o interrumpirlas sin hablarlo con su APS.

- Debe saber el nombre del medicamento que está tomando y cómo se escribe, al igual que la dosis exacta en miligramos. Puede escribir esta información en una tarjeta para llevarla en la billetera o la cartera. Esta información es extremadamente importante si se enfermara repentinamente o se viera involucrado en una situación de emergencia. Debe dar esta lista a su APS.

- No debe compartir su medicamento con nadie ni debe tomar el medicamento de otros.

- Debe guardar los medicamentos en un recipiente cerrado, protegido de la luz y a temperatura ambiente; debe guardar el parche dérmico a temperatura ambiente fuera del alcance de los niños y de las mascotas.

PRECAUCIONES

- Evite el alcohol y otros medicamentos depresores (sedantes, tranquilizantes, estabilizadores del ánimo, y analgésicos) que puedan hacer más lentas sus acciones y reacciones. Hable de esto con su APS.

- Lleve consigo la identificación de alerta médica de enfermedad si padece de presión alta.

- No tome ningún otro medicamento nuevo o adicional así como tampoco medicamentos de venta libre sin hablarlo con su APS. Esto incluye productos de herboristería o naturales.

- Si este medicamento le provoca somnolencia o mareos, no opere maquinaria ni conduzca vehículos, dado que puede ser peligroso.

- Comunique a su APS inmediatamente si queda embarazada mientras está en tratamiento con este medicamento.

- Si tiene 65 años o más, puede ser más sensible a los efectos secundarios (cansancio).

EFECTOS SECUNDARIOS COMUNES

Todas las drogas tienen efectos secundarios. La mayor parte los mismos son leves y se pueden mejorar a lo largo del tiempo. Hable con su APS acerca de los efectos secundarios de este medicamento antes de comenzar el tratamiento, incluyendo cómo ponerse en contacto con su APS en caso de producirse algún efecto secundario. Los siguientes efectos secundarios son los más comunes y deben ser discutidos con su APS.

- Cansancio

- Mareos (incorpórese lentamente luego de unos minutos de estar sentado o acostado); debe tener precaución cuando sube escaleras

- Fatiga

- Deterioro del juicio

- Sequedad de la boca

- Constipación

Los efectos secundarios más raros incluyen reacciones ponen en riesgo la vida (por ejemplo, jadeo, opresión en el pecho, fiebre, prurito, tos severa, piel de color azulado, convulsiones), sedación persistente o somnolencia, pérdida del conocimiento, desmayo, mareos, aturdimiento, o cualquier erupción. Debe informar de estos síntomas a su APS inmediatamente. Algunas personas pueden padecer otros efectos secundarios que no estén enumerados en el presente. Si eso sucediera, informe a su APS.

MEDICAMENTOS MISCELÁNEOS *(Continuación)*

DISULFIRAM

TIPO DE MEDICAMENTO

Disuasión del alcoholismo.

MEDICAMENTOS EN ESTE GRUPO

Disulfiram *en la página 98*

ESTE MEDICAMENTO ESTÁ INDICADO PARA:

El tratamiento del alcoholismo crónico; impedir la ingesta de alcohol.

INSTRUCCIONES PREVIAS A TOMAR LA MEDICACIÓN

Debe comunicar a su agente proveedor de salud (APS) si alguna de las circunstancias que se enumeran a continuación le resultan aplicables:

1. Está embarazada, tiene intenciones de quedar embarazada o está amamantando.
2. Padece de alergia a algún medicamento.
3. Está tomando algún otro medicamento bajo receta o de venta libre; recuerde incluir cualquier medicamento prescripto por su dentista así como cualquier producto de herboristería o natural.
4. Tiene algún problema médico.
5. Ha tenido algún problema con este medicamento en el pasado.

INSTRUCCIONES SOBRE EL USO APROPIADO DE ESTOS MEDICAMENTOS

- Debe tomar el medicamento tal como lo recomendó el APS. No debe tomar ni más ni menos que la dosis recomendada. Debe hablar con el APS para saber qué hacer cuando saltea dosis, si esto ocurriera.
  - Debe tomar la dosis que se salteó lo antes posible. Si es casi la hora de la dosis siguiente, debe dejar de tomar la dosis que se salteó y retomar el esquema normal. No debe tomar una dosis doble o extra.
- Debe saber el nombre del medicamento que está tomando y cómo se escribe, al igual que la dosis exacta en miligramos. Puede escribir esta información en una tarjeta para llevarla en la billetera o la cartera. Esta información es extremadamente importante si se enfermara repentinamente o se viera involucrado en una situación de emergencia. Debe dar esta lista a su APS.
- No debe compartir su medicamento con nadie ni debe tomar el medicamento de otros.
- Se puede pisar el comprimido y mezclarlo con bebidas sin alcohol.
- Debe guardar los medicamentos en un recipiente cerrado, protegido de la luz y a temperatura ambiente, fuera del alcance de los niños y de las mascotas.

PRECAUCIONES

- No debe ingerir alcohol (esto incluye vino, cerveza, otras bebidas alcohólicas, jarabes para la tos, elixires, y comidas con alcohol) dado que pueden causar reacciones que incluyen la aceleración del pulso, sudoración, dolor en el pecho, sonrojo, dolor de cabeza, náusea, agitación respiratoria, y presión baja.
- No tome otros medicamentos tales como clorpropamida o metronidazol.

- No tome ningún otro medicamento nuevo o adicional así como tampoco medicamentos de venta libre sin hablarlo con su APS. Esto incluye productos de herboristería o naturales.

- Limite la cafeína (té, café y bebidas cola) y la ingesta de chocolate.

- Si este medicamento le provoca somnolencia o mareos, no opere maquinaria ni conduzca vehículos, dado que puede ser peligroso.

- Comunique a su APS inmediatamente si queda embarazada mientras está en tratamiento con este medicamento.

- Informe a su APC si toma fenitoína.

EFECTOS SECUNDARIOS COMUNES

Todas las drogas tienen efectos secundarios. La mayor parte los mismos son leves y se pueden mejorar a lo largo del tiempo. Hable con su APS acerca de los efectos secundarios de este medicamento antes de comenzar el tratamiento, incluyendo cómo ponerse en contacto con su APS en caso de producirse algún efecto secundario. Los siguientes efectos secundarios son los más comunes y deben ser discutidos con su APS.

- Cansancio

- Dolor de cabeza (puede ayudar un analgésico suave)

Los efectos secundarios más raros incluyen reacciones que ponen en riesgo la vida (por ejemplo, jadeo, opresión en el pecho, fiebre, prurito, tos severa, piel de color azulado, convulsiones) o cualquier erupción. Debe informar de estos síntomas a su APS inmediatamente. Algunas personas pueden padecer otros efectos secundarios que no estén enumerados en el presente. Si eso sucediera, informe a su APS.

MEDICAMENTOS MISCELÁNEOS *(Continuación)*

DONEPEZIL

TIPO DE MEDICAMENTO

Medicamento para el mal de Alzheimer, inhibidor de la acetilcolinesterasa.

MEDICAMENTOS EN ESTE GRUPO

Donepezil *en la página 100*

ESTE MEDICAMENTO ESTÁ INDICADO PARA:

El tratamiento de la demencia leve a modelada del tipo de la del mal de Alzheimer.

INSTRUCCIONES PREVIAS A TOMAR LA MEDICACIÓN

Debe comunicar a su agente proveedor de salud (APS) si alguna de las circunstancias que se enumeran a continuación le resultan aplicables:

1. Está embarazada, tiene intenciones de quedar embarazada o está amamantando.
2. Padece de alergia a algún medicamento.
3. Está tomando algún otro medicamento bajo receta o de venta libre; recuerde incluir cualquier medicamento prescripto por su dentista así como cualquier producto de herboristería o natural.
4. Tiene algún problema médico.
5. Ha tenido algún problema con este medicamento en el pasado.
6. Padece o ha padecido de algún trastorno de la alimentación, tales como bulimia o anorexia.

INSTRUCCIONES SOBRE EL USO APROPIADO DE ESTOS MEDICAMENTOS

- Debe tomar el medicamento tal como lo recomendó el APS. No debe tomar ni más ni menos que la dosis recomendada. Debe hablar con el APS para saber qué hacer cuando saltea dosis, si esto ocurriera.

  - Debe tomar la dosis que se salteó lo antes posible. Si es casi la hora de la dosis siguiente, debe dejar de tomar la dosis que se salteó y retomar el esquema normal. No debe tomar una dosis doble o extra.

- Debe saber el nombre del medicamento que está tomando y cómo se escribe, al igual que la dosis exacta en miligramos. Puede escribir esta información en una tarjeta para llevarla en la billetera o la cartera. Esta información es extremadamente importante si se enfermara repentinamente o se viera involucrado en una situación de emergencia. Debe dar esta lista a su APS.

- No debe compartir su medicamento con nadie ni debe tomar el medicamento de otros.

- Debe tomar la medicación al acostarse. Puede tomar el medicamento en las comidas o fuera de ellas; debe tomarlo en las comidas si le ocasiona malestar estomacal.

- Debe guardar los medicamentos en un recipiente cerrado y a temperatura ambiente, fuera del alcance de los niños y de las mascotas.

PRECAUCIONES

- Lleve consigo la identificación de alerta médica de enfermedad si padece de trastorno de convulsiones.

- Comunique a su APS inmediatamente si queda embarazada mientras está en tratamiento con este medicamento.

- No tome ningún otro medicamento nuevo o adicional así como tampoco medicamentos de venta libre sin hablarlo con su APS. Esto incluye productos de herboristería o naturales.

EFECTOS SECUNDARIOS COMUNES

Todas las drogas tienen efectos secundarios. La mayor parte los mismos son leves y se pueden mejorar a lo largo del tiempo. Hable con su APS acerca de los efectos secundarios de este medicamento antes de comenzar el tratamiento, incluyendo cómo ponerse en contacto con su APS en caso de producirse algún efecto secundario. Los siguientes efectos secundarios son los más comunes y deben ser discutidos con su APS.

- Náusea

- Vómitos

- Diarrea

Los efectos secundarios más raros incluyen signos y síntomas que ponen en riesgo la vida (por ejemplo, jadeo, opresión en el pecho, fiebre, prurito, tos severa, piel de color azulado, convulsiones), insomnio, calambres musculares, sensación de cansancio, falta de apetito o cualquier erupción. Debe informar de estos síntomas a su APS inmediatamente. Algunas personas pueden padecer otros efectos secundarios que no estén enumerados en el presente. Si eso sucediera, informe a su APS.

MEDICAMENTOS MISCELÁNEOS *(Continuación)*

LEVODOPA Y CARBIDOPA

TIPO DE MEDICAMENTO

Agente anti-parkinsoniano

MEDICAMENTOS EN ESTE GRUPO

Levodopa y carbidopa *en la página 157*

ESTE MEDICAMENTO ESTÁ INDICADO PARA:

El tratamiento de los síntomas del mal de Parkinson.

INSTRUCCIONES PREVIAS A TOMAR LA MEDICACIÓN

Debe comunicar a su agente proveedor de salud (APS) si alguna de las circunstancias que se enumeran a continuación le resultan aplicables:

1. Está embarazada, tiene intenciones de quedar embarazada o está amamantando.

2. Padece de alergia a algún medicamento.

3. Está tomando algún otro medicamento bajo receta o de venta libre; recuerde incluir cualquier medicamento prescripto por su dentista así como cualquier producto de herboristería o natural.

4. Tiene algún problema médico.

5. Ha tenido algún problema con este medicamento en el pasado.

INSTRUCCIONES SOBRE EL USO APROPIADO DE ESTOS MEDICAMENTOS

- Debe tomar el medicamento tal como lo recomendó el APS. No debe tomar ni más ni menos que la dosis recomendada. Debe hablar con el APS para saber qué hacer cuando saltea dosis, si esto ocurriera.

    - Debe tomar la dosis que se salteó lo antes posible. Si es casi la hora de la dosis siguiente, debe dejar de tomar la dosis que se salteó y retomar el esquema normal. No debe tomar una dosis doble o extra.

- Debe saber el nombre del medicamento que está tomando y cómo se escribe, al igual que la dosis exacta en miligramos. Puede escribir esta información en una tarjeta para llevarla en la billetera o la cartera. Esta información es extremadamente importante si se enfermara repentinamente o se viera involucrado en una situación de emergencia. Debe dar esta lista a su APS.

- No debe compartir su medicamento con nadie ni debe tomar el medicamento de otros.

- Puede tomar el medicamento en las comidas o fuera de ellas; debe tomarlo en las comidas si le ocasiona malestar estomacal.

- No debe ingerir comidas ricas en proteínas mientras toma esta medicación.

- Puede partir los comprimidos de difusión sostenida por la mitad pero no los puede chupar ni pisar.

- Debe guardar los medicamentos en un recipiente cerrado, protegido de la luz y a temperatura ambiente, fuera del alcance de los niños y de las mascotas.

PRECAUCIONES

- Comunique a su APS inmediatamente si queda embarazada mientras está en tratamiento con este medicamento.

- No tome ningún otro medicamento nuevo o adicional así como tampoco medicamentos de venta libre sin hablarlo con su APS. Esto incluye productos de herboristería o naturales.

EFECTOS SECUNDARIOS COMUNES

Todas las drogas tienen efectos secundarios. La mayor parte los mismos son leves y se pueden mejorar a lo largo del tiempo. Hable con su APS acerca de los efectos secundarios de este medicamento antes de comenzar el tratamiento, incluyendo cómo ponerse en contacto con su APS en caso de producirse algún efecto secundario. Los siguientes efectos secundarios son los más comunes y deben ser discutidos con su APS.

- Náusea
- Vómitos
- Dolor y calambres de estómago
- Constipación
- Movimientos involuntarios

Los efectos secundarios más raros incluyen signos y síntomas que ponen en riesgo la vida (por ejemplo, jadeo, opresión en el pecho, fiebre, prurito, tos severa, piel de color azulado, convulsiones) o cualquier erupción. Debe informar de estos síntomas a su APS inmediatamente. Algunas personas pueden padecer otros efectos secundarios que no estén enumerados en el presente. Si eso sucediera, informe a su APS.

MEDICAMENTOS MISCELÁNEOS *(Continuación)*

LEVOMETADIL, CLORHIDRATO ACETATO DE

TIPO DE MEDICAMENTO

Opiáceo, analgésico.

MEDICAMENTOS EN ESTE GRUPO

Clorhidrato Acetato de Levometadil *en la página 159*

ESTE MEDICAMENTO ESTÁ INDICADO PARA:

El tratamiento de la dependencia de narcóticos; previene el comportamiento de búsqueda de droga y bloquea el "high" de la heroína.

INSTRUCCIONES PREVIAS A TOMAR LA MEDICACIÓN

Debe comunicar a su agente proveedor de salud (APS) si alguna de las circunstancias que se enumeran a continuación le resultan aplicables:

1. Esté embarazada, tiene intenciones de quedar embarazada o está amamantando.
2. Padece de alergia a algún medicamento.
3. Esté tomando algún otro medicamento bajo receta o de venta libre; recuerde incluir cualquier medicamento prescripto por su dentista así como cualquier producto de herboristería o natural.
4. Tiene algún problema médico.
5. Ha tenido algún problema con este medicamento en el pasado.

INSTRUCCIONES SOBRE EL USO APROPIADO DE ESTOS MEDICAMENTOS

- Debe tomar el medicamento tal como lo recomendó el APS. No debe tomar ni más ni menos que la dosis recomendada. Debe hablar con el APS para saber qué hacer cuando saltea dosis, si esto ocurriera.
- Debe saber el nombre del medicamento que está tomando y cómo se escribe, al igual que la dosis exacta en miligramos. Puede escribir esta información en una tarjeta para llevarla en la billetera o la cartera. Esta información es extremadamente importante si se enfermara repentinamente o se viera involucrado en una situación de emergencia. Debe dar esta lista a su APS.
- No debe compartir su medicamento con nadie ni debe tomar el medicamento de otros.
- La medicación siempre debe ser diluida antes de tomarla y se la debe mezclar antes; habitualmente se la prescribe para tomar 3 veces por semana.
- Debe guardar los medicamentos en el recipiente original, protegido de la luz y a temperatura ambiente, fuera del alcance de los niños y de las mascotas.

PRECAUCIONES

- No debe ingerir alcohol (esto incluye vino, cerveza y otras bebidas alcohólicas) dado que pueden causar la muerte o consecuencias graves.
- Puede no estar alerta; debe tener precaución al manejar y realizar cualquier otro trabajo o hobby.
- Informe a su APS si tiene alguna enfermedad pulmonar; puede estar más sensible a esta medicación y puede empeorar la respiración.

- Comunique a su APS inmediatamente si queda embarazada mientras está en tratamiento con este medicamento.

- No tome ningún otro medicamento nuevo o adicional así como tampoco medicamentos de venta libre sin hablarlo con su APS. Esto incluye productos de herboristería o naturales.

EFECTOS SECUNDARIOS COMUNES

Todas las drogas tienen efectos secundarios. La mayor parte los mismos son leves y se pueden mejorar a lo largo del tiempo. Hable con su APS acerca de los efectos secundarios de este medicamento antes de comenzar el tratamiento, incluyendo cómo ponerse en contacto con su APS en caso de producirse algún efecto secundario. Los siguientes efectos secundarios son los más comunes y deben ser discutidos con su APS.

- Sensación de cansancio y agotamiento

- Dolor y calambres de estómago

- Constipación

- Insomnio

- Nerviosismo

- Sudoración

- Cambios en la capacidad o deseo sexual

Los efectos secundarios más raros incluyen signos y síntomas que ponen en riesgo la vida (por ejemplo, jadeo, opresión en el pecho, fiebre, prurito, tos severa, piel de color azulado, convulsiones), sonrojos, sueños anormales, dolor de cabeza o cualquier erupción. Debe informar de estos síntomas a su APS inmediatamente. Algunas personas pueden padecer otros efectos secundarios que no estén enumerados en el presente. Si eso sucediera, informe a su APS.

MEDICAMENTOS MISCELÁNEOS *(Continuación)*

METADONA

TIPO DE MEDICAMENTO

Opiáceo, analgésico.

MEDICAMENTOS EN ESTE GRUPO

Metadona *en la página 180*

ESTE MEDICAMENTO ESTÁ INDICADO PARA:

El tratamiento de la dependencia de narcóticos; previene el comportamiento de búsqueda de droga y bloquea el "high" de la heroína.

INSTRUCCIONES PREVIAS A TOMAR LA MEDICACIÓN

Debe comunicar a su agente proveedor de salud (APS) si alguna de las circunstancias que se enumeran a continuación le resultan aplicables:

1. Está embarazada, tiene intenciones de quedar embarazada o está amamantando.

2. Padece de alergia a algún medicamento.

3. Está tomando algún otro medicamento bajo receta o de venta libre; recuerde incluir cualquier medicamento prescripto por su dentista así como cualquier producto de herboristería o natural.

4. Tiene algún problema médico.

5. Ha tenido algún problema con este medicamento en el pasado.

INSTRUCCIONES SOBRE EL USO APROPIADO DE ESTOS MEDICAMENTOS

- Debe tomar el medicamento tal como lo recomendó el APS. No debe tomar ni más ni menos que la dosis recomendada. Debe hablar con el APS para saber qué hacer cuando saltea dosis, si esto ocurriera.

- Debe saber el nombre del medicamento que está tomando y cómo se escribe, al igual que la dosis exacta en miligramos. Puede escribir esta información en una tarjeta para llevarla en la billetera o la cartera. Esta información es extremadamente importante si se enfermara repentinamente o se viera involucrado en una situación de emergencia. Debe dar esta lista a su APS.

- No debe compartir su medicamento con nadie ni debe tomar el medicamento de otros.

- Debe disolver el comprimido soluble en jugos de fruta o agua. El concentrado líquido se debe diluir en medio vaso de agua.

- Debe guardar los medicamentos en un recipiente cerrado protegido de la luz y a temperatura ambiente, fuera del alcance de los niños y de las mascotas.

PRECAUCIONES

- No debe ingerir alcohol (esto incluye vino, cerveza y otras bebidas alcohólicas) dado que pueden causar la muerte o consecuencias graves.

- Puede no estar alerta; debe tener precaución al manejar y realizar cualquier otro trabajo o hobby.

- Comunique a su APS inmediatamente si queda embarazada mientras está en tratamiento con este medicamento.

- No tome ningún otro medicamento nuevo o adicional así como tampoco medicamentos de venta libre sin hablarlo con su APS. Esto incluye productos de herboristería o naturales.

- Informe a su APS si tiene alguna enfermedad pulmonar; puede estar más sensible a esta medicación y puede empeorar la respiración.

EFECTOS SECUNDARIOS COMUNES

Todas las drogas tienen efectos secundarios. La mayor parte los mismos son leves y se pueden mejorar a lo largo del tiempo. Hable con su APS acerca de los efectos secundarios de este medicamento antes de comenzar el tratamiento, incluyendo cómo ponerse en contacto con su APS en caso de producirse algún efecto secundario. Los siguientes efectos secundarios son los más comunes y deben ser discutidos con su APS.

- Aturdimiento
- Sensación de cansancio y agotamiento
- Náusea
- Vómitos
- Constipación

Los efectos secundarios más raros incluyen signos y síntomas que ponen en riesgo la vida (por ejemplo, jadeo, opresión en el pecho, fiebre, prurito, tos severa, piel de color azulado, convulsiones), o cualquier erupción. Debe informar de estos síntomas a su APS inmediatamente. Algunas personas pueden padecer otros efectos secundarios que no estén enumerados en el presente. Si eso sucediera, informe a su APS.

MEDICAMENTOS MISCELÁNEOS *(Continuación)*

NALTREXONA

TIPO DE MEDICAMENTO

Antídoto.

MEDICAMENTOS EN ESTE GRUPO

Naltrexona *en la página 195*

ESTE MEDICAMENTO ESTÁ INDICADO PARA:

Mantener un estado de abstinencia de narcóticos; también se la puede emplear en la recuperación de alcohólicos para mantener el estado de abstinencia de alcohol.

INSTRUCCIONES PREVIAS A TOMAR LA MEDICACIÓN

Debe comunicar a su agente proveedor de salud (APS) si alguna de las circunstancias que se enumeran a continuación le resultan aplicables:

1. Está embarazada, tiene intenciones de quedar embarazada o está amamantando.

2. Padece de alergia a algún medicamento.

3. Está tomando algún otro medicamento bajo receta o de venta libre; recuerde incluir cualquier medicamento prescripto por su dentista así como cualquier producto de herboristería o natural.

4. Tiene algún problema médico.

5. Ha tenido algún problema con este medicamento en el pasado.

INSTRUCCIONES SOBRE EL USO APROPIADO DE ESTOS MEDICAMENTOS

- Debe tomar el medicamento tal como lo recomendó el APS. No debe tomar ni más ni menos que la dosis recomendada. Debe hablar con el APS para saber qué hacer cuando saltea dosis, si esto ocurriera.

- Debe saber el nombre del medicamento que está tomando y cómo se escribe, al igual que la dosis exacta en miligramos. Puede escribir esta información en una tarjeta para llevarla en la billetera o la cartera. Esta información es extremadamente importante si se enfermara repentinamente o se viera involucrado en una situación de emergencia. Debe dar esta lista a su APS.

- No debe compartir su medicamento con nadie ni debe tomar el medicamento de otros.

- Puede tomar el medicamento en las comidas o fuera de ellas; debe tomarlo en las comidas si le ocasiona malestar estomacal.

- Debe guardar los medicamentos en un recipiente cerrado, a temperatura ambiente, fuera del alcance de los niños y de las mascotas.

PRECAUCIONES

- Puede no estar alerta; debe tener precaución al manejar y realizar cualquier otro trabajo o hobby.

- Comunique a su APS inmediatamente si queda embarazada mientras está en tratamiento con este medicamento.

- No tome ningún otro medicamento nuevo o adicional así como tampoco medicamentos de venta libre sin hablarlo con su APS. Esto incluye productos de herboristería o naturales.

- No debe ingerir alcohol (esto incluye vino, cerveza y otras bebidas alcohólicas) dado que pueden causar la muerte o consecuencias graves.

- Informe a su APS si tiene alguna enfermedad pulmonar; puede estar más sensible a esta medicación y puede empeorar la respiración.

EFECTOS SECUNDARIOS COMUNES

Todas las drogas tienen efectos secundarios. La mayor parte los mismos son leves y se pueden mejorar a lo largo del tiempo. Hable con su APS acerca de los efectos secundarios de este medicamento antes de comenzar el tratamiento, incluyendo cómo ponerse en contacto con su APS en caso de producirse algún efecto secundario. Los siguientes efectos secundarios son los más comunes y deben ser discutidos con su APS.

- Aturdimiento

- Mareos

- Sensación de cansancio y agotamiento

- Náusea

- Vómitos

- Dolor de cabeza

- Insomnio

- Nerviosismo

Los efectos secundarios más raros incluyen signos y síntomas que ponen en riesgo la vida (por ejemplo, jadeo, opresión en el pecho, fiebre, prurito, tos severa, piel de color azulado, convulsiones), o cualquier erupción. Debe informar de estos síntomas a su APS inmediatamente. Algunas personas pueden padecer otros efectos secundarios que no estén enumerados en el presente. Si eso sucediera, informe a su APS.

MEDICAMENTOS MISCELÁNEOS *(Continuación)*

NICOTINA

TIPO DE MEDICAMENTO

Antídoto.

MEDICAMENTOS EN ESTE GRUPO

Nicotina *en la página 199*

ESTE MEDICAMENTO ESTÁ INDICADO PARA:

El tratamiento del síndrome de abstinencia de la nicotina al dejar de fumar.

INSTRUCCIONES PREVIAS A TOMAR LA MEDICACIÓN

Debe comunicar a su agente proveedor de salud (APS) si alguna de las circunstancias que se enumeran a continuación le resultan aplicables:

1. Está embarazada, tiene intenciones de quedar embarazada o está amamantando.
2. Padece de alergia a algún medicamento.
3. Está tomando algún otro medicamento bajo receta o de venta libre; recuerde incluir cualquier medicamento prescripto por su dentista así como cualquier producto de herboristería o natural.
4. Tiene algún problema médico.
5. Ha tenido algún problema con este medicamento en el pasado.

INSTRUCCIONES SOBRE EL USO APROPIADO DE ESTOS MEDICAMENTOS

- Debe tomar el medicamento tal como lo recomendó el APS. No debe tomar ni más ni menos que la dosis recomendada. Debe hablar con el APS para saber qué hacer cuando saltea dosis, si esto ocurriera.

- Debe saber el nombre del medicamento que está tomando y cómo se escribe, al igual que la dosis exacta en miligramos. Puede escribir esta información en una tarjeta para llevarla en la billetera o la cartera. Esta información es extremadamente importante si se enfermara repentinamente o se viera involucrado en una situación de emergencia. Debe dar esta lista a su APS.

- No debe compartir su medicamento con nadie ni debe tomar el medicamento de otros.

- Si usa chicles, debe mascarlos lentamente durante 30 minutos; no debe tragar el chicle. No debe comer ni beber dentro de los 15 minutos posteriores a mascar el chicle. Mascar chicles puede causar problemas en los trabajos dentales.

- Si usa parche, debe colocarlo en la piel limpia y seca. Cambie de lugar al aplicar cada parche; debe usarlo en el tronco o en la parte superior del brazo (esto incluye el pecho, la espalda y el estómago).

- Debe guardar los medicamentos a temperatura ambiente, fuera del alcance de los niños y de las mascotas.

PRECAUCIONES

- Comunique a su APS inmediatamente si queda embarazada mientras está en tratamiento con este medicamento.

- No tome ningún otro medicamento nuevo o adicional así como tampoco medicamentos de venta libre sin hablarlo con su APS. Esto incluye productos de herboristería o naturales.

- Mascar chicles puede causar problemas en los trabajos dentales.
- Dejar de fumar puede afectar otros medicamentos; debe hablar con su APS.

EFECTOS SECUNDARIOS COMUNES

Todas las drogas tienen efectos secundarios. La mayor parte los mismos son leves y se pueden mejorar a lo largo del tiempo. Hable con su APS acerca de los efectos secundarios de este medicamento antes de comenzar el tratamiento, incluyendo cómo ponerse en contacto con su APS en caso de producirse algún efecto secundario. Los siguientes efectos secundarios son los más comunes y deben ser discutidos con su APS.

- Aturdimiento
- Mareos
- Sensación de cansancio y agotamiento
- Náusea
- Vómitos
- Dolor de cabeza
- Insomnio
- Nerviosismo
- Dolor en las mandíbulas al usar chicle
- Enrojecimiento, prurito y ardor en el lugar donde se usa el parche

Los efectos secundarios más raros incluyen signos y síntomas que ponen en riesgo la vida (por ejemplo, jadeo, opresión en el pecho, fiebre, prurito, tos severa, piel de color azulado, convulsiones), o cualquier erupción. Debe informar de estos síntomas a su APS inmediatamente. Algunas personas pueden padecer otros efectos secundarios que no estén enumerados en el presente. Si eso sucediera, informe a su APS.

MEDICAMENTOS MISCELÁNEOS *(Continuación)*

ORLISTAT

TIPO DE MEDICAMENTO

Anti-obesidad.

MEDICAMENTOS EN ESTE GRUPO

Orlistat *en la página 207*

ESTE MEDICAMENTO ESTÁ INDICADO PARA:

Tratamiento de la obesidad.

INSTRUCCIONES PREVIAS A TOMAR LA MEDICACIÓN

Debe comunicar a su agente proveedor de salud (APS) si alguna de las circunstancias que se enumeran a continuación le resultan aplicables:

1. Está embarazada, tiene intenciones de quedar embarazada o está amamantando.

2. Padece de alergia a algún medicamento.

3. Está tomando algún otro medicamento bajo receta o de venta libre; recuerde incluir cualquier medicamento prescripto por su dentista así como cualquier producto de herboristería o natural.

4. Tiene algún problema médico.

5. Ha tenido algún problema con este medicamento en el pasado.

INSTRUCCIONES SOBRE EL USO APROPIADO DE ESTOS MEDICAMENTOS

- Debe tomar el medicamento tal como lo recomendó el APS. No debe tomar ni más ni menos que la dosis recomendada. Debe hablar con el APS para saber qué hacer cuando saltea dosis, si esto ocurriera.

  - Debe tomar la dosis que se salteó lo antes posible. Si es casi la hora de la dosis siguiente, debe dejar de tomar la dosis que se salteó y retomar el esquema normal. No debe tomar una dosis doble o extra.

- Debe saber el nombre del medicamento que está tomando y cómo se escribe, al igual que la dosis exacta en miligramos. Puede escribir esta información en una tarjeta para llevarla en la billetera o la cartera. Esta información es extremadamente importante si se enfermara repentinamente o se viera involucrado en una situación de emergencia. Debe dar esta lista a su APS.

- No debe compartir su medicamento con nadie ni debe tomar el medicamento de otros.

- Debe tomar el medicamento 3 veces al día con cada comida principal que contenga grasa.

- Debe guardar los medicamentos en un recipiente cerrado, protegido de la luz y a temperatura ambiente, fuera del alcance de los niños y de las mascotas.

PRECAUCIONES

- Comunique a su APS inmediatamente si queda embarazada mientras está en tratamiento con este medicamento.

- No tome ningún otro medicamento nuevo o adicional así como tampoco medicamentos de venta libre sin hablarlo con su APS. Esto incluye productos de herboristería o naturales.

- Las vitaminas se deben tomar 2 horas antes o 2 horas después de esta medicación.

EFECTOS SECUNDARIOS COMUNES

Todas las drogas tienen efectos secundarios. La mayor parte los mismos son leves y se pueden mejorar a lo largo del tiempo. Hable con su APS acerca de los efectos secundarios de este medicamento antes de comenzar el tratamiento, incluyendo cómo ponerse en contacto con su APS en caso de producirse algún efecto secundario. Los siguientes efectos secundarios son los más comunes y deben ser discutidos con su APS.

- Gases con evacuación y/o manchas de aceite
- Sensación de ganas de ir al baño

Los efectos secundarios más raros incluyen signos y síntomas que ponen en riesgo la vida (por ejemplo, jadeo, opresión en el pecho, fiebre, prurito, tos severa, piel de color azulado, convulsiones), o cualquier erupción. Debe informar de estos síntomas a su APS inmediatamente. Algunas personas pueden padecer otros efectos secundarios que no estén enumerados en el presente. Si eso sucediera, informe a su APS.

MEDICAMENTOS MISCELÁNEOS *(Continuación)*

PRAMIPEXOL

TIPO DE MEDICAMENTO
Agente antiparkinsoniano.

MEDICAMENTOS EN ESTE GRUPO
Pramipexol *en la página 227*

ESTE MEDICAMENTO ESTA INDICADO PARA:
Tratamiento del síndrome de Parkinson.

INSTRUCCIONES PREVIAS A TOMAR LA MEDICACION
Debe comunicar a su agente proveedor de salud (APS) si alguna de las circunstancias que se enumeran a continuación le resultan aplicables:

1. Está embarazada, tiene intenciones de quedar embarazada o está amamantando.
2. Padece de alergia a algún medicamento.
3. Está tomando algún otro medicamento bajo receta o de venta libre; recuerde incluir cualquier medicamento prescripto por su dentista así como cualquier producto de herboristería o natural.
4. Tiene algún problema médico.
5. Ha tenido algún problema con este medicamento en el pasado.

INSTRUCCIONES SOBRE EL USO APROPIADO DE ESTOS MEDICAMENTOS

- Debe tomar el medicamento tal como lo recomendó el APS. No debe tomar ni más ni menos que la dosis recomendada. Debe hablar con el APS para saber qué hacer cuando saltea dosis, si esto ocurriera.
    - Debe tomar la dosis que se salteó lo antes posible. Si es casi la hora de la dosis siguiente, debe dejar de tomar la dosis que se salteó y retomar el esquema normal. No debe tomar una dosis doble o extra.
- Debe saber el nombre del medicamento que está tomando y cómo se escribe, al igual que la dosis exacta en miligramos. Puede escribir esta información en una tarjeta para llevarla en la billetera o la cartera. Esta información es extremadamente importante si se enfermara repentinamente o se viera involucrado en una situación de emergencia. Debe dar esta lista a su APS.
- No debe compartir su medicamento con nadie ni debe tomar el medicamento de otros.
- Puede tomar el medicamento en las comidas o fuera de ellas; debe tomarlo en las comidas si le ocasiona malestar estomacal.
- Debe guardar los medicamentos en un recipiente cerrado, protegido de la luz, a temperatura ambiente, fuera del alcance de los niños y de las mascotas.

PRECAUCIONES

- Comunique a su APS inmediatamente si queda embarazada mientras está en tratamiento con este medicamento.
- No tome ningún otro medicamento nuevo o adicional así como tampoco medicamentos de venta libre sin hablarlo con su APS. Esto incluye productos de herboristería o naturales.

- No debe ingerir alcohol (esto incluye vino, cerveza y otras bebidas alcohólicas) u otros medicamentos que puedan hacer más lentas sus acciones y reacciones. Esto incluye sedantes, tranquilizantes, estabilizadores del ánimo, y analgésicos; hable de esto con su APS.

EFECTOS SECUNDARIOS COMUNES

Todas las drogas tienen efectos secundarios. La mayor parte los mismos son leves y se pueden mejorar a lo largo del tiempo. Hable con su APS acerca de los efectos secundarios de este medicamento antes de comenzar el tratamiento, incluyendo cómo ponerse en contacto con su APS en caso de producirse algún efecto secundario. Los siguientes efectos secundarios son los más comunes y deben ser discutidos con su APS.

- Cansancio, somnolencia
- Mareos (incorpórese lentamente luego de unos minutos de estar sentado o acostado); debe tener precaución cuando sube escaleras
- Insomnio
- Náusea
- Vómitos
- Constipación
- Alucinaciones

Los efectos secundarios más raros incluyen signos y síntomas que ponen en riesgo la vida (por ejemplo, jadeo, opresión en el pecho, fiebre, prurito, tos severa, piel de color azulado, convulsiones), o cualquier erupción. Debe informar de estos síntomas a su APS inmediatamente. Algunas personas pueden padecer otros efectos secundarios que no estén enumerados en el presente. Si eso sucediera, informe a su APS.

MEDICAMENTOS MISCELÁNEOS *(Continuación)*

ROPIRINOL

TIPO DE MEDICAMENTO

Agente antiparkinsoniano.

MEDICAMENTOS EN ESTE GRUPO

Ropinirol *en la página 252*

ESTE MEDICAMENTO ESTÁ INDICADO PARA:

Tratamiento del síndrome de Parkinson.

INSTRUCCIONES PREVIAS A TOMAR LA MEDICACIÓN

Debe comunicar a su agente proveedor de salud (APS) si alguna de las circunstancias
que se enumeran a continuación le resultan aplicables:

1. Está embarazada, tiene intenciones de quedar embarazada o está amamantando.

2. Padece de alergia a algún medicamento.

3. Está tomando algún otro medicamento bajo receta o de venta libre; recuerde incluir
   cualquier medicamento prescripto por su dentista así como cualquier producto de
   herboristería o natural.

4. Tiene algún problema médico.

5. Ha tenido algún problema con este medicamento en el pasado.

INSTRUCCIONES SOBRE EL USO APROPIADO DE ESTOS MEDICAMENTOS

* Debe tomar el medicamento tal como lo recomendó el APS. No debe tomar ni más
  ni menos que la dosis recomendada. Debe hablar con el APS para saber qué hacer
  cuando saltea dosis, si esto ocurriera.

  * Debe tomar la dosis que se salteó lo antes posible. Si es casi la hora de la
    dosis siguiente, debe dejar de tomar la dosis que se salteó y retomar el esque-
    ma normal. No debe tomar una dosis doble o extra.

* Debe saber el nombre del medicamento que está tomando y cómo se escribe, al
  igual que la dosis exacta en miligramos. Puede escribir esta información en una
  tarjeta para llevarla en la billetera o la cartera. Esta información es extremadamente
  importante si se enfermara repentinamente o se viera involucrado en una situación
  de emergencia. Debe dar esta lista a su APS.

* No debe compartir su medicamento con nadie ni debe tomar el medicamento de
  otros.

* Puede tomar el medicamento en las comidas o fuera de ellas; debe tomarlo en las
  comidas si le ocasiona malestar estomacal.

* Debe guardar los medicamentos en un recipiente cerrado, protegido de la luz y a
  temperatura ambiente, fuera del alcance de los niños y de las mascotas.

PRECAUCIONES

* Comunique a su APS inmediatamente si queda embarazada mientras está en
  tratamiento con este medicamento.

* Puede no estar alerta; debe tener precaución al manejar y realizar cualquier otro
  trabajo o hobby.

- Si tiene 65 años o más, puede ser más sensible a los efectos secundarios; puede sentirse mareado y confundido.

- No tome ningún otro medicamento nuevo o adicional así como tampoco medicamentos de venta libre sin hablarlo con su APS. Esto incluye productos de herboristería o naturales.

- No debe ingerir alcohol (esto incluye vino, cerveza y otras bebidas alcohólicas) u otros medicamentos que puedan hacer más lentas sus acciones y reacciones. Esto incluye sedantes, tranquilizantes, estabilizadores del ánimo, y analgésicos; hable de esto con su APS.

EFECTOS SECUNDARIOS COMUNES

Todas las drogas tienen efectos secundarios. La mayor parte los mismos son leves y se pueden mejorar a lo largo del tiempo. Hable con su APS acerca de los efectos secundarios de este medicamento antes de comenzar el tratamiento, incluyendo cómo ponerse en contacto con su APS en caso de producirse algún efecto secundario. Los siguientes efectos secundarios son los más comunes y deben ser discutidos con su APS.

- Aturdimiento

- Mareos (incorpórese lentamente luego de unos minutos de estar sentado o acostado); debe tener precaución cuando sube escaleras

- Somnolencia / sensación de cansancio

- Náusea

- Vómitos

Los efectos secundarios más raros incluyen signos y síntomas que ponen en riesgo la vida (por ejemplo, jadeo, opresión en el pecho, fiebre, prurito, tos severa, piel de color azulado, convulsiones), confusión, alucinaciones, sensación de desmayo, o cualquier erupción. Debe informar de estos síntomas a su APS inmediatamente. Algunas personas pueden padecer otros efectos secundarios que no estén enumerados en el presente. Si eso sucediera, informe a su APS.

MEDICAMENTOS MISCELÁNEOS *(Continuación)*

SELEGILINA

TIPO DE MEDICAMENTO

Agente antiparkinsoniano.

MEDICAMENTOS EN ESTE GRUPO

Selegilina *en la página 259*

ESTE MEDICAMENTO ESTÁ INDICADO PARA:

Tratamiento de los primeros síntomas de pacientes con mal de Parkinson, TDAH, síntomas negativos de esquizofrenia, síntomas extrapiramidales, y depresión.

INSTRUCCIONES PREVIAS A TOMAR LA MEDICACIÓN

Debe comunicar a su agente proveedor de salud (APS) si alguna de las circunstancias que se enumeran a continuación le resultan aplicables:

1. Está embarazada, tiene intenciones de quedar embarazada o está amamantando.
2. Padece de alergia a algún medicamento.
3. Está tomando algún otro medicamento bajo receta o de venta libre; recuerde incluir cualquier medicamento prescripto por su dentista así como cualquier producto de herboristería o natural.
4. Tiene algún problema médico.
5. Ha tenido algún problema con este medicamento en el pasado.

INSTRUCCIONES SOBRE EL USO APROPIADO DE ESTOS MEDICAMENTOS

- Debe tomar el medicamento tal como lo recomendó el APS. No debe tomar ni más ni menos que la dosis recomendada. Debe hablar con el APS para saber qué hacer cuando saltea dosis, si esto ocurriera.
  - Debe tomar la dosis que se salteó lo antes posible. Si es casi la hora de la dosis siguiente, debe dejar de tomar la dosis que se salteó y retomar el esquema normal. No debe tomar una dosis doble o extra.
- Debe saber el nombre del medicamento que está tomando y cómo se escribe, al igual que la dosis exacta en miligramos. Puede escribir esta información en una tarjeta para llevarla en la billetera o la cartera. Esta información es extremadamente importante si se enfermara repentinamente o se viera involucrado en una situación de emergencia. Debe dar esta lista a su APS.
- No debe compartir su medicamento con nadie ni debe tomar el medicamento de otros.
- Debe tomar el medicamento con el desayuno y el almuerzo.
- Debe guardar los medicamentos en un recipiente cerrado, a temperatura ambiente, fuera del alcance de los niños y de las mascotas.

PRECAUCIONES

- Comunique a su APS inmediatamente si queda embarazada mientras está en tratamiento con este medicamento.
- No tome ningún otro medicamento nuevo o adicional así como tampoco medicamentos de venta libre sin hablarlo con su APS. Esto incluye productos de herboristería o naturales.

- No debe ingerir alcohol (esto incluye vino, cerveza y otras bebidas alcohólicas) dado que puede empeorar los efectos secundarios.

- A dosis altas (10 mg por día) debe evitar los alimentos con contenido de tiramina. Estos incluyen las carnes en conserva y los quesos estacionados, la salsa de soya, ciertos porotos, el chucrut, la cerveza, los extractos concentrados de levadura, y otros; hable de esto con su APS.

- No tome inhibidores de la monoaminooxidasa (IMAO); hable de esto con su APS.

- No tome ningún otro medicamento de venta libre que pueda afectar la presión (por ejemplo, remedios para la tos y el resfrío, pastillas para adelgazar, estimulantes, ibuprofeno o productos similares, ciertas hierbas o suplementos; hable de esto con su APS.

EFECTOS SECUNDARIOS COMUNES

Todas las drogas tienen efectos secundarios. La mayor parte los mismos son leves y se pueden mejorar a lo largo del tiempo. Hable con su APS acerca de los efectos secundarios de este medicamento antes de comenzar el tratamiento, incluyendo cómo ponerse en contacto con su APS en caso de producirse algún efecto secundario. Los siguientes efectos secundarios son los más comunes y deben ser discutidos con su APS.

- Aturdimiento

- Mareos (incorpórese lentamente luego de unos minutos de estar sentado o acostado); debe tener precaución cuando sube escaleras

- Sensación de desmayo

- Náusea

- Vómitos

Los efectos secundarios más raros incluyen signos y síntomas que ponen en riesgo la vida (por ejemplo, jadeo, opresión en el pecho, fiebre, prurito, tos severa, piel de color azulado, convulsiones), confusión, alucinaciones, sequedad de la boca, o cualquier erupción. Debe informar de estos síntomas a su APS inmediatamente. Algunas personas pueden padecer otros efectos secundarios que no estén enumerados en el presente. Si eso sucediera, informe a su APS.

MEDICAMENTOS MISCELÁNEOS *(Continuación)*

SIBUTRAMINA

TIPO DE MEDICAMENTO

Anoréxico.

MEDICAMENTOS EN ESTE GRUPO

Sibutramina *en la página 263*

ESTE MEDICAMENTO ESTÁ INDICADO PARA:

Tratamiento de la obesidad.

INSTRUCCIONES PREVIAS A TOMAR LA MEDICACIÓN

Debe comunicar a su agente proveedor de salud (APS) si alguna de las circunstancias que se enumeran a continuación le resultan aplicables:

1. Está embarazada, tiene intenciones de quedar embarazada o está amamantando.

2. Padece de alergia a algún medicamento.

3. Está tomando algún otro medicamento bajo receta o de venta libre; recuerde incluir cualquier medicamento prescripto por su dentista así como cualquier producto de herboristería o natural.

4. Tiene algún problema médico.

5. Ha tenido algún problema con este medicamento en el pasado.

INSTRUCCIONES SOBRE EL USO APROPIADO DE ESTOS MEDICAMENTOS

* Debe tomar el medicamento tal como lo recomendó el APS. No debe tomar ni más ni menos que la dosis recomendada. Debe hablar con el APS para saber qué hacer cuando saltea dosis, si esto ocurriera.

  * Debe tomar la dosis que se salteó lo antes posible. Si es casi la hora de la dosis siguiente, debe dejar de tomar la dosis que se salteó y retomar el esquema normal. No debe tomar una dosis doble o extra.

* Debe saber el nombre del medicamento que está tomando y cómo se escribe, al igual que la dosis exacta en miligramos. Puede escribir esta información en una tarjeta para llevarla en la billetera o la cartera. Esta información es extremadamente importante si se enfermara repentinamente o se viera involucrado en una situación de emergencia. Debe dar esta lista a su APS.

* No debe compartir su medicamento con nadie ni debe tomar el medicamento de otros.

* Siga la dieta indicada por su APS. Puede tomar el medicamento en las comidas o fuera de ellas; debe tomarlo en las comidas si le ocasiona malestar estomacal.

* Debe guardar los medicamentos en un recipiente cerrado, protegido de la luz y a temperatura ambiente, fuera del alcance de los niños y de las mascotas.

PRECAUCIONES

* Comunique a su APS inmediatamente si queda embarazada mientras está en tratamiento con este medicamento.

* No tome ningún otro medicamento nuevo o adicional así como tampoco medicamentos de venta libre sin hablarlo con su APS. Esto incluye productos de herboristería o naturales.

- No debe tomar este medicamento si está tomando inhibidores de la monoaminooxidasa (IMAO).

- Debe tener precaución con el uso si tiene presión alta; hable de esto con su APS.

- No tome ningún otro medicamento de venta libre que pueda afectar la presión (por ejemplo, remedios para la tos y el resfrío, pastillas para adelgazar, estimulantes, ibuprofeno o productos similares, ciertas hierbas o suplementos; hable de esto con su APS.

EFECTOS SECUNDARIOS COMUNES

Todas las drogas tienen efectos secundarios. La mayor parte los mismos son leves y se pueden mejorar a lo largo del tiempo. Hable con su APS acerca de los efectos secundarios de este medicamento antes de comenzar el tratamiento, incluyendo cómo ponerse en contacto con su APS en caso de producirse algún efecto secundario. Los siguientes efectos secundarios son los más comunes y deben ser discutidos con su APS.

- Dolor de cabeza

- Pérdida del apetito

- Constipación

- Sequedad de la boca

- Insomnio

- Aturdimiento

Los efectos secundarios más raros incluyen signos y síntomas que ponen en riesgo la vida (por ejemplo, jadeo, opresión en el pecho, fiebre, prurito, tos severa, piel de color azulado, convulsiones), o cualquier erupción. Debe informar de estos síntomas a su APS inmediatamente. Algunas personas pueden padecer otros efectos secundarios que no estén enumerados en el presente. Si eso sucediera, informe a su APS.

MEDICAMENTOS MISCELÁNEOS *(Continuación)*

TACRINA

TIPO DE MEDICAMENTO

Droga para el mal de Alzheimer, inhibidor de la acetilcolinesterasa.

MEDICAMENTOS EN ESTE GRUPO

Tacrina *en la página 264*

ESTE MEDICAMENTO ESTÁ INDICADO PARA:

Tratamiento de la demencia leve a moderada en los pacientes con Alzheimer.

INSTRUCCIONES PREVIAS A TOMAR LA MEDICACIÓN

Debe comunicar a su agente proveedor de salud (APS) si alguna de las circunstancias que se enumeran a continuación le resultan aplicables:

1. Está embarazada, tiene intenciones de quedar embarazada o está amamantando.

2. Padece de alergia a algún medicamento.

3. Está tomando algún otro medicamento bajo receta o de venta libre; recuerde incluir cualquier medicamento prescripto por su dentista así como cualquier producto de herboristería o natural.

4. Tiene algún problema médico.

5. Ha tenido algún problema con este medicamento en el pasado.

INSTRUCCIONES SOBRE EL USO APROPIADO DE ESTOS MEDICAMENTOS

- Debe tomar el medicamento tal como lo recomendó el APS. No debe tomar ni más ni menos que la dosis recomendada. Debe hablar con el APS para saber qué hacer cuando saltea dosis, si esto ocurriera.

  - Debe tomar la dosis que se salteó lo antes posible. Si es casi la hora de la dosis siguiente, debe dejar de tomar la dosis que se salteó y retomar el esquema normal. No debe tomar una dosis doble o extra.

- Debe saber el nombre del medicamento que está tomando y cómo se escribe, al igual que la dosis exacta en miligramos. Puede escribir esta información en una tarjeta para llevarla en la billetera o la cartera. Esta información es extremadamente importante si se enfermara repentinamente o se viera involucrado en una situación de emergencia. Debe dar esta lista a su APS.

- No debe compartir su medicamento con nadie ni debe tomar el medicamento de otros.

- Debe tomarlo 1 hora antes o 2 horas después de las comidas (es lo mejor, de ser posible); puede tomarlo en las comidas si le ocasiona malestar estomacal.

- Debe guardar los medicamentos en un recipiente cerrado, a temperatura ambiente, fuera del alcance de los niños y de las mascotas.

PRECAUCIONES

- Comunique a su APS inmediatamente si queda embarazada mientras está en tratamiento con este medicamento.

- No tome ningún otro medicamento nuevo o adicional así como tampoco medicamentos de venta libre sin hablarlo con su APS. Esto incluye productos de herboristería o naturales.

- Tener precaución ante enfermedades hepáticas; hable de esto con su APS.

EFECTOS SECUNDARIOS COMUNES

Todas las drogas tienen efectos secundarios. La mayor parte los mismos son leves y se pueden mejorar a lo largo del tiempo. Hable con su APS acerca de los efectos secundarios de este medicamento antes de comenzar el tratamiento, incluyendo cómo ponerse en contacto con su APS en caso de producirse algún efecto secundario. Los siguientes efectos secundarios son los más comunes y deben ser discutidos con su APS.

- Náusea

- Vómitos

- Diarrea

Los efectos secundarios más raros incluyen signos y síntomas que ponen en riesgo la vida (por ejemplo, jadeo, opresión en el pecho, fiebre, prurito, tos severa, piel de color azulado, convulsiones), cansancio, dolor de estómago, gases, o cualquier erupción. Debe informar de estos síntomas a su APS inmediatamente. Algunas personas pueden padecer otros efectos secundarios que no estén enumerados en el presente. Si eso sucediera, informe a su APS.

MEDICAMENTOS MISCELÁNEOS *(Continuación)*

TOPIRAMATO

TIPO DE MEDICAMENTO

Anticonvulsivo.

MEDICAMENTOS EN ESTE GRUPO

Topiramato *en la página 277*

ESTE MEDICAMENTO ESTÁ INDICADO PARA:

Tratamiento del comienzo parcial de convulsiones en adultos, en conjunto con otros medicamentos.

INSTRUCCIONES PREVIAS A TOMAR LA MEDICACIÓN

Debe comunicar a su agente proveedor de salud (APS) si alguna de las circunstancias que se enumeran a continuación le resultan aplicables:

1. Está embarazada, tiene intenciones de quedar embarazada o está amamantando.

2. Padece de alergia a algún medicamento.

3. Está tomando algún otro medicamento bajo receta o de venta libre; recuerde incluir cualquier medicamento prescripto por su dentista así como cualquier producto de herboristería o natural.

4. Tiene algún problema médico.

5. Ha tenido algún problema con este medicamento en el pasado.

INSTRUCCIONES SOBRE EL USO APROPIADO DE ESTOS MEDICAMENTOS

- Debe tomar el medicamento tal como lo recomendó el APS. No debe tomar ni más ni menos que la dosis recomendada. Debe hablar con el APS para saber qué hacer cuando saltea dosis, si esto ocurriera.

    - Debe tomar la dosis que se salteó lo antes posible. Si es casi la hora de la dosis siguiente, debe dejar de tomar la dosis que se salteó y retomar el esquema normal. No debe tomar una dosis doble o extra.

- Debe saber el nombre del medicamento que está tomando y cómo se escribe, al igual que la dosis exacta en miligramos. Puede escribir esta información en una tarjeta para llevarla en la billetera o la cartera. Esta información es extremadamente importante si se enfermara repentinamente o se viera involucrado en una situación de emergencia. Debe dar esta lista a su APS.

- No debe compartir su medicamento con nadie ni debe tomar el medicamento de otros.

- Puede tomar el medicamento en las comidas o fuera de ellas; debe tomarlo en las comidas si le ocasiona malestar estomacal.

- Debe tragar el comprimido entero; no lo parta (gusto amargo).

- Debe tomar abundante líquido todos los días a menos que se le haya indicado tomar menos líquido. Ocasionalmente provoca cálculos renales.

- Debe guardar los medicamentos en un recipiente cerrado, protegido de la humedad Y a temperatura ambiente, fuera del alcance de los niños y de las mascotas.

PRECAUCIONES

- Comunique a su APS inmediatamente si queda embarazada mientras está en tratamiento con este medicamento.

- No tome ningún otro medicamento nuevo o adicional así como tampoco medicamentos de venta libre sin hablarlo con su APS. Esto incluye productos de herboristería o naturales.

- No debe ingerir alcohol (esto incluye vino, cerveza y otras bebidas alcohólicas) u otros medicamentos que puedan hacer más lentas sus acciones y reacciones. Esto incluye sedantes, tranquilizantes, estabilizadores del ánimo, y analgésicos; hable de esto con su APS.

- Puede no estar alerta; debe tener precaución al manejar y realizar cualquier otro trabajo o hobby.

EFECTOS SECUNDARIOS COMUNES

Todas las drogas tienen efectos secundarios. La mayor parte los mismos son leves y se pueden mejorar a lo largo del tiempo. Hable con su APS acerca de los efectos secundarios de este medicamento antes de comenzar el tratamiento, incluyendo cómo ponerse en contacto con su APS en caso de producirse algún efecto secundario. Los siguientes efectos secundarios son los más comunes y deben ser discutidos con su APS.

- Aturdimientos

- Mareos

- Sensación de cansancio

- Reacciones más lentas

- Cambios en el equilibrio

- Sensación de temblor o inestabilidad

- Problemas para hablar

- Adormecimiento u hormigueo en las manos y los pies

Los efectos secundarios más raros incluyen signos y síntomas que ponen en riesgo la vida (por ejemplo, jadeo, opresión en el pecho, fiebre, prurito, tos severa, piel de color azulado, convulsiones), náusea, depresión, dificultad para concentrarse, cálculos renales, o cualquier erupción. Debe informar de estos síntomas a su APS inmediatamente. Algunas personas pueden padecer otros efectos secundarios que no estén enumerados en el presente. Si eso sucediera, informe a su APS.

CLASIFICACIÓN DSM-IV

Utilizado con el permiso de la Asociación Norteamericana de Psiquiatría [American Psychiatric Association], Manual de Diagnóstico y Estadísticas de los Trastornos Mentales *("Diagnostic and Statistical Manual of Mental Disorders")*, 4ª. Ed., Washington, DC; Asociación Norteamericana de Psiquiatría (American Psychiatric Association), 1994, 13-24,6,7

EJE I Y II CATEGORÍAS Y CÓDIGOS

Se utiliza una elipsis (...) en los nombres de ciertos trastornos para indicar que debe incluirse el nombre específico de un trastorno mental o estado clínico general cuando se registra el nombre.

Una "x" en un código de diagnóstico indica que se requiere un número de código específico.

Si los criterios coinciden, después del diagnóstico debe precisarse uno de los siguientes grados de gravedad:

- Leve
- Moderado
- Grave

Si los criterios no coinciden, debe especificarse uno de los siguientes:

- En remisión parcial
- En remisión total
- Historia previa
- NOS = No especificado de otro modo

EJE I: TRASTORNOS CLÍNICOS; OTROS ESTADOS QUE PUEDEN SER OBJETO DE LA ATENCIÓN CLÍNICA

El eje I es para la información de los distintos trastornos o estados en la Clasificación, excepto los Trastornos de Personalidad y Deficiencia Mental (que se encuentran en el Eje II). Los grupos principales de trastornos se encuentran listados a continuación en el cuadro del Eje I. También se encuentran allí otros estados que pueden ser objeto de la Atención Clínica

---

EJE I
Trastornos Clínicos
Otros Estados que Pueden Ser Objeto de la Atención Clínica

Trastornos que por lo general se diagnostican por primera vez en la Infancia, Niñez, o Adolescencia (a excepción de la Deficiencia Mental, que se diagnostica en el Eje II)
Delirio, Demencia, Amnesia y Otros Trastornos Cognitivos
Trastornos Mentales Debido al Estado Clínico General
Trastornos Relacionados con Sustancias
Esquizofrenia y Otros Trastornos Psicóticos
Trastornos en el Estado de Ánimo
Trastornos de Ansiedad
Trastornos Somatoformes
Trastornos Ficticios
Trastornos Disociativos
Trastornos Sexuales y de Identidad Sexual
Trastornos de la Alimentación
Trastornos del Sueño
Trastornos del Control de Impulsos No Especificados
Trastornos de Adaptación
Otros Estados que Pueden Ser Objeto de la Atención Clínica

EJE II: TRASTORNOS DE LA PERSONALIDAD; DEFICIENCIA MENTAL

El Eje II informa sobre los Trastornos de la Personalidad y la Deficiencia Mental. Puede también utilizarse para observar las características salientes de la personalidad inadaptada y los mecanismos de defensa. La siguiente lista de Trastornos de la Personalidad y Deficiencia Mental realizada en un eje separado garantiza la consideración de posibles Trastornos de la Personalidad y Deficiencia Mental que de otra manera no hubiesen sido advertidos cuando se focaliza la atención en los trastornos presentados en el Eje I. La presentación de los Trastornos de la Personalidad y Deficiencia Mental en el Eje II no implica que su patogénesis o su tratamiento apropiado sea fundamentalmente diferente de los trastornos listados en el Eje I. Los trastornos que informa el Eje II se encuentran listados en el cuadro.

EJE II
Trastornos de la Personalidad
Deficiencia Mental

Trastorno de Personalidad Paranoide
Trastorno de Personalidad Esquizoide
Trastorno de Personalidad Esquizotípico
Trastorno de Personalidad Antisocial
Trastorno de Personalidad Límite
Trastorno de Personalidad Histriónica
Trastorno de Personalidad Narcisista
Trastorno de Personalidad Evitativa
Trastorno de Personalidad Dependiente
Trastorno de Personalidad Obsesivo-Compulsiva
Trastorno de la Personalidad No especificado de otro modo
Deficiencia Mental

TRASTORNOS HABITUALMENTE DIAGNOSTICADOS POR PRIMERA VEZ EN LA INFANCIA, NIÑEZ, O ADOLESCENCIA

DEFICIENCIA MENTAL

Nota: Se encuentran entre los del Eje II

317	Deficiencia Mental Leve
318.0	Deficiencia Mental Moderada
318.1	Deficiencia Mental Severa
318.2	Deficiencia Mental Profunda
319	Deficiencia Mental, Gravedad No especificado de otro modo

TRASTORNOS DEL APRENDIZAJE

315.00	Trastornos en la Lectura
315.1	Trastornos en Matemáticas
315.2	Trastorno en la Expresión Escrita
315.9	Trastorno en el Aprendizaje - No especificado de otro modo

TRASTORNO DE LA DESTREZA MOTORA

315.4	Trastorno en el Desarrollo de la Coordinación

CLASIFICACIÓN DSM-IV *(Continuación)*

TRASTORNOS EN LA COMUNICACIÓN

315.31	Trastorno en el Lenguaje Expresivo
315.32	Trastorno en el Lenguaje Receptivo-Expresivo Mixto
315.39	Trastorno Fonológico
307.0	Tartamudeo
307.9	Trastorno en la Comunicación - No especificado de otro modo

TRASTORNOS PROFUNDOS DEL DESARROLLO

299.00	Trastorno Autista
299.80	Trastorno de Rett
299.10	Trastorno Infantil de Desintegración
299.80	Trastorno de Asperger
299.80	Trastorno Extensivo de Desarrollo - No especificado de otro modo

TRASTORNOS DE DÉFICIT DE ATENCIÓN Y DE CONDUCTA DISRUPTIVA

314.xx	Trastorno de Déficit de Atención/Hiperactividad
.01	Tipo Combinado
.00	Tipo Predominante de Déficit de Atención
.01	Tipo Predominantemente Hiperactivo-Impulsivo
314.9	Trastorno de Déficit de Atención/Hiperactividad - No especificado de otro modo
312.xx	Trastorno de la Conducta
.81	Tipo de Inicio Infantil
.82	Tipo de Inicio en la Adolescencia
.89	Inicio No Especificado
313.81	Trastorno Desafiante Opositor
312.9	Trastorno de Conducta Disruptiva - No especificado de otro modo

TRASTORNOS DE LA ALIMENTACIÓN Y EN LA COMIDA EN LA INFANCIA O NIÑEZ TEMPRANA

307.52	Pica
307.53	Trastorno por Rumiación
307.59	Trastornos en la Alimentación en la Infancia o Niñez Temprana

TRASTORNOS DE TICS

307.23	Enfermedad de Tourette
307.22	Trastorno de Tic Motor o Vocal Crónico
307.21	Trastorno de Tic Transitorio
	Especificar si se presenta: Episodio Único/Recurrente
307.20	Trastorno de Tic - No especificado de otro modo

TRASTORNOS DE ELIMINACIÓN

__.__	Encopresis
787.6	Con Constipación e Incontinencia por Rebosamiento
307.7	Sin Constipación ni Incontinencia por Rebosamiento
307.6	Enuresis (No Debida al Estado Clínico General)
	Especificar el tipo: Sólo Nocturnal sólo Diurna / nocturna y Diurna

OTROS TRASTORNOS EN LA INFANCIA, NIÑEZ, O ADOLESCENCIA

309.21	Trastorno por Angustia de Separación
	Especificar si presenta: Inicio Temprano
313.23	Mutismo Selectivo
313.89	Trastorno Reactivo de la Vinculación en la Infancia o Niñez Temprana
	Especificar tipo: Tipo Inhibido / tipo Desinhibido
307.3	Trastorno por Movimientos Estereotipados
	Especificar si se presenta: Con Conducta de Daño a Sí Mismo
313.9	Trastornos en la Infancia, Niñez, o Adolescencia - No especificado de otro modo

DELIRIO, DEMENCIA, Y AMNESIA Y OTROS TRASTORNOS COGNITIVOS

DELIRIO

293.0	Delirio debido a ... [Indicar el Estado Clínico General]
___.___	Delirio por Intoxicación con Sustancias (Ir a los Trastornos Relacionados con Sustancias para los códigos de la sustancia específica)
___.___	Delirio por Suspensión de la Administración de Sustancias (Ir a los Trastornos Relacionados con Sustancias para los códigos de la sustancia específica)
___.___	Delirio debido a Etiologías Múltiples (codificar cada una de la etiologías específicas)
780.09	Delirio- No especificado de otro modo

DEMENCIA

290.xx	Demencia del tipo de Alzheimer, con Inicio Temprano (también con código 331.0 de la Enfermedad de Alzheimer en el Eje III)
.10	Sin complicaciones
.11	Con Delirio
.12	Con Alucinaciones
.13	Con Estado de Ánimo Depresivo
	Especificar si se presenta: Con Trastorno de la Conducta
290.xx	Demencia del tipo de Alzheimer, con Inicio Tardío (también con código 331.0 enfermedad de Alzheimer en el Eje III)
.0	Sin Complicaciones
.3	Con Delirio
.20	Con Alucinaciones
.21	Con Estado de Ánimo Depresivo
	Especificar si se presenta: Con Trastorno de la Conducta
290.xx	Demencia Vascular
.40	Sin Complicaciones
.41	Con Delirio
.42	Con Alucinaciones
.43	Con Estado de Ánimo Depresivo
	Especificar si se presenta: Con Trastorno de la Conducta
294.1	Demencia debido a la Enfermedad de HIV (también con el código 042 Infección de HIV en el Eje III)
294.1	Demencia debido a Trauma en la Cabeza (también con el código 854.00 lesión en la cabeza en el Eje III)
294.1	Demencia debido a la Enfermedad de Parkinson (también con el código 332.0 Enfermedad de Parkinson en el Eje III)
294.1	Demencia debido a la Enfermedad de Huntington (también con el código 333.4 Enfermedad de Huntington en el Eje III)
290.10	Demencia debido a la Enfermedad de Pick (también con el código 331.1 Enfermedad de Pick en el Eje III)
290.10	Demencia debido a la Enfermedad de Creutzfeldt-Jakob (también con el código 046 Enfermedad de Creutzfeldt-Jakob en el Eje III)
294.1	Demencia debido a ... [Indicar el Estado Clínico General que no se encuentra listado arriba]
___.___	Demencia Persistente Inducida por Sustancias (ir a los Trastornos Relacionados con Sustancias para los códigos de la sustancia específica)
___.___	Demencia debido a Etiologías Múltiples (codificar cada una de la etiologías específicas)
294.8	Demencia - No especificado de otro modo

CLASIFICACIÓN DSM-IV *(Continuación)*

TRASTORNOS AMNÉSICOS

294.0	Trastorno Amnésico debido a ... [Indicar el Estado Clínico General] Especificar si es: Transitorio / Crónico
__.__	Trastorno Amnésico Persistente Inducido por Sustancias (Ir a los Trastornos Relacionados con Sustancias para los códigos de la sustancia específica)
294.8	Trastorno Amnésico - No especificado de otro modo

OTROS TRASTORNOS COGNITIVOS

294.9	Trastorno Cognitivo - No especificado de otro modo

TRASTORNOS MENTALES DEBIDO AL ESTADO CLÍNICO GENERAL QUE NO ESTAN CLASIFICADOS EN OTRA PARTE

293.89	Trastorno Catatónico debido a ... [Indicar el Estado Clínico General]
310.1	Cambios de Personalidad debido a ...[Indicar el Estado Clínico General] Especificar tipo: Tipo Lábil/ Tipo Desinhibido/ Tipo Agresivo/ Tipo Apático/ Tipo Paranoide/ Otro tipo/ Tipo Combinado/ Tipo no Especificado
293.9	Trastorno Mental – No especificado - debido a ...[Indicar el Estado Clínico General]

TRASTORNOS RELACIONADOS CON LAS SUSTANCIAS

[a]Los siguientes factores pueden ser aplicados a la Dependencia de Sustancias:

Con Dependencia Fisiológica / Sin Dependencia Fisiológica

Remisión Total Temprana / Remisión Parcial Temprana

Remisión Total Sostenida / Remisión Parcial Sostenida

Bajo Terapia Agonista / En un ambiente controlado

Los siguientes factores se refieren a los Trastornos Inducidos por Sustancias de la siguiente manera:

[I]Con Inicio durante la Intoxicación/ [W]Con Inicio durante la Suspensión

TRASTORNOS RELACIONADOS CON EL ALCOHOL

__	**Trastornos por el Uso de Alcohol**
303.90	Dependencia del Alcohol[a]
305.00	Abuso del Alcohol
__	**Trastornos Inducidos por el Alcohol**
303.00	Intoxicación con Alcohol
291.81	Síndrome de Abstinencia del Alcohol Especificar si se presenta: Con Trastornos de la Percepción
291.0	Delirio por Intoxicación con Alcohol
291.0	Delirio por Síndrome de Abstinencia del Alcohol
291.2	Demencia Persistente Inducida por el Alcohol
291.1	Trastorno Amnésico Persistente Inducido por el Alcohol
291.x	Trastorno Psicótico Inducido por el Alcohol
.5	Con Delirios[I,W]
.3	Con Alucinaciones[I,W]
291.89	Trastorno[I,W] del Estado de Ánimo Inducido por el Alcohol
291.89	Trastorno[I,W] de Ansiedad Inducido por el Alcohol
291.89	Disfunción Sexuall Inducida por el Alcohol
291.89	Trastorno[I,W] del Sueño Inducido por el Alcohol
291.9	Trastorno Relacionado con el Alcohol - No especificado de otro modo

ANFETAMINAS (o Tipo Anfetamina) - Trastornos Relacionados

__ Trastornos por uso de Anfetaminas

304.40	Dependencia de las Anfetaminas[a]]
305.70	Abuso de Anfetaminas

— Trastornos Inducidos por las Anfetaminas

292.89	Intoxicación con Anfetaminas
	Especificar si se presenta: Con Trastornos de la Percepción
292.0	Síndrome de Abstinencia de las Anfetaminas
292.81	Delirio por Intoxicación con Anfetaminas
292.xx	Trastorno Psicótico Inducido por las Anfetaminas
.11	Con Delirios[I]
.12	Con Alucinaciones[I]
292.84	Trastorno[I,W] del Estado de Ánimo Inducido por las Anfetaminas
292.89	Trastorno[I] de Ansiedad Inducido por las Anfetaminas
292.89	Disfunción Sexual[I] Inducida por las Anfetaminas
292.89	Trastorno[I,W] del Sueño Inducido por las Anfetaminas
292.9	Trastorno Relacionado con las Anfetaminas - No especificado de otro modo

TRASTORNOS RELACIONADOS CON LA CAFEÍNA

__ Trastornos Inducidos por la Cafeína

305.90	Intoxicación con Cafeína
292.89	Trastorno[I] de Ansiedad Inducido por la Cafeína
292.89	Trastorno[I] del Sueño Inducido por la Cafeína
292.9	Trastorno Relacionado con la Cafeína - No especificado de otro modo

TRASTORNOS RELACIONADOS CON EL CANNABIS

__ Trastornos por el Uso de Cannabis

304.30	Dependencia del Cannabis[a]]
305.20	Abuso de Cannabis

__ Trastornos Inducidos por el Cannabis

292.89	Intoxicación con Cannabis
	Especificar si se presenta: Con Trastornos de la Percepción
292.81	Delirio por Intoxicación con Cannabis
292.xx	Trastorno Psicótico Inducido por el Cannabis
.11	Con Delirio[I]
.12	Con Alucinaciones[I]
292.89	Trastorno[I] de Ansiedad Inducido por las Anfetaminas
292.9	Trastorno Relacionado con el Cannabis - No especificado de otro modo

TRASTORNOS RELACIONADOS CON LA COCAÍNA

__ Trastornos por el Uso de Cocaína

304.20	Dependencia de Cocaína[a]
305.60	Abuso de la Cocaína

__ Trastornos Inducidos por la Cocaína

292.89	Intoxicación con Cocaína
	Especificar si se presenta: Con Trastornos Perceptivos
292.0	Síndrome de Abstinencia de la Cocaína
292.81	Delirio por Intoxicación con Cocaína
292.xx	Trastorno Psicótico Inducido por la Cocaína
.11	Con Delirio[I]
.12	Con Alucinaciones[I]
292.84	Trastorno[I,W] del Estado de Ánimo Inducido por la Cocaína
292.89	Trastorno[I,W] de Ansiedad Inducido por la Cocaína
292.89	Defunción Sexual[I] Inducida por la Cocaína
292.89	Trastorno[I,W] del Sueño Inducido por la Cocaína
292.9	Trastorno Relacionado con la Cocaína - No especificado de otro modo

CLASIFICACIÓN DSM-IV *(Continuación)*

TRASTORNOS RELACIONADOS CON LOS ALUCINÓGENOS

__ **Trastornos por el Uso de Alucinógenos**

304.50	Dependencia de Alucinógenos[a]
305.30	Abuso de Alucinógenos

__ **Trastornos Inducidos por Alucinógenos**

292.39	Intoxicación con Alucinógenos
292.39	Trastornos Alucinógenos de la Percepción Persistentes (Escenas retrospectivas)
292.31	Delirio por Intoxicación con Alucinógenos
292.xx	Trastorno Psicótico Inducido por Alucinógenos
.11	Con Delirio[I]
.12	Con Alucinaciones[I]
292.34	Trastorno[I] del Estado de Ánimo Inducido por Alucinógenos
292.39	Trastorno[I,W] de Ansiedad Inducido por Alucinógenos
292.9	Trastorno Relacionado con Alucinógenos- No especificado de otro modo

TRASTORNOS RELACIONADOS CON LOS INHALADORES

__ **Trastornos por el Uso de Inhaladores**

304.60	Dependencia de Inhaladores[a]
305.90	Abuso de Inhaladores

__ **Trastornos Inducidos por Alucinógenos**

292.89	Intoxicación con Inhaladores
292.81	Delirio por Intoxicación con Inhaladores
292.82	Demencia Persistente Inducida por los Inhaladores
292.xx	Trastorno Psicótico Inducido por Inhaladores
.11	Con Delirio[I]
.12	Con Alucinaciones[I]
292.84	Trastorno[I] del Estado de Ánimo Inducido por Inhaladores
292.89	Trastorno[I] de Ansiedad Inducido por Inhaladores
292.9	Trastorno Relacionado con Inhaladores- No especificado de otro modo

TRASTORNOS RELACIONADOS CON LA NICOTINA

__ **Trastornos por uso de Nicotina**

305.10	Dependencia de la Nicotina[a]

__ **Trastornos Inducidos por la Nicotina**

293.0	Síndrome de Abstinencia de la Nicotina
292.9	Trastorno Relacionado con la Nicotina - No especificado de otro modo

TRASTORNOS RELACIONADOS CON LOS OPIÁCEOS

__ **Trastornos por el Uso de Opiáceos**

304.00	Dependencia[a] de los Opiáceos
305.50	Abuso de Opiáceos

__ **Trastornos Inducidos por los Opiáceos**

292.89	Intoxicación con Opiáceos
	Especificar si se presenta: Con Trastornos de la Percepción
292.0	Síndrome de Abstinencia de Opiáceos
292.81	Delirio por Intoxicación con Opiáceos
292.xx	Trastorno Psicótico Inducido por Opiáceos
.11	Con Delirio[I]
.12	Con Alucinaciones[I]
292.84	Trastornol del Estado de Ánimo Inducido por Opiáceos
292.89	Defunción Sexual[I] Inducido por Opiáceos
292.89	Trastorno[I] del Sueño inducido por Opiáceos
292.9	Trastorno Relacionado con Opiáceos - No especificado de otro modo

TRASTORNOS RELACIONADOS CON LA FENCICLIDINA (o de tipo Fenciclidina)

__ **Trastornos por el Uso de Fenciclidina**
304.60   Dependencia[a] de Fenciclidina
305.90   Abuso de Fenciclidina
__ **Trastornos Inducidos por la Fenciclidina**
292.89 Intoxicación con Fenciclidina
           Especificar si se presenta: Con Trastornos de la Percepción
292.81   Delirio por Intoxicación con Fenciclidina
292.xx   Trastorno Psicótico Inducido por Fenciclidina
   .11   Con Delirio[I]
   .12   Con Alucinaciones[I]
292.84   Trastorno[I] del Estado de Ánimo Inducido por la Fenciclidina
292.89   Trastorno de Ansiedad[I] Inducido por la Fenciclidina
292.9   Trastorno Relacionado con la Fenciclidina- No especificado de otro modo

TRASTORNOS RELACIONADOS CON LOS SEDANTES, HIPNÓTICOS, O ANSIOLÍTICOS

__ **Trastornos por el Uso de Sedantes, Hipnóticos, o Ansiolíticos**
304.10   Dependencia[a] de Sedantes, Hipnóticos, o Ansiolíticos
305.40   Abuso de Sedantes, Hipnóticos, o Ansiolíticos
__ **Trastornos Inducidos por Sedantes, Hipnóticos, o Ansiolíticos**
292.89   Intoxicación con Sedantes, Hipnóticos, o Ansiolíticos
290.0   Síndrome de Abstinencia de Sedantes, Hipnóticos, o Ansiolíticos I
           Especificar si se presenta: Con Trastornos de la Percepción
292.81   Delirio por Intoxicación con Sedantes, Hipnóticos, o Ansiolíticos
292.81   Delirio por Síndrome de Abstinencia de Sedantes, Hipnóticos, o Ansiolíticos
292.82   Demencia Persistente Inducida por Sedantes, Hipnóticos, o Ansiolíticos
292.83   Trastorno Amnésico Persistente Inducido por Sedantes, Hipnóticos, o Ansiolíticos
292.xx   Trastorno Psicótico Inducido por Sedantes, Hipnóticos, o Ansiolíticos
   .11   Con Delirio[I,W]
   .12   Con Alucinaciones[I,W]
292.84   Trastorno[I,W] del Estado de Ánimo Inducido por Sedantes, Hipnóticos, o Ansiolíticos
292.89   Trastorno[I,W] de Ansiedad Inducido por Sedantes, Hipnóticos, o Ansiolíticos
292.89   Defunción Sexual[I] Inducida por Sedantes, Hipnóticos, o Ansiolíticos
292.89   Trastorno[I,W] de Sueño Inducido por Sedantes, Hipnóticos, o Ansiolíticos
292.9   Trastorno Relacionado con Sedantes, Hipnóticos, o Ansiolíticos - No especificado de otro modo

TRASTORNO RELACIONADO CON UNA POLI-SUSTANCIA

304.80   Dependencia[a] de una Poli-sustancia

TRASTORNOS RELACIONADOS CON OTRAS SUSTANCIAS (o Sustancias Desconocidas)

__ **Trastornos por el Uso de Otras Sustancias (o Sustancias Desconocidas)**
304.90   Dependencia[a] de Otras Sustancias (o Sustancias Desconocidas)
305.90   Abuso de Otras Sustancias (o Sustancias Desconocidas)
__ **Trastornos inducidos por Otra Sustancias (o Sustancias Desconocidas)**
292.89   Intoxicación con Otras Sustancias (o Sustancias Desconocidas)
           Especificar si se presenta: Con Trastornos de la Percepción
292.0   Síndrome de Abstinencia de Otras Sustancias (o Sustancias Desconocidas)

CLASIFICACIÓN DSM-IV *(Continuación)*

	Especificar si se presenta: Con Trastornos Perceptivos
292.81	Delirio Inducido por Otras Sustancias (o Sustancias Desconocidas)
292.82	Demencia Persistente Inducida por Otras Sustancias (o Sustancias Desconocidas)
292.83	Trastorno Amnésico Persistente Inducido por Otras Sustancias (o Sustancias Desconocidas)
292.xx	Trastorno Psicótico Inducido por Otras Sustancias (o Sustancias Desconocidas)
.11	Con Delirio[I.W]
.12	Con Alucinaciones[I.W]
292.84	Trastorno[I.W] del Estado de Ánimo Inducido por Otras Sustancias (o Sustancias Desconocidas)
292.89	Trastorno[I.W] de Ansiedad Inducido por Otras Sustancias (o Sustancias Desconocidas)
292.89	Disfunción Sexual[I] Inducida por Otras Sustancias (o Sustancias Desconocidas)
292.89	Trastorno[I.W] del Sueño Inducido por Otras Sustancias (o Sustancias Desconocidas)
292.9	Trastorno Relacionado con Otras Sustancias (o Sustancias Desconocidas) - No especificado de otro modo

ESQUIZOFRENIA Y OTROS TRASTORNOS PSICÓTICOS

295.xx   Esquizofrenia

La siguiente Clasificación de Curso Longitudinal se aplica a todos los subtipos de la Esquizofrenia:

Episódica con Síntomas Residuales entre los Episodios
    (especificar si se presenta: con Síntomas Negativos Prominentes) / Episódica sin Síntomas Residuales entre los Episodios / Continua (especificar si se presenta: con Síntomas Negativos Prominentes)

Episodio Único en Remisión Parcial
    (especificar si se presenta: con Síntomas Negativos Prominentes) / Episodio Único con Remisión Total

Otros o de Clase no Especificada

.30	de Tipo Paranoica
.10	de Tipo Desorganizada
.20	de Tipo Catatónica
.90	de Tipo Indiferenciada
.60	de Tipo Residual
295.40	Trastorno Esquizofreniforme
	Especificar si se presenta: sin Síntomas de Buen Pronóstico / con Síntomas de Buen Pronóstico
295.70	Trastorno Esquizoafectivo
	Especificar Tipo: de Tipo Bipolar / de Tipo Depresivo
297.1	Trastorno Delirante
	Especificar Tipo: de Tipo Erotomático / de Tipo Grandioso / de Tipo Celoso / de Tipo Persecutorio / de Tipo Somático / de Tipo Mixto / de Tipo No especificado
298.8	Trastorno Psicótico Breve
	Especificar si se presenta: con Estrés Ambiental / sin Estrés Ambiental / con Comienzo en el Posparto
297.3	Trastorno Psicótico Compartido
293.xx	Trastorno Psicótico debido a ... (Indicar el Estado Clínico General)
.81	Con Delirio
.82	Con Alucinaciones
__.__	Trastorno Psicótico Inducido por una Sustancia
	(Referencia en Trastornos Relacionados con Sustancias para códigos de sustancias específicas)

Especificar si se presenta: con Comienzo durante la Intoxicación / con Comienzo durante la Abstinencia

298.9   Trastorno Psicótico - No especificado de otro modo

TRASTORNOS DEL ESTADO DE ÁNIMO

Código del estado actual del Trastorno Depresivo Mayor o Trastorno Bipolar I en quinto digito:

1   = Leve
2   = Moderado
3   = Severo sin Síntomas Psicóticos
4   = Severo con Síntomas Psicóticos
      Especificar: Síntomas Psicóticos del Estado de Ánimo Congruente / Síntomas Psicóticos de Estado de Ánimo Incongruente
5   = En Remisión Parcial
6   = En Remisión Total
0   = N especificado

Los siguientes factores se refieren (en episodios concurrentes o más recientes) a los Trastornos del Estado de Ánimo de la siguiente manera:

[a]Factores de Gravedad / Psicóticos/ de Remisión
[b]Crónicos
[c]Con Síntomas Catatónicos
[d]Con Síntomas Melancólicos
[e]Con Síntomas Atípicos
[f]Con Comienzo en el Posparto

Los siguientes factores se refieren a los Trastornos del Estado de Ánimo de la siguiente manera:

[g]Con o sin Recuperación Completa entre los Episodios
[h]De Tipo Estacional
[i]De Ciclo Rápido

TRASTORNOS DEPRESIVOS

296.xx   Trastorno Depresivo Mayor,
  .2x   Episodio Único [a,b,c,d,e,f]
  .3x   Recurrente [a,b,c,d,e,f,g,h]
300.4   Trastorno Distímico
            Especificar si posee: Comienzo Temprano / Comienzo Tardío
            Especificar si se presenta: Con Síntomas Atípicos
311   Trastorno Depresivo - No especificado de otro modo

TRASTORNO BIPOLAR

296.xx   Trastorno Bipolar I.
  .0x   Episodio Maníaco Único[a,c,f]
            Especificar si es: Mixto
  .40   Episodio Hipomaníaco Más Reciente[g,h,i]
  .4x   Episodio Maníaco Más Reciente [a,c,f,g,h,i]
  .6x   Episodio Mixto Más Reciente [a,c,f,g,h,i]
  .5x   Episodio Depresivo Más Reciente [a,b,c,d,e,f,g,h,i]
  .7   Episodio No Especificado Más Reciente [g,h,i]
296.89   Trastorno Bipolar II [a,b,c,d,e,f,g,h,i]
            Especificar (episodio corriente o más reciente): Hipomaníaco / Depresivo
301.13   Trastorno Ciclotímico
296.80   Trastorno Bipolar - No especificado de otro modo
293.83   Trastorno del Estado de Ánimo debido a ... [Indicar el estado Clínico General]

CLASIFICACIÓN DSM-IV *(Continuación)*

Especificar Tipo: Con Síntomas Depresivos / Con Episodio Mayor de Tipo Depresivo /
Con Síntomas Maníacos / Con Síntomas Mixtos

___.__ Trastorno del Estado de Ánimo Inducido por una Sustancia (Referencia en Trastornos Relacionados con Sustancias para códigos de sustancias especificas)

Especificar Tipo: Con Síntomas Depresivos / Con Síntomas Maníacos / Con Síntomas Mixtos

Especificar si se presenta: con Comienzo durante la Intoxicación / Con Comienzo durante la Suspensión

296.90 Trastorno del estado de Ánimo - No especificado de otro modo

TRASTORNOS DE ANSIEDAD

300.01 Trastorno de Pánico Sin Agorafobia
300.21 Trastorno de Pánico Con Agorafobia
300.22 Agorafobia Sin Historia de Trastorno de Pánico
300.29 Fobia Específica
Especificar Tipo: de Tipo Animal / de Tipo Ambiente Natural / de Tipo Sangre-Inyección-Herida / de Tipo Situacional / Otro Tipo
300.23 Fobia Social
Especificar si se presenta: Generalizada
300.3 Trastorno Obsesivo-Compulsivo
Especificar si se presenta: Con Introyección Pobre
309.81 Trastorno de Estrés Post-Traumático
Especificar si se presenta: Agudo / Crónico
Especificar si se presenta: Con Retraso en el Comienzo
308.3 Trastorno de Estrés Agudo
300.02 Trastorno de Ansiedad Generalizada
293.84 Trastorno de Ansiedad debido a ...[Indicar el Estado Clínico General]
Especificar si se presenta: Con Ansiedad Generalizada / Con Ataques de Pánico / Con Síntomas Obsesivos-Compulsivos / Con Síntomas Fóbicos
Especificar si se presenta: con Comienzo durante la Intoxicación / Con Comienzo durante la Suspensión
300.00 Trastorno de Ansiedad - No especificado de otro modo

TRASTORNOS SOMATOFORMES

300.81 Trastornos de Somatización
300.82 Trastorno Somatoforme Indiferenciado
300.11 Trastorno de Conversión
Especificar tipo: Con Síntoma o Déficit Motor / Con Síntoma o Déficit Sensorial / Con Convulsiones o Episodios Convulsivos / Con Presentación Mixta
307.xx Trastorno de Dolor
.80 Asociado con Factores Psicológicos
.89 Asociados con ambos: Factores Psicológicos y el Estado Clínico General
Especificar si se presenta: Agudo / Crónico
300.7 Hipercondriasis
Especificar si se presenta: Con Introyección Pobre
300.7 Trastorno de Dismorfismo Corporal
300.82 Trastorno Somatoforme - No especificado de otro modo

TRASTORNOS FICTICIOS

300.xx Trastorno Ficticio
.16 Con Signos y Síntomas Predominantemente Psicológicos

.19	Con Signos y Síntomas Predominantemente Físicas
.19	Con Combinación de Signos y Síntomas Psicológicos y Físicos
300.19	Trastorno Ficticio - No especificado de otro modo

TRASTORNOS DISOCIATIVOS

300.12	Amnesia Disociativa
300.13	Fuga Disociativa
300.14	Trastorno de Identidad Disociativa
300.6	Trastorno de Despersonalización
300.15	Trastorno Disociativo - No especificado de otro modo

TRASTORNOS DE IDENTIDAD SEXUAL Y DE GÉNERO

DISFUNCIÓN SEXUAL

Los siguientes factores se refieren a todas las Disfunciones Sexuales primarias:
A lo Largo de Toda la Vida / Adquirida
Generalizada / Situacional
Debido a Factores Psicológicos / Debido a Factores Combinados

__ Trastornos del Deseo Sexual

302.71	Trastorno de Deseo Sexual Hipoactivo
302.79	Trastorno de Aversión Sexual

__ Trastornos de Excitación Sexual

302.72	Trastorno de Excitación Sexual en la Mujer
302.72	Trastorno en la Erectilidad del hombre

__ Trastornos Orgásmicos

302.73	Trastorno Orgásmico en la Mujer
302.74	Trastornos Orgásmico en el Hombre
302.75	Eyaculación Precoz

__ Trastornos de Dolor Sexual

302.76	Dispareunia (no se debe al Estado Clínico General)
306.51	Vaginismo (no se debe al Estado Clínico General)

__ Disfunción Sexual debido al Estado Clínico General

625.8	Trastorno de Deseo Sexual Hipoactivo en la Mujer debido a ...[Indicar el Estado Clínico General]
608.89	Trastorno de Deseo Sexual Hipoactivo en el Hombre debido a ...[Indicar el Estado Clínico General]
607.84	Trastorno en la Erección del Hombre ...[Indicar el Estado Clínico General]
625.0	Dispareunia en la Mujer debido a ...[Indicar el Estado Clínico General]
608.89	Dispareunia en el Hombre debido a ...[Indicar el Estado Clínico General]
625.8	Otras Disfunciones Sexuales en la Mujer debido a ...[Indicar el Estado Clínico General]
608.89	Otras Disfunciones Sexuales en el Hombre debido a ...[Indicar el Estado Clínico General]
__.__	Disfunción Sexual Inducida por una Sustancia (Referencia en Trastornos Relacionados con Sustancias para códigos de sustancias especificas) Especificar si se presenta: Con Disminución del Deseo / Con Disminución de la Excitación / Con Disminución del Orgasmo / Con Dolor Sexual Especificar si se presenta: Con Comienzo durante la Intoxicación
302.70	Disfunción Sexual - No especificada de Otro Modo

PARAFILIAS

302.4	Exhibicionismo
302.81	Fetichismo

CLASIFICACIÓN DSM-IV *(Continuación)*

302.89	Froterismo
302.2	Pedofilia

Especificar si se presenta: Atracción Sexual por los Hombres / Atracción Sexual por las Mujeres / Atracción Sexual por Ambos
Especificar si se presenta: Limitado al Incesto
Especificar Tipo: Tipo Exclusivo / Tipo no exclusivo

302.83	Masoquismo Sexual
302.84	Sadismo Sexual
302.3	Fetichismo en Travestismo

Especificar si se presenta: Con Disforia de Género

302.82	Voyeurismo
302.9	Parafilia - No especificado de otro modo

TRASTORNOS DE LA IDENTIDAD DEL GÉNERO

302.xx	Trastorno en la Identidad del Género
.6	En Niños
.85	En Adolescentes o Adultos

Especificar si se presenta: Atracción Sexual por los Hombres / Atracción Sexual por las Mujeres / Atracción Sexual por Ambos/Atracción Sexual por Ninguno

302.6	Trastorno en la Identidad del Género - No especificado de otro modo
302.9	Trastorno Sexual - No especificado de otro modo

TRASTORNOS DE LA ALIMENTACIÓN

307.1	Anorexia Nerviosa

Especificar tipo: Tipo Restrictivo; Atracones / Tipo Purgativo

307.51	Bulimia Nerviosa

Especificar tipo: Tipo Purgativo / Tipo No Purgativo

307.50	Trastorno de la Alimentación - No especificado de otro modo

TRASTORNOS DEL SUEÑO

TRASTORNOS PRIMARIOS DEL SUEÑO

__ Disomnias

307.42	Insomnio Primario
307.44	Hipersomnio Primario

Especificar si se presenta: Recurrente

347	Narcolepsia
780.59	Trastornos del Sueño Relacionado con la Respiración
307.45	Trastornos del Ritmo Circadiano

Especificar Tipo: Tipo Fase de Sueño Demorado / Síndrome de los Husos Horarios / Tipo Cambio de Turnos de Trabajo / Tipo No Especificado

307.47	Disomnia - No especificado de otro modo

__ Parasomnias

307.47	Trastornos de Pesadillas
307.46	Trastorno de Terror al Sueño
307.46	Trastorno por Sonambulismo
307.47	Parasomnia - No especificado de otro modo

TRASTORNOS DEL SUEÑO RELACIONADOS CON OTRO TRASTORNO MENTAL

307.42	Insomnio Relacionado con ... [Indicar el Trastorno de Eje I o Eje II]
307.44	Hipersomnio Relacionado con ... [Indicar el Trastorno de Eje I o Eje II]

OTROS TRASTORNOS EN EL SUEÑO

780.xx	Trastorno en el Sueño debido a ... [Indicar el Trastorno de Eje I o Eje II]

.52	Tipo Insomnio
.54	Tipo Hipersomnio
.59	Tipo Parasomnia
.59	Tipo Mixto
__.__	Trastorno del Sueño Inducido por una Sustancia (Referencia en Trastornos Relacionados con Sustancias para códigos de sustancias especificas)

Especificar Tipo: Tipo Insomnio / Tipo Hipersomnio / Tipo Parasomnia / Tipo Mixto

Especificar si se presenta: Con Comienza durante Intoxicación / Con Comienzo durante Suspensión

TRASTORNOS DEL CONTROL DE IMPULSOS NO CLASIFICADOS EN OTRO LADO

312.34	Trastorno Explosivo Intermitente
312.32	Cleptomanía
312.33	Piromanía
312.31	Compulsión al Juego
312.39	Tricotilomanía
312.30	Trastorno del Control de Impulsos - No especificado de otro modo

TRASTORNOS DE ADAPTACIÓN

309.xx	Trastorno de Adaptación
.0	Con Estado de Ánimo Depresivo
.24	Con Ansiedad
.28	Con Ansiedad Mixta y Estado de Ánimo Depresivo
.3	Con Trastorno de Conducta
.4	Con Trastornos de Emociones y Conducta Mixtos
.9	No especificado

Especificar si se presenta: Agudo / Crónico

TRASTORNOS DE PERSONALIDAD

Nota: Se encuentran clasificadas en el Eje II

301.0	Trastorno de Personalidad Paranoide
301.20	Trastorno de Personalidad Esquizoide
301.22	Trastorno de Personalidad Esquizotípico
301.7	Trastorno de Personalidad Antisocial
301.83	Trastorno de Personalidad Límite (Borderline)
301.50	Trastorno de Personalidad Histriónica
301.81	Trastorno de Personalidad Narcisista
301.82	Trastorno de Personalidad Evitativa
301.6	Trastorno de Personalidad Dependiente
301.4	Trastorno de Personalidad Obsesivo-Compulsiva
301.9	Trastorno de Personalidad - No especificado de otro modo

OTROS ESTADOS QUE PUEDEN SER OBJETO DE ATENCIÓN CLÍNICA

FACTORES PSICOLÓGICOS QUE AFECTAN LOS ESTADOS CLÍNICOS

316	... [Factor Psicológico especificado) Afectando ...[Indicar el Estado Clínico General]

Elegir el nombre en base al origen de los factores:

Trastorno Mental que Afecta el Estado Clínico

Síntomas Psicológicos que Afectan el Estado Clínico

Rasgos de Personalidad o Estilo de Afrontamiento que Afecta el Estado Clínico

Comportamiento de Mala Adaptación de la Salud que Afecta el Estado

CLASIFICACIÓN DSM-IV *(Continuación)*

Clínico
Respuesta Fisiológica Relacionada con el Estrés que Afecta el Estado
Clínico
Otros y Factores Psicológicos No Especificados que Afectan el Estado
Clínico

TRASTORNOS DEL MOVIMIENTO INDUCIDOS POR LA MEDICACIÓN

332.1	Parkinsonismo Inducido por Neurolépticos
333.92	Síndrome Neuroléptico Maligno
333.7	Distonía Aguda Inducida por Neurolépticos
333.99	Acatisia Aguda Inducida por Neurolépticos
333.82	Discinesia Tardía Inducida por Neurolépticos
333.1	Temblor Postural Inducido por la Medicación
333.90	Trastorno del Movimiento Inducido por la Medicación - No especificado de otro modo

OTROS TRASTORNO INDUCIDO POR LA MEDICACIÓN

995.2	Efectos Adversos de la Medicación - No especificado de otro modo

PROBLEMAS RELACIONALES

V61.9	Problema Relacional Vinculado con un Trastorno Mental o Estado Clínico General
V61.20	Problema Relacional Padre-Hijo
V61.10	Problema Relacional con Compañeros
V61.8	Problema Relacional entre Hermanos
V62.81	Problema Relacional - No especificado de otro modo

PROBLEMAS RELACIONADOS CON EL ABUSO O ABANDONO

V61.21	Abuso Físico de Niños (código 99.54 si objeto de la atención es la víctima)
V61.21	Abuso Sexual de Niños (código 995.53 si el objeto de la atención es la víctima)
V61.21	Abandono de Niños (código 995.52 si el objeto de la atención es la víctima)
__.__	Abuso Físico de Adultos (682)
V61.12	(si el Abuso es por parte del compañero/a)
V62.83	(si lo lleva a cabo otra persona) (código 995.81 si el objeto de la atención es la víctima)
__.__	Abuso Sexual de Adultos (682)
V61.12	(si el Abuso es por parte del compañero/a)
V62.83	(si lo lleva a cabo otra persona) (código 995.3 si el objeto de la atención es la víctima)

ESTADOS ADICIONALES QUE PUEDEN SER OBJETO DE ATENCIÓN CLÍNICA

V15.81	Incumplimiento del Tratamiento
V65.2	Simulación
V71.01	Conducta Antisocial en Adultos
V71.02	Conducta Antisocial en Niños o Adolescentes
V62.89	Funcionamiento Intelectual Límite
	Nota: Se encuentran clasificadas en el Eje II
780.9	Deterioro Cognitivo Relacionado con la Edad
V62.82	Duelo
V62.3	Problema Académico
V62.2	Problema Ocupacional
313.82	Problema de Identidad

V62.89	Problema Religioso o Espiritual
V62.4	Problema de Aculturación
V62.89	Problema de Fase de la Vida

CÓDIGOS ADICIONALES

300.9	Trastorno Mental No especificado (no psicótico)
V71.09	Sin Diagnóstico o Estado en Eje I
799.9	Diagnóstico o Condición Diferida en Eje I
V71.09	Sin Diagnóstico en Eje II
799.9	Diagnóstico Diferido en Eje II

SISTEMA MULTIAXIAL

Eje I	Trastornos Clínicos
	Otros Estados que Pueden ser Objeto de Atención Clínica
Eje II	Trastornos de la Personalidad
	Deficiencia Mental
Eje III	Estados Clínicos Generales
Eje IV	Problemas Psicosociales y Ambientales
Eje V	Evaluación del Funcionamiento Global

APÉNDICE
INDICE

TRATAMIENTOS DE ADICCIONES

Bupropion SR (Zyban®)	Tratamiento para dejar de fumar: Iniciar con 150 mg todas las mañanas durante 3 días. Si se lo tolera, el 4to. día aumentar a 150 mg 2 veces al día. El intervalo entre dosis debe ser de al menos 8 horas. Fijar la fecha para dejar de fumar después de al menos 1 semana. Las pruebas pueden durar hasta 12 semanas. Se lo contraindica en pacientes con convulsiones, anorexia o bulimia.
Clonidina (Catapres®)	Síndrome de abstinencia de alcohol, nicotina, narcóticos: Iniciar con 0,1 mg 2-3 veces/día
Disulfiram (Antabuse®)	Sobriedad: 125-500 mg/día; los pacientes no deben haber consumido alcohol desde al menos 12 horas antes de iniciar la droga. Está contraindicado con metronidazol y alcohol (incluidos los jarabes para la tos).
Levometadil (Orlaam®)	Dependencia a narcóticos: Iniciar con 20-40 mg 3 veces/semana
Metadona (Dolophine®)	Dependencia a narcóticos: 15-60 mg cada 6-8 horas; sólo se la puede iniciar en programas de tratamiento aprobados
Naltrexona (ReVia®)	Dependencia al alcohol y a narcóticos: Iniciar con 25-50 mg/día; los pacientes no deben haber consumido narcóticos desde 7-10 días antes de iniciar la droga.
Goma de mascar de nicotina	Tratamiento para dejar de fumar: 1-2 gomas/hora; máximo: 30 gomas/día (2 mg/goma). Si se consume mucho tabaco, administrar DS (4 mg/goma); máximo: 20/día.
Spray nasal de nicotina	Tratamiento para dejar de fumar: 1 pulverización en cada orificio nasal 1-2 veces/hora; máximo: 80 pulverizaciones
Parches de nicotina	Tratamiento para dejar de fumar: Un parche por día durante 8 semanas

EFECTOS ANTICOLINÉRGICOS DE PSICOTRÓPICOS COMUNES

Droga	Factor de Equivalencia de Atropina*	Dosis Diaria Habitual	Equivalente de Atropina
ANTICOLINÉRGICOS			
Benztropina	0,849	2	1,70
Difenhidramina	0,011	50	0,55
Trihexifenidil	0,828	5	4,14
NEUROLÉPTICOS			
Clorpromazina	0,030	500	15,00
Clozapina	0,125	500	62,50
Flufenazina	0,001	25	0,03
Haloperidol	0,000	20	0,00
Loxapina	0,005	150	0,75
Mesoridazina	0,025	150	3,75
Molindona	0,000	150	0,00
Perfenazina	0,001	32	0,03
Tioridazina	0,104	300	31,20
Tiotixeno	0,001	40	0,04
Trifluoperazina	0,003	25	0,08
ANTIDEPRESIVOS			
Amitriptilina	0,121	150	18,15
Amoxapina	0,002	150	0,30
Desipramina	0,011	150	1,65
Doxepina	0,026	150	3,90
Fluoxetina	0,001	20	0,02
Imipramina	0,024	150	3,60
Maprotilina	0,004	150	0,60
Nortriptilina	0,015	75	1,13
Trazodona	0,000	100	0,00

*Efectos anticolinérgicos de 1 mg de droga en los mg equivalentes de atropina

DROGAS PRESCRIPTAS FRECUENTEMENTE A LAS PERSONAS MAYORES

Droga*	Equivalente de Atropina	Dosis Habitual	Nivel Anticolinérgico de la Droga (ng/mL de los equivalentes de Atropina)
Captopril	1,5	75	0,02
Cimetidina	344	400	0,86
Codeína	9,9	90	0,11
Digoxina	0,03	0,125	0,25
Dipiridamola	24,8	225	0,11
Diazida	2	25/37,5	0,08
Furosemida	8,8	40	0,22
Dinitrato de Isosorbida	9	60	0,15
Nifedipina	6,6	30	0,22
Prednisolona	11	20	0,55
Ranitidina	33	150	0,22
Teofilina	176	400	0,44
Warfarina	0,6	5	0,12

*A una concentración de 10^{-8} M

Adaptado de Tune L, Carr S, Hoag E, y otros, "Efectos Anticolinérgicos de Drogas Frecuentemente Prescriptas a Personas Mayores: Posibles Métodos para Estimar el Riesgo de Delirio", *Am J Psychiatry,* 1992, 149 (10): 1393-4.

AGENTES ANTIDEPRESIVOS

Comparación de Dosis Habitual, Acción Terapéutica y Efectos Adversos de los Antidepresivos

Droga	Dosis Inicial	Dosis Usual (mg/d)	Presen-tación	Inhibición de la Recaptación		Efectos Adversos						Comentarios
				N	S	EAC	Somno-lencia	Hipoten-sión Or-tostática	Arritmia Cardíaca	Malestar GI	Aumento de Peso	
Antidepresivos Tricíclicos y Compuestos Relacionados**												
Amitriptilina (Elavil®, Enovil®)	25-75 mg qhs	100-300	C, I	Moderada	Elevada	4+	4+	4+	3+	1	4+	También se la utiliza en caso de dolor agudo, migraña, y como hipnótico
Amoxapina (Asendin®)	50 mg bid	100-400	C	Moderada	Escasa	2+	2+	2+	2+	0	2+	Puede provocar SEP
Clomipramina* (Anafranil®)	25-75 qhs	100-250	Ca	Moderada	Elevada	4+	4+	2+	3+	1+	4+	Aprobada para TOC
Desipramina (Norpramina®)	25-75 mg qhs	100-300	C	Elevada	Escasa	1+	2+	2+	2+	0	1+	Niveles sanguíneos útiles para el control terapéutico
Doxepina (Adapin®, Sinequan®)	25-75 mg qhs	100-300	Ca, L	Escasa	Moderada	3+	4+	2+	2+	0	4+	
Imipramina (Janimine®, Tofranil®)	25-75 mg qhs	100-300	C,Ca,I	Moderada	Moderada	3+	3+	4+	3+	1+	4+	Niveles sanguíneos útiles para el control terapéutico
Maproptilina (Ludiomil®)	25-75 mg qhs	100-225	C	Moderada	Escasa	2+	3+	2+	2+	0	2+	
Nortriptilina (Aventyl®, Pamelor®)	25-50 mg qhs	50-150	Ca, L	Moderada	Escasa	2+	2+	1+	2+	0	1+	Niveles sanguíneos útiles para el control terapéutico

Comparación de Dosis Habitual, Acción Terapéutica y Efectos Adversos de los Antidepresivos *(continuación)*

Droga	Dosis Inicial	Dosis Habitual (mg/d)	Presentación	Inhibición de la Recaptación		Efectos Adversos						Comentarios
				N	S	EAC	Somnolencia	Hipotensión Ortostática	Arritmia Cardíaca	Malestar GI	Aumento de Peso	
Protriptilina (Vivactil®)	15 mg qAM	15-60	C	Moderada	Escasa	2+	1+	2+	3+	0	0	
Trimipramina (Surmontil®)	25-75 mg qhs	100-300	Ca	Escasa	Escasa	4+	4+	3+	3+	0	4+	
Inhibidores Selectivos de la Recaptación de Serotonina††												
Citalopram (Celexa®)	20 mg qAM	20-60	C	Muy escasa	Muy elevada	0	0	0	0	3+§	0	Inhibidor de la CYP2D6
Fluoxetina (Prozac®)	10-20 mg qAM	20-80	Ca,L,C	Muy escasa	Elevada	0	0	0	0	3+§	0	Inhibidor de la CYP2D6, 2C19 y 3A3/4
Fluvoxamina (Luvox®)	50 mg qhs	100-300	C	Muy escasa	Muy elevada	0	0	0	0	3+§	0	Se la contraindica con astemizol, cisaprida, terfenadina, inhibidores de la CYP1A2, 2C19 y 3A3/4
Paroxetina (Paxil™)	10-20 mg qAM	20-50	C,L	Muy escasa	Muy elevada	1+	1+	0	0	3§	1+	Inhibidor de la CYP2D6
Sertralina (Zoloft®)	25-50 mg qAM	50-150	C	Muy escasa	Muy elevada	0	0	0	0	3§	0	Inhibidor de la CYP2D6

Comparación de Dosis Habitual, Acción Terapéutica y Efectos Adversos de los Antidepresivos *(continuación)*

Droga	Dosis Inicial	Dosis Habitual (mg/d)	Presen- tación	Inhibición de la Recaptación		Efectos Adversos						Comentarios
				N	S	EAC	Somno- lencia	Hipoten- sión Or- tostática	Arritmia Cardíaca	Males- tar GI	Aumen- to de Peso	
Compuestos Bloqueantes de la Recaptación de Dopamina												
Bupropion (Wellbutrin®, WellbutrinSR®, Zyban®)	100 mg tid DI 150 mg duran-te 3-7 días, luego 150 mg bid DS	300-450†	C	Muy escasa‡	Muy escasa‡	0	0	0	1+	1+	0	Se la contraindica en caso de convulsiones, bulimia y anorexia; escasa incidencia de disfunción sexual
Inhibidores de la Recaptación de Serotonina/Norepinefrina***												
Venlafaxina (Effexor®, Effexor-XR®)	25 mg bid-tid DI 37,5 mg qd DE	75-375	C	Muy elevada	Muy elevada	1+	1+	0	1+	3+§	0	La dosis elevada es útil para tratar la depresión refractaria
Propiedades Antagonistas de los Receptores 5HT2												
Nefazodona (Serzone®)	100 mg bid	300-600	C	Muy escasa	Elevada	1+	1+	0	0	1+	0	Se la contraindica con astemizol, cisaprida, terfenadina, tener precaución con triazolam y alprazolam; escasa incidencia de disfunción sexual

Comparación de Dosis Habitual, Acción Terapéutica y Efectos Adversos de los Antidepresivos *(continuación)*

Droga	Dosis Inicial	Dosis Habitual (mg/d)	Presen-tación	Inhibición de la Recaptación		Efectos Adversos						Comentarios
				N	S	EAC	Somno-lencia	Hipoten-sión Or-tostática	Arritmia Cardíaca	Males-tar GI	Aumen-to de Peso	
Trazodona (Desyrel®)	50 mg tid	150-600	C	Muy escasa	Moderada	0	4+	3+	1+	1+	2+	
Antagonistas Noradrenérgicos												
Mirtazapina (Remeron®)	15 mg qhs	15-45	C	Muy escasa	Muy escasa	1+	3+	0	0	0	3+	La dosis >15 mg/d seda menos, escasa incidencia de disfunción sexual

Comparación de Dosis Habitual, Acción Terapéutica y Efectos Adversos de los Antidepresivos *(continuación)*

Droga	Dosis Inicial	Dosis Habitual (mg/d)	Presentación	Inhibición de la Recaptación		Efectos Adversos						Comentarios
				N	S	EAC	Somnolencia	Hipotensión Ortostática	Arritmia Cardíaca	Males-tar GI	Aumento de Peso	
Inhibidores de la Monoamino Oxidasa												
Fenelzina (Nardil®)tid	15 mg tid	15-90	C	—	—	2+	2+	2+	1+	1+	3+	La dieta debe poseer bajo contenido de tiramina; evitar el uso concurrente de simpatomiméticos
Tranilcipromina (Parnate®)	10 mg tid	10-60	C	—	—	2+	1+	2+	1+		2+	y otros antidepresivos

**NOTA IMPORTANTE: Tomar la dosis de 1 semana de una sola vez, en pacientes que reciben la dosis máxima, puede ser fatal

***No utilizar con sibutramina; relativamente segura en sobredosis.

Siglas: N = norepinefrina; S = serotonina; EAC = efectos anticolinérgicos (sequedad de la boca, retención urinaria, constipación); 0 - 4+ = nunca o rara vez – relativamente habitual. C = comprimido, L = líquido, I = inyección, Ca = cápsula *

No aprobada por la FDA para la depresión. Aprobaba para el TOC.

† No exceder los 150 mg/dosis para disminuir el riesgo de convulsiones para DI y 200 mg/dosis para SR

†† La falta de alteraciones en la curva de la respuesta, el dolor de cabeza, las náuseas y la disfunción sexual son efectos colaterales habituales de los ISRS

‡ La inhibición de norepinefrina y serotonina es ínfima, pero inhibe la recaptación de dopamina; el metabolito inhibe la recaptación de norepinefrina

§ Las náuseas suelen ser leves y temporarias

PAUTAS GENERALES SOBRE MEDICAMENTOS ANTIDEPRESIVOS

El diagnóstico o tratamiento deficiente de la depresión en los geriátricos ha sido documentado en un artículo del *Journal of the American Medical Association* (Publicación de la Asociación Médica Norteamericana) titulado "Depresión y **Mortalidad** en Geriátricos" (*JAMA*, 27 de febrero de 1991, 265 (8)). La Administración Financiera del Sistema de Salud (HCFA) sigue buscando que la depresión se identifique y se trate de modo adecuado en los geriátricos.

El investigador no debe instar a la institución a utilizar cuadros de control del comportamiento (por ejemplo, realizar registros cuantitativos (número de episodios) u objetivos (comportamientos de aislamiento como permanecer en la habitación, no hablar, etc.)) al utilizar antidepresivos en geriátricos. El uso de dichos cuadros se aconseja para la guía interpretativa de antipsicóticos, benzodiazepinas y otros ansiolíticos/sedantes, pero no son necesarios en el uso de antidepresivos. Estos cuadros pueden ser útiles para controlar los efectos de los antidepresivos en geriátricos, pero pueden agregar más papeleo a la institución, y así afectar el diagnóstico y el tratamiento de la enfermedad.

La siguiente lista muestra una serie de antidepresivos usualmente utilizados:

Nombre Genérico	Marca Comercial
Amitriptilina*	Elavil®
Amoxapina	Asendin®
Bupropion	Wellbutrin®
Butriptilina*	Evadene®
Citalopram*	Celexa®
Clomipramina*	Anafranil®
Desipramina	Norpramin®
Dibenzepin*	Noveril®
Doxepina*	Sinequan®
Fenelzina*	Nardil®
Fluoxetina	Prozac®
Fluvoxamina	Luvox®
Imipramina*	Tofranil
Maprotilina	Ludiomil®
Mirtazapina	Remeron®
Nefazodona	Serzone®
Nortriptilina	Aventyl®, Pamelor®
Paroxetina	Paxil™
Protriptilina	Vivactil®
Sertralina	Zoloft™
Tranilcipromina*	Parnate®
Trazodona	Desyrel®
Trimipramina*	Surmontil®
Venlafaxina	Effexor®

*Estas drogas no necesariamente se recomiendan en personas mayores. Aparecen en la lista sólo en su calidad de antidepresivos.

AGENTES ANTIPARKINSONIANOS

Nombre Genérico	Marca Comercial	Fórmula	Dosis	Potencia Oral Relativa
ANTICOLINÉRGICOS				
Benztropina	Cogentin®*	Comprimido: 0,5 mg, 1 mg, 2 mg Inyección: 1 mg/mL (ampolla de 2 mL)	1-6	2
Biperideno	Akineton®	Comprimido: 2 mg Inyección: 5 mg/mL (ampolla de 1 mL)	2-8	2
Orfenadrina	Norflex®	Comprimido: 100 mg Comprimido, como terapia de mantenimiento: 100 mg Inyección: 30 mg/mL (2 mL, 10 mL)	50-400	50
ANTIHISTAMÍNICOS				
Difenhidramina	Benadryl®	Cápsula: 25 mg, 50 mg Elixir: 12,5 mg/5 mL (frasco de 4 oz, 8 oz, 16 oz) Inyección: 10 mg/mL (10 mL, 30 mL); 50 mg/mL (1 mL, 10 mL) Jarabe: 12,5 mg/5mL Comprimido: 25 mg, 50 mg	25-300	25
Etopropazina	Parsidol®	Comprimido: 10 mg, 50 mg	100-400	50
Prociclidina	Kemadrin®	Comprimido: 5 mg	7,5-20	5
Trihexifenidil	Artane®	Cápsula: 5 mg Comprimido: 2 mg, 5 mg Elixir: 2 mg/5 mL	2-15	5
DOPAMINÉRGICOS				
Amantadina	Symmetrel®*, Symadine®	Comprimido: 100 mg Jarabe: 50 mg/5 mL (frasco de 16 oz)	100-400	NA

*Disponible en la forma genérica.

AGENTES ANTIPSICÓTICOS

Agentes Antipsicóticos	Presentación	Potencia I.M./O	Dosis Equivalentes (aprox) (mg)	Dosis Habitual de Mantenimiento en Adultos (aprox) (mg)	Sedación (Incidencia)	Efectos Colaterales Extrapiramidales	Efectos Colaterales Anticolinérgicos	Efectos Colaterales Cardiovasculares	Comentarios
Clorpromazina (Thorazine®)	Cap., Conc., Iny.; Compl., Jar., Compr.	4:1	100	200-1000	Elevada	Moderados	Moderados	Moderados / Elevados	
Clorprotixina* (Taractan®)			100	75-600	Elevada	Moderados	Moderados	Moderados	
Clozapina (Clozaril®)	Compr.		50	75-900	Elevada	Muy escasos	Elevados	Elevados	<1% de incidencia de agranulocito-sis; realizar CSC cada 1-2 semanas
Flufenazina (Prolixin®, Permitil®)	Conc., Elix., Iny., Compr.	2:1	2	0,5-40	Escasa	Elevados	Escasos	Escasos	
Haloperidol (Haldol®)	Conc., Iny., Compr.	2:1	2	1-15	Escasa	Elevados	Escasos	Escasos	
Loxapina (Loxitane®)	Cap., Conc., Iny.		10	25-250	Moderada	Moderados	Escasos	Escasos	
Mesoridazina (Serentil®)	Iny., Liq., Compr.	3:1	50	30-400	Elevada	Escasos	Elevados	Moderados	
Molindona (Moban®)	Conc., Compr.		15	15-225	Escasa	Moderados	Escasos	Escasos	Puede provocar menor aumento de peso
Olanzapina (Zyprexa™)	Compr.		4	5-20	Moderado/ Elevado	Escasos	Moderados/ Elevados	Moderados/ Elevados	
Perfenazina (Trilafon®)	Conc., Iny., Compr.		10	16-64	Escasa	Moderados	Escasos	Escasos	

AGENTES ANTIPSICÓTICOS *(Continuación)*

Agentes Antipsicóticos	Presentación	Potencia I.M./O	Dosis Equivalentes (aprox) (mg)	Dosis Habitual de Mantenimiento en Adultos (aprox) (mg)	Sedación (Incidencia)	Efectos Colaterales Extrapiramidales	Efectos Colaterales Anticolinérgicos	Efectos Colaterales Cardiovasculares	Comentarios
Pimozida (Orap™)	Compr.		2	1-20	Moderada	Elevados	Moderados	Escasos	Contraindicada con antibióticos macrólidos
Promazina (Sparine®)	Iny., Compr.		200	40-1000	Moderada	Moderados	Elevados	Moderados	
Quetiapina (Seroquel®)	Compr.		80	75-750	Moderada	Muy escasos	Moderados	Moderados	
Risperidona (Risperdal®)	Sol., Compr.		1	1-16	Escasa/ Moderada	Escasos	Escasos	Escasos	Dosis a alcanzar: ≤6 mg/d
Tioridazina (Mellaril®)	Conc., Susp. Compr.		100	200-800	Elevada	Escasos	Elevados	Moderados / Elevados	Puede provocar rinitis irreversible; pigmentosis con dosis ›800 mg/d
Tiotixeno (Navane®)	Cap., Conc., Iny., Polvo para iny.	4:1	4	5-40	Escasa	Elevados	Escasos	Escasos / Moderados	
Trifluoperazina (Stelazine®)	Conc., Iny., Compr.		5	2-40	Escasa	Elevados	Escasos	Escasos	

NA = No aplicables

*Fuera del mercado

PAUTAS GENERALES SOBRE MEDICAMENTOS ANTIPSICÓTICOS

Las indicaciones apropiadas para el uso de antipsicóticos están desarrolladas en la Ley Federal Ómnibus de Conciliación Presupuestaria (OBRA) de 1987 de la Administración Financiera del Sistema de Salud. Dicha norma señala que los antipsicóticos deben utilizarse para tratar trastornos específicos (enumerados debajo) y no sólo para controlar el comportamiento.

Indicaciones aprobadas incluidas:

- episodios de psicosis aguda
- psicosis atípica
- psicosis reactiva breve
- trastorno del delirio
- trastorno de Hungington
- trastorno psicótico del ánimo (incluida la depresión maníaca y la depresión con características psicóticas)
- trastorno esquizo-afectivo
- esquizofrenia
- trastorno de tipo esquizofrénico
- enfermedad de Tourette
- tratamiento a corto plazo (7 días) de hipo, náuseas, vómitos o prurito
- síndrome mental orgánico con características psicóticas o de agitación:
    - los comportamientos se documentan cuantitativa y cualitativamente
    - los comportamientos deben ser **persistentes**
    - los comportamientos no son causados por razones que puedan ser prevenidas
    - el paciente representa un riesgo para sí mismo y para los demás
    - llanto continuo o gritos, si afectan el estado funcional
    - síntomas psicóticos (alucinaciones, paranoia, delirio) que provocan malestar permanente o que afectan la capacidad funcional

"Clínicamente contraindicado" significa que un residente con un "trastorno específico" que posee antecedentes de recidiva de síntomas psicóticos (como el delirio y las alucinaciones) que han sido estabilizados con una dosis de mantenimiento de un antipsicótico sin efectos colaterales relevantes que puedan reaparecer (como la discinesia tardía) **no debe recibir disminuciones graduales de la dosis.** En residentes con síndromes mentales orgánicos (como la demencia y el delirio), "clínicamente contraindicado" significa que se ha intentado disminuir la dosis en forma gradual **2 veces** en 1 año, y dicho intento provocó la reaparición de los síntomas por los que la droga se había prescripto, por lo que fue necesario dejar de disminuir la dosis o regresar a los niveles anteriores.

Si el medicamento está siendo utilizado fuera de las pautas generales, el médico debe justificar por qué considera que el uso continuo de la droga o la dosis de la droga con clínicamente apropiados.

Los antipsicóticos no deben utilizarse si se lo indica **sólo** por causa de una o más de las siguientes razones:

- deambular sin sentido
- falta de cuidado personal
- inquietud
- problemas de memoria
- ansiedad
- depresión (sin características psicóticas)
- insomnio
- falta de sociabilidad
- indiferencia al mundo exterior
- intranquilidad
- nerviosismo

PAUTAS GENERALES SOBRE MEDICAMENTOS ANTIPSICÓTICOS
(Continuación)

- falta de cooperación
- comportamientos de agitación que no representen un riesgo para el residente o para los demás

La selección de un agente antipsicótico debe basarse en los efectos colaterales, puesto que todos los agentes antipsicóticos poseen el mismo grado de eficacia en dosis equivalentes. La administración simultánea de 2 o más antipsicóticos no posee ningún basamento farmacológico o ventaja clínica y aumenta la posibilidad de efectos colaterales. Ver Cuadro Comparativo de Agentes Antipsicóticos.

GUÍA DE DOSIS

1. Las dosis diarias deben ser equivalentes o inferiores a las enumeradas a continuación, a menos que exista documentación para comprobar la necesidad de dosis más elevadas para mantener o mejorar el estado funcional.

Genérico	Marca Comercial	Dosis Diaria en Pacientes con Síndrome Mental Orgánico
Clorpromazina	Thorazine®	75 mg
Clozapina	Clozaril®	50 mg
Flufenazina	Prolixin®	4 mg
Haloperidol	Haldol®	4 mg
Loxapina	Loxitane®	10 mg
Mesoridazina	Serentil®	25 mg
Molindona	Moban®	10 mg
Olanzapina	Zyprexa®	5 mg
Perferazina	Trilafon®	8 mg
Pimozida	Orap™	4 mg
Proclorperazina	Compazine®	10 mg
Promazina	Sparine®	150 mg
Quetiapina	Seroquel®	100 mg
Risperidona	Risperdal®	2 mg
Tioridazina	Mellaril®	75 mg
Tiotixeno	Navane®	7 mg
Trifluoperazina	Stelazine®	8 mg

2. La dosis de proclorperazina puede excederse para el tratamiento a corto plazo (7 días) de náuseas y vómitos. Los residentes con náuseas y vómitos a causa de cáncer o quimioterapia también puede ser tratados con dosis más elevadas por períodos más prolongados.

3. Se deben realizar controles adecuados a los residentes con efectos colaterales relevantes como la discinesia tardía, la hipotensión postural, trastornos cognitivos o del comportamiento, acatisia y parkinsonismo.

4. Debe intentarse disminuir la dosis en forma gradual 2 veces al año si se la indica para el tratamiento de síndrome mental orgánico. Si los síntomas por los que se prescribió la droga reaparecen y ambas disminuciones de la droga no tienen éxito, el médico puede establecer que está clínicamente contraindicado seguir disminuyendo la droga.

5. 'Clínicamente contraindicado" significa que el paciente **no necesita** una 'disminución gradual de la dosis" o "intervención en el comportamiento" si:

- El residente posee un "trastorno específico" y posee antecedentes de recidiva de los síntomas psicóticos (como delirio o alucinaciones) que se han estabilizado con una dosis de mantenimiento de un antipsicótico sin provocar efectos colaterales relevantes.

- El residente posee síndrome mental orgánico (ahora llamado "delirio, demencia, amnesia y otros trastornos cognitivos" por el DSM IV) y se ha intentado reducirle la dosis de modo gradual **2 veces** en 1 año, provocando dicha reducción la reaparición de los síntomas por los que se prescribió la droga, razón por la cual fue necesario interrumpir la disminución de la dosis o regresar a la dosis anterior.

- El médico del residente justifica la razón por la que el uso de la droga o la dosis de la droga son clínicamente apropiados. Dicha justificación debe incluir: a) el diagnóstico, pero no simplemente la clasificación del diagnóstico o el código, sino también la descripción de los síntomas, b) la argumentación de la diferencia entre diagnóstico psiquiátrico y clínico (por ejemplo, por qué se cree que el comportamiento sintomático se debe a un demencia con psicosis y/o comportamientos de agitación asociados, y no a un cuadro clínico doloroso o a un agente de estrés psicosocial o ambiental), c) la justificación de la elección de un tratamiento en especial, o varios tratamientos, d) la argumentación de la razón por la que la dosis a utilizar es necesaria para el tratamiento de los síntomas del residente. No es necesario que dicha información se encuentre en las notas del avance del médico, pero sí deben hallarse en el registro clínico del residente.

A continuación se enumeran algunos ejemplos de evidencias que apoyarían la justificación de por qué un droga se utiliza fuera de estas pautas generales pero en busca del beneficio del residente.

1. Una nota del médico que indique, por ejemplo, que la dosis, la duración, la indicación y el control son clínicamente apropiados, **y las razones por las que son apropiados;** dicha nota debe demostrar que el médico ha considerado minuciosamente el riesgo/beneficio que implica para el residente el uso de drogas fuera de las pautas generales.

2. Una consulta o evaluación médica (por ejemplo, Escala de Depresión Geriátrica) que confirme la opinión del médico de que el uso de una droga fuera de las pautas generales es en beneficio del paciente.

3. Documentación médica, de enfermería o de otro profesional de la salud que indique que se están realizando controles al residente para asegurar que no exista riesgo de consecuencias adversas o complicaciones en el tratamiento.

4. Documentación que confirme que intentos previos de disminución de la dosis no tuvieron éxito.

5. Documentación (incluida documentación del MDS) que demuestre una mejora objetiva o subjetiva, o el mantenimiento de la función al tomar el medicamento.

6. Documentación que demuestre que un equipo interdisciplinario evalúa el retroceso o el deterioro del residente para determinar si una droga en particular, o la dosis, o la duración del tratamiento, pueden ser la causa.

7. Documentación que posea la edad del residente, el peso, u otros factores que determinen la necesidad de utilizar una dosis, una duración, una indicación, o un control determinado.

8. Otras evidencias que se consideren apropiadas.

USO DE ANSIOLÍTICOS/HIPNÓTICOS EN INSTITUCIONES DE TRATAMIENTO PROLONGADO

Una de las normas que influye sobre el uso de medicamentos en instituciones de internación para tratamiento prolongado es la concerniente a "drogas innecesarias". La norma establece: "Todo régimen de drogas establecido para residentes debe estar libre de drogas innecesarias". Recientemente, la Administración Financiera del Sistema de Salud (Health Care Financing Administration, HCFA) emitió las pautas generales finales de interpretación de dichas normas. El siguiente es un resumen de estas pautas generales desde el punto de vista de los agentes ansiolíticos/hipnóticos.

A. **Benzodiazepinas de Acción Prolongada**

Las benzodiazepinas de acción prolongada no deben utilizarse en residentes a menos que se halla fracasado con el uso de drogas de corta acción. Si se las utiliza, las dosis no deben superar la dosis recomendada, a menos que se necesite aumentar la dosis para mantener o mejorar el estado funcional del residente. El uso diario debe ser inferior a 4 meses continuos, a menos que no se tenga éxito al reducir la dosis de forma gradual. Los residentes con trastornos convulsivos o discinesia tardía tratados con diazepam están exentos de dicha restricción. Los residentes con trastorno bipolar, discinesia tardía, mioclono nocturno o trastorno convulsivo a los que se trata con clonazepam también están exentos. Los residentes que reciben benzodiazepinas de acción prolongada deben recibir una disminución gradual en la dosis al menos 2 veces en 1 año antes de establecer que una disminución gradual de la dosis está "clínicamente contraindicada".

Genérico	Marca Comercial	Máxima Dosis Diaria Geriátrica (mg)
Clonazepam	Klonopin™	1,5
Clorazepato	Tranxene®	15
Clordiazepóxido	Librium®	20
Diazepam	Valium®	5
Flurazepam	Dalmane®	15
Halazepam	Paxipam®	40
Quazepam	Doral®	7,5

B. **Benzodiazepinas y Otros Ansiolíticos/Sedantes**

Los ansiolíticos/sedantes sólo deben utilizarse para objetivos que no sean inducir el sueño cuando se han descartado otras posibles causas de malestar del paciente y el uso mantiene o mejora el estado funcional del paciente. El uso diario no debe exceder 4 meses continuos, a menos que se haya fracasado al intentar disminuir la dosis en forma gradual. Los ansiolíticos sólo deben utilizarse en caso de trastorno de la ansiedad generalizada; demencia con estado de agitación que pone en peligro al paciente o a otras personas, o que provoca malestar o disfunción; pánico o ansiedad sintomática asociada con otros trastornos psiquiátricos. La dosis no deben exceder las indicadas a continuación a menos que la respuesta del paciente demuestre requerir una dosis más elevada. Se debe intentar disminuir la dosis 2 veces en 1 año antes de establecer que está "clínicamente contraindicado" disminuir la dosis en forma gradual.

Benzodiazepinas de Corta Acción

Genérico	Marca Comercial	Máxima Dosis Diaria Geriátrica (mg)
Alprazolam	Xanax®	0,75
Estazolam*	ProSom®	0,5
Lorazepam	Ativan®	2
Oxazepam	Serax®	30

*Utilizado principalmente como agente hipnótico

Otros Ansiolíticos y Sedantes

Genérico	Marca Comercial	Máxima Dosis Diaria Geriátrica (mg)
Cloral, Hidrato de	Noctec®, etc.	750
Difenhidramina	Benadryl®	50
Hidroxizina	Atarax®, Vistaril®	50

Nota: El hidrato de cloral, la difenhidramina y la hidroxizina no son necesariamente recomendadas para el tratamiento de trastornos de la ansiedad. Las Administración Financiera del Sistema de Salud (HCFA) las enumera sólo porque se las puede llegar a utilizar.

C. **Drogas Utilizadas para Inducir el Sueño**

Las drogas para inducir el sueño deben utilizarse sólo cuando se han descartado todas las posibles razones de insomnio (dolor, ruidos, cafeína, etc.). El uso de la droga debe lograr mantener o mejorar el estado funcional del residente. El uso diario de un hipnótico no debe exceder los 10 días consecutivos, a menos que no se tenga éxito al intentar disminuir la dosis de forma gradual. Las dosis no deben exceder las establecidas a continuación, a menos que parezca necesario aumentarlas. Se debe intentar disminuir la dosis de modo gradual al menos 3 veces en 6 meses antes de establecer que está "clínicamente contraindicado" disminuir la dosis de forma gradual.

Hipnóticos

Genérico	Marca Comercial	Máxima Dosis Diaria Geriátrica (mg)
Alprazolam*	Xanax®	0,25
Cloral, Hidrato de	Noctec®	500
Difenhidramina	Benadryl®	25
Estazolam	ProSom™	0,5
Hidroxizina	Atarax®, Vistaril®	50
Lorazepam*	Ativan®	1
Oxazepam*	Serax®	15
Temazepam	Restoril®	7,5
Triazolam	Halcion®	0,125
Zolpidem	Ambien®	5

*No se lo indica oficialmente como agente hipnótico

Nota: El hidrato de cloral, la difenhidramina y la hidroxizina no son necesariamente recomendadas para el tratamiento de trastornos del sueño. La Administración Financiera del Sistema de Salud (HCFA) las enumera sólo porque se las puede llegar a utilizar.

USO DE ANSIOLÍTICOS/HIPNÓTICOS EN INSTITUCIONES DE TRATAMIENTO PROLONGADO *(Continuación)*

D. Drogas Hipnóticas/Sedantes/Ansiolíticas Misceláneas

Los siguientes medicamentos no deben iniciarse nunca en ningún residente. Los residentes que estén recibiendo estas drogas o que ingresaron a la institución recibiéndolas deben sufrir disminuciones graduales en las dosis administradas. Los pacientes recién ingresados deben experimentar un período de ajuste antes de intentar reducirles la dosis. Se debe intentar disminuir la dosis al menos 2 veces en 1 año antes de establecer que está "clínicamente contraindicada".

Ejemplos de Barbitúricos

Genérico	Marca Comercial
Amobarbital	Amytal®
Amobarbital / Secobarbital	Tuinal®
Butabarbital	Butisol Sodium®
Combinaciones	Fiorinal®, etc.
Pentobarbital	Nembutal®
Secobarbital	Seconal™

Agentes Hipnóticos /Sedantes /Ansiolíticos Misceláneos

Genérico	Marca Comercial
Etclorvinol	Placidyl®
Glutetimida	Doriden®
Meprobamato	Equanil®, Miltown®
Metiprilon	Noludar®
Paraldehida	Paral®

ANTIPSICÓTICOS ATÍPICOS*

Droga	SE RD	PROL	DT	EAC	CONV	HO	LFT	SED	AUM. PESO	SNM	AGRAN	TRAT. REFR	DOSIS
Clozapina (Clozaril®)	No	No	No	Elevados	DD	Elevada	Escasos	Elevada	Elevado	Sí	Sí	Sí	Iniciar con 12,5 mg 1-2 veces/día; aumentar de a 25-50 mg/d, según sea tolerado; objetivo: 300-500 mg en 2-4 dosis diarias fraccionadas; dosis: 50-900 mg/d
Risperidona (Risperdal®)	Sí	Sí	Sí	Muy escasos	Escasas	Moderada	Muy escasos	Moderada	Moderado	Sí	No	No	Iniciar con un 1mg bid; objetivo: 4-6 mg/d; dosis: 0,5-16 mg en 1-2 dosis diarias fraccionadas
Olanzapina (Zyprexa®)	Sí	No	Sí	Moderados	Escasas	Moderada	Escasos	Moderada	Moderado	Sí	No	No	Iniciar con 5-10 mg/d; aumentar de a 5 mg/d por semana; objetivo:10-20 mg/d; dosis: 2,5-20 g en 1-2 dosis diarias

ANTIPSICÓTICOS ATÍPICOS

Droga	SE RD	PROL	DT	EAC	CONV	HO	LFT	SED	AUM. PESO	SNM	AGRAN	TRAT. REFR	DOSIS
Quetiapina (Seroquel®)	Posible	No	?	Moderados	Escasas	Moderada	Escasos	Moderada	Moderado	Sí	No	No	Iniciar con 25 mg bid; aumentar de a 50-100 mg/d, según sea tolerado; objetivo: 300-400 mg/d; dosis: 75-750 mg/d en 2-3 dosis diarias fraccionadas

*Definido como 1) disminución o no de los SE con dosis que provocan efectos antipsicóticos; 2) aumento mínimo o no de la prolactina; 3) aumento de los síntomas positivos y negativos de la esquizofrenia.

SE RD = síntomas extrapiramidales relacionados con la droga

PROL = aumento sostenido de la droga (puede provocar amenorrea, galactorrea, ginecomastia, impotencia)

DT = discinesia tardía

EAC = efectos colaterales colinérgicos (sequedad de la boca, visión borrosa, constipación, sensación de ganas de orinar)

CONV = convulsiones

HO = hipotensión ortostática (la presión sanguínea disminuye al ponerse de pie)

LFT = aumento en los exámenes de la función hepática

SED = sedación

AUM. de PESO = aumento de peso

SNM = síndrome neuroléptico maligno

AGRAN = agranulocitosis (sin glóbulos blancos para combatir una infección)

TRAT. REFR. = tratamiento refractario

DOSIS = dosis inicial, dosis objetivo, valores de la dosis

DD = dependiente de la dosis

BENZODIAZEPINAS

Agente	Presentación	Potencia Relativa	Máximos Niveles Sanguíneos (oral) (e)	Fijación a Proteínas (%)	Volumen de Distribución (L/kg)	Metabolito Activo Principal	Vida Media (prodroga) (e)	Vida Media* (metabolito) (e)	Dosis Inicial Habitual	Dosis Oral en Adultos
ANSIOLÍTICO										
Alprazolam (Xanax®)	Compr.	0,5	1-2	80	0,9-1,2	No	12-15	–	0,25-0,5 tid	0,75-4 mg/d
Clordiazepóxido (Librium®)	Cáp., Polvo para iny., Compr.	10	2,4	90-98	0,3	Sí	5-30	24-96	5-25 mg tid-qid	15-100 mg/d
Diazepam (Valium®)	Gel, Iny., Sol., Compr.	5	0,5-2	98	1,1	Sí	20-80	50-100	2-10 mg bid-qid	4-40 mg/d
Halazepam (Paxipam®)	Compr.	20				Sí	14	50-100	20-40 mg tid-qid	80-160 mg/d
Lorazepam (Ativan®)**	Iny., Sol., Compr.	1	1-6	88-92	1,3	No	10-20	–	0,5-2 mg tid-qid	2-4 mg/d
Oxazepam (Serax®)	Cáp., Compr.	15-30	2-4	86-99	0,6-2	No	5-20	–	10-30 mg tid-qid	30-120 mg/d
Prazepam (Centrax®)	Cáp., Compr.	10				Sí	1,2	30-100	10 mg tid	30 mg/d
SEDANTE/HIPNÓTICO										
Estazolam (ProSom™)	Compr.	0,3	2	93	–	No	10-24	–	1 mg qhs	1-2 mg
Flurazepam (Dalmane®)	Cáp.	5	0,5-2	97	–	Sí	No significativa	40-114	15 mg qhs	15-60 mg

BENZODIAZEPINAS *(Continuación)*

Agente	Presentación	Potencia Relativa	Máximos Niveles Sanguíneos (oral) (e)	Fijación a Proteínas (%)	Volumen de Distribución (L/kg)	Metabolito Activo Principal	Vida Media (prodroga) (e)	Vida Media* (metabolito) (e)	Dosis Inicial Habitual	Dosis Oral en Adultos
Quazepam (Doral®)	Compr.	5	2	95	5	Sí	25-41	28-114	15 mg qhs	7,5-15 mg
Temazepam (Restoril®)	Cáp.	5	2-3	96	1,4	No	10-40	–	15-30 mg qhs	15-30 mg
Triazolam (Halcion®)	Compr.	0,1	1	89-94	0,8-1,3	No	2,3	–	0,125-0,25 qhs	0,125-0,25 mg
MISCELÁNEOS										
Clonazepam (Klonopin™)	Compr.	0,25-0,5	1-2	86	1,8-4	No	18-50 hs	–	0,5 mg tid	1,5-20 mg/d
Clorazepato (Tranxene®)	Cáp., Compr.	7,5	1-2	80-95	–	Sí	No significativa	50-100 hs	7,5-15 mg bid-qid	15-60 mg
Midazolam (Versed®)	Iny.		0,4-0,7†	95	0,8-6,6	No	2-5 hs	–	NA	

* = metabolito significativo

** Biodisponibilidad confiable al administrarla I.M.

† = sólo I.V.

NA = No aplicable

EFECTOS COLATERALES INDUCIDOS POR LA CLOZAPINA

INCIDENCIA Y TRATAMIENTO

Efectos	Incidencia	Tratamiento
Sedación y fatiga	35%	En caso de tratamiento prolongado, iniciar con dos dosis diarias, la más elevada debe administrarse antes de acostarse (parece depender de la dosis). En caso de sedación crónica, considerar el uso de una prueba empírica de metilfenidato de 5-20 mg/día.
Sialorrea	25%	La clozapina puede afectar el mecanismo de deglución; centrarse en el comportamiento puede ser la mejor opción. Considerar la posible disminución de la dosis. El tratamiento farmacológico consiste en el uso de 0,1-0,9 mg/día de clonidina (controlar la presión sanguínea) o 0,5-2 mg/día de benztropina (controlar el aumento de los efectos colaterales colinérgicos).
Aumento de peso	35%	Lo mejor es la dieta y el ejercicio. Ningún agente farmacológico parece ser muy útil; un estudio mostró que agregar quetiapina a la clozapina disminuyó el aumento de peso; considerar la posibilidad de disminuir la dosis
Incontinencia urinaria	25%	Si el paciente está recibiendo un co-fármaco con un antipsicótico típico, considerar la posibilidad de discontinuarlo; el tratamiento farmacológico consiste en el uso de 25-150 mg/d de efedrina, 5 mg tid de oxibutinin, o desmopresin.
Taquicardia	25%	Depende de la dosis. Beta-bloqueante; 50 mg/d de atenolol o 10 mg tid de propranolol (ajustar según la dosis)
Constipación	20%	De ser posible, discontinuar otros medicamentos con actividad anticolinérgica. Puede necesitarse psilio crónico y/o docusato.
Convulsiones	4%	Depende de la dosis. Ácido valproico/valproato; iniciar con 250 mg tid o 500 mg bid y titular a un nivel plasmático de al menos 50 mcg/mL
Agranulocitosis	1%	Discontinuar la droga. No volver a intentar administrarla. Considerar la posibilidad de utilizar filgrastim (factor estimulante de colonias de granulocitos) o sargramostim (factor estimulante de colonias de granulocitos-macrófagos) durante la fase de recuperación aguda.

CITOCROMO P-450 E INTERACCIONES MEDICAMENTOSAS

DROGAS QUE PROVOCAN INTERACCIÓN INHIBITORIA E INDUCTIVA

INHIBITORIA
(Aumento del Efecto
de la Droga Interactuante)

Amiodarona (Cordarone®)
Antibióticos de Quinolona
Anticonceptivos orales
Antidepresivos tricíclicos
Cimetidina (Tagamet®)
Eritromicina
Etanol (Intoxicación con etanol)
Fluconazol
Isoniazida (Laniazid®, Nydrazid®)
ISRS
Itraconazol
Ketoconazol
Neurolépticos
Psoralen dermatológico
Quinidina

INDUCTIVA
(Disminución del Efecto
de la Droga Interactuante)

Anticonvulsivos
Cigarrillo
Rifampina (Rifadin®, Rimactane®)
Uso crónico de etanol

DROGAS DE ESCASO ÍNDICE TERAPÉUTICO

Oxidación Hepática (Depuración mediada por el Citocromo P-450)
Antiarrítmicos
Anticoagulantes orales
Anticonvulsivos
Antineoplásticos /inmunosupresores
Teofilina

ENZIMAS DE CITOCROMO P-450 Y DROGAS METABOLIZADAS RESPECTIVAS

Citocromo P-450 1A2

SUSTRATOS:
Acetaminofen
Acetanilida
Aminofilina
Amitriptilina (desmetilación)
Antipirina
Betaxolol
Cafeína
Clorpromazina
Clomipramina (desmetilación)
Clozapina
Ciclobenzaprina (desmetilación)
Desipramina (desmetilación)
Diazepam
Estradiol
Fenacetina
Fenotiazinas
Fluvoxamina
Grepafloxacina
Haloperidol
Imipramina (desmetilación)
Levopromazina
Maprotilina
Metadona
Metoclopramida
Mirtazapina (hidroxilación)
Nortriptilina
Olanzapina (desmetilación, hidroxilación)
Propafenona
Propranolol
Riluzol
Ritonavir
Ropinirol
Ropivacaína
Tacrina
Tamoxifeno
Teofilina
Tioridazina
Tiotixeno
Trifluoperazina
Verapamila
Warfarina (R-warfarina, conducto menor)

Zileuton
INDUCTORES:
Carbamazepina
Carnes asadas al carbón
Crucíferas (repollo, repollitos de brusela, brócolis, coliflor)
Fenobarbital
Fenitoína
Primidona
Nicotina
Omeprazol
Rifampina
Ritonavir

INHIBIDORES:
ADT terciarios
Anastrozol
Cimetidina
Ciprofloxacina
Citalopram (suave)
Claritromicina
Dietilditiocarbamato
Diltiazem
Enoxacina
Eritromicina
Etinil estradiol
Fluvoxamina
Fluoxetina (dosis elevada)
Jugo de pomelo
Isoniazida
Ketoconazol
Levofloxacina
Mexiletina
Mibefradil
Norfloxacina
Paroxetina (dosis elevada)
Ritonavir
Sertralina (suave)
Tacrina
Zileuton

CYP2A6

SUSTRATOS:
Letrozol
Montelukast
Nicotina
Ritonavir
Tamoxifeno

INDUCTORES:
Barbitúricos

INHIBIDORES:
Dietilditiocarbamato
Letrozol
Ritonavir
Tranilcipromina

ENZIMAS DE CITOCROMO P-450 Y DROGAS METABOLIZADAS RESPECTIVAS *(Continuación)*

CYP2B6

SUSTRATOS:
Antipirina
Bupropion (hidroxilaciòn)
Ciclofosfamida
Ifosfamida
Nicotina
Orfenadrina
Tamoxifeno

INDUCTORES:
Fenobarbital
Fenitoína
Primidona

INHIBIDORES:
Dietilditiocarbamato
Orfenadrina

CYP2C (No se ha identificado la isozima específica)

SUSTRATOS:
Antipirina
Carvedilol
Clozapina (menor)
Mestranol
Mefobarbital
Tamoxifeno
Tricinafeno

INDUCTORES:
Carbamazepina

Fenobarbital
Fenitoína
Primidona
Sulfinpirazona

INHIBIDORES:
Isoniazida
Ketoconazol
Ketoprofeno

CYP2C8

SUSTRATOS:
Carbamazepina
Diazepam
Ácido retinoico
Diclofenac
Ibuprofeno
Mefobarbital
Naproxeno (5-hidroxilación)
Omeprazol
Paclitaxel

Tolbutamida
Warfarina (S-warfarina)

INDUCTORES:
Fenobarbital
Primidona

INHIBIDORES:
Anastrazol
Omeprazol

CYP2C9

SUSTRATOS:
Amitriptilina (desmetilación)
Dapsona
Diclofenac
Fenitoína
Flurbiprofeno
Fluvastatina
Glimepirida
Hexobarbital
Ibuprofeno
Imipramina (desmetilación)
Indometacina
Irbesartan
Losartan
Mefenámico, ácido
Metronidazol
Mirtazapina
Montelukast
Naproxeno (5-hidroxilación)
Piroxicam
Quetiapina (conducto menor)
Ritonavir

Sildenafil, citrato de
Tenoxicam
Tetrahidrocanabinol
Tolbutamida
Torsemida
Warfarina (S-warfarina)
Zafirlukast (hidroxilación)
Zileuton

INDUCTORES:
Fluconazol
Fluoxetina
Rifampina

INHIBIDORES:
Amiodarona
Anastrozol
Cloramfenicol
Cimetidina
Diclofenac
Disulfiram
Fenilbutazona

Flurbiprofeno
Fluvastatina
Fluvoxamina
Ketoprofeno
Metronidazol
Omeprazol
Ritonavir
Sulfametoxazol-trimetoprima

SUSTRATOS:
Dronabinol
Naproxeno
Omeprazol
Piroxicam
Proguanil

Sulfafenazol
Sulfinpirazona
Sulfonamidas
Troglitazona
Valproico, ácido
Warfarina (R-warfarina)
Zafirlukast

CYP2C18

Propranolol
Retinoico, ácido
Warfarina

INHIBIDORES:
Cimetidina

CYP2C19

SUSTRATOS:
Amitriptilina (DESMETILACIÓN)
Barbitúricos
Carisoprodol
Citalopram
Clomipramina (desmetilación)
Desmetildiazepam
Diazepam (N-desmetilación, conductos menor)
Divalproex, sodio de
Fenitoína
Hexobarbital
Imipramina (desmetilación)
Lansoprazol
Mefenitoína
Mefobarbital
Moclobemida
Olanzapina (menor)
Omeprazol
Pentamidina
Proguanil
Propranolol
Ritonavir
Topiramato

Valproico, ácido
Warfarina (R-Warfarina)

INDUCTORES:
Rifampina

INHIBIDORES:
Cimetidina
Citalopram (suave)
Felbamato
Fluconazol
Fluoxetina
Fluvoxamina
Letrozol
Omeprazol
Proguanil
Ritonavir
Sertralina
Teniposida
Tolbutamida
Topiramato
Tranilcipromina
Troglitazona

CYP2D6

SUSTRATOS:
Amitriptilina (hidroxilación)
Anfetamina
Betaxolol
Bisoprolol
Brofaromina
Bufurolol
Bupropion
Captopril
Carvedilol
Clorfeniramina
Clorpromazina
Cinarizina
Clomipramina (hidroxilación)

Clozapina (conducto menor)
Codeina (hidroxilación, o-demetilación)
Ciclobenzaprina (hidroxilación)
Ciclofosfamida
Debrisoquina
Delavirdina
Desipramina
Dexfenfluramina
Dextrometorfano (o-desmetilación)
Dihidrocodeína
Difenhidramina
Dolasetrona
Donepezil
Doxepina

ENZIMAS DE CITOCROMO P-450 Y DROGAS METABOLIZADAS
RESPECTIVAS *(Continuación)*

Encainida
Esparteina
Fenfluramina
Flecainida
Fluoxetina (conducto menor)
Flufenazina
Halofantrina
Haloperidol (conducto menor)
Hidrocodona
Hidrocortisona
Hidroxianfetamina
Imipramina
Labetalol
Loratadina
Maprotilina
m-clorofenilpiperazina (m-CFP)
Meperidina
Metadona
Metanfetamina
Metoclopramida
Metoprolol
Mexiletina
Mianserina
Mirtazapina (hidroxilación)
Molindona
Morfina
Nortriptilina (hidroxilación)
Olanzapina (menor, hidroximetilación)
Ondansetron
Orfenadrina
Oxicodona
Papaverina
Paroxetina (conducto menor)
Penbutolol
Pentazocina
Perexilina
Perfenazina
Fenformina
Pindolol
Prometazina
Propafencna
Propranolol
Quetiapina (conducto menor)
Remoxiprida
Risperidona
Ritonavir (menor)
Ropivacaína
Selegilina
Sertindol
Sertralina (conducto menor)
Tamoxifeno
Tioridazina

Tiagabina
Timolol
Tolterodina
Tramadol
Trazodona
Trimipramina
Tropisetron
Venlafaxina (o-desmetilación)
Yohimbina

INHIBIDORES:
Amiodarona
Cloroquina
Clorpromazina
Cimetidina
Citalopram
Clomipramina
Codeína
Delavirdina
Desipramina
Dextropropoxifeno
Diltiazem
Doxorubicina
Fluoxetina
Flufenazina
Fluvoxamina
Haloperidol
Labetalol
Lobelina
Lomustina
Metadona
Mibefradil
Moclobemida
Norfluoxetina
Paroxetina
Perfenazina
Propafenona
Quinacrina
Quinidina
Ranitidina
Risperidona (suave)
Ritonavir
Sertindol
Sertralina (suave)
Tioridazina
Valproico, Ácido
Venlafaxina (suave)
Vinblastina
Vincristina
Vinorelbine
Yohimbina

CYP2E1

SUSTRATOS:
Acetaminofen
Acetona
Anilina
Benzeno
Cafeína
Clorzoxazona
Clozapina
Dapsona
Dextrometorfano
Enflurano
Etanol
Halotano
Isoflurano
Isoniazida
Metoxiflurano
Nitrosamina
Ondansetron

Fenol
Ritonavir
Sevoflurano
Estireno
Tamoxifeno
Teofilina
Venlafaxina

INDUCTORES:
Etanol
Isoniazida

INHIBIDORES:
Dietilditiocarbamato (metabolito de disul-
firam)
Dimetil, sulfóxido de
Disulfiram
Ritonavir

CYP3A3/4

SUSTRATOS:
Acetaminofen
Alfentanil
Alprazolam**
Amiodarona
Amitriptilina
Amlodipina
Anastrozol
Androsterona
Anticonceptivos orales
Antipirina
Astemizol**
Atorvastatin
Benzfetamina
Bepridil
Budesonida
Bupropion (menor)
Buspirona
Bromazepam
Bromocriptina
Busulfano
Cafeína
Canabinoides
Carbamazepina
Cerivastatin
Clorpromazina
Cimetidina
Cisaprida**
Citalopram
Claritromicina
Clindamicina
Clomipramina
Clonazepam
Clozapina
Cocaína
Codeína (desmetilación)
Cortisol

Cortisona
Ciclobenzaprina (desmetilación)
Ciclofosfamida
Ciclosporina
Dapsona
Dehidroepiandrostendiona
Delavirdina
Desmetildiazepam
Dexametasona
Dextrometorfano
    (menor, N-desmetilación)
Diazepam (menor; hidroxilación,
    N-desmetilación)
Digitoxina
Diltiazem
Disopiramida
Docetaxel
Dolasetron
Donepezil
Doxorubicina
Doxiciclina
Dronabinol
Enalapril
Eritromicina
Estradiol
Etinil estradiol
Etosuximida
Etoposida
Fentanil
Fexofenadina
Finasterida
Fluoxetina
Flutamida
Gliburida
Granisetron
Halofantrina
Hidrocortisona

ENZIMAS DE CITOCROMO P-450 Y DROGAS METABOLIZADAS
RESPECTIVAS *(Continuación)*

Hidroxiarginina
Ifosfamida
Imipramina
Indinavir
Isradipina
Itraconazol
Ketoconazol
Lansoprazol (menor)
Letrozol
Lidocaína
Loratadina
Losartan
Lovastatina
Metadona
Mibefradil
Miconazol
Midazolam
Mifepristona
Mirtazapina (N-desmetilación)
Montelukast
Navelbina
Nefazodona
Nelfinavir**
Nevirapina
Nicardipina
Nifedipina
Niludipina
Nimodipina
Nisoldipina
Nitrendipira
Omeprazol (sulfonación)
Ondansetron
Orales, anticonceptivos
Orfenadrina
Paclitaxel
Pimozida**
Pravastatin
Prednisona
Progesterona
Proguanil
Propafenona
Quercetin
Quetiapina
Quinidina
Quinina
Repaglinida
Retinoico, ácido
Rifampina
Risperidona
Ritonavir**
Salmeterol
Saquinavir
Sertindol
Sertralina
Sibutramina##
Sidenafil citrato
Simvastatin
Sufentanil
Tacrolimo

Tamoxifeno
Temazepam
Teniposida
Terfenadina**
Testosterona
Tetrahidrocanabinol
Teofilina
Tiagabina
Tolterodina
Toremifeno
Trazodona
Tretinoína
Triazolam**
Troglitazona
Troleandomicina
Venlafaxina (N-desmetilación)
Verapamil
Vinblastina
Vincristina
Warfarina (R-warfarina)
Yohimbina
Zaleplon
Zileuton
Zatoestrona
Ziprasidona
Zolpidem**
Zonisamida

INDUCTORES:
Carbamazepina
Dexametasona
Etosuximida
Fenobarbital
Fenilbutasona
Fenitoína
Glucocorticoides
Griseofulvin
Nafcilina
Nelfinavir
Nevirapina
Primidona
Progesterona
Rifabutina
Rifampina
Sulfadimidina
Sulfinpirasona
Troglitasona

INHIBIDORES:
Amiodarona
Anastrozol
Azitromicina
Canabinoides
Cimetidina
Claritromicina**
Clotrimazol
Ciclosporina
Danazol
Delavirdina

Dexametasona
Dietilditiocarbamato
Diltiazem
Diritromicina
Disulfiram
Eritromicina**
Etinil estradiol
Fluconazol (suave)
Fluoxetina
Fluvoxamina**
Gestodeno
Jugo de pomelo
Indinavir
Isoniazida
Itraconazol**
Ketoconazol**
Metronidazola
Mibefradil**
Miconazol (moderado)
Nefazodona**
Nelfinavir

Neviparin
Norfloxacina
Norfluoxetina
Omeprazol (suave)
Oxiconazol
Paroxetina (suave)
Propoxifeno
Quinidina
Quinina**
Ranitidina
Ritonavir**
Saquinavir
Sertindol
Sertralina
Troglitazona
Troleandomicina
Valproico, Ácido (suave)
Verapamil
Zafirlukast
Zileuton

CYP3A5-7

SUSTRATOS:
Cortisol
Etinil estradiol
Lovastatin
Nifedipina
Quinidina
Terfenadina
Testosterona
Triazolam
Vinblastina
Vincristina

INDUCTORES:
Fenobarbital
Fenitoína
Primidona
Rifampina

INHIBIDORES:
Clortrimazola
Ketoconazola
Metronidazola
Miconazola
Troleandomicin

****Contraindicaciones:**
Se contraindica el uso de terfenadina, astemizol, cisaprida y triazolam con nefazodona
Se contraindica el uso de pimozida con antibióticos macrólidos
Se contraindica el uso de alprazolam y triazolam con ketoconazol e itraconazol
Se contraindica el uso de terfenadina, astemizol y cisaprida con fluvoxamina
Se contraindica el uso de terfenadina con mibefradil, ketoconazol, eritromicina, claritromicina y troleandomicina
Se contraindica el uso de ritonavir con triazolam, zolpidem, astemizol, rifabutina, quinina, claritromicina y troleandomicina
Se contraindica el uso de mibefradil con astemizol
Se contraindica el uso de Nelfinavir con rifabutina

\#\#No utilizar con ISRS, sumatriptan, litio, meperidina, fentanil, dextrometorfano o pentazocina en un lapso de 2 semanas de utilizar IMAO.

Los ítems en **negrita** indican medicamentos psicotrópicos.

ENZIMAS DE CITOCROMO P-450 Y DROGAS METABOLIZADAS RESPECTIVAS *(Continuación)*

REFERENCIAS

Baker GB; Urichuk CJ y Coutts RT, *"Drug Metabolism and Metabolic Drug-Drug Interactions in Psychiatry",* Child Adolescent Psychopharm News (Supl.).

DeVane CL, *"Pharmacogenetics and Drug Metabolism of Newer Antidepressant Agents",* J Clin Psychiatry, 1994, 55 (Supl. 12):38-45.

Drug Interactions Analysis and Management. Cytochrome (CYP) 450 Isozyme Drug Interactions, Vancouver, WA: Applied Therapeutics, Inc., 523-7

Ereshelfsky L, *"Drug-Drug Interactions Involving Antidepressants: Focus on Venlafaxine",* J Clin Psychopharmacol, 1996, 16 (3 Supl. 2):375-535.

Ereshelfsky L, *"Psychiatr Annal",* 1996, 26:342-50.

Fleishaker JC y Hulst LK, *"A Pharmacokinetic and Pharmacodynamic Evaluation of the Combined Administration of Alprazolam and Fluvoxamine",* Eur J Clin Pharmacol, 1994, 46(1):35-9.

Flockhart DA, y otros, *Clin Pharmacol Ther,* 1996, 59:189.

Ketter TA, Flockhart DA, Post RM, u otros, *"The Emerging Role of Cytochrome P-450 3A in Psychopharmacology",* J Clin Psychopharmacol, 1995, 15(6):387-98.

Michalets EL, *"Update: Clinically Significant Cytochrome P-450 Drug Interactions",* Pharmacotherapy,1998, 18(1):84-112.

Nemeroff CB, DeVane CL y Pollock BG, *"Newer Antidepressants and the Cytochrome P-450 System",* Am J Psychiatry, 1996, 153(3):311-20.

Pollock BG, *"Recent Developments in Drug Metabolism of Relevance to Psychiatrists",* Harv Rev Psychiatry, 1994, 2(4):204-13.

Richelson E, *"Pharmacokinetic Drug Interactions of New Antidepressants: A Review of the Effects on the Metabolism of Other Drugs",* Mayo Clin Proc, 1997, 72(9):835-47.

Riesenman C, *"Antidepressant Drug Interactions and the Cytochrome P-450 System: A Critical Appraisal",* Pharmacotherapy, 1995, 15(6 Pto. 2):84S-99S.

Schmider J, Greenblatt DJ, von Moltke LL, y otros, *"Relationship of In Vitro Data on Drug Metabolism to In Vivo Pharmacokinetics and Drug Interactions: Implications for Diazepam Disposition in Humans",* J Clin Psychopharmacol, 1996, 16(4):267-72.

Slaughter RL, *Pharm Times,* 1996, 7:6-16.

Watkins PB, *"Role of Cytochrome P-450 in Drug Metabolism and Hepatotoxicity",* Semin Liver Dis, 1990, 10(4):235-50.

DEPRESIÓN

Normas en Caso de Episodios Depresivos Graves

A. Cinco (o más) de los siguientes síntomas se han presentado durante el mismo período de 2 semanas e implican un cambio de la función previa; al menos uno de los síntomas es (1) estado depresivo o (2) pérdida de interés o placer.

1. Estado depresivo la mayor parte del día, casi todos los días

2. Disminución marcada del interés o el placer en todas, o casi todas, las actividades

3. Importante disminución (sin hacer dieta) o aumento de peso, o disminución o aumento del apetito, casi todos los días

4. Insomnio o hipersomnio, casi todos los días

5. Agitación o retraso psicomotriz, casi todos los días

6. Fatiga o pérdida de energía, casi todos los días

7. Sensación de inutilidad o culpa excesiva o inapropiada (puede ser alucinatoria), casi todos los días

8. Dificultad en el razonamiento o en la concentración, indecisión

9. Pensamientos recurrentes en la muerte, ideas suicidas recurrentes sin un plan específico, intento de suicidio, plan específico de suicidio

B. Los síntomas provocan un importante malestar clínico, o afectan áreas importantes como la social o la ocupacional, entre otras.

C. Los síntomas no se deben a efectos fisiológicos directos de una sustancia o un cuadro clínico general (por ejemplo, hipotiroidismo).

Medicamentos que Pueden Precipitar una Depresión

Agentes anticancerígenos	Vinblastina, vincristina, interferon, procarbazina, asparaginasa, tamoxifeno, ciproterona
Agentes anti-inflamatorios y analgésicos	Indometacina, pentazocina, fenacetina, fenilbutazona
Agentes antimicrobianos	Cicloserina, etambutol, sulfonamidas, algunos antibioticos Gram-negativos
Agentes cardiovasculares / antihipertensivos	Clonidina, digitalis, diuréticos, guanetidina, hidralazina, indapamida, metildopa, prazocina, procainamida, propranolol, reserpina
Agentes del SNC	Alcohol; amantadina; anfetamina y derivados; barbitúricos; benzodiazepinas; cloral, hidrato de; carbamazepina; cocaína; haloperidol; L-dopa; fenotiazinas; derivados de succinimida
Agentes hormonales	HACT; corticosteroides; estrógeno, melatonina; oral, anticonceptivos; progesterona
Misceláneos	Cimetidina, disulfiram, pesticidas orgánicos, fisostigmina

DEPRESIÓN *(Continuación)*

Trastornos Clínicos y Trastornos Psiquiátricos Asociados con la Depresión

Trastornos endocrinos	Acromegalia; enfermedad de Addison; enfermedad de Cushing; diabetes mellitus; hiperparatiroidismo; hipoparatiroidismo; hipertiroidismo; hipotiroidismo; insulinoma; feocromocitoma; pituitaria, disfunción de la
Estados de deficiencia	Anemia perniciosa; anemia severa; encefalopatía de Wernicke
Infecciones	Encefalitis; infecciones fungosas; meningitis; neurosífilis; gripe; mononucleosis; tuberculosis; SIDA
Trastornos del colágeno	Artritis reumatoidea
Lupus eritematoso sistémico	
Trastornos metabólicos	Desequilibrio de los electrolitos; hipocalemia; hiponatremia; encefalopatía hepática; enfermedad de Pick; uremia; enfermedad de Wilson
Trastorno cardiovascular	Arterioesclerosis cerebral; bronquitis crónica; deficiencia cardíaca congestiva; enfisema; infarto cardíaco; disrritmia paroxismal; neumonía
Trastornos neurológicos	mal de Alzheimer; amiotrófica, esclerosis lateral; tumores cerebrales; síndrome de dolor crónico; enfermedad de Creutzfeldt-Jakob; enfermedad de Hungtington; esclerosis múltiple; miastenia gravis; mal de Parkinson; post-apoplejía; trauma (post-concusión)
Trastorno maligno	Mamas, gastrointestinal, pulmones, páncreas, próstata
Trastornos psiquiátricos	Alcoholismo, trastornos de la ansiedad, patologías alimentarias, esquizofrenia

Tratamientos Somáticos de la Depresión en Pacientes con Enfermedades Clínicas

Trastorno	Primera Opción	Segunda Opción	Alternativas
Tiroides Hipotiroides	Tiroides (T)	T4 o T3 + antidepresivo (ISRS, ADT, agentes de nueva generación)	ECT, otros psicoestimulantes antidepresivos
Hipertiroides	Antidepresivos y antihipertiroides	Seleccionar un grupo diferente de antidepresivos	
Diabetes mellitus	ISRS, otros antidepresivos de nueva generación	ADT (amina secundaria o dosis reducidas de amina terciaria), IMAO	ECT, buspirona, psicoestimulantes, suplementos de tiroides, estabi- lizadores del ánimo
Trastornos cardiovasculares	ISRS, bupropion	ECT, psicoestimulantes ß-bloqueantes, buspirona	ECT, ADT, IMAO, estabilizadores del ánimo
Trastorno renal	Fluoxetina, sertralina	ADT, otros antidepresivos de nueva generación, psicoestimulantes	ECT, anticon- vulsivos, litio (si existe diálisis o control minucioso)
Trastorno hepático (TODOS en dosis reducidas)	Sertralina	Otros antidepresivos de nueva generación aminas secundarias de ADT	Aminas terciarias de ADT
HIV	Bupropion, ISRS, psicoestimulantes	ADT	ECT
Transplantes	**Controlar minuciosamente.** Ver agentes nuevos antidepresivos cardiovasculares, renales, hepáticos, pulmonares; aminas secundarias de ADT		
Neurológico	Antidepresivos de nueva generación, aminas secundarias de ADT	Selegilina, anticonvulsivos	Bromocriptina
Maligno	Antidepresivos de nueva generación, psicoestimulantes de aminas secun- darias de ADT	Aminas terciarias de ADT de IMAO del dolor	ECT
Respiratorio	Antidepresivos activantes, buspirona		Antidepresivos de mayor poder sedante, ECT
Gastrointestinal	Aminas secundarias de ADT, antidepresivos de nueva generación	Aminas terciarias de ADT	ECT

DISCONTINUACIÓN DE DROGAS PSICOTRÓPICAS

Síntomas de Suspensión de la administración y Recomendaciones

Droga	Síntomas de Suspensión de la administración	Recomendaciones
Amantadina	Síndrome neuroléptico maligno, catatonia inducida por la droga	En caso de mal de Parkinson, la dosis debe reducirse gradualmente para prevenir la exacerbación de los síntomas
Antipsicóticos	Náuseas, emesis, anorexia, diarrea, rinorrea, diaforesis, mialgia, parestesia, ansiedad, agitación, nerviosismo, insomnio	Reiniciar el uso de antipsicóticos[1]
Benztropina	Nerviosismo, ansiedad, agitación, depresión, falta de concentración, náuseas, vómitos, dolor de cabeza, visión borrosa, malestar	La dosis debe reducirse gradualmente para prevenir un aumento repentino de los síntomas adversos; la vida media de la benztropina es de 24 horas
Biperideno	Ansiedad, depresión, agitación motriz, alucinaciones, molestias físicos	Al discontinuar un antidiscinético, se lo debe retirar gradualmente para evitar que reaparezcan los síntomas adversos
Bromocriptina	Recidiva de síntomas, galactorrea	No existe información sobre la disminución de la droga; sin embargo, al iniciar la terapia, comenzar con una dosis reducida y aumentarla gradualmente (2,5 mg cada 14-28 días en caso de mal de Parkinson, y cada 3-7 días en otros casos) para prevenir la aparición de efectos colaterales
Difenhidramina	Recidiva del insomnio, aumento del nerviosismo diurno, irritabilidad, parpadeo excesivo, aumento de la defecación (efecto rebote de la reacción colinérgica)	No existen recomendaciones específicas
Levodopa	Confusión, fiebre, convulsiones, hiper-rigidez, diaforesis profusa, taquicardia, taquipnea, aumento de la enzima muscular	Reducir la dosis gradualmente para evitar el síndrome similar al neuroléptico maligno (NLMLS); después de discontinuarla, se ha utilizado el dantroleno y/o la bromocriptina en pacientes con NLMLS para disminuir la fiebre y evitar una complicación que pueda ser letal
Pergolida	Alucinaciones, confusión, ideas paranoicas, agravamiento de los síntomas del mal de Parkinson	No existen recomendaciones
ISRS	Mareos, sensación de desmayo, insomnio, fatiga, ansiedad, agitación, náuseas, dolor de cabeza, molestias sensoriales	Reiniciar el uso de ISRS u otros antidepresivos de similar perfil farmacológico[2]

Síntomas de Suspensión de la administración y Recomendaciones

Droga	Síntomas de Suspensión de la administración	Recomendaciones
ADT	Malestar, mialgia, anergia, diaforesis, rinitis, parestesia, dolor de cabeza, náuseas, vómitos, diarrea, anorexia, insomnio, irritabilidad, estado depresivo	Administrar agentes antimuscarínicos
Trihexifenidil	Ansiedad, taquicardia, hipotensión ortoestática, malestar en el sueño, síntomas extrapiramidales, deterioro de la sintomatología psicótica, dificultad respiratoria con riego de muerte	Disminuir la dosis gradualmente para evitar los síntomas de suspensión de la administración o un aumento de los síntomas psicóticos

1. Dilsaver SC y Alessi NE, *"Antipsychotic Withdrawal Symptoms: Phenomenology and Pathophysiology"*, Acta Psychiatr Scand, 1988, 77(3):241-6.
2. Zajecka J, Tracy KA y Mitchell S, *"Discontinuation Symptoms After Treatment with Serotonin Reuptake Inhibitors: A Literature Review"*, J Clin Psychiatry, 1997, 58(7):291-7.

DOSIS MÁXIMAS RECOMENDADAS POR LAS NORMAS DE LA OBRA FEDERAL

Antidepresivos

Droga	Marca Comercial	Dosis Diaria Máx. Usual en Pacientes ≥65	Dosis Diaria Máx. Usual
Amitriptilina	Elavil®	150 mg	300 mg
Amoxapina	Asendin®	200 mg	400 mg
Desipramina	Norpramina®	150 mg	300 mg
Doxepina	Adapin®, Sinequan®	150 mg	300 mg
Imipramina	Tofranil®	150 mg	300 mg
Maprotilina	Ludiomil®	150 mg	300 mg
Nortriptilina	Aventyl®, Pamelor®	75 mg	150 mg
Protriptilina	Vivactil®	30 mg	60 mg
Trazodona	Desyrel®	300 mg	600 mg
Trimipramina	Surmontil®	150 mg	300 mg

Antipsicóticos

Droga	Marca Comercial	Dosis Diaria Máx. Usual en Pacientes ≥65	Dosis Diaria Máx. Usual	Dosis Oral Diaria para Residentes con Síndromes Mentales Orgánicos
Clorpromazina	Torazina®	800 mg	1600 mg	75 mg
Clozapina	Clorazil®	25 mg	450 mg	50 mg
Flufenazina	Prolixin®	20 mg	40 mg	4 mg
Haloperidol	Haldol®	50 mg	100 mg	4 mg
Loxapina	Loxitane®	125 mg	250 mg	10 mg
Mesoridazina	Serentil®	250 mg	500 mg	25 mg
Molindona	Moban®	112 mg	225 mg	10 mg
Perfenazina	Trilafon®	32 mg	64 mg	8 mg
Promazina	Sparine®	50 mg	500 mg	150 mg
Risperidona	Risperdal®	1 mg	16 mg	4 mg
Tioridazina	Mellaril®	400 mg	800 mg	75 mg
Tiotixeno	Navane®	30 mg	60 mg	7 mg
Trifluoperazina	Stelazine®	40 mg	80 mg	8 mg
Trifluopromazina	Vesprin®	100 mg	20 mg	--

Ansiolíticos*

Droga	Marca Comercial	Dosis Diaria Máx. Usual en Pacientes ≥65	Dosis Diaria Usual en Pacientes ≤65
Alprazolam	Xanax®	2 mg	4 mg
Clordiazepóxido	Librium®	40 mg	100 mg
Clorazepato	Tranxene®	30 mg	60 mg
Diazepam	Valium®	20 mg	60 mg
Halazepam	Paxipam®	80 mg	160 mg
Lorazepam	Ativan®	3 mg	6 mg
Meprobamato	Miltown®	600 mg	1600 mg
Oxazepam	Serax®	60 mg	90 mg
Prazepam	Centrax®	30 mg	60 mg

***Nota:** Las normas HCFA-OBRA instan a los médicos clínicos a no utilizar barbitúricos, glutetimida y etclorvinol debido a sus efectos colaterales, farmacocinética y potencial de adicción en ancianos. Además, la HCFA no recomienda el uso de benzodiazepinas de larga duración en ancianos.

Hipnóticos

(No se los debe utilizar durante más de 10 días continuos*)

Droga	Marca Comercial	Dosis Máx. Única Usual en Pacientes ≥65	Dosis Diaria Máx. Única Usual
Alprazolam	Xanax®	0,25 mg	1,5 mg
Amobarbital	Amytal®	105 mg	300 mg
Butabarbital	Butisol®	100 mg	200 mg
Cloral, Hidrato de	Noctec®	750 mg	1500 mg
Cloral, Hidrato de	Varios	500 mg	1000 mg
Difenhidramina	Benadryl®	25 mg	50 mg
Etclorvinol	Placidyl®	500 mg	1000 mg
Flurazepam	Dalmane®	15 mg	30 mg
Glutetamida	Doriden®	500 mg	1000 mg
Halazepam	Paxipam®	20 mg	40 mg
Hidroxicina	Atarax®	50 mg	100 mg
Lorazepam	Ativan®	1 mg	2 mg
Oxazepam	Serax®	15 mg	30 mg
Pentobarbital	Nembutal®	100 mg	200 mg
Secobarbital	Seconal®	100 mg	200 mg
Temazepam	Restoril®	15 mg	30 mg
Triazolam	Halcion®	0,125 mg	0,5 mg

Nota*: Las normas HCFA-OBRA instan a los médicos clínicos a no utilizar barbitúricos, glutetimida y etclorvinol debido a sus efectos colaterales, farmacocinética y potencial de adicción en ancianos. Además, la HCFA no recomienda el uso de benzodiazepinas de larga duración en ancianos y también desalienta el uso de difenhidramina e hidroxicina.

DROGAS ALUCINÓGENAS

Principales Propiedades Farmacológicas de las Drogas Alucinógenas

Droga; Estructura Química	Duración del Efecto Agudo (hs)	pKa	Forma de Metabolismo /Excreción	Vida Media	Fijación a Proteínas (%)	V_d (L/kg)	Análisis de Orina Positivo durante	Duración de los Efectos Psicotrópicos	Dosis de Abuso	Dosis Fatal
Fenciclidina (PCP); arilciclohexi-lamina	4-6	8,5	Hepática/ urinaria	1 h	65	6,2-0,3	2 sem	Hasta 1 mes	1-9 mg	1 mg/kg
Cocaína; alcaloide de tropano	0,5	5,6	Hidrólisis plasmática*	48-75 min	9-90	1,2-1,9	4 días (ben-zoilecgonina)	≤5-7 días	20-200 mg (vía intrana sal)	1-1,2 g
Cannabis; monoterpe noide	0,5-3	10,6	Hidroxilación hepática	25-57 hs	97-99	10	Hasta 4 días	≤6 hs	5-15 mg THC	
LSD; alquilamina de indol	0,7-8	7,8	Hidroxilación hepática	2,5 hs		0,27	5 días	Puede durar por días	100-300 mcg	0,2 mg/kg
Psilocibina; triptamina	0,5-6						No detectada	12 hs	20-100 hongos	5-15 mg de psilocibina
Mescalina; fenilalki-lamina	4,6	Des-conocido	Hepática/ urinaria†	6 hs	Nula	Des-conocido		12 hs	5 mg/kg	20 mg/kg

Principales Propiedades Farmacológicas de las Drogas Alucinógenas

Droga; Estructura Química	Duración del Efecto Agudo (hs)	pKa	Forma de Metabolismo/ Excreción	Vida Media	Fijación a Proteínas (%)	V_d (L/kg)	Análisis de Orina Positivo durante	Duración de los Efectos Psicotrópicos	Dosis de Abuso	Dosis Fatal
Morfina; alcaloide/ derivado del opio	4-5	8,05	Glucuronida-ción/urinaria	1,9-3,1 hs	35	3,2	48 hs	≤6 hs	2-20 mg	Depende de la tolerancia, la dosis fatal no tolerable es de 120 mg(oral) o de 30 mg (parenteral)
Heroína; diacetil-morfina	3,4	7,6	Hepática‡	3-20 min	40	25	~40 hs	≤6 hs	2,2 mg	Depende de la tolerancia

DROGAS ALUCINÓGENAS *(Continuación)*

Principales Propiedades Farmacológicas de las Drogas Alucinógenas

Droga; Estructura Química	Duración del Efecto Agudo (hs)	pKa	Forma de Metabolismo/ Excreción	Vida Media	Fijación a Proteínas (%)	V_d (L/kg)	Análisis de Orina Positivo durante	Duración de los Efectos Psicotrópicos	Dosis de Abuso	Dosis Fatal
Anfetamina; ß- (fenilisopropil) amina	Variable	9,93	Hepática§	12 hs¶	16-20	3-6	2-4 días	El delirio puede durar meses	100-1000 mg/d	Depende de la tolerancia

* Mediante colinesterasa plasmática.

† 60% eliminado sin alteraciones.

‡ Convertido a morfina.

§ Convertido a fenilacetona.

¶Dependiente del pH de la orina.

Reimpreso con la autorización de Leikin JB, Krantz AJ, Zell-Kanter M, y otros, *"Clinical Features and Management of Intoxication Due to Hallucinogenic Drugs"*, *Med Toxicol Adverse Drug Exp,* 1989, 4(5):328.

NORMAS DE LA HCFA SOBRE EL USO DE DROGAS INNECESARIAS EN INSTITUCIONES DE INTERNACIÓN PROLONGADA

Procedimientos: §483.25 (1)(1)

Considerar la terapia "innecesaria" sólo después de determinar que el uso de la droga en la institución posee las siguientes características:

- dosis excesiva (inclusive el uso de dosis dobles)
- duración excesiva
- falta de control adecuado
- falta de indicaciones de uso adecuadas
- presencia de consecuencias adversas que indican que la dosis debería disminuirse o discontinuarse
- cualquier combinación de las razones mencionadas

Permitir a la institución exponer las razones por las que se prescribe el uso de la droga fuera de las normas mencionadas. La institución no puede justificar el uso de la droga fuera de las normas sólo alegando "el doctor lo ordenó". Dicha justificación, haría que la norma no tuviese sentido. Las razones deben basarse en un análisis coherente del riesgo-beneficio de los síntomas del residente y de los posibles efectos adversos de la droga.

A continuación, se enumeran algunos ejemplos de pruebas que podrían justificar el uso de una droga fuera de las normas en favor del bienestar del residente:

- una nota del médico que indique, por ejemplo, que la dosis, la duración, la indicación y el control son clínicamente apropiados, **y las razones por la que son clínicamente apropiados;** dicha nota debe demostrar que el médico ha evaluado minuciosamente el riesgo/beneficio que implica para el residente el uso de la droga fuera de las normas

- una consulta o evaluación médica o psiquiátrica (por ejemplo, la escala de depresión geriátrica) que confirme la afirmación del médico de que el uso de la droga fuera de las normas es a favor del bienestar del residente

- documentación médica, de enfermería o de otro profesional de la salud que indique que se está controlando que el residente no posea efectos adversas o complicaciones

- documentación que confirme que intentos previos de disminuir la dosis no han tenido éxito

- documentación (incluida documentación MDS) que demuestre una mejora objetiva o subjetiva, o el mantenimiento de la función al tomar el medicamento.

- documentación que demuestre que un equipo interdisciplinario evalúa el retroceso o el deterioro del residente para determinar si una droga en particular, o la dosis, o la duración del tratamiento, pueden ser la causa.

- documentación que posea la edad del residente, el peso, u otros factores que determinen la necesidad de utilizar una dosis, una duración, una indicación, o un control en especial.

- otras evidencias que se consideren apropiadas.

Si el equipo de investigación determina que existe una deficiencia en el uso de antipsicóticos, debe ubicar a la institución como normas de "droga innecesaria" o normas de "droga antipsicótica", pero no como ambas.

NORMAS DE LA HCFA SOBRE EL USO DE DROGAS INNECESARIAS EN INSTITUCIONES DE INTERNACIÓN PROLONGADA *(Continuación)*

Nota: La norma de droga innecesaria de "indicaciones de uso adecuadas" no sólo implica que la **prescripción del médico** deba incluir la razón por la que se utiliza la droga (aunque dicha razón debe ser enunciada). Implica que no existe una razón clínica válida para que el residente reciba la droga, según lo expuesto por el equipo de investigación luego de evaluar algunos de los siguientes ítems: evaluación del residente, plan de cuidado, informes de cambios significativos, notas del progreso, informes del laboratorio, consultas profesionales, prescripciones, observación y entrevista del paciente, y otros tipos de información.

COMPATIBILIDAD DE LOS LÍQUIDOS

Compatibilidad de los Líquidos con Antipsicóticos y Estabilizadores del Ánimo

Medio	Carbama-zepina*	Litio	Valproato	Clorpro-mazina*	Flufena-zina	Halo-peridol	Loxapina	Meso-ridazina	Rispe-ridona	Tiotixeno	Tiorida-zina	Trifluo-perazina
Agua	C	C	C	C	C	C		C	C	C	C	C
Solución salina	C	C	C	C	C	X			C	C		C
Leche		C		C	C	X			C	X	C	C
Café		C		U	X	X	C		C	X	X	U
Té		C		U	X	X			X	X	X	C
Jugo de manzana		X		X	X	C				X	X	X
Jugo de uvas		C		X		X		C		X		X
Jugo de pomelo		C		C	C	X	C	C		C	C	C
Jugo de naranjas		C		C	C	C	C	C	C	C	C	C
Jugo de ciruelas		C		U	C					X	C	C
Cola		C	X	U	X	C	C			X	X	C
7-Up / Sprite		C	X	C	X		C			C		C

C = Compatible; X = Incompatible; U = Datos conflictivos; Nada = No existen datos.

* La carbamazepina no es compatible con la clorpromazina.

ESTABILIZADORES DEL ÁNIMO

Nombre Genérico (Marca Comercial)	Presentación	Vida Media (hs)	Dosis Usual	Valores Terapéuticos	Comentarios
Litio (Eskalith®; Lithane®; Lithobid®; Lithonate®; Lithotabs®)	Co, Ca, L	18-24	600-1800 mg/día	0,5-1,5 mEq/L*	Es común la presencia de náuseas, temblores, polidipsia y poliuria; el uso crónico puede provocar hipotiroidismo.
Carbamazepina (Epitol®; Tegretol; Tegretol-XR®)	Co, L	15-50, inicial; 8-20, crónica	600-1800 mg/día	N/E	Es común la presencia de náuseas, dolor de cabeza, mareos y sedación; niveles sanguíneos >12 mcg/mL asociados con toxicidad; inductor enzimático.
Valproato (Depakene®; Depakote®)	Co, Ca, L	5-20	1-3 g/día	50-125 µg/mL*	Es común la presencia de náuseas, sedación, diarrea y temblores; se lo indica para la profilaxis de la jaqueca; dosis inicial: 30 mg/kg PO; controlar los LFT si se lo combina con anticonvulsivos.
Gabapentin (Neurontin®)	Ca	5-6	500-3600 mg/día	N/E	Eliminado vía renal.
Lamotrigina (Lamictal®)	Co	24	100-400 mg/día	N/E	Puede poseer efectos antidepresivos y estabilizadores del ánimo.

Co = Comprimido; Ca = Cápsula; L = Líquido.

N/E = La correlación entre la concentración plasmática y la respuesta clínica no se ha establecido.

* = Obtener el nivel sanguíneo 12 horas después de la última dosis de la tarde.

ANSIOLÍTICOS E HIPNÓTICOS NO BENZODIAZEPÍNICOS

Droga	Presentación	Dosis Inicial	Valor Usual de la Dosis	Inicio	Vida Media	Comentarios
Buspirona	Co	7,5 mg bid	30-60 mg/d	30 min a 1,5 hs	2-3 hs	No utilizar en caso de síndrome de abstinencia de alcohol o benzodiaze-pinas; no existe sedación ni dependen-cia; no utilizar según sea necesario; utilizar durante 4 semanas para alcanzar el efecto terapéutico total.
Cloral, Hidrato de	Ca, S, J	500 mg a 1 g qhs	500 mg a 2 g/d	30 min	8-11 hs	Irrita el sistema gastrointestinal; la tolerancia al efecto hipnótico se desarrolla rápidamente.
Difenhidramina	Sol, Ca, Co, Crm, Loc, J, E	25-50 mg qhs	25-200 mg/d	1-3 hs	2-8 hs	Anticolinérgico; máxima dosis hipnótica: 50 mg/d.
Hidroxizina	Co, Ca, L, I, J	25-100 mg qid	100-600 mg/d	30 min	3-7 hs	Anticolinérgico.
Propranolol	Co, Ca, Sol, I	10 mg tid	80-160 mg/d	1-2 hs	4 - 6 hs	Útil en caso de manifestaciones físicas de ansiedad (aumento del ritmo cardíaco, temblores); agente de segunda línea.

ANSIOLÍTICOS E HIPNÓTICOS NO BENZODIAZEPÍNICOS *(Continuación)*

Droga	Presentación	Dosis Inicial	Valor Usual de la Dosis	Inicio	Vida Media	Comentarios
Zaleplon	Ca	5-10 mg qhs	5-20 mg qhs	30 min	1 h	No utilizar en caso de síndrome de abstinencia de alcohol o benzodiazepinas.
Zolpidem	Co	10 mg qhs	10 mg qhs	30 min	2,5 hs	No utilizar en caso de síndrome de abstinencia de alcohol o benzodiazepinas.

S = supositorio rectal; J = jarabe; Co = comprimido; Ca = cápsula; L = líquido; Crm = crema; I = inyección; Loc = loción; E = elixir; Sol = solución

FARMACOCINÉTICA DE INHIBIDORES SELECTIVOS DE LA RECAPTACIÓN DE SEROTONINA (ISRS)

ISRS	Vida Media (hs)	Vida Media del Metabolito	Máximo Nivel Plasmático (hs)	Fijación a Proteínas	Biodisponibilidad (%)	Dosis Inicial
Citalopram	35	N/D	4	80	80	20 mg qAM
Fluoxetina	Inicial: 24-72 Crónica: 96-144	Norfluoxetina: 4-16 días	6-8	95	72	10-20 mg qAM
Fluvoxamina	16	N/D	3	80	53	50 mg qhs
Paroxetina	21	N/D	5	95	>90	10-20 mg qAM
Sertralina	26	N-desmetil-sertralina: 2-4 días	5-8	98	–	25-50 qAM

SÍNDROME SEROTONÍNICO

Normas de Diagnóstico del Síndrome Serotonínico

* Adición o aumento reciente de la dosis de cualquier agente que aumente la actividad o la disponibilidad de la serotonina (usualmente en el lapso de un día).

* Ausencia de sustancias de las que se abusó, etiología infecciosa metabólica, o síndrome de abstinencia.

* La carencia de adición o aumento de la dosis de un agente neuroléptico antes de que aparezcan los signos y síntomas.

* Presencia de tres o más de los siguientes cuadros:

  Estado de alteración mental (observado en el 40% de los pacientes, en especial confusión e hipomanía).
  Agitación.
  Temblor (50 % de incidencia).
  Escalofríos.
  Diarrea.
  Reflejos excesivos (muy pronunciados en las extremidades inferiores).
  Mioclono (50 % de incidencia).
  Ataxia o falta de coordinación.
  Fiebre (50 % de incidencia; temperatura >105ºF asociada con prognosis grave).
  Diaforesis.

Drogas (como único agente causante) que pueden provocar síndrome serotonínico

  Inhibidores selectivos de la recaptación de serotonina (ISRS).
  MDMA (éxtasis).
  Clomipramina.

Combinaciones de drogas que pueden provocar síndrome serotonínico*

Alprazolam - Clomipramina

Bromocriptina – Levodopa/carbidopa

Buspirona – Trazodona

Clomipramina – Clorgilina

Clomipramina – Litio

Dihidroergotamina – Amitriptilina

Dihidroergotamina – Sertralina

Fenelzina, Trazodona – Dextropropoxifeno

Fentanil - Sertralina

Fluoxetina – Carbamazepina

Fluoxetina – Litio

Fluoxetina – Remoxipida

Fluoxetina – Triptofan

Litio – Fluvoxamina

Litio - Paroxetina

Monoaminooxidasa, Inhibidor de la – Antidepresivos Tricíclicos

Monoaminooxidasa, Inhibidor de la – Fluoxetina

Monoaminooxidasa, Inhibidor de la – Fluvoxamina

Monoaminooxidasa, Inhibidor de la – Meperidina

Monoaminooxidasa, Inhibidor de la – Sertralina

Monoaminooxidasa, Inhibidor de la – Triptofan

Monoaminooxidasa, Inhibidor de la – Venlafaxina

Nefazodona – Paroxetina

Nortriptilina – Trazodona

Paroxetina – Dextroanfetamina

Paroxetina – Dihidroergotamina

Paroxetina – Trazodona

S-adenosilmetionina – Clomipramina

Sertralina – Amitriptilina

Sumatriptan – Sertralina
Tramadol – Sertralina
Tranilcipromina – Clomipramina
Trazodona – Fluoxetina
Trazodona – Litio – Amitriptilina

Valproico, Ácido – Nefazodona
Venlafaxina – Selegilina
Venlafaxina – Tranilcipromina

*Cuando se las administra en un lapso de dos semanas de haber consumido la otra.

Pautas para el Tratamiento del Síndrome Serotonínico

La terapia es fundamentalmente complementaria, con soluciones cristaloides intravenosas utilizadas para la hipotensión y colchones de enfriamiento para la hipertermia leve. El mejor vasopresor es la norepinefrina. La clorpromazina (25 mg I.M.) o el sodio dantrolen (1 mg/kg I.V.; dosis máxima: 10 mg/kg) pueden ser útiles en caso de fiebre, aunque no se ha comprobado su beneficio. Las benzodiazepinas constituyen el mejor tratamiento para controlar los escalofríos y, de esta forma, limitar la fiebre y la rabdomiolisis, mientras que el clonazepam puede ser útil en el tratamiento del mioclono. Puede ser necesario recurrir a la entubación endotraqueal y la parálisis para tratar las contracciones musculares refractarias. La taquicardia y los temblores pueden tratarse con agentes beta-bloqueantes; aunque debido a sus efectos bloqueantes de los receptores 5-HTIA, el síndrome puede verse agravado. Los bloqueantes de la serotonina como la difenhidramina (50 mg I.M.), la ciproheptadina (adultos: 4-8 mg cada 2-4 horas hasta 0,5 mg/kg/día; niños: hasta 0,25 mg/kg/día), o la clorpromazina (25 mg I.M.) han sido utilizadas y han demostrado diversos grados de eficacia. La metisergida (2-5 mg/día) y la nitroglicerina (infusión I.V. de 2 mg/kg/minuto con lorazepam) también se ha utilizado y ha demostrado diversos grados de eficacia. La ciproheptadina para ser proporcionar mayores beneficios.

En el 70% de los casos se han observado signos de recuperación en un lapso de 1 día; el índice de mortalidad alcanza aproximadamente el 11%.

Referencias

Gitlin MJ, _"Venlafaxine, Monoamine Oxidase Inhibitors, and the Serotonin Syndrome"_, J Clin Psychopharmacol, 1997, 17(1):66-7.
Heisler MA, Guidery JR, and Arnecke B, _"Serotonin Syndrome Induced by Administration of Venlafaxine and Phenelzine"_, Ann Pharmacother, 1996, 30(1):84.
Hodgman MJ, Martin TG, and Krenzelok EP, _"Serotonin Syndrome Due to Venlafaxine and Maintenance Tranylcipromine Therapy"_, Hum Exp Toxicol, 1997, 16(1):14-7.
John L, Perreault MM, Tao T, y otros, _"Serotonin Syndrome Associated With Nefazodone and Paroxetine"_, Ann Emerg Med, 1997, 29(2):287-9.
LoCurto MJ, _"The Serotonin Syndrome"_, Emerg Clin North Am, 1997, 15(3):665-75.
Martin TG, _"Serotonin Syndrome"_, Ann Emerg Med, 1996, 28(5):520-6.
Mills K, "Serotonin _Toxicity: A Comprehensive Review for Emergency Medicine"_, Top Emerg Med, 1993, 15:54-73.
Mills KC, _"Serotonin Syndrome. A Clinical Update"_, Crit Care Clin, 1997, 13(4):763-83.
Nisijima K, Shimizu M, Abe T, y otros, _"A Case of Serotonin Syndrome Induced by Concomitant Treatment With Lox-Dose Trazodone, and Amitriptyline and Lithium"_, Int Clin Psychopharmacol, 1996, 11(4):289-90.
Sobanski T, Bagli M, Laux G, y otros, _"Serotonin Syndrome After Lithium Add-On Medication to Paroxetine"_, Pharmacopsychiatry, 1997, 30(3):106-7.
Sporer KA, _"The Serotonin Syndrome. Implicated Drugs, Pathophysiology and Management"_, Drug Safety, 1995, 13(2):94-104.
Sternabach H, _"The Serotonin Syndrome"_, Am J Psychiatry, 1991, 148(6):705-13.
Van Berkum MM, Thiel J, Leikin JB, y otros, _"A Fatality Due to Serotonin Syndrome"_, Medical Update for Psychiatrists, 1997, 2:55-7.

AGENTES ESTIMULANTES UTILIZADOS EN EL TDAH

Nombre Genérico	Marca Comercial	Dosis	Fórmulas	Comentarios
Anfetamina	Varios	2,5-5 mg/d, aumentar de a 2,5-5 mg/semana; dosis máxima: 40 mg/d	Comprimido: 5 mg, 10 mg	También se la utiliza para la narcolepsia y la obesidad exógena
Anfetamina y Dextroanfetamina	Adderall®	2,5-5 mg qAM, aumentar de a 2,5-5 mg/semana; dosis máxima: 40 mg/d en escala bid	Comprimido: 5 mg, 10 mg, 20 mg, 30 mg	También se la utiliza para la narcolepsia
Dextroanfetamina	Dexedrine®	2,5-5 mg/qAM, aumentar de a 2,5-5 mg/semana; dosis máxima: 40 mg/d	Elixir: 5 mg/5 mL (botella de 16 onzas) Comprimido: 5 mg, 10 mg Spansule, tratamiento complementario: 5 mg, 10 mg, 15 mg	Evitar administrar por la noche; controlar el crecimiento; también se la utiliza para la narcolepsia y la obesidad exógena
Dextrometanfetamina	Desoxyn®	2,5-5 mg qd-bid, aumentar de a 5 mg/semana hasta alcanzar la respuesta óptima, por lo general 20-25 mg/d	Comprimido: 5 mg Comprimido, tratamiento lento: 5 mg, 10 mg, 15 mg	
Metilfenidato*	Ritalin® Ritalin SR®	2,5-5 mg antes del desayuno o el almuerzo; aumentar de a 5-10 mg/d por semana; dosis máxima:60 mg/d	Comprimido: 5 mg, 10 mg, 20 mg Comprimido, tratamiento lento: 20 mg	
Pemolina	Cylert®	37,5 mg qAM, aumentar de a 18,75 mg/d por semana; valor usual: 56,25-75 mg/d; dosis máxima: 112,5 mg/d	Comprimido: 18,75 mg, 37,5 mg, 75 mg Comprimido, masticable: 37,5 mg	Advertencia de la nueva caja; ver monografía sobre la pemolina en la *página 215*

*Disponible en la presentación genérica

RIESGOS TERATOGÉNICOS DE LOS MEDICAMENTOS PSICOTRÓPICOS

Droga	Categoría de Riesgo	Efectos Posibles
ANSIOLÍTICOS		
Benzodiazepinas	D	Bebé con hipotonia, síndrome de abstinencia, labio leporino
Buspirona	B	Se desconocen
Benzodiazepinas hipnóticas	X	Disminución del crecimiento intrauterino
ANTIDEPRESIVOS		
IMAO	C	Rara vez existen malformaciones; rara vez se lo utiliza en caso de embarazo debido a la hipertensión
ISRS	C	Aumento de complicaciones perinatales
ADT	C/D	Taquicardia fatal, síndrome de abstinencia fetal, efectos anticolinérgicos fetales, retención urinaria, obstrucción intestinal
ANTIPARKINSONIANOS		
Amantadina	C	Aumento de las complicaciones en el embarazo
Benztropina	C	Aumento de las malformaciones menores
Difenhidramina	B	Hendiduras orales
Prociclidina	C	Aumento de la malformaciones menores
Trihexifenidil	C	Aumento de la malformaciones menores
ANTIPSICÓTICOS		
Convencionales	C	Rara vez se observan anomalías, ictericia fetal, efectos anticolinérgicos fetales en el nacimiento
Atípicos, clozapina	B	Se desconocen
Atípicos, risperidona, quetiapina, olanzapina	C	Se desconocen
ESTABILIZADORES DEL ÁNIMO		
Carbamazepina	D	Defectos en el tubo neural, anomalías menores
Litio	D	Efectos en el comportamiento
Valproato	D	Defectos en el tubo neural

Categorías de Embarazo: A = Estudios controlados no muestran riesgos en humanos; B = no existe evidencia de riesgo en humanos, pero es posible que no se hayan realizado estudios adecuados en humanos; C = no puede determinarse el riesgo; D = evidencia positiva de riesgo en humanos, debe evaluarse si el riesgo es mayor que el posible beneficio; X = contraindicado en caso de embarazo.

ADT = antidepresivos tricíclicos; IMAO = inhibidor de la monoaminooxidasa; ISRS = inhibidor selectivo de la recaptación de serotonina.

DROGAS TERAPÉUTICAS ASOCIADAS
CON ALUCINACIONES

Droga	Tipo de Alucinación
Aciclovir	V, T
Amantadina	A, V
Aminocaproico, Ácido	A
Amitriptilina	V
Amoxacilina	V
Amoxapina	V
Anfetaminas	T, V
Apomorfina	V
Asparaginasa	V
Atropina	A, T, V
Baclofeno	A, V
Benztropina	V
Biperiden	V
Bromocriptina	A, V
Bupropion	V
Carbamazepina	V
Clordiazepóxido	V
Cloroquina	V
Clorfeniramina	A, V
Clorpromazina	A, V
Cimetidina	A, V
Claritromicina	V
Clonazepam	A, V, T
Clonidina	A, V
Corticosteroides	A, V
Ciclizina	V
Ciclobenzaprina	V
Cicloserina	V
Ciclosporina	V
Dantroleno	A, V
Dapsona	V
Dextrometorfano	A, V
Dietilpropion	A
Digoxina	A, V
Dimenhidrinato	A, V
Difenhidramina	V
Disopiramida	A, V
Disulfiram	A, V
Doxepina	V
Enalapril	V
Enoxacina	V
Efedrina	A, T, V
Eritropoietin	V
Etambutol	V
Etclorvinol	V
Etosuxamida	V
Ganciclovir	A, V
Gentamicina	NE
Griseofulvin	A
Hexametilamina	V
Hidroxitriptofan	V
Hioscina (escopolamina)	NE
Ifosfamida	A, V
Imipramina	V

DROGAS TERAPÉUTICAS ASOCIADAS CON ALUCINACIONES

Droga	Tipo de Alucinación
Indometacina	V, O
Isoniazida	A, V
Isosorbida, dinitrato de	A, V
Isoxsuprina	A
Ketamina	V
Levodopa	A, V
Levotiroxina	V
Lisurida	V
Litio	V
Lorazepam	V
Maprotilina	V
Mazindol	A
Mefentermina, Sulfato de	A, V, O
Metildopa	V
Metilfenidato	V
Metilprednisolona	V
Minociclina	V
Nalidixico, Ácido	V
Orciprenalina (Metaproterenol)	V, G
Oxamniquina	V
Oxprenolol	A
Pemolina	A, V, T
Pergolida	A, V
Fenelzina	A, V
Fenobarbital	V
Fenilefrina	A, T, V
Fenitoína	V
Pindolol	A
Piribedil	V
Piroxicam	A, V
Podofilum	A, V
Primidona	V
Procainamida	V
Prometazina	V
Propoxifeno	A
Propranolol	A, V
Pseudoefedrina/Triprolidina	A, V
Quinacrina	V
Quinidina	NE
Ranitidina	A, V
Reserpina	V
Salicilates	V
Selegilina	V
Streptocinasa	V
Sulfasalazina	V
Tetraciclina	V
Teofilina	V
Timolol	NE
Tocainida	V
Triazolam	A, V, T
Trihexifenidil	A, V
Vidarabina	NE
Vigabatrin	A, V
Vincristina	V
Zipeprol	A, V

DROGAS TERAPÉUTICAS ASOCIADAS
CON ALUCINACIONES *(Continuación)*

Droga	Tipo de Alucinación
Zolpidem	A, V
Zonisamida	A

Abreviaturas: A = auditivas; V = visuales; T = táctiles; G = gustativas; O = olfativas; EN = no especificadas.

Reimpreso con la autorización de Leikin JB, Krantz AJ, Zell-Kanter M, y otros, *"Clinical Features and Management of Intoxication Due to Hallucinogenic Drugs"*, Med Toxicol Adverse Drug Exp, 1989, 4(5):342 y Listas de Diagnóstico Diferencial (es decir, Fuentes de Datos de Métodos de Dosis y Terapéuticos, Sullivan CA, Gelman CR), y Micromedex Inc, Englewood, CO.

CONTENIDO DE TIRAMINA EN ALIMENTOS

Alimento	Permitidos	Ingesta Mínima	No permitidos
Almidón (papas/arroz)	Todos	Ninguno	Soja (incluidas las pastas)
Bebidas	Leche, café descafeinado, té, gaseosascontengan	Bebida chocolatada, bebidas que cafeína, bebidas malteadas bebidas blancas	Lactobacilina, cerveza, cerveza amarga, vino,
Carne, pescado y pollo	Todos, frescos o congelados	Carnes sazonadas, panchos, pescado enlatado y carne	Pollo e hígado, pescado deshidratado y en salmuera, embutidos estivales o deshidratados, pepperoni, carnes deshidratadas, extractos de carne, salchichón de Bolonia, embutido de hígado
Dulces	Azúcar, caramelos duros, miel, melaza, jarabes	Caramelos de chocolate	Ninguno
Frutas	Frutas frescas, congeladas o envasadas, y jugos de fruta	Palta, banana, frambuesas, higos	Extracto de cáscara de banana
Grasas	Todas excepto las fermentadas	Crema ácida	Salsa de carne envasada
Panes / cereales	Todos excepto aquéllos que contengan queso	Ninguno	Pan de queso y galletas
Postres	Tortas, galletas, gelatina, pastelería, helados, licuados	Postres de chocolate	Postres con queso
Productos lácteos	Queso fresco, de granja o envasado	Yoghurt (limitar a 1 taza por día)	Otros quesos (quesos fermentados, queso americano, Camembert, cheddar, Gouda, gruyere, muzzarella, parmesano, provolone, Roquefort, stilton)
Sopas	Todas aquellas sopas que no se mencionen entre las de consumo limitado o prohibidas	Sopas enlatadas	Sopas que contengan frijoles, habas, queso, cerveza, vino, o hechas con cubos o extracto de carne, sopa miso
Varios	Sal, nueces, especias, hierbas, saborizantes, salsa Worcestershire	Salsa de soja, maníes	Levadura de cerveza, concentrados de levadura, todos los productos fermentados, glutamato de monosodio, vitaminas con levadura de cerveza
Vegetales	Todos, frescos, congelados, enlatados, o jugos de vegetales deshidratados, excepto aquéllos prohibidos	Ají picante, Arvejas chinas	Habas, chucrut, picles, aceitunas, frijoles italianos

CATEGORÍA FARMACOLÓGICA
ÍNDICE

ANTIDEPRESIVO, INHIBIDOR DE LA RECAPTACIÓN DE SEROTONINA / NOREPINEFRINA

ANTIDEPRESIVO, INHIBIDOR / ANTAGONISTA DE LA RECAPTACIÓN DE SEROTONINA

ANTIDEPRESIVO, TETRACÍCLICO

ANTIDEPRESIVO, TRICÍCLICO (AMINA SECUNDARIA)

ANTIDEPRESIVO, TRICÍCLICO (AMINA TERCIARIA)

ANTÍDOTO

ANTIEMÉTICO

ANTIHISTAMÍNICO

AGENTE ANTI-PARKINSONIANO (ANTICOLINÉRGICO)

AGENTE ANTI-PARKINSONIANO (AGONISTA DE DOPAMINA)

AGENTE ANTIPARKINSONIANO (INHIBIDOR DE MONOAMINOOXIDASA)

AGENTE ANTI-PARKINSONIANO, FENOTIAZINA, ALIFÁTICO

AGENTE ANTIPSICÓTICO, BENZISOXAZOLA

AGENTE ANTIPSICÓTICO, BUTIROFENONA

AGENTE ANTIPSICÓTICO, DIBENZODIAZEPINA

AGENTE ANTIPSICÓTICO, DIBENZOTIAZEPINA

AGENTE ANTIPSICÓTICO, DIBENZOXAZEPINA

AGENTE ANTIPSICÓTICO, DIHIDOINDOLINA

AGENTE ANTIPSICÓTICO, DIFENILBUTILPERIDINA

AGENTE ANTIPSICÓTICO, FENOTAZINA, PIPERAZINA

AGENTE ANTIPSICÓTICO, FENOTAZINA, PIPERIDINA

AGENTE ANTIPSICÓTICO, TIENOBENZODIAEPINA

AGENTE ANTIPSICÓTICO, DERIVADO DEL TIOXANTENO

AGENTE ANTIVIRAL

ANESTÉSICO GENERAL

AYUDA PARA DEJAR DE FUMAR

BARBITÚRICO

BENZODIAZEPINAS

ÍNDICE ALFABÉTICO

INDICE ALFABÉTICO

INDICE ALFABÉTICO

NOTAS

NOTAS

NOTAS

NOTAS

NOTAS

NOTAS

NOTAS